怀上最棒的一胎

HUAISHANG
ZUIBANG DE YITAI

清华大学第一附属医院妇产科主任
夏颖丽⊙编著

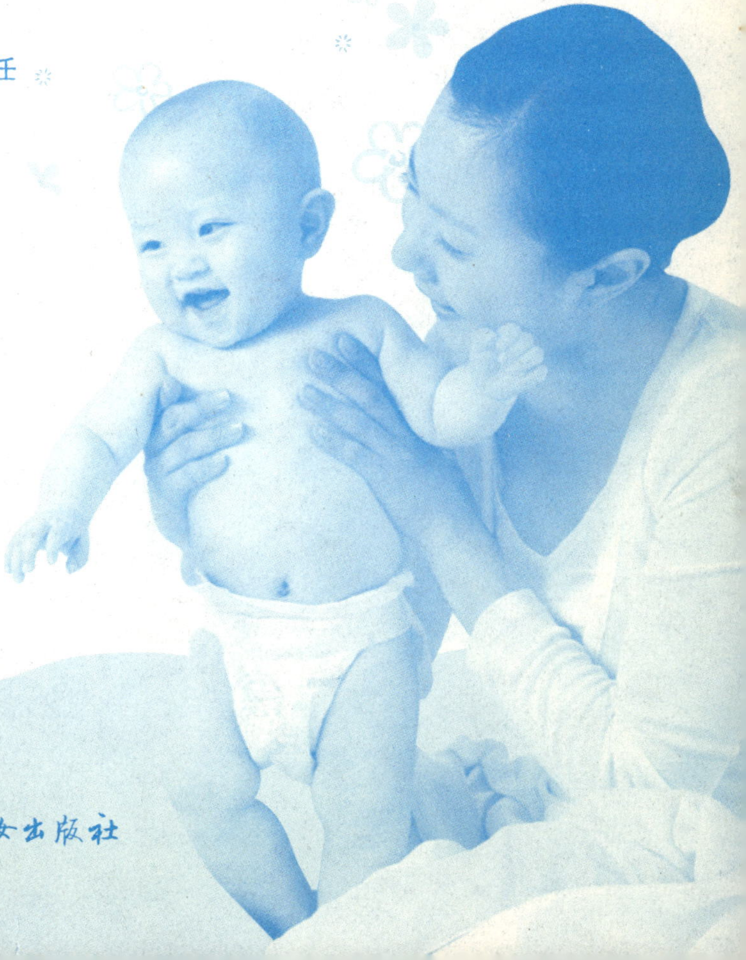

中国妇女出版社

记录下自己当时的心情吧……

● 盖上宝宝的小脚印作为这本书的藏书章吧！

许多年后，
在宝宝的成人礼上，
这本书会是一件意义非凡的礼物！

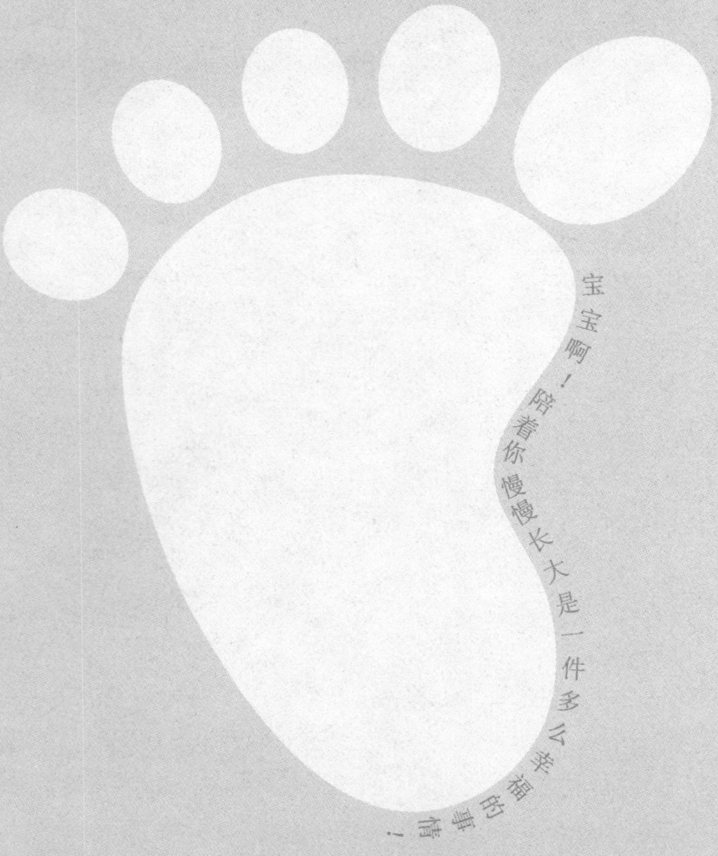

● 为宝宝的未来写下寄语

致所有的准妈妈准爸爸 前言

F---------o---------r---------e---------w---------o---------r---------d

想要怀孕，却对孕产知识一片空白，怎么办？

怀孕前需要做哪些准备，才能怀上一个最棒的宝宝呢？

怀孕了，却不知道该如何保证好准妈妈和胎儿的健康，怎么办？

怀孕了，不知道该在哪方面调理准妈妈的饮食，怎么办？

怀孕了，情绪起伏变化大，经常会忧郁、焦虑，怎么办？

胎教好重要，可是要怎样进行胎教才最科学，不会伤害到宝宝呢？

多么神奇啊！孕期的胎儿是如何一天天长大的？

去医院待产了，该准备哪些东西才不会在关键时刻手忙脚乱、而能从容面对呢？

宝宝出生了，新手爸妈照顾好宝宝可不是一件简单的事情，谁来教教我们呢？

新妈妈好头痛，怎样才能恢复到以前的苗条身材呢？

……

所有这一切，这里都有答案。

从你们决定要个孩子的那一刻起，一种油然而生的激情，一种庄严神圣的感觉便会涌上心头。而同时，你的内心，惊喜和惊愕同在——惊喜于自己即将孕育一个生命，惊愕于对自己身体的无知。

如何才能轻松、平安、顺利地怀上最棒的宝宝？生下最棒的宝宝？养育最棒的宝宝？这是每一位即将为人母者想知道的！

本书由有着丰富临床经验的妇产科专家编著，它将告诉你在孕期中你不知道的、想知道的、应该知道的一切，打消你在怀孕过程中的全部顾虑，让你轻松愉快地度过一段奇妙的孕育之旅。

本书是送给每一位初为人母者最好的礼物。

在此，敬祝各位准爸爸、准妈妈，孕期快乐！宝宝健康！家庭幸福！

编　者

目录 CONTENTS

1 孕前有计划 迎接最棒的一胎

2 孕育最棒的宝宝 孕期40周全面指导

怀孕第1周 你是爱的结晶

怀孕第18周 准妈妈变得容易疲倦

怀孕第19周 感觉到胎宝宝在动

怀孕第20周 准妈妈食欲大增

怀孕第21周 给胎宝宝讲故事

怀孕第22周 和胎宝宝一起听音乐

怀孕第23周 准妈妈要注意个人卫生

怀孕第24周 警惕妊娠期糖尿病

怀孕第25周 帮助胎宝宝“散步”

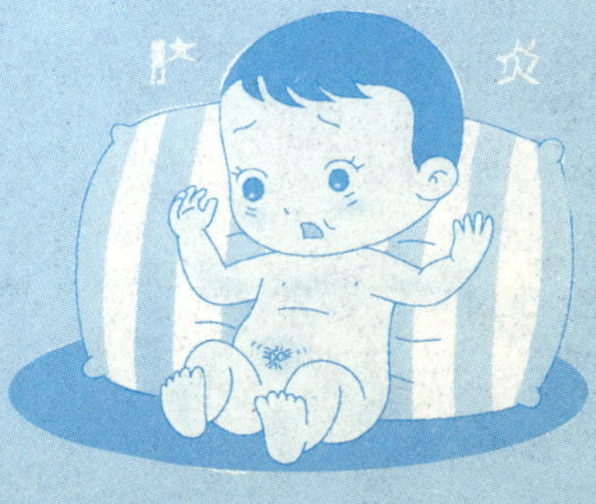

3 产后护理 漂亮妈咪100分

4 0~1岁宝宝 居家护养一点通

护养第1月 0~1个月宝宝的护养

第一周

第二周

第三周

第四周

护养第2月 1~2个月宝宝的护养

护养第3月 2~3个月宝宝的护养

护养第10月 9~10个月宝宝的护养

护养第11月 10~11个月宝宝的护养

护养第12月 11~12个月宝宝的护养

5 附录 最有价值的参考知识

孕期妈妈、宝宝变化记录卡 1

1-12周孕早期

孕早期胎宝宝生长缓慢，每日体重只增加1克左右。准妈妈的营养需要量较小。不少准妈妈会在孕早期出现妊娠反应，表现为食欲不佳、易偏食、呕吐等，常导致营养吸收较差。孕早期是需要营养的关键时期，准爸爸一定要在孕早期鼓励准妈妈尽量进食，多补充蛋白质、维生素、卵磷脂等营养素。注意饭菜应做得清淡爽口，尽量让准妈妈有个好胃口。

呕吐的准妈妈要及时补充水分。平常应多备些干点心，饿了就吃点。呕吐严重的准妈妈，要及时去医院就诊，通过输液补充营养。

0个月（1～4周） 神奇的精子与卵子相遇并着床的时期，这段时间可以称为怀孕的0个月		胎宝宝还只是一颗由受精卵形成的小小胚芽，身长约0.4毫米。胎盘、脐带、心脏、脑和脊髓的原型开始出现。此时的胎宝宝身体外形就像一只小海马，已经开始做蚯蚓状爬行蠕动了。
		事实上，在前半个月，准妈妈的身体并未受孕。到了后半个月，胚芽着床后，准妈妈才开始出现恶心、呕吐等"孕吐"症状。
1个月（5～8周） 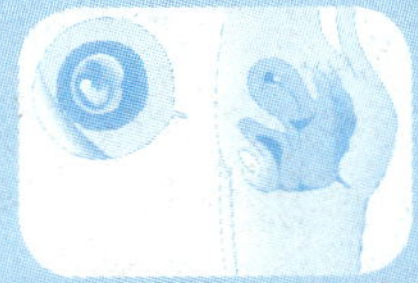	胎宝宝	胎宝宝长约0.5厘米，大脑、眼睛、嘴、内耳、消化系统、手、脚开始发育，心脏也开始跳动了。
	准妈妈	准妈妈会出现恶心、呕吐等"孕吐"症状。同时，由于胎宝宝成长，子宫胀大，压迫膀胱，会出现尿频的现象。
2个月（9～12） 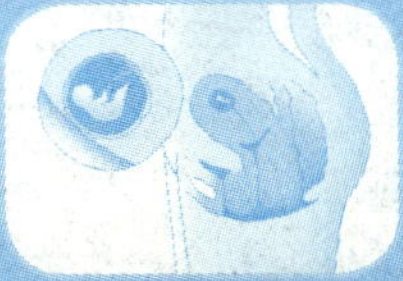	胎宝宝	胎宝宝长约3厘米，重约1克。胎宝宝的面部、肘、膝、手指及脚趾已开始成形，骨骼也逐渐强健了。此时的胎宝宝开始出现一些轻微的动作。
	准妈妈	准妈妈会觉得乳房胀满、柔软，乳头有时还会有刺痛和抽动的感觉。这时，大多数的准妈妈会感到异常疲倦，需要更多的睡眠。

孕期妈妈、宝宝变化记录卡 2

13–28周孕中期

孕中期胚胎发育阶段结束，是母亲和胎儿都已安定的时期，准妈妈机体代谢加速，食欲大增，胃口极佳；胎宝宝生长速度加快，每日可增10克。所以，准妈妈应进食更多营养丰富的食物，以保证各种营养素的摄入。下午的加餐也是非常必要的。

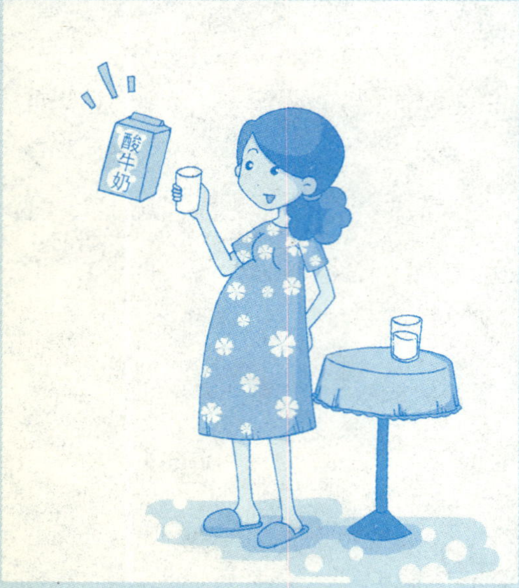

应注意多摄入蛋白质，保证每天脂肪的摄入量，以满足生理需要，为分娩和产后哺乳做好储备。但要注意动、植物脂肪的比例，要平衡摄入。过多进食脂肪和糖，易造成难产，孕妇本人也有发生妊娠高血压综合征的危险。

应加大叶酸、维生素C及B族维生素的摄入量。由于子宫逐渐增大，肠道受压，肠管又较松弛、蠕动差，容易发生便秘。准妈妈要多吃些富含膳食纤维和果胶的蔬菜、水果，防止便秘。

摄入足量的锌，保证宝宝宫内发育正常，增强免疫力（中国营养学会建议，准妈妈每日的锌摄入量为20毫克）。

多吃含铁质丰富的食物，预防贫血，为胎宝宝生长发育和准妈妈分娩失血及产后哺乳储存足够的铁（中国营养学会建议，孕中期每日铁的供给量为25毫克）。

补充足够的钙质，防止准妈妈小腿抽筋、骨质疏松，为胎宝宝生长发育补充足够钙质（中国营养学会建议，孕中期每日应摄入钙1000毫克）。

此外，饮食要偏淡一点，因为孕中期准妈妈的血容量及心脏负担明显增加，吃得偏咸可导致水、钠潴留引起水肿。

孕期妈妈、宝宝变化记录卡 2

13-28周孕中期

3个月（13～16周） 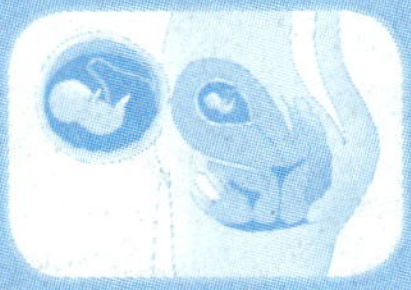	胎宝宝	胎宝宝长约7厘米，重约28克，牙齿、嘴唇和生殖器开始发育。此时的胎宝宝已经会踢脚、握拳、转头、眯眼和蹙眉。
	准妈妈	恶心、呕吐现象逐渐消失。
4个月（17～20周） 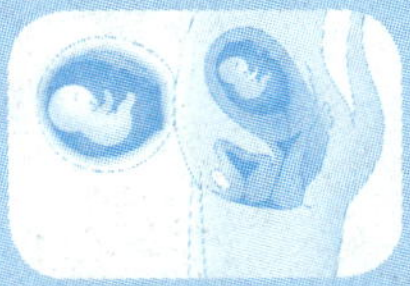	胎宝宝	胎宝宝长约18厘米，重约113克。胎宝宝的头发、眼睫毛、指甲开始生长，声带及味蕾也已发育。
	准妈妈	乳头可能会分泌出少量黄色或浅白无色的“初乳”。乳晕的面积也会逐渐增大，颜色变深，乳头的四周还会呈现凸起的暗色小点，这是乳房的皮脂腺。
5个月（21～24周） 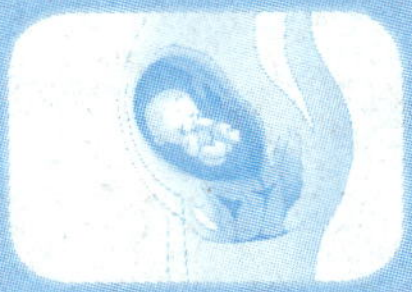	胎宝宝	胎宝宝长约25厘米，重224～500克，身体各部分的器官也逐渐成长。胎动的感觉会越来越强烈。胎宝宝已长出了头发，并会吮吸自己的手指。
	准妈妈	由于子宫越来越大，压迫大肠，准妈妈可能会产生便秘。腿部开始出现静脉曲张，到怀孕后期，这种情况可能会变得更严重。
6个月（25～28周） 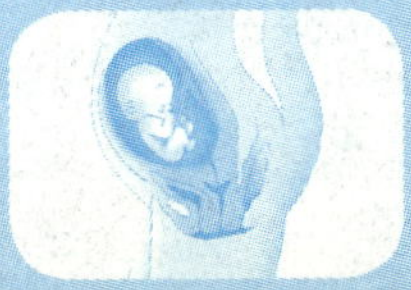	胎宝宝	胎宝宝长29～35厘米，重560～680克，手纹和脚纹已形成。此时的胎宝宝已可以开闭眼睛和听到母体内的声音。
	准妈妈	尿频症状也逐渐好转。腹部开始出现妊娠纹，乳房和大腿也许也会出现妊娠纹。妊娠纹会在胎儿出生后逐渐消失。

孕期妈妈、宝宝变化记录卡 3

29–40周孕晚期

最后3个月为孕晚期，即所谓的围生期。这时应着重注意母亲和胎儿的安全，所以准妈妈必须定期接受产前检查，生活要有规律，情绪要稳定。

应增加蛋白质及钙、铁、锌等微量元素的摄入，并适当限制糖类（碳水化合物）及脂肪的摄入，以免造成准妈妈过重或胎儿偏大，导致难产。还要多补充水溶性维生素，尤其是维生素B_1，否则容易引起呕吐、倦怠，并在分娩时子宫收缩乏力，导致产程延缓。忌食过咸、过甜或油腻的食物，以免引起或加重水肿；忌食刺激性食物，如浓茶、咖啡、酒及辛辣调味品等，以免加重痔疮。

7个月（29～32周）	胎宝宝	胎宝宝长35～42厘米，重1 100～1 300克。此时的胎宝宝皮肤呈红色，略带皱纹。
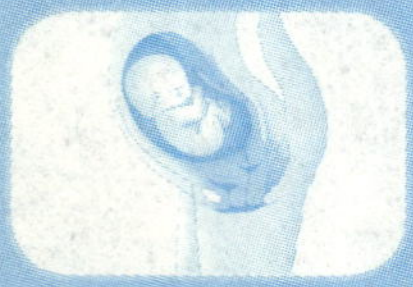	准妈妈	准妈妈会出现痔疮。孕前有痔疮的准妈妈，怀孕后情况会加重。
8个月（33～36周）	胎宝宝	胎宝宝长42～46厘米，重2 000～2 700克，骨骼更为强健。胎宝宝已可听到母体外的声音。
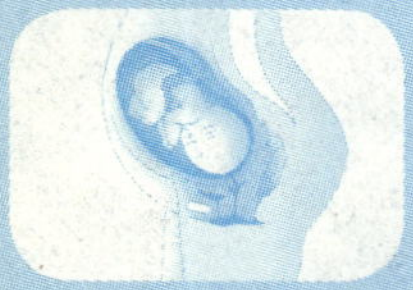	准妈妈	准妈妈可能会感到呼吸短促，这是因子宫的逐渐胀大，影响到胸部的呼吸肌所致。另外，此时的胎宝宝体重不断增加，加上准妈妈的背痛及肠胃等不适，可能会导致准妈妈失眠。
9个月（37～40周）	胎宝宝	胎宝宝长50～55厘米，重2 700～3 200克，发育已进入完成阶段，皮肤软滑。胎宝宝的位置会下移至下腹部，并且转身，准备出生。
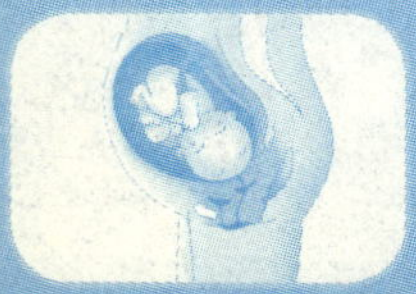	准妈妈	胎宝宝的胎头进入骨盆，准妈妈也许会再度出现尿频的症状，同时，准妈妈呼吸短促的情况会因此而好转。准妈妈要每星期去做一次产前检查。

1 孕前有计划

迎接最棒的一胎

有计划地怀孕，从孕前就开始准备，对提高新生儿的质量非常有利。

由于胎儿在怀孕初期的15～28天中最为关键，而往往我们发现有身孕时已经1个多月了。所以，有准备地怀孕，将会避免很多意外怀孕带来的担心和忧虑。

80后的年轻夫妇们，已意识到计划怀孕的重要性，他们在准备怀孕阶段，就到市、区各大妇婴保健院或计划生育指导所，咨询医生和专家。

怀孕，你准备好了吗

1 首先，确定要不要孩子

生孩子是夫妻二人的事情，孩子是爱情的结晶、未来的希望，但也要考虑经济、年龄、工作等情况，然后一起商量好再做决定。

2 把怀孕列入家庭计划

最好是夫妇双方工作状况相对稳定，家庭经济状况比较好，可以负担孩子出生后的生活费用。妻子应该考虑到生育请产假会不会危及工作职位，并且自己暂时没有继续读书深造的计划。

如果是在放射环境中工作，应该暂时调离岗位。

3 体检

如果确定要一个宝宝，建议夫妻一起去医院做孕前检查咨询。家庭中有遗传病史，如遗传性精神病、智力低下、糖尿病、高血压等；或者妻子有慢性病，如心脏病、肾炎、癫痫等，都需要向医生进行咨询，然后决定是否要孩子。

4 调整好身体状态

生活在快节奏、高压力的城市中的年轻夫妇，如果有乏力疲劳、精神不振、无食欲等症状，也应该从多休息、注意饮食和放松精神等生活细节中尽快调整自己。

5 调整好心理状态

双方是否都已做好角色转换的心理准备，从容迎接孩子的出生。当然，孕育孩子也需要放松心情，不要刻意追求怀孕而给自己增添压力。精神太紧张，可能也会导致无法顺利受孕。

6 停服避孕药

从现在开始停服避孕药。服用长效避孕药者需停用至少6个月再怀孕，因为避孕药中的激素成分也会影响胚胎的早期发育。

7 接受必要的预防接种

准妈妈在孕前要接种疫苗，如风疹疫苗、乙肝疫苗、甲肝疫苗、流感疫苗、水痘疫苗，一般接种疫苗，最好在孕前3~6个月。

8 孕前补充叶酸和其他孕妇专用维生素

孕前补充叶酸和其他孕妇专用维生素，可使母体体内的各种维生素、微量元素和矿物质在孕前就有充足的储备，避免和预防因为孕期缺乏某些维生素而造成的胎儿发育缺陷和先天畸形。

9 要增强免疫力，尽量避免感冒

保持心情舒畅，多运动；多吃富含维生素C的水果蔬菜；保持室内空气的流通；保证充足的睡眠，不要让自己有疲劳感。

10 检查有没有弓形体等感染

弓形体可通过母体使胚胎或胎儿感染，引起流产或死胎、畸形等不良后果。所以，把你心爱的宠物托付给亲友吧，它们是弓形体的感染源之一。

11 控制体重

如果你的体重超过标准体重，应该从现在开始控制饮食了，争取将体重减到标准体重后再怀孕。

12 坚持每天运动30分钟

从现在开始进行慢跑、打太极拳等运动。适当的体育锻炼可以帮助丈夫提高身体素质，确保精子的质量。不要再游泳了，如果在不知不觉中怀孕，游泳容易导致流产。

13 戒除不良习惯

如果夫妻双方有吸烟、饮酒的嗜好，从现在开始就要戒烟戒酒了。熬夜、过分节食等不良生活习惯也要戒除。

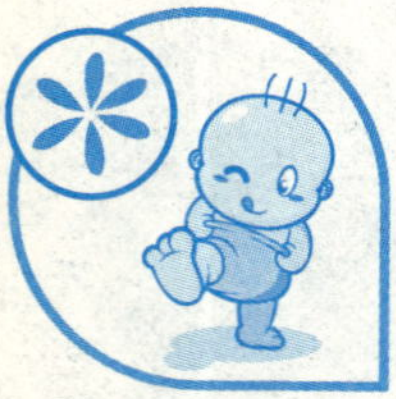

在安全快乐中享受“性”福

和谐美好的性生活是促进夫妻关系良好发展，保证优生优育的重要一环。从新婚之夜开始，你们就应该做好一切准备，为你们的性生活增添些情趣、卫生、保健……这不仅能让你们快快乐乐地享受属于你们的“性”福，还有助于优生优育！

孕前性生活的七大注意

不要带病过性生活

这一点是很重要的，即医生已嘱咐不能过夫妻性生活的某些严重器质性疾病患者，以及身患结核病又具传染性的患者等都不宜过性生活。否则，不仅会使自己受到伤害，而且还会将疾病传染给对方。

不要在疲劳时过性生活

精神或身体疲惫时不要过性生活，因为这时不但影响性生活质量，而且会损害健康。

不要在情绪不佳时过性生活

性生活时的心情很重要，所以在情绪不佳时勉强过性生活，不但得不到夫妻性生活的乐趣，还会使情绪不佳的一方产生反感，如此反复发生，会导致女方的性冷淡或男方的阳痿。

经期不宜过性生活

经期是女性的一个特殊的生理时期。女性在月经期间，子宫颈口是开放的，如果这时过性生活，极易发生感染，导致妇科疾病的发生。

不可酒后过性生活

酒后，尤其是大量饮用烈性酒后，过性生活会导致男方阴茎勃起不坚或早泄，妨碍性生活和谐；而且酒后受孕会危及下一代的健康。

不要在饱食或饥饿时过性生活

在饱食或饥饿时都不宜过性生活。因为饱食时大脑及全身其他器官的血液相对供应不足，而饥饿时人的体力下降，精力不充沛。在这两种情况下过性生活，往往都不易达到满意的效果。

不要忽视性前戏

女性的生理特点比较特殊，所以千万不要不进行性前戏，直奔主题，这样不但不能使女方达到性高潮，而且还会影响夫妻性生活和谐。这种不良的性生活方式，还是女子产生性冷淡的主要原因，所以在过性生活前，一定要注意进行性前戏。

了解了这些性生活时需要注意的问题，尽量在性生活时加以避免，这对享受“性”福、保证孕育出优秀的下一代是很有好处的！

小贴士

注意性器官卫生

如果不注意性器官的卫生会影响夫妻双方性生活情趣，妨碍性生活质量。所以，最好在过性生活前清洗下身，最好是用不加任何洗涤剂的温水进行清洗，不仅有益于双方的健康，还有助于夫妻性生活和谐、美满。

合理避孕的好帮手

避孕在夫妻性生活中占有很重要的位置，做好避孕工作，是避免意外受孕、保证女性健康、保证优生优育的重要举措。常用的避孕方法有以下几种，你可以根据自己的条件和需要合理地加以选择：

安全期避孕法

推算方法是从下次月经来潮的第1天算起，倒数14天或减去14天，就是排卵日，排卵日及其前5天和后4天加在一起称为排卵期。这就是安全期避孕法的理论根据。例如，某女性的月经周期为28天，本次月经来潮的第1天在3月2日，那么下次月经来潮是在3月30日(3月2日加28天)，再从3月30日减去14天,则3月16日就是排卵日。排卵日及其前5天和后4天，也就是3月11～20日为排卵期。除了月经期和排卵期，其余的时间均为安全期。在安全期过性生活，从理论上讲不必采用避孕药物和避孕工具。不过，有时安全期避孕并不保险，所以最好还要结合其他避孕方法来进行避孕。

药物避孕法

这也是一种常用的避孕方法。口服避孕药有两大类：一类是以孕酮为主要成分的，另一类的主要成分为雌激素和孕酮。这些药物都适用于正常的成年生育期女性，并且避孕效果好，停药后能较快恢复生育功能。但不良反应是，由于长期服药，垂体、丘脑、卵巢以及整个激素分泌系统等受到抑制，分泌系统都变得比较“懒”，不能很好地合作，所以如果你打算怀孕，最好提前停止服用避孕药，改用其他避孕方法。

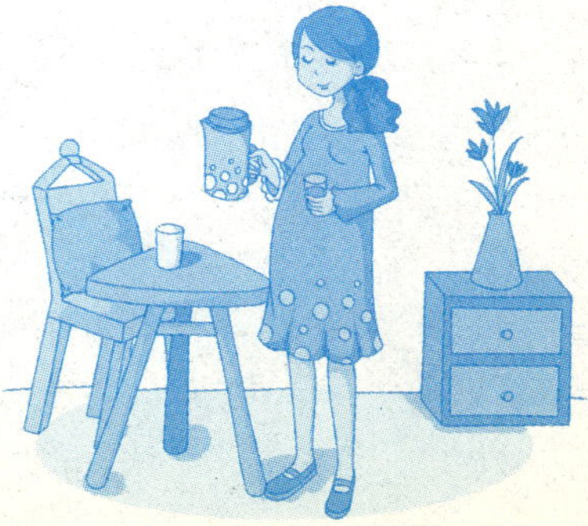

宫内节育器(IUD)

宫内节育器是一种放入子宫内来防止受精卵着床的避孕工具。对于大多数女性来说，使用宫内节育器是比较安全的。但是与使用药物避孕或采用避孕套的女性相比，宫内放置节育器，则会增加女性盆腔炎及其他妇科炎症发生的概率，所以，为了安全起见，子宫内放置节育器后，应定期检查，定期进行宫颈黏液培养检查，看看是否有细菌感染。如有不适，及时取出，并加以积极诊治。另外，在怀孕之前3~6个月要把它取出来，换用其他的避孕方法。

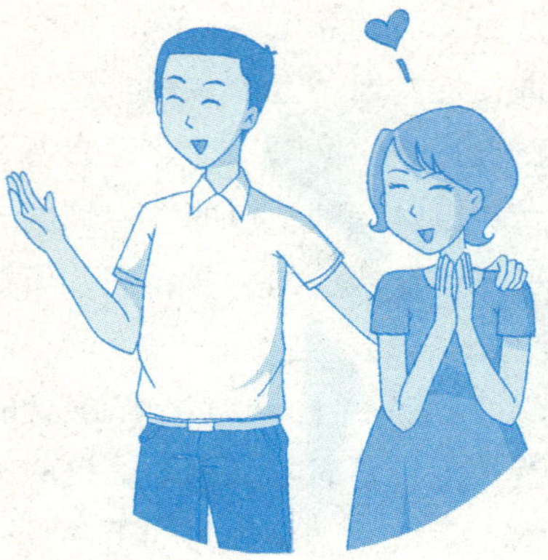

屏障性避孕措施

这类避孕措施主要包括使用避孕隔膜、含杀精子剂泡沫或避孕胶冻、阴茎套、宫颈帽等。避孕原理是在精子和卵子之间设置一道障碍，阻止它们相遇、受精。这类避孕方法很受人们的欢迎，还能够阻止性传播疾病以及其他传染病的传播。

无论夫妻决定选择哪种避孕方法，要知道，它们能起避孕作用，但对性爱生活并无不利影响，也不会对身体造成伤害，是避孕方法的最佳选择。

小贴士

不要在停用长效口服避孕药后立即受孕

有的女性朋友准备要孩子时，停了长效口服避孕药就怀孕，这是不好的。因为有研究表明：长效口服避孕药具有抑制排卵、干扰子宫内膜受精卵着床环境的作用。长期口服的女性，应在停药至少6个月后才可受孕。这样可使子宫内膜和排卵功能有一个恢复适应的过程，有利于受精卵的生长发育。

而且其吸收代谢时间长。如果在停服避孕药后6个月内怀孕，有产生畸胎的可能，虽然现在新型的避孕药物对母亲和意外妊娠胎儿的损害已大大降低，但如果你计划怀孕，至少要在停服避孕药6个月后，再考虑怀孕。停用避孕药后、准备怀孕前，可采用避孕套等方法避孕。

因漏服避孕药而怀孕的女性更应注意，如果在服避孕药期间怀孕，最好采取人工流产措施。

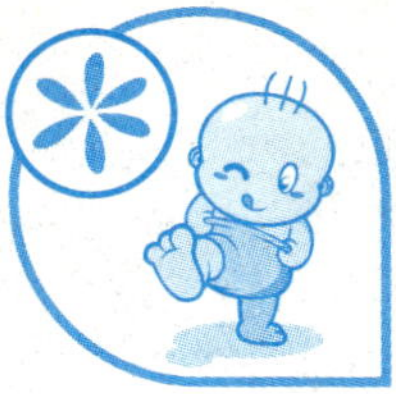

孕前有个好环境

无论是自然生态环境还是社会生活环境，都会对人的生命的内环境造成影响。因此，准备要宝宝的夫妻一定要在医生的帮助下消除和减轻环境因素对健康的负面影响，从而为孕育下一代创造出一个良好的生命外环境与内环境。

工作环境中的有害物质

在你打算要宝宝的时候，一定不要忽视周围环境对优育的影响。请检查：你或你的配偶工作的环境中，是否会接触到有害的化学物质，如农药、重金属物质、射线、高温、病毒、电离辐射等，这些有害物质可能会造成不孕、胎儿畸形或流产、早产等现象。所以，在准备怀孕时，你就应该和配偶商量，尽量远离这样的不良工作环境，必要时可更换工种或适当休息。

生活中的有害物质

在科学进步的同时，人们赖以生存的环境也遭到了污染，所以在计划怀孕时，一定要避免下列对孕育有影响的环境和事物。

过量、过度地使用清洁用品

大多数清洁用品，只要在使用过程中按照说明书操作，戴上橡胶手套，并且保持环境通风一般就没有问题。如家具上光剂、擦洗粉和玻璃擦拭剂等都是安全的。所以一定要严格按说明书进行操作，不要盲目过量、过度使用清洁用品。

经常使用化妆品

化妆品尽量少用，要多注重保养（比如涂抹营养霜，从饮食、运动、睡眠等方面进行养颜），而不是依赖化妆品使自己美丽。虽然，我们也经常传授给女性朋友们一些化妆的技巧，我们也提倡女性朋友们要学会装扮自己，但是，在孕育过程中，应尽量避免使用化妆品，尤其是彩妆系列的化妆品，它们对孕育很不利。如果要使用，也要用知名品牌的天然型化妆品，避免使用劣质化妆品，以免给准妈妈和胎宝宝带来伤害。

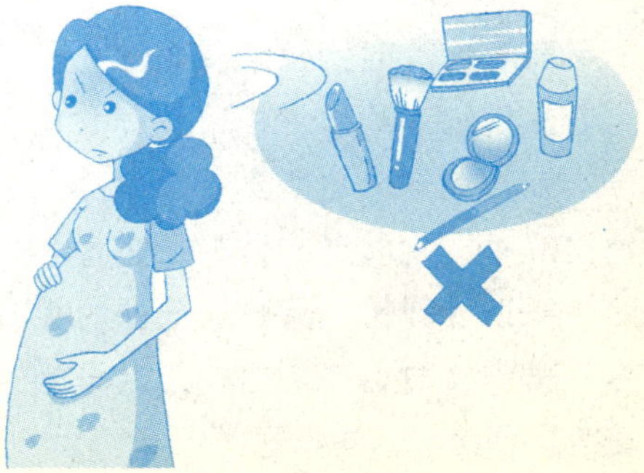

注意新装修的房间

不要在新装修的房间里居住和孕育，因为装修、装饰材料中的一些有害物质，如甲醛、苯等会给人体和孕育带来危害，所以，对新装修的房子，应有效通风一段时间后再居住。

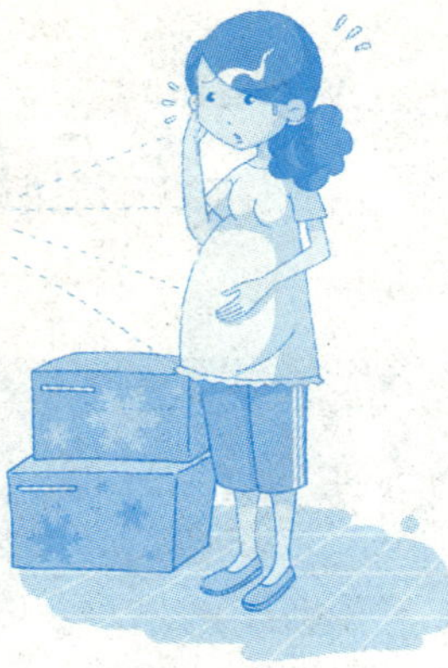

避免过多地使用化学药剂

在家庭中避免使用杀灭植物害虫用的药剂。各种摩丝、空气清新剂、香体露等中的气溶胶也会给人体造成不适，对孕育不利。所以，孕前孕中，都要尽量远离这些化学药剂，保证自身的安全和孕育的安全。

杀虫剂的污染。平常要有这样的意识：即在怀孕前1年以及整个孕期，都要远离生产、使用杀虫剂的环境。另外，为了避免一些杀虫剂农药在果蔬上残留，一定要注意果蔬的浸泡、清洗，必要时要削皮后再食用。

噪声污染。噪声会令人烦躁，给人的身心健康带来影响，所以孕前一定要远离噪声污染严重的环境。可以采取一些措施，比如采用隔音门窗、消声器等，这有利于噪声的减弱，对人体健康、对孕育有益。

微波炉、电脑及电视等辐射。当家用电器在现代人的生活中"大肆"使用时，殊不知，这些电器所产生出的静电、电离辐射等有害物质对人体的危害也是很严重的，所以应谨慎使用这些电器，尤其不要在卧室中摆放这些电器，想怀孕的夫妇，更应该少接触这些电器。

饲养小宠物。现在，很多人家里会养一些小宠物，其实许多宠物身上寄生着一些更微小的生物，比如弓形体、某些病毒等。如果女性在妊娠前或妊娠早期感染弓形体，就会在妊娠期使胎宝宝的神经系统受到损害，有可能会出现脑积水、无脑儿或视网膜异常等情况。所以，在孕前1年，就应该把宠物送人，并进行弓形体（TORCH）的检查，若已经被感染，则要积极治疗，如果有妊娠期感染，则要慎重考虑宝宝的去留问题。

如果你不清楚自己周围环境中是否存在对怀孕有害的物质，那么可以咨询你的保健医师，或是向专业人士请教，务必保证自己工作、生活、学习等的环境安全。如果实在无法避开可疑的有害物质，那么就要穿防护服、戴隔离帽和口罩……避免有害物质对自己造成危害，影响自己和下一代的健康。

目前，不孕不育症很常见，其原因之一是环境中的一些有害物质，如果你也患有不孕症，那么，建议你在做好其他检查、诊治的同时，试着改善一下自己的生活、工作、学习等的环境，说不定会有意外的惊喜。

小贴士

远离吸烟环境

香烟中的尼古丁和吸烟时产生的一氧化碳等有害物质，会给男性和女性的孕育能力带来不良影响。所以，孕前一定要戒烟，至少在孕前半年到1年的时间内戒掉，并进行必要的检查，如肺部检查等。确保身体无异常时再怀孕，这样对孕育有益。

让亲友团成为你的孕期好帮手

如果想在孕期拥有一个和谐、健康的家庭氛围，并且让宝宝降生在一个充满爱的家庭里，那么在孕前，你就要学会处理好自己与周围人的人际关系，做到防患于未然。

经营好你和他的幸福的小日子

任何一对夫妻在确定情侣关系前，他们首先是朋友、是伙伴、是知己。就像一句俗语所说：“少是夫妻老是伴。”很多人都会羡慕这样的场景：当夕阳西下时，在金灿灿的林阴道上，一对老年夫妇，手挽手、肩倚肩，亲亲热热、悠悠闲闲地向晚霞深处走去。这样恬淡、幸福的背影，分明就是在表述：来世还要你做伴，牵手漫步走一生……所以，无论多火热的热恋中的人只能叫“情侣”，成了夫妻才能称为“伴侣”。可见这个“伴”字，是另一个更高境界的标志。

现实生活中，很多人在婚后就忽视了夫妻之间的相处，不再像恋爱时那样如胶似漆了。其实，这样是不对的。婚姻是一门艺术，要想把它经营好，是需要用心的。为了你的宝宝能够出生在一个充满爱的家庭，需要你们共同努力，做到以下几点：

互相尊重、包容与沟通

婚姻是共同创造和共同生活。但是也不能结婚后就没有了自我，要尊重彼此的隐私，包容彼此的缺点，夫妻之间要多做有效沟通。

要有默契、遵守承诺

夫妻之间要有共同经营婚姻的默契，要彼此互相尊重、信任与诚实，因为婚姻是一生的承诺。一个美满的婚姻，是配偶彼此之间都觉得对方是“世界独一无二、不可或缺的”。

给彼此一个欣赏的笑容

婚姻是两个人相处的艺术，要学会彼此欣赏。当你的另一半向你展示他的一个成果，无论是工作上的，还是生活中的，无论是成功的，还是失败的，给他一个欣赏的笑容吧，因为人都是需要被鼓励和被肯定的。

当然，这里只是泛泛地谈到了一些夫妻和谐相处的艺术，其实，对于我们每一对夫妻来说，你们可能有更适合于自己婚姻的维系之道、和谐之道，这里就不再进行过多的讲述，相信，你会做得很好。

抓住婆婆的心才是精明之计

和婆婆的相处恐怕是所有女性朋友最犯难的问题了。其实，并非所有的婆婆都是蛮不讲理的恶婆婆。只要你用心和她相处，你就会发现你又多了一个关心自己、疼爱自己的妈妈。

学会理解婆婆的心

其实现在很多婆婆怕儿子“娶了媳妇忘了娘”；怕儿子在媳妇面前“受气”；怕媳妇独揽一家大权……所以，作为儿媳妇要打消婆婆这种思想顾虑，要尊重婆婆，待婆如母；要理解婆婆，关心婆婆，多方照顾；尽量顺应婆婆，趋利避害。这样，比较有益于婆媳关系的良好发展。

给婆婆表表“孝心”

其实，大多数婆婆对儿媳妇的要求并不是很高的，所以，只要你平日多给婆婆一些“甜言蜜语”，并且抓住时机，定时“行贿”，比如在遇到重大节日，略表“孝心”，估计大多数婆婆都会在这种攻势下“中招”的，这无疑又为婆媳之间的和谐相处，增加了一个有利途径。

总之，对于婆婆，这个女性朋友生命里的特殊角色，更需要我们用心去对待。只要你用真心换真心，久而久之，即使再不好的婆媳关系，也会变得很融洽。同时，你也会从内心觉得婆婆是一个相当不错的人。

小贴士

注重生活细节

要做到和婆婆的关系融洽，一定不能忽视生活中的细节。比如在婆婆做饭时，你记得去帮忙打打下手，吃完饭主动去收拾碗筷，看电视时尽量看婆婆喜欢的节目，记住婆婆和公公的生日，并在他们过生日时给他们一个惊喜等。只要你多为婆婆着想，时间长了，即使是再难相处的婆婆也会对你疼爱有加。

小姑小叔也要笼络好

如果你想更好地融入婆家的生活，那么还有一些人是不容忽视的，那就是小姑子、小叔子。俗话说：“三个女人一台戏”“长嫂如母”。要想上演一出和睦的家庭大戏，就要和你的小姑子、小叔子和谐相处。

不要和小姑子（小叔子）攀比

一碗水端平几乎是不可能的，所以千万不要在生活中处处和你的小姑子（小叔子）攀比。毕竟她（他）是婆婆的亲生女儿（儿子），所以即使再通情达理的婆婆对小姑（小叔）比对你好都是可以理解的。不要因为这些事耿耿于怀，否则就会因小失大。当然，如果是妯娌，公婆有偏心现象，也不要太在意，只要用你的真心去对待他们，相信，你会得到回报。总有一天，你也会成为公婆的“宝贝”。

和小姑子（小叔子）做好姐妹（姐弟）

对待小姑子（小叔子），要像对待自己的亲妹妹、亲弟弟一样，多关心她（他）的人生大事和工作与学习，遇到小姑子（小叔子）有困难的时候，要竭尽全力给予及时的支持与帮助；要让她（他）从心理上认同你，信服你，亲近你。只要以心换心，就能拉近彼此之间的距离，姑嫂（叔嫂）间的紧张气氛就会化做风雨过后的彩虹。同时，也会为自己的家庭和睦增加一份保障。

从爸爸妈妈那儿取经

“嫁出去的女儿泼出去的水”，这是很多父母把女儿嫁出去后的一种心理。作为女儿、女婿，在婚后一定不要忽视了与女方父母的沟通。

常回家看看

父母老了都希望自己的儿女能整天陪伴在身边，作为女儿的你可能无法满足父母的这种要求，那么就要尽量抽时间多陪陪自己的父母。不要在结婚后就忽视了他们。

不要向自己的父母抱怨

婚后的生活肯定会有这样或那样的不如意，这时最好不要什么都向自己的父母抱怨，即使受了再大的委屈，尽量找别人去倾诉，不要让父母替你担心。

要让父母觉得多了个儿子

女儿出嫁后，做父母的难免会觉得空虚、寂寞。这时做女儿的你，就要及时做好他们的心理工作，不要让他们觉得少了个女儿，要让他们感觉到，从此是家里多了个儿子。当然，这点就需要你的父母多多配合支持你，这就需要你和丈夫进行有效的沟通。这样，才可能达到良好的效果。

多和朋友交流心得

婚后的你可能只顾享受甜蜜的两人世界，而少了与朋友的联系。其实，这样做是不对的。朋友是你一生的财富，千万不要因为结了婚而放弃了朋友。因为生活中并不是只有你和你的丈夫，还有很多人。不妨在闲暇时约上三五个好友小聚一下，去喝喝茶、逛逛街、爬爬山，你会发现原来生活可以如此惬意、充实。

总之，良好的人际关系，也是优生优育的有力保障，千万不要忽视这一点。

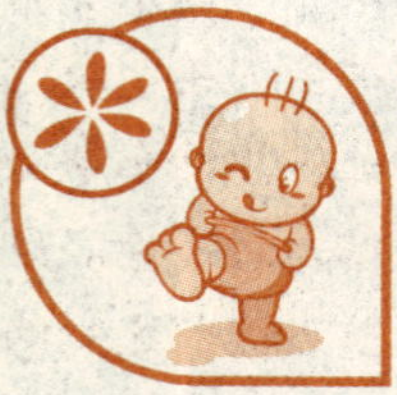

远离不良生活习惯

良好的生活习惯对你的身体健康具有很重要的作用。并且，保证良好的身体健康状况，也是孕育下一代的重要条件。所以，如果你们已经打算要宝宝了，那么就要摒弃那些平常养成的不良习惯，为迎接一个健康的宝宝做好准备。生活中的不良生活习惯有很多，下面介绍几种对孕育有影响的不良生活习惯，希望在孕育前1年，就要积极改变，加以纠正。

频繁的热水浴

男性睾丸产生精子时的适宜温度为35.5℃～36℃，这比人的正常体温略低。研究显示，如果男性连续3天在43℃～44℃的温水中浸泡超过20分钟，即使是原来精子数量正常的人，精子数量也会降到1 000万/毫升以下，这种情况会持续3周。这也正是近年研究的“温热避孕法”的根据。所以说，过频、过久的热水浴对精子数量少、存活率低的不育患者是不适宜的。当想要生宝宝时，准爸爸就要提前3个月开始不洗桑拿，当然其他的用很热的水洗浴的习惯也应尽量避免。

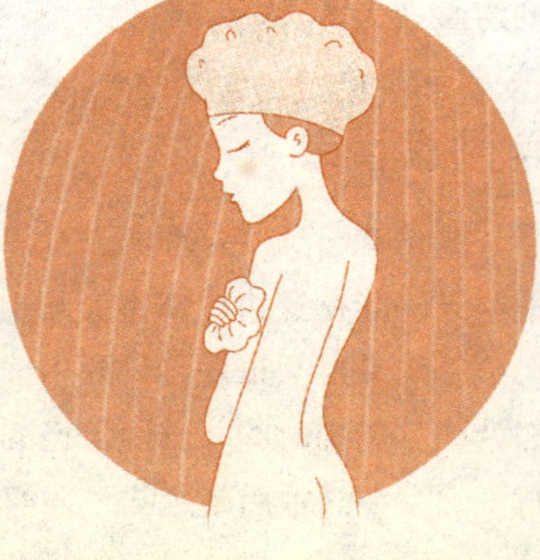

不要偏食

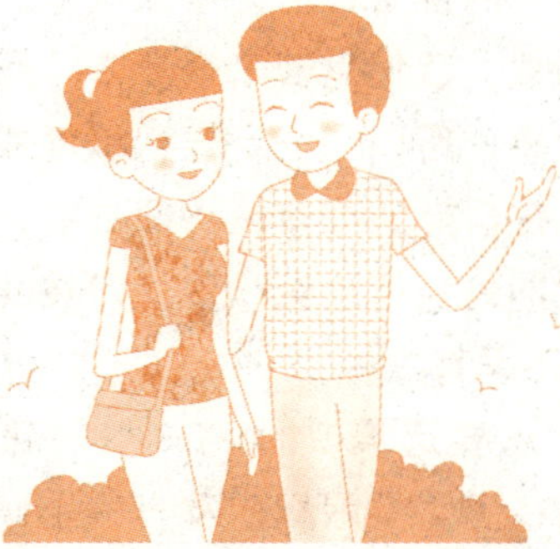

偏食的人容易缺乏某些营养，这样对身体健康不利，并且不利于精子、卵子的产生，因为不能够提供精子、卵子产生所需要的足够原料。所以，有偏食习惯的夫妻，在孕前一年就要开始调整自己的饮食结构和习惯，保证营养均衡，以帮助优秀精子、卵子的产生，并保证夫妻的身体健康，保证孕育的顺利进行。

精神忧郁及过度疲劳

忧郁和疲劳可影响性功能和生精功能，所以，在做孕前准备时一定要保持开朗、愉悦的心情，同时注意休息，不要熬夜，保证充足的睡眠，不能过度疲劳。

过多地骑自行车、摩托车、三轮车和骑马

进行以上活动往往会导致男性的前列腺和其他附性腺慢性劳损和充血，影响其功能及加重慢性炎症，从而影响生育能力，所以孕前最好杜绝上述活动。

嗜酒、抽烟、吸毒

不要嗜酒

酒精对胎宝宝造成的损伤是生理的，后天的治疗几乎很难改变疾病的病程。因此，预防至关重要。而预防的源头，就是从孕前1年起就要戒酒，尤其是女性，更应该戒酒。因为酒精对女性的影响和危害可能完全不同于对男性的影响。研究表明，酒精在女性体细胞中储存的时间比男性要长，而且比在男性体内的稀释程度低。正是由于这些原因，即使在少量饮酒的情况下，女性患与酒精有关的疾病的速度比男性快。另外，受孕时饮酒有可能会导致下一代唇裂和腭裂的发生，还可能导致下一代有牙釉质缺损、动作协调性差、智力出现障碍，甚至流产等情况。所以，要避免一切含酒精的饮品，这样才能避免酒精对下一代的危害。

要戒烟

你肯定知道吸烟有害健康，很可能尝试过戒掉，而且努力过不止一次。这确实不是一件容易的事，不过怀孕使你有了特别的动力来戒掉它。吸烟除了会引起心血管疾病、肺癌和高血压外，还会对下一代产生极其可怕的影响。研究表明，香烟里的有害物质可以通过吸烟者的血液循环进入生殖系统，在男子体内可以使精子发生变异，也就是使染色体和遗传基因发生变异。有人检测120名烟龄1年以上男子的精液，发现每天吸烟30支以上者，精子的畸形率超过20%；烟龄越长，吸烟量越大，精子的数量越少，精子的畸形率也越高。精子发育不良，势必导致畸形或有缺陷的精子生成较多，结果会增加流产、死胎和早产的发生率，或者使婴儿出现形态功能等方面的缺陷。

另外，据美国卫生局的调查显示，香烟在燃烧过程中所产生的苯并芘有致细胞突变的作用，对生殖细胞有损害，卵子和精子在遗传因子方面的突变，会导致胎儿畸形和智力低下等。所以，为保证下一代的健康，打算孕育的夫妻，至少要在孕前1年就戒掉香烟。

值得注意的是，如果你或配偶是被动吸烟者，那么也要注意避免吸二手烟，除了夫妻二人戒烟外，还可要求你身边的人，如你们的上司、同事、朋友、家人等，让他们远离你们抽烟。请注意要用坚定的建议性的语气，而不要用责怪的口吻。

要远离毒品

当涉及毒品和孕育的关系时，不存在“就一点点”的说法，因为这太危险、有太多的未知数。我们见到了很多毒品所引起的恶性后果。所以，一定要积极地戒掉一切毒品。在孕前1～2年就必须戒掉，并且要进行定期的身体检查，以确保在身体健康的情况下孕育。

另外，还要远离其他的一些“镇定剂”，如可待因、安眠酮以及一些止痛药等，这可能引起胎儿呼吸系统、泌尿生殖系统畸形，还可能引起疝气、肿瘤、肠梗阻以及脑部积水(脑积水)等问题。

我们除了要注意以上这些不良的生活习惯外，还要注意从生活中的其他方面进行改善，比如计划受孕的日期以前(指女方排卵期以前)，男女双方均不要穿紧身裤，如尼龙裤、牛仔裤等，不要进行盆浴，或是阴道灌洗等。因为在这些情况下，都可能直接影响受孕成功，也可能会使畸形儿或有先天性缺陷的婴儿出生率有所增高，所以都应警惕。

小贴士

准爸妈们要忌饮可乐

美国哈佛大学医学院的科学家们对目前不同配方的可口可乐饮料进行了杀伤精子的试验，试验表明，男子饮用可乐型饮料会直接伤害精子，影响男子的生育能力。所以，准备要宝宝的夫妻最好不要饮用可乐型饮料。

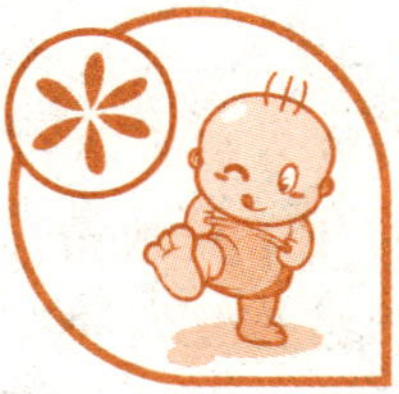

应对孕产心理的巨大变化

很多对夫妻由于孕前过度担心怀不上宝宝，或者过度地期盼怀孕，担心自己做不好父母……会紧张、焦虑。有时还会因此而导致不易受孕，或是对妊娠产生负面影响。孕前，夫妻双方都要保持愉悦的心情，这样才能在轻松的心境下同房受孕，继而在轻松愉悦的心境下妊娠、分娩，这样才对孕育有利。所以，在怀孕前，就应该学会调整自己的不良情绪，让自己时刻处在一个良好的心境中。当然，这不仅仅是为了孕育。

夫妻双方都要学会减轻压力

每个人都要面对压力，尤其是现在的人们，工作、家庭、社会环境等压力都很大，适度的压力会调动我们自身的潜能，使我们更好地完成工作。但压力过大，却会给我们的精神以及身体带来负面影响，如一些不适：溃疡病、精神委靡不振、失眠等都与压力有关。而压力过大，同样对孕育也有影响。所以，夫妻双方要学会减轻压力，可以通过学习以下一些方法来进行自我调适（下面的方法适合夫妻双方）。

合理地确定自己的预期目标

之所以产生压力，是因为担心自己不能达到预期目标。针对这一点，我们建议，可以先给自己明确预期的目标，一定要具体，可以列出许多目标，然后分析，哪些目标自己已经达到了，哪些还没有达到。再进一步分析，哪些目标达成比较容易，哪些较难完成。较难完成的目标，就是压力的所在。

实现目标

明确了目标，我们就要创造条件，一步一步地实现目标。可制订具体的实施程序，这样可以使自己有的放矢，少走很多弯路，少做无用功。把每一步都当做暂时的目标、最终目标，认真对待，一步一步实现，当努力的方向与目标比较接近时，成功的把握大，压力自然就小了。这样做，就相当于把一个大的目标化为许多小的目标，化整为零，压力也化整为零了。当然还要提醒的是，在一步步完成目标时，还要在身体上、心理上做好准备，应对可能出现的各种问题，调动自己的情绪，使自己保持乐观必胜的信心；注意锻炼身体，以免在关键时刻“掉链子”；心理上做好应付困难的准备，还要具备完成目标的各种能力。这样做，才有可能实现目标，在享受成功的同时，使自己的良好心境更上一层楼。

寻找支持和帮助

如果你真的能按上面所说的两点进行自我的“实现”，那么，恭喜你！当然，在此基础上，再教你两招：做任何事情，都不要试图孤军奋战，独自完成，你可以得到外界的支持和帮助，这会对完成目标起到很大的作用。有时，你并不需要他人具体的行动，而仅仅是同他人谈一谈遇到的压力，得到精神上的放松，这也是一种帮助。当然，别人能帮助你，则更好。

要学会放松

压力存在时，试着忽视它，暂时忘记它的存在，让自己放松一下。这暂时的放松会给我们的身体、精神“充电”，可以使我们更轻松地向着更高的目标努力。

相信，利用以上这些方法，能成功地让你攻克一个个难关，缓解压力，使自己对生活、对人生有一个更好的考虑。当然，即使面临孕育这样的重要问题时，也不会使你前怕虎，后怕狼，对生活抱有过多的顾虑，而应微笑着面对人生的重要改变，从容地面对妊娠。

不要把孕育当做压力

上面已经介绍了解决种种压力的方法，只要解除了生活中的压力，使夫妻双方都有一个良好的心境，自然有益于孕育。当然，上面的方法同样适用于孕育时所碰到的压力。不过，在这里，我们还要在此基础上，再教你几招应对孕育压力的方法。

保持夫妻关系融洽

夫妻关系融洽，才能有益于孕育。想想夫妻关系紧张，整天吵架，嚷嚷着要离婚，这怎能有一个好心情去孕育？如果把孕育建立在缓解夫妻紧张关系的心理上也是不道德的，不要把孩子当做你们婚姻的筹码。否则，对夫妻双方不利，对孩子也不公平。

解除生活顾虑

我们上面所介绍的“减轻压力”的方法，重在解决生活顾虑。所以，只要你认真地按上面的建议去做，生活顾虑一定会解决，这有益于孕育。这里不再进行过多的介绍。

剔除不必要的担心

很多准妈妈担心怀孕，一是怕怀孕后影响自己优美的体形；二是害怕分娩时产生的疼痛；三是怕自己没有经验带不好孩子。

其实，这些顾虑都是没有必要的。毫无疑问，怀孕后，由于生理上一系列的变化，体形也会发生较大的变化，只要在产前做准妈妈体操，产后认真进行健美锻炼，体形就会很快得到恢复，甚至会有所改善和变得更好。

另外，分娩时所产生的疼痛虽然是在所难免的，但也是可以承受的，只要能够很好地按照要求去做，同医生密切配合，就能减少痛苦，平安分娩。

担心经验不足、带不好孩子更是没有必要的，想想你身边的朋友，哪个妈妈不是从没有经验过来的？你可以向你的母亲、婆婆或者医生，以及有经验的朋友请教，只要你有强烈的责任感和坚定的信念，就一定能克服所遇到的一切困难，迎接小宝宝的诞生，从而体验到人类最美好的情感——母爱。

打造孕期好心情

夫妻双方要互相体贴，夫妻要善于主动调节相互之间的心理平衡。当一方由于某种原因失去正常的心理状态时，另一方要善于引导对方摆脱困境，并且要学会彼此谦让，只要不是什么原则性的问题，这时最好先容忍下来，等以后在适当的时机再解决，也可以用其他的方法使之自然化解。

在打算孕育时，夫妻双方可以促膝交谈，坦诚地说出自己的顾虑和建议。也可以把你们计划孕育的日子当做“节日”来过。比如，不妨安排一点带有纪念意义的活动，比如在准备妊娠的时候合影留念，或是一起吃顿庆祝宴等，以迎接节日一样的心境迎接妊娠，可以看做是建立优生心理的开始，它将对未来宝宝的身心健康产生深远的影响。

总之，孕育宝宝是一种爱的传递，它是以夫妇情感的发展为基础的。从期待怀孕到宝宝的出生，应该是发展夫妇感情、进一步激发对生活热爱的过程。把握了这一点，也就把握了孕前心理准备的关键，更有益于孕前好心情的打造，使孕育更顺利。

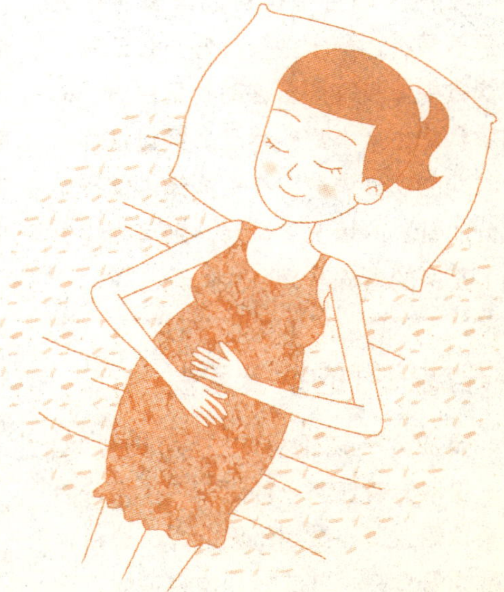

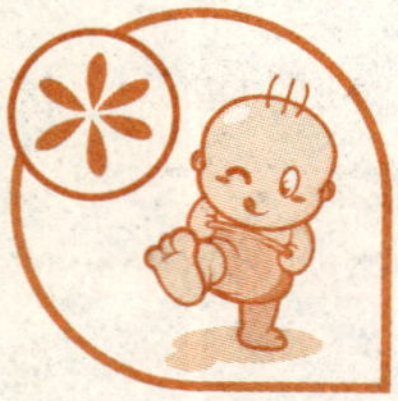

孕前营养必读

生活中，我们见过不少家庭，在妊娠期为准妈妈加强营养，促使其多吃，目的是满足孕育的营养需要。其实，这是一种错误的观点和做法。因为在妊娠早期，是胎儿脑细胞形成数目能否达到正常的关键期，胚胎所需的营养是直接从子宫内膜储存的养料中取得的，而子宫内膜所含营养的状况是在孕前就形成的。由此可见，子宫内膜所含营养的“好坏”“多寡”对健康孕育很重要，所以在准备妊娠前的1年，至少6个月，女性朋友即要开始加强营养调配。当然，要想孕育优秀的下一代，男性的饮食也不可忽视。下面让我们一起来学一学，在妊娠前应该如何调配夫妻的饮食，以保证营养的摄入。

孕前饮食有讲究

饮食要全面

孕前夫妇可根据自己家庭、所处季节等情况，科学地安排好一日三餐，在饮食中要多吃一些含动物蛋白质、矿物质和维生素丰富的食品。经过这样一段时间的饮食调养，在双方体内储存了充分的营养的情况下孕育，则可为优生打下坚实的营养基础。

要养成良好的饮食习惯

要摒弃一切不良的饮食习惯，如果夫妻双方有任何一种不良的饮食习惯都要积极改正，做到不偏食，不忌口，不暴饮暴食……养成好的饮食习惯，这样才能保证摄入充足而全面的营养，对孕育有益。

注意饮食卫生

食物从其原料生产、加工、包装、运输、储存、销售直至食用前的整个过程中，都可能不同程度地受到农药、金属、病菌毒素以及放射性元素等有害物质的污染。为了避免这些有害物质对人体造成危害，对孕育造成伤害，在生活中应充分重视饮食卫生，防止食物污染，如尽量选用新鲜天然食品，避免食用加工食品；蔬菜、水果等食物，食用前一定要充分地清洗干净，必要时，去皮后再食用；烹调方法要讲究，生熟食要分开切、储藏、盛装，少吃或不吃油炸、烧烤类的食物；家庭炊具中应尽量使用铁锅或不锈钢炊具，避免使用铝制品及彩色搪瓷制品，以防止铝元素、铅元素等对人体细胞的伤害；尽量饮用白开水，避免饮用各种咖啡、饮料、果汁等饮品。总之，饮食卫生注意事项有很多，一定要认真对待。

这些食物利于优生

多补充有益宝宝发育的脂肪

在准备怀孕的时候，准妈妈要为宝宝选择那些有益大脑和体格发育的好脂肪，例如一些海产品的脂肪。因为海鱼的脂肪中含有ω-3脂肪酸，对胎宝宝的脑发育有益。如果没有这些条件，也不必强求。其他脂类食物也要合理搭配，但不要过多食用高脂肪食物，避免体重增长过度，孕育出巨大儿，对孕育、分娩等不利。

准爸爸应多吃的几种食物

食用富含维生素C和抗氧化剂的食物：因为维生素C和抗氧化剂能减少精子受损的危险，提高精子的运动能力，对孕育有益。含维生素C丰富的食物有很多，如新鲜的蔬菜、水果等。打算怀孕时，作为准爸爸，不妨在日常饮食中多增加这类食物的比例，以保证维生素C和抗氧化剂的足量摄入，对孕育有利。

饮食中增加含锌食品，锌对机体的性发育、性功能、生殖细胞的生成，具有举足轻重的作用，故锌有"生命的火花"与"婚姻和谐素"之称，所以男性在孕育前注重锌元素的摄入，对孕育有利。含锌丰富的食物有瘦牛肉、乌鸡肉、动物肝、蛋黄和鱼类等。

提高钙和维生素D的摄取量。威斯康星州大学的不育症研究人员指出：每天服用1 000毫克钙和10微克维生素D能提高男性生育能力。富含钙的食物包括低脂牛奶、奶酪等，而牛奶和鲑鱼中含有丰富的维生素D，此类食物，男性朋友可多食用一些。

能提高生育能力的食物

除了前面介绍的富含锌元素的食物外，含有较多量胆固醇的动物内脏也可适当食用一些，对增强性功能有一定作用。另外，多吃一些滑黏食物，如鳝鱼、海参、墨鱼、章鱼、木松鱼、芝麻、花生仁、核桃仁等，对增强精子的活动能力，对男子生殖系统正常功能的维持有重要作用。因为这类食物中含有丰富的精氨酸，对孕育有利，所以我们建议孕育时，男性朋友可多食用这类食物。

小贴士

阳虚体质者的食疗保健

对于阳虚体质出现少精的男性，也可以吃些动物的睾丸，如羊睾丸之类。同时也可服用鹿茸，或加服食用蚁等，以温阳补肾为主，增加精液锌含量，提高精子的质量和数量。

食疗保障孕育

很多身体原因会导致孕育不顺利。其实，对于孕育来说，多吃一些有助于孕育的食物，或是根据夫妻双方的身体状况，来选择一些有效的食疗方法进行调养，这对孕育也是有好处的。下面，我们就介绍几种有助于孕育的食疗方法，供大家选择。

米酒炒海虾

鲜海虾400克，洗净去壳，放入250毫升米酒中，浸泡10分钟。然后，将菜油放入热锅内烧沸，再入葱花爆锅，加入虾、盐、姜连续翻炒至熟即成。每日1次，每次50～100克，适用于肾阳不足、形寒肢冷、性欲冷漠者，有益于孕育。

茉莉花糖茶

茉莉花5克，白糖10克，两者同入杯，用沸水冲泡15～30分钟即成，渴即饮，当茶喝，可舒肝解郁，有益孕育。

莱菔粥

莱菔子15克，粳米50克，白糖少许。把粳米淘净，煮粥，待粥将成前，放入莱菔子，煮至粥成，放入白糖，搅匀即成。可作主食，每日1次，对痰湿不易孕者有益。

海参糯米粥

海参适量，糯米100克。先将海参浸透，剖洗干净，切片煮烂，后加入糯米，煮成稀粥，调味服食，有益于孕育。

当然，除了以上这些食疗方法外，有兴趣的夫妻在打算孕育时，可以去咨询一下中医，让他们根据你们的体质提出一些有益于孕育的食疗方法，为你们顺利孕育保驾护航。

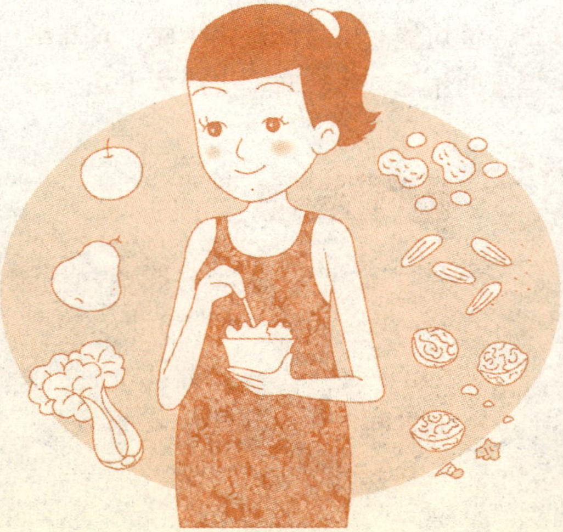

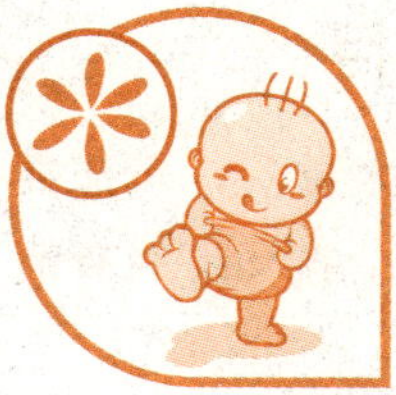

适当运动助好“孕”

所谓优生，简单地讲就是生育健康聪明的后代，而其前提条件就是父母身体素质要好。所以，在孕前多做些适当的运动是必不可少的。因为适当的、合理的运动可以有效地提高孕育夫妻的身体素质。下面，我们就一起来看看，在孕育前该如何合理地进行运动。

孕前运动好处多

运动锻炼对即将怀孕的夫妻来说有什么好处呢?

首先，进行运动锻炼，可以提高男女双方的身体功能，提高身体素质，保证优良的精子和卵子产生，有助于夫妻双方的身心处于健康状态。

其次，运动能促进女性全身及腰背部和骨盆底部肌肉协调均匀地发展，保持女性健美的体形，维持子宫的正常位置，有益于受孕。

最后，锻炼还可以增强心脏功能，提高血液输送氧气和养分的能力，对于孕育及分娩很有好处，比如避免孕期胎儿在宫内缺氧、分娩时出现意外。

至于其他方面，锻炼还可以加强女性骨盆部的肌肉，有助于以后的分娩；还可增加人的性欲以及对性的敏感性，使夫妻能从性生活中得到更多的乐趣，有益于孕育。

总之，适度的锻炼会给打算孕育的夫妻带来很多好处，所以在孕前，夫妻一定要进行适当的运动，这是保证孕育顺利进行的又一法宝。

为自己安排一个健身计划

什么时间开始运动

在确定好受孕的月份后，提前半年，你就可以为自己和配偶量身定制一套好的健身计划，并开始实施。

运动量的安排

每天中速步行30分钟，当然也要建议配偶每天也有同样的运动量，如果条件许可，可以夫妻俩一起步行。如果你们的条件允许，夫妻二人也可以坚持每天进行健美活动，但同样需要把握运动量，每周运动3次，每次最多不超过30分钟。

可以选择哪些运动项目

孕前健身的项目不能太激烈，可选择慢跑、散步、健美操、瑜伽等舒缓的有氧运动。

孕前运动要适宜

众所周知，锻炼会给孕育带来很多好处，可是如果运动不当，这对孕育可是有百害而无一利的。所以，孕前运动有讲究。

不当的锻炼可能会使机体受到损伤，为了避免不应有的伤害，在这里，我们要告诫各位夫妻，在锻炼时要遵循因人而异、量力而行的运动原则。

同时，应注意锻炼过程中要遵守循序渐进、持之以恒、全面锻炼的原则，不能三天打鱼、两天晒网，更不能选择爆发力强，且易致人疲劳的运动。

总之，孕前运动要讲究合理性，把握好孕育前运动的分寸，避免运动损伤。

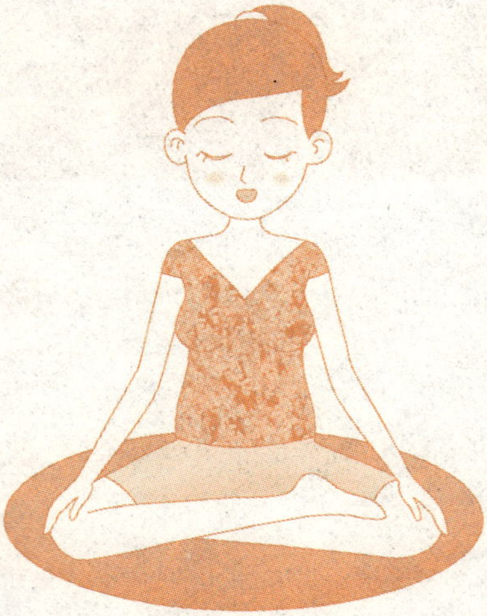

简单快乐动起来

早晨醒来后，夫妻俩不要急于起床，可以在床上伸伸懒腰，做些床上运动，比如高举双腿做“骑车”运动，或是弯腰抱膝在床上做翻滚运动等。也可以夫妻双方互做按摩，比如用自己的双手，帮对方轻轻揉揉眼睛，搓搓脸，捶捶后背等。

起床后，夫妻可以相伴一起到花园做操，打拳，或是散步、慢跑，多呼吸一些新鲜空气。

如果工作单位不是很远，最好步行，或是骑自行车，即使乘车，也可以提前一站下车，步行一站。而上楼的时候，如果楼层不是很高，最好不乘电梯，可爬楼梯上楼。

回到家中，不要急于吃饭，先干些家务，或是找爱人或身边的邻居、朋友打打羽毛球，调节一下神经，然后，再做饭，吃饭。晚饭后进行适当的户外散步，这对健身都有很好的作用。

总之，孕前运动，重要的是把自己喜欢的体育运动项目，适量地、定期地加入到日常生活中，这样才不会对生活的安排感到沮丧，而是以更轻松的心态去进行孕前锻炼或生活保健，为孕育做准备。

小贴士

孕前运动的注意事项

要想达到运动的目的，每周至少要锻炼5次，每次不少于30分钟；在开始运动之前，一定要进行热身运动，并在运动结束前，进行有效的放松。

运动时要穿着舒适的运动服装，女性要穿有支撑的胸罩、性能好的运动鞋等。在运动中身体会消耗大量水分，所以运动后要补充足量的水。

总之，孕前运动不能盲目，否则不仅不利于孕育，反而对健康不利！

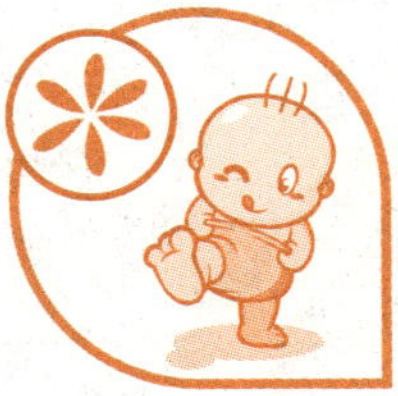

给身体做个健康评估

怀孕时，如果准爸爸准妈妈患有某些疾病，如肺结核、病毒性肝炎、淋病、尖锐湿疣、糖尿病、高血压、贫血等，则可能会给孕育带来不利的影响，会给准妈妈和宝宝带来危害。所以，在怀孕前，准妈妈一定要和准爸爸去医院做健康检查，并要在疾病治愈或得到控制后，遵医嘱再怀孕，以免将来追悔莫及！

给自己的身体做一个评估

在你和配偶去医院前，一定要回想一下：

- 是否患过或是正在患什么样的疾病?
- 现在的身体状况如何?
- 有什么身体状况正困扰着你们?

……

好好地想想，大致了解自身的孕育条件，做到心中有数，以便为医院的正式检查提供参考。

如果准妈妈在做孕前检查时查出有疾病，也不要沮丧，要及时求助于医生，积极进行治疗。

准妈妈还要注意，要关注自己的流产史，要爱护自己的身体。做准爸爸的也应该注意这一点，不要让妻子做无谓的流产，无论是人工流产还是自然流产，对女性身心的伤害都是很大的。如果准妈妈打算孕育的时间是在流产后不足一年的时间里，建议你先不要怀孕，因为这对你的健康及孕育均不利，所以应谨慎。如果你有习惯性的自然流产，那么则要小心了，要及时到医院去进行生殖健康的全面检查，找到原因，积极治疗，这对优生优育、保证女性的健康有益。

小贴士

孕前与牙医"约会"

牙齿好坏对怀孕有着特别重要的影响，尤其是当你的牙齿原来就有龋病等问题的时候，就应该在孕前及时解决。因为X射线的检查、麻醉药和止痛药等都会对胎儿不利。所以应在孕前做好口腔保健，洗一次牙，确保牙齿健康，以免后患。

孕前应保证身体健康

打算要宝宝的夫妻，应提前3个月或半年到医院进行健康检查。如果双方患有不适宜怀孕的疾病，则应及时治疗，尤其是女方如患有心脏病、肾脏病、高血压等，则应考虑能否承受孕产全过程。如果病情较轻，可在医生指导下妊娠；重者则需要请内科医生会诊，如不适宜妊娠，应在避孕情况下积极治疗。

小贴士

患有乙肝的准妈妈须注意

患过乙肝的女性怀孕后要多休息，不要过于劳累，还要适当增加营养，必要时在医师指导下可服用少量保肝药物。另外，如果准妈妈本身肝脏功能还需要恢复，建议产后不要用母乳喂养婴儿，以避免通过母乳将病毒传染给孩子。

另外，患有其他慢性疾病，如女方患有精神病、糖尿病、癫痫、甲状腺功能异常等，则需治愈后才可考虑妊娠。

像乳腺或盆腔内良性肿瘤以及经常发作的慢性阑尾炎等，最好在怀孕前进行手术根治。如果孕期加重再治疗，不论麻醉或手术中的问题，都会对胎儿产生影响。恶性肿瘤均应治疗后视病情再考虑妊娠。

男女一方患有肺结核、病毒性肝炎、淋病、尖锐湿疣等传染性疾病时，在传染期均不宜受孕。女方如患肝炎但不在传染期，但肝功能不良，需要在医生指导下受孕。

总之，孕前父母身体的健康对孕育小生命有着至关重要的影响，尤其是女性朋友，你们的身体是孕育小生命的主体。因此，健康状况不容忽视，一定要注重孕前生活保健，注重体检，积极治疗各种疾病，这才能为怀上最棒的一胎提供有益的保证。否则，就会影响孕育，给女性的身体健康、家庭幸福带来不利影响。

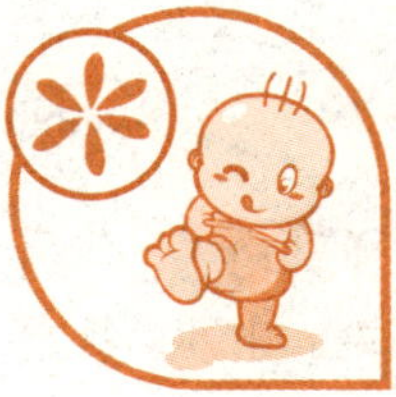

谨慎用药，服药必须遵医嘱

常言道："是药三分毒。"由此可见，药物虽然可解人的病痛之苦，但同时，如果不注意服用药物的科学性，则也是一种对健康有害的行为。备孕夫妻更应该对此谨慎，以避免不良用药给孕育带来负面影响。

长期服药者要遵医嘱选择受孕时间

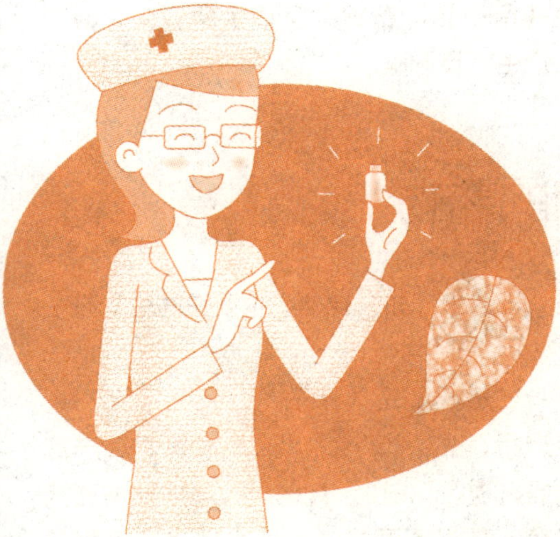

人免不了要生病吃药，可是一些药物对孕育有影响，如激素类药物、某些抗生素、止吐药、抗癫痫药、抗癌药、安眠药、治疗精神病药物等都会对生殖细胞产生不同程度的影响。如果女性朋友打算孕育，就应该遵医嘱选择恰当的时间怀孕。

因为卵子从初期卵母细胞到成熟卵子约需14天的时间，在此期间卵子最易受药物的影响。所以，长期服药后不要急于怀孕。一般情况下，女性在停服药物20天后受孕，对胎儿的影响较小，比较安全。但由于各种药物的药理作用不同，所以不能一概而论。20天只是个最低底线。如果你有长期服药史，最好还是到妇产科医生那儿去咨询一下，确定安全怀孕的时间后，再怀孕。

准爸爸用药须知

怀孕不单单是妻子一个人的事，准爸爸的育前准备也是非常重要的。尤其在用药这方面，更需要谨慎对待。因为很多药物会对男性的精子质量产生不良影响，如抗组胺药、抗癌药、咖啡因、吗啡、类固醇、利尿药等。这些药物不仅会导致新生儿缺陷，还可导致婴儿发育迟缓、行为异常等。所以准备要做爸爸的男性，一定要在医生指导下服药。如果准爸爸有长期用药史，一定要等病愈或停药半年以上再让妻子怀孕。另外，对下列药物也要慎重服用。

慎服中药

因为中药是复方药物，对于生殖细胞的影响不容易被察觉，而许多人始终认为中药没有什么不良反应，可以补身体，甚至随便去中药房抓药自行服用。其实，事实并不是这样的。有一些草药、中成药也不能随便服用，比如石竹科、满天星、肥皂草、象耳草等，它们中的皂苷成分有杀精作用；朱槿花、吊灯花等植物成分对睾丸、附睾、精囊等有较强的抑制作用，且可阻碍生精过程。由此可见，中药不是万能的，也不是最安全的，所以打算让准妈妈孕育的男性朋友们，也希望你们注意这个问题，不要乱服中药、中成药。

慎服保健品

一些所谓的保健品，在孕前也不要乱服，即使有必要服用，也要在医生的指导下服用。否则，会出现意想不到的后果，追悔莫及！

所以，有计划怀孕的夫妻，在计划受孕前3个月就应当咨询医生，按医嘱慎重地服药，避免留下终身的遗憾。有了明确的怀孕计划后，就应停止使用某些药物，以免残留的化学药物危害精子的健康，对胎儿产生不良影响。

孕前可服用的药物

虽然，孕前用药确实有着这样那样的坏处，但在某些特殊情况下，准爸爸和准妈妈们则需要在医生的指导下服用一些药物。如斯利安是预防神经管缺陷的药物，我国卫生部建议，所有新婚女性从结婚时起到怀孕后3个月，都应该服用斯利安片；经产妇再次怀孕时，也应从孕前开始服用此药，因为斯利安可预防神经管畸形的发生。另外，如果准妈妈孕前有轻度贫血，要在医生指导下补充一些铁剂；如果缺碘，也要在医生指导下补碘。

当然，无论是在孕前，还是孕期，或者产后，如果你们，尤其是准妈妈和产后妈妈，需在孕前6个月之内和孕期及哺乳期用药，最好去医院听取医生的建议后再用药，千万不要自作主张，乱服药物，以免给自己和宝宝造成危害，导致终生遗憾。

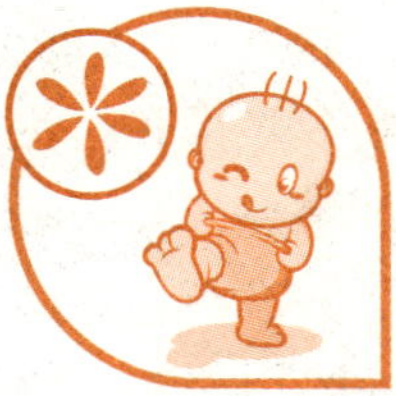

为孕育做好长久的计划

"计划"生育已成为现代年轻的父母们必修的一门"功课"。如果没有事先规划好孕期生活，怀孕中就有可能出现恼人的焦虑症和抑郁症问题。

不同的夫妻，其"计划"生育也不尽相同。其实，在孕前所做的各项准备都可以称之为孕前计划！为了给本章内容做些补充，为了能保证准爸爸准妈妈健康、顺利地孕育，我们则根据专家的建议，介绍几种适合大众考虑的孕前"计划"事宜。只有做足计划生育功课，才能保证你们顺利孕育，保证你们能得到一个健康、聪明的宝宝。

计划之一：你们需要考虑的问题

打算怀孕了，那么坐下来，和爱人，和家人一起来进行一些问题的商讨，以确保孕育顺利进行：

1.家里的经济状况如何？（1分）

2.夫妻双方身体健康状况如何?是否患有某种疾病？是否对孕育有影响？或是孕育是否会对疾病有影响？是否有一方正在服药?（1分）

3.家庭中是否有正在发生的一些大事，如老人生病、老人过世等，计划孕育的夫妻是否因此受到影响？（1分）

4.夫妻双方的家庭中是否存在遗传性疾病？（1分）

5.夫妻双方是否一方患过风疹、水痘、麻疹等传染病?是否已经注射了必需的疫苗?（1分）

6.是否生育过畸形儿?（1分）

7.夫妻双方或一方是否有抽烟、喝酒、吸毒等不良习惯?（1分）

8. 是否在工作或生活中接触过有害物质等?（1分）

9. 家里是否是新装修的房子？（1分）

10. 家里是否饲养了宠物?（1分）

当然，除了以上这些需要考虑和讨论的问题外，想孕育的夫妻和家庭成员，都可以把自己所有能想到的、与孕育相关的问题统统提出来，然后一一进行分析、咨询、解决，这样才可能以最佳的身心状态和家庭环境去迎接小宝宝的到来。

注：**总共10分，条件优秀得1分，我们建议得分越高越好，最好是满分。**

把家庭经济状况也考虑进来

不要认为这个问题不重要，我们建议你，孕前还是要计划好：把家庭经济状况客观地分析一遍，看看是否承担得起孕育。因为孕前保健、妊娠、分娩、养育孩子等都是需要钱的，并且花费也很大，所以在孕育前就一定要做好周全的计划和准备。

如，家庭经济目前是否有节余？夫妻双方的工作是否稳定？如果因妊娠女性不上班了，这是否会影响到家庭的经济状况？家庭成员能否在经济上给予帮助？因为孕育，会在生活保健、医疗保健、分娩、养育等方面增加开销，家庭的经济状况能否应付这些增加的开销等。这些问题要提前考虑好，如果遇到问题时再解决，就会让你身心俱累，无法安心孕育一个健康的小宝宝。

如果考虑好后，就要采取措施来积攒“银子”，如果有花钱大手大脚的坏习惯，就要学会有计划地消费，要为自己的开销记账。总之，要想办法积累财富，这样才能保证孕育的顺利进行，保证家庭的和谐、稳定。

改变避孕方式

虽然随着医学的进步，新型的避孕药物对母亲和意外妊娠胎儿的损害已大大降低，但如果你有生育的意向，相信你的保健医师还是会建议你在孕前6个月左右时停止服用避孕药，而改用避孕套或其他自然避孕法等来进行避孕。这样，可以避免避孕药给你的孕育带来麻烦。所以妊娠前6个月，建议你把避孕也纳入妊娠计划之中。

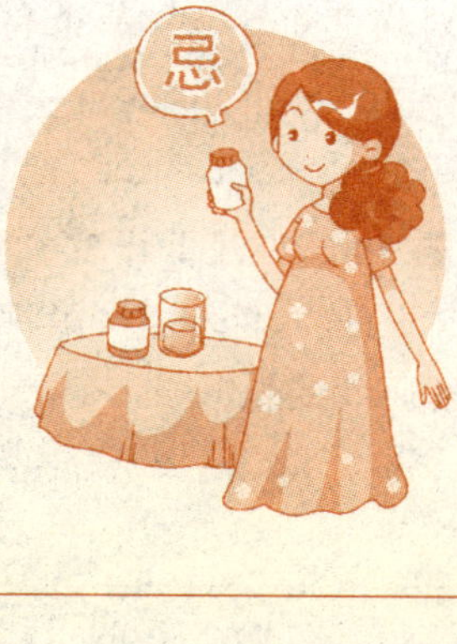

进行必要的免疫

目前，我国还没有专为准备怀孕阶段的女性设计的免疫计划。但是专家建议有两种疫苗最好能够安排在孕前进行注射，即风疹疫苗和乙肝疫苗。要知道，准妈妈一旦感染上这两种疾病，会殃及宝宝，所以，应该提前注射这两种疫苗。

风疹疫苗接种

风疹病毒通过呼吸道传播，如果怀孕时感染风疹，有25%的孕早期准妈妈会出现先兆流产、死胎等严重后果，还可能导致胎宝宝畸形。最好的预防方法就是在孕前进行风疹疫苗的注射。因为疫苗产生抗体需要2～3个月的时间，因此，注射时间最好在孕前3个月进行。注射后，一般即可达到终身免疫。还需提醒的是，目前，在我国使用最多的是风疹、麻疹、腮腺炎3联疫苗，即注射一次疫苗可同时预防这3种疾病，所以在打算怀孕前6个月就应去咨询医生，进行健康检查，在确定没有感染风疹病毒时，进行风疹疫苗的合理注射。

小贴士

停服避孕药后，如何知道卵巢功能已经恢复

一般情况下，经过3次正常的月经周期，即可表明卵巢已恢复了排卵功能。

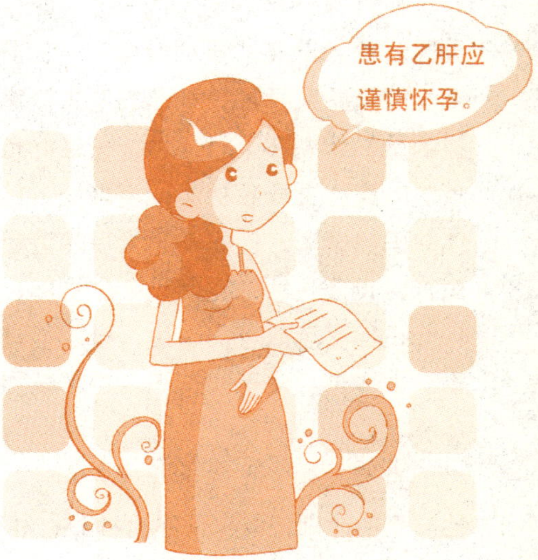

乙肝疫苗接种

乙型肝炎在我国是高发病，母婴垂直传播是这种疾病的重要传播途径之一。要知道，这种病一旦传染给孩子，就会有85%～90%的宝宝以后会成为慢性乙肝病毒携带者，而其中的25%可能会在成年后转化成肝硬化或肝癌。

如果准妈妈从未注射过乙肝疫苗或是身体检查时乙肝表面抗原呈阴性，并在自身没有患乙肝的情况下，这时就要接种乙肝疫苗。注射时间是按照0、1、6的程序注射。也就是说，从第1针算起，在此后1个月时注射第2针，在6个月时注射第3针。加上注射后产生抗体需要的时间，应该在孕前9～10个月进行注射。

另外，还有一些疫苗，打算孕育的夫妻可根据自己的需求，向医生咨询，做出合理的选择，不可盲目注射。

服用叶酸

从打算怀孕的前3个月起（也可提前至6个月），准妈妈就应该在医生的指导下，每天补充适量的叶酸，一直需要补充到怀孕后3个月。这是因为叶酸能有效地降低胎儿神经管畸形的发生概率，还有利于提高胎儿的智力。另外，值得一提的是，计划怀孕时，准爸爸最好也加入到补充叶酸的计划中来（如果男性体内缺乏叶酸，会导致精液浓度降低，精子活力减弱。此外，还会加大婴儿出现染色体缺陷的概率，使婴儿长大后患癌症的危险性增加，所以，准爸爸在准妈妈计划孕育时也要注意补充叶酸）。当然，准爸爸倒不必像准妈妈那样，按计划服用叶酸片，但是可以咨询医生，合理地进补叶酸制品，也可以多吃一些富含叶酸的食物，如樱桃、桃子、李子、杏、杨梅、山楂、石榴、葡萄、橘子、猕猴桃以及草莓等。

当然，除了上述这些计划之外，准妈妈还可以根据自己的实际情况，制订其他方面的计划，以保证孕育的顺利进行！

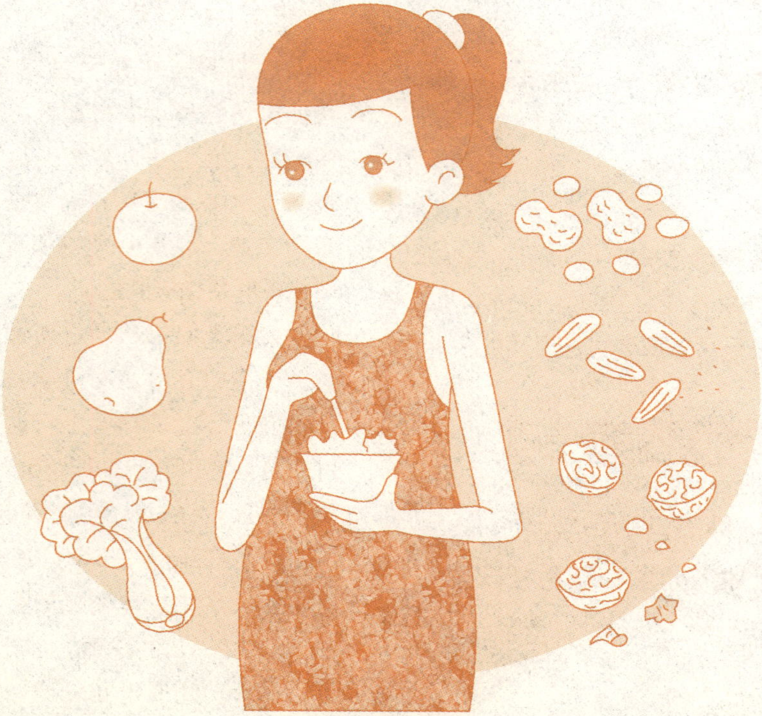

2

孕育最棒的宝宝

孕期40周全面指导

怀孕，是每一位女性最期待、最期盼的幸福时光。如何才能轻松、平安、顺利地怀上最棒的一胎？孕育最棒的一胎？生下最棒的一胎？……恐怕，这是孕期每一位准妈妈所迫切想知道的问题。

在本章中，我们将从孕育的第一周开始，直到分娩的那一刻，将孕期及分娩时的饮食、起居、休养、胎教、疾病防治、卫生、护理、运动……进行详细的介绍，给准妈妈们最权威的孕期指导！打消你在孕育过程中的全部顾虑，让准妈妈轻松愉快地度过一段奇妙的孕育之旅！

怀孕第1周 你是爱的结晶

应该了解的“受孕”知识

再检查一遍，你真的准备好了吗？如果你确信自己和准爸爸已经做好了要一个健康宝宝的决定，那就选择在你们身体健康的时候开始尝试受孕吧！这一周是你面临孕育的最后一个阶段，在这一周后，你将经历生命中最大的变化，从现在开始你就应该做好一切准备，为成为一个孩子的妈妈而努力，祝你好运！

不过，在怀孕前，你还必须要了解一些受孕的知识，根据这几点知识来创造条件，以保证孕育的顺利进行，保证孕育出一个健康、活泼的新生命。

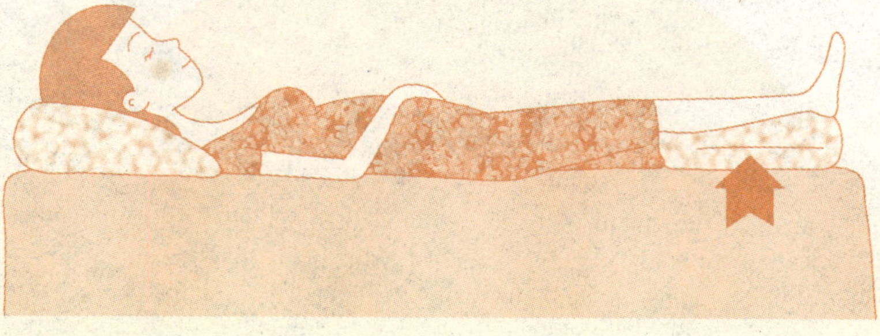

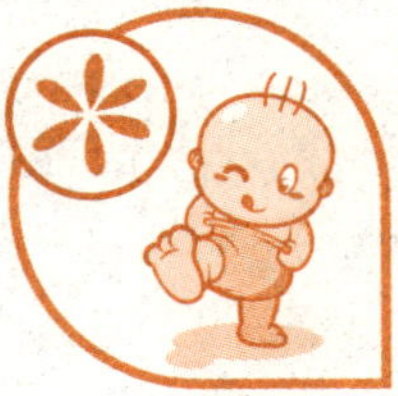

做爱做的事，怀上爱的小结晶

要知道，性爱的几大元素包括性高潮、性交姿势、性交频率、性交时机、性欲高低等，它们对孕育都有着很重要的作用和意义。科学、巧妙运用这些性爱元素，有助于孕育出优质的宝宝。

最佳受孕日

最佳受孕年龄：一般女性在25～29岁，男性在26～30岁，此时夫妻双方身体发育成熟，激素分泌旺盛，胎儿发育环境好，有利于胎儿生长发育。

最佳受孕季节：每年的5~6月是最佳受孕季节，此季节有充足的蔬菜、水果和日照，有利于胎儿的生长发育。

最佳受孕日：一般应安排在月经周期第14天左右同房。有报告说月经周期第17天以后同房受孕后流产率较高。

性高潮与生育

美国性科学家通过试验得出结论：孩子的智商与母亲怀孕时有无高潮有很大的关系。因为女性达到性高潮时，血液中的氨基酸与糖分能渗入生殖道，使进入的精子存活时间延长，运动能力增强，这就使得参与“竞争”的精子数量增多。参与竞争的精子数量越多，孕育出智商较高的下一代的机会就越大。所以，要想孕育出优秀的下一代，夫妻双方就应该注意性生活的质量，保证女性在性高潮下受孕。

另外，性高潮更易让女性受孕，因为除了上面的原因外，性高潮时，女性的子宫内出现正压，性高潮之后急剧下降呈负压，精子易向内游入宫腔。同时，由于性兴奋，子宫位置升起，使宫颈口与精液池的距离更近，有利于精液向内游入。还有一个原因是，阴道正常酸碱度值为4～4.5，不利于精子生存活动，而在达到性兴奋时，阴道酸碱度会发生改变，随着分泌的“爱液”增多，酸碱度值升高，便于精子向女性体内“突击”，更易受孕。所以，不易怀孕的夫妇，一定要尝试在性高潮下怀孕，说不定会有意外的惊喜哟！

性欲与生育

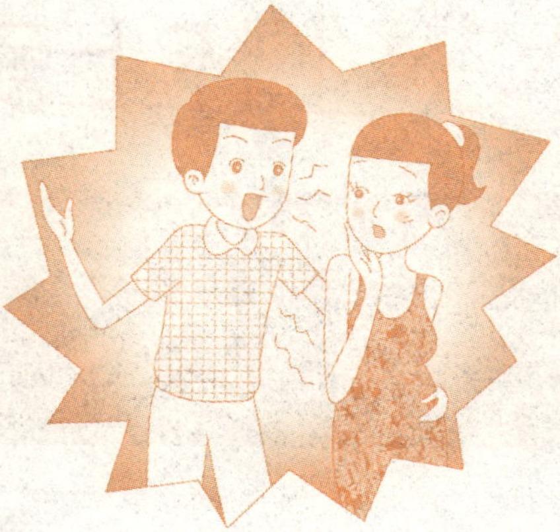

性欲不高，则可影响性爱和孕育。临床上有不少不孕症患者，就是因为精神紧张、焦虑等干扰了性欲而影响受孕。因为性欲不佳会影响子宫在性爱时的正常收缩方式，因而会导致受孕困难，有时甚至会成为原因不明性不孕。而一旦精神放松，则有可能怀孕，生活中确有许多这样的实例，所以，性欲是正常的，夫妻同房时，一定要将性欲作为性爱的前提。尤其是在想怀孕时，这点更重要。不能因单纯的“造人”目标而破坏性爱的浓情蜜意，否则，对孕育很不利。

性交姿势与受孕

性交姿势是指男女双方在性交时各自的体位。有些性交体位可增加性感，有些体位可增加生育机会，有些体位有利于优生，有些体位有利于卫生保健和预防疾病。对于想孕育的夫妻，我们建议采用男上女下位，采用这种体位，女性平躺仰卧，双膝微弯稍分开，这时男方射出的精液会积聚在宫颈口附近，形成一个精液池，宫颈口正好浸在池内，有利于精子向子宫内游动。当然，其他的性交体位也会受孕，不过，男下女上位相对来说不利于受孕。但不管何种体位，为了避免性交后精液外溢、减少怀孕的机会，性交后不宜立即排尿。应养成良好的习惯，最好于行房事前排解小便。

性交频率与生育

夫妻同房次数过少或过多都可致不孕。所以，性交频率对生育也有一定影响。如果同房次数过少，精子的数量虽然会有所增加，但精子的活动度和存活率却会下降，“老化”的精子比率将显著增加，不利于受孕。而同房次数过多，精子的生成需要时间，这就会导致精液变稀，精子数目显著下降，同样不利于受孕。根据生殖保健专家的建议，对于健康夫妻来说，一般性生活以每周1次或2次为适中，女子排卵期前后可适当增多。

综上所述，有兴趣的夫妻，不妨根据上面的这些知识，合理地安排和对待自己的性爱，说不定会让你们更“性”福，孕育更顺利。

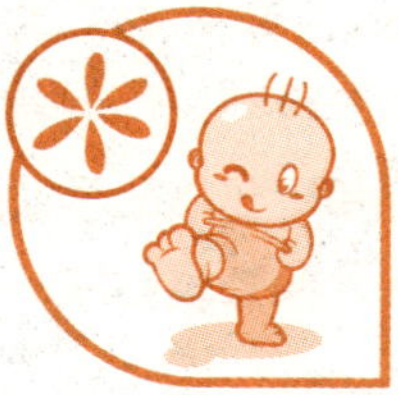

找到自己的排卵期

为了帮助你更好地怀上最棒的一胎，我们不得不再次提醒你，准确找到自己的排卵期对你的孕育来说很有意义。这个问题可能对于你来说并不陌生，也许你经常会用避开排卵期，即用“安全期”避孕法来避孕，但是在这里，我们再次介绍给你一些监测自己排卵期的方法，以帮助你更顺利地孕育。

利用基础体温表

从医生那里要一张，或是到药店去购买一份女性专用的基础体温表。每天清晨醒来后，在身体不做任何运动（不能说话，这个活动最好要准爸爸一起配合）的情况下，测出体温的数值，然后，将这个数值记录在基础体温表上，这样就会形成一个曲线的基础体温表。坚持做1～3个月，这样，你就可以大致掌握自己的排卵期了。一般在排卵期女性的体温会升高0.3℃～0.5℃，根据基础体温表，在排卵期你就可以做好迎接新生命的准备了。

观测宫颈黏液法

除了常规的利用基础体温表来监测你的排卵期外，还有其他很多方法可以帮你来监测你的排卵期，比如宫颈黏液观测法，也是不错的选择，可以试试。具体方法是：平常在早上起床后、洗澡前或小便前，用干净的卫生纸在阴道口取拭黏液。先看看，再拉长，一般你会有这样的发现——月经后的几天内，黏液又少又稠，这种状态下的黏液，提示你，阴道内的环境呈酸性，不利于精子存活，是最不易受孕的阶段；在排卵前，卵巢分泌的雌激素不断增加，雌激素促进宫颈分泌出滑润、富有弹性、清亮或白色的黏液，犹如鸡蛋清状，这类黏液的分泌可以过滤异常精子，为健康的精子提供营养的通道，引导精子经过宫颈、子宫进入输卵管，所以，这类黏液也称为“易受孕型黏液”，这时同房，将可获最高的怀孕率；在排卵之后，宫颈会分泌出很稠的黏液，并形成黏液栓，或是仅有少许，甚至没有黏液从阴道排出，阴道入口处也呈干燥状或仅有少许的黏稠感，若阴道口连续干燥3天后，就能确信排卵已经发生，卵子已经死亡。这时，如果想怀孕，就必须等待下次排卵前再出现易受孕型黏液时进行同房，则易受孕。

虽然不同的人有不同的月经周期，易受孕型黏液出现的时间也不尽相同，但如果坚持记录和观察，就会发现和了解易受孕型黏液的基本特征和出现规律，而宫颈黏液的观察方法也可用于计划受孕。

观测宫颈法

这种方法比较特殊。一般情况下，女性在每月的月经中期，宫颈会上升2.5厘米左右，并且会变软，宫颈口也会微微张开，这是女性身体提供的另一排卵信息。如果你预感到快到自己的排卵期时，可以检测一下自己的宫颈，方法如下：蹲下，用一手指（一定要注意手的卫生：洗净或是戴一次性的塑料指套）进入阴道，很容易触摸到宫颈。每个周期触摸几次，1～2周后就会体会到宫颈的变化。当你感觉宫颈有上升情况时，你们即可同房，以便提高受孕率。

日程推算法

此种方法可能很多女性都使用过。这种方法虽然简单，但是并不一定可靠。如果要是以安全期避孕，我们不建议使用这种方法。而如果想以此种方法找到排卵期，我们则建议你可以考虑使用。不过，这种方法还有一定的局限性。因为这种方法仅限于月经周期规律的女性。具体的方法是：从下次月经来潮第1天算起，倒数14天或减去14天就是排卵日。在排卵日前5天和后4天就是排卵期。在此期间进行性生活是最易受孕的。

排卵试纸

女性尿液中的促黄体生成素会在排卵前24小时左右出现高峰值，所以根据此种条件，可以去药店买来用于测定这种排卵的试纸，轻松地测出排卵期。方法是：取10:00~20:00时的尿液，用吸管将你所取的尿液适量滴在试纸指定的位置，等待几分钟后就能得到结果。如果显现的是阳性，说明会在14～48小时进入排卵期。如果显现的是阴性，说明排卵期还需要一些时间，那就要耐心等到第2天再测。

B超监测法

此法很准确，但一般仅用于不孕症患者，所以你没必要大动干戈，去做这项监测，所以这里也不做过多的介绍。

除了以上这些临床常用的监测排卵期的方法外，只要你细心地对待自己，你会发现，在你任何一种生理期（如排卵期、月经期等），你的身体都会产生明显的“波动”，即出现一些症状，如：在排卵期，腹部一侧出现触痛、刺痛，有时也会有少量出血或宫颈黏液呈粉红色、咖啡色。排卵后出现一些经前综合症状，如头痛、全身疼痛、烦躁、乳房不适及皮肤晦暗等。当你的身体出现这些情况时，可以结合你所采用的排卵监测方法进行监测，你就会很轻松地找到自己的排卵日期，继而同房以提高受孕率。一般在卵子排出后15～18小时受精效果最好，如果不能精确到这个时间段，在排卵期前、后的几天，以及排卵期受孕，也是不错的选择。关键是要靠自己好好把握，祝你好运！

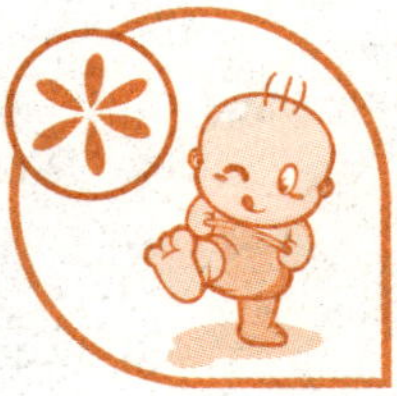

神奇的孕育过程

“我是从哪儿来的？”你可能经常会听到孩子提出的这样的问题。人类的起源尚有待于进一步的科学研究，但一个新生命的孕育奥秘已被科学揭晓。下面，我们就一起来了解一下受孕的奥秘。

新生命的第一步是排卵和受精

卵子和精子是新生命的始基。在女性体内，有一个重要的器官——卵巢，它会在脑垂体的作用下产生卵泡，卵泡逐渐发育成熟后（一般在月经中期时），同样会在脑垂体的作用下分泌黄体素，促使成熟的卵泡破裂，将其内的卵子排出，这就是排卵。卵子排出后，被输卵管伞端拾取而进入输卵管，然后借助输卵管蠕动，卵子停留在输卵管的壶腹部，等待精子的到来。

精子由男性产生。在男子的生殖器官中，睾丸产生精子，精子长0.05毫米，肉眼看不见，用显微镜放大后可见其形如蝌蚪，游动活跃。当男子性兴奋时，精子会同精囊和前列腺产生的分泌物（排出的这种混合物被称为精液）一起由尿道排出体外，称为射精。一次射精所排出的精液中有2亿～3亿个精子，精子阵容虽然庞大，但因为这些精液中的部分精子，会在通往卵子的途中被淘汰，“衰弱”的精子当然就不能成为与卵子结合的“勇士”，所以最终能到达目的地的精子仅数百个，可是卵子仅能与一个“勇士”结合，这个勇士就是第一个头部穿入卵细胞的精子。当卵子和第一个精子结合后，卵子立刻产生受精膜，防止其他精子进入，这一过程叫做受精。受精是成胎的第一步。

受精后的卵子称为受精卵，它会在受精后一边进行反复的细胞分裂，一边顺着输卵管向着子宫腔的方向移动，大约需要7天时间到达子宫腔。此时子宫内膜也因受体内激素影响，变得厚软，胚胎细胞极易植入。我们将胚胎细胞植入子宫内膜的过程称为着床。着床可以说是怀孕成功的标志。但在这个过程中，以及未来的40周内，受精卵总是在不停地生长，在母亲宽敞、温暖的“宫殿”中，“胚胎”宝宝最终会发育成胎宝宝，继而经过分娩的洗礼，使我们得到一个健康、可爱的宝宝。

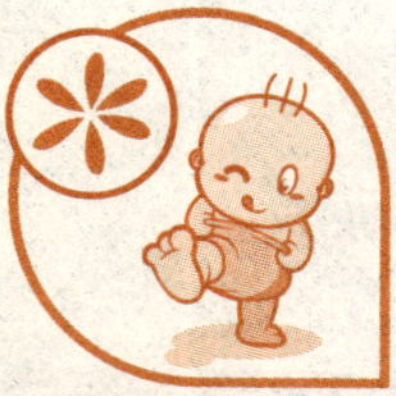

提前算算和宝宝见面的日子

在这一周，你可以学习如何推算宝宝何时来到自己的身边。算宝宝的预产期有很多方法，有些方法在怀孕第一周并不实用。但是，为了让你对自己的孕育、分娩有个充分的准备，在这里，我们将详细地介绍推算预产期的方法，以方便你在妊娠各期自己进行推算。当然，提醒你的是——如果自己对推算有怀疑，还是建议你去找医生进行预测。下面我们就一起来看看如何推算预产期。

月经逆算法

这是最常用的计算方法。根据以往的统计，如果预产期以280天（40周）为依据来进行逆算，那么最后1次月经来临当天的月份数加9（或减3），再于日期上加7，即是预产期。

例如，最后1次月经来临日期为2月15日，则2加9等于11，15加上7等于22，预产期即为当年的11月22日。又如最后1次月经来临为6月15日，则6减3等于3，15加7等于22，预产期为次年的3月22日。

注意 Attention

用这种方法计算预产期，需要注意的是，这种逆算法是以28天的月经周期为计算基础，因此，你必须根据个人月经周期的长短加以修正。如果你的月经周期不规律，那么，建议你去咨询医生，医生会帮你预测，并且能够根据你的具体情况，给予合理的保健指导。

基础体温曲线法

这也是一种较为简单且较科学、准确的计算预产期的方法。平时若能持续不断地测量体温，则此种方法可以最快得知是否怀孕。只要高温状态持续16天以上即可能确定为怀孕；若持续18天有90%的可能性，若持续19天有95%的可能性；若持续20天以上则可确定怀孕。基础体温曲线中，低温期的最后1天即为排卵日，再加上38周（266天），或于此日的月份加9、日数减7就是预产期。

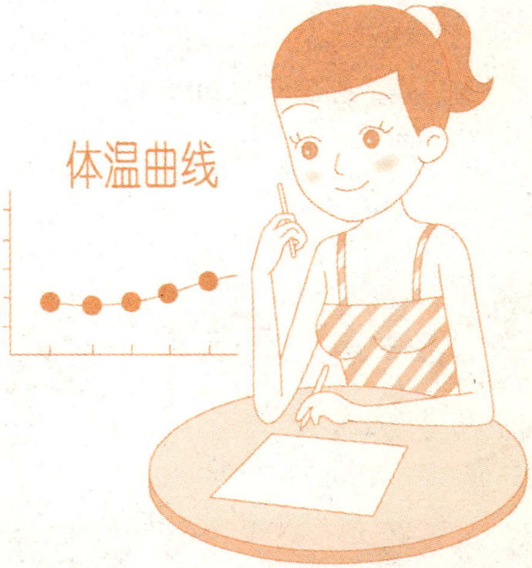

不过，为了避免流产或避孕而服用黄体素，也可能会使体温升高，此时，就不可单凭基础体温曲线来判断是否怀孕了，更不能依此来推算预产期。

妊娠历计算法

可以去药店，或是医院购买圆筒或圆盘状的妊娠历，则可对照最后1次月经开始的日子，算出怀孕的周数和预产期。这种方法和月经逆算法可能会有2～3天的差别。

孕吐计算法

大部分准妈妈从妊娠第四五周开始，会有孕吐现象。在孕吐开始之时，加上250天即为预产期。但是孕吐开始时期也会因人而异，所以这种算法不是很准确，须结合其他方法同时进行推算。

胎动计算法

这种方法，当然必须要等到你感觉到胎宝宝在子宫内活动时才可以进行推算，医学上把准妈妈能感觉到胎儿在子宫内活动叫做“自觉胎动”。初次感觉胎动，一般是在怀孕19~29周，在妊娠历上则为第5个月（20周），因而再加上4个月又20天，即为预产期。不过，曾分娩过的准妈妈可能会提早感觉胎动，在十七八周就会发生，因此加22周（即5个月又4天）才是预产期。自觉胎动时期往往因人而异，所以这种算法也不是很精确的。当然，也需要结合其他的推算方法来进行推算。

无论你想采用上述哪种方法来进行预产期的推算，都要记住：适期分娩有4周的弹性时间，如果产期与预产期稍有出入，也不必担心，因为就医学观点来看，预产期前2周或后2周内分娩，都属于适期分娩。

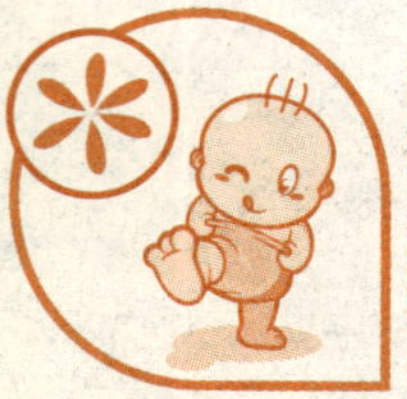

是什么原因导致不孕

如果你是计划怀孕，而你们并没有如约享受到孕育的甜蜜，这时请不要着急，因为有时可能是因为妊娠时间尚早，检测有误，测不出是否怀孕，所以再等一周试试。如果你真的确定这次孕育没有如愿，那么也没什么好担心的，再接再厉，找找原因，争取在下一个易受孕期如愿怀上小宝宝。但是为了避免你过多的烦恼，在这里，请跟我们一起来了解一下，一般是什么原因导致不孕的，然后积极地在生活中加以避免，相信这对你的孕育会有好处。

导致不孕的原因有很多，比如：

1 夫或妻一方，或夫妻双方患有一些疾病，如糖尿病伴有严重肾脏病变、心血管病变、慢性肾炎伴有肾功能不全、严重高血压、既往有心功能衰竭史、原发性癫痫、生殖器官炎症、肿瘤、艾滋病病毒感染等。这些疾病患者都不易受孕。

2 夫妻双方家庭中有遗传性疾病者。

3 女性身体过于肥胖或过于瘦弱。

4 双方均为智力低下者。

5 精神紧张的夫妻。其紧张的原因可能是因为急切地盼望怀孕，或是工作压力大等。

6 性交姿势不合理，如立位、侧位等。

7 在“安全期”（除排卵期及前后5天和行经期，其他均为性交的安全期）性交。

……

总之，不易受孕的原因有很多，所以要想解决不孕不育的问题，首先是要找清楚不孕不育的原因，然后对症处理，相信问题解决后，你的宝宝会如约而至。

另外，需要提醒的是，生育是夫妇二人的事，临床统计，其中35%是女性因素，35%是男性因素，20%是男女共同因素，10%是无法查明的因素。所以一旦不孕，男女双方共同检查是非常必要的。不要因为不孕，就怪罪男方或女方。要知道婚姻并不是只有孕育是最重要的，就算这次不孕，我们还可以寻找下次的机会。就算真的有问题，我们还可以通过其他方法来孕育，或是领养。而夫妻的坦诚相待、和谐幸福才是最主要的。并且，如果夫妻间和谐相处，保证心情放松，说不定还会有意外的惊喜。

小贴士

高温是精子的杀手

对于患有不孕症的夫妇来说，首先应做精液检查。精子喜欢低温的环境，高温对精子的存活和活动力有负面影响，所以男性应远离热的工作环境，并忌泡温泉、蒸桑拿等，应常用较低温的水来清洗睾丸，以促进精子活力。

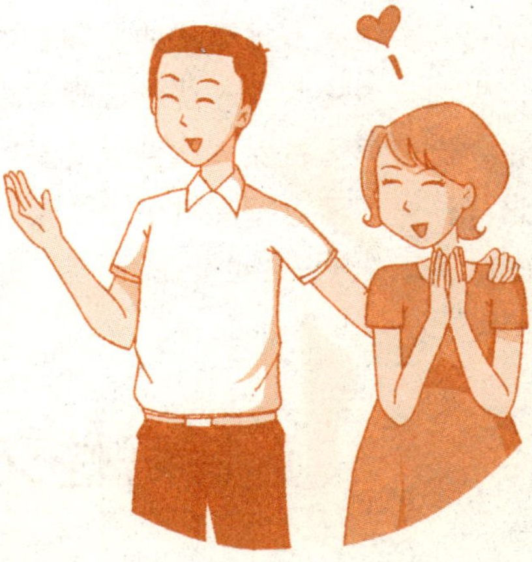

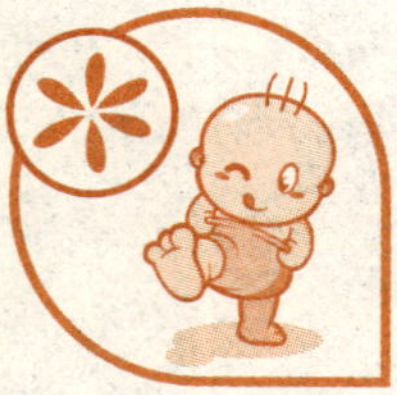

怎样才能增加受孕的机会

不孕的原因有很多，而提高受孕“命中率”的方法也有很多。下面我们就一起来了解一下，日常生活中，我们要怎样做，才能提高受孕的概率。

积极治疗疾病

夫妻任何一方患有不易怀孕的疾病和性传播疾病都要及时治疗，以保证优秀宝宝的孕育。

利用性高潮提高受孕机会

在性高潮下受孕的宝宝会更聪明，受孕率更高，这是有据可依的。需要说明的是，夫妇双方应学习一些性心理与性生理知识，促进男方在女方达到性高潮时射精，这样，一方面可提高性生活质量，另一方面对提高生育机会也有益。

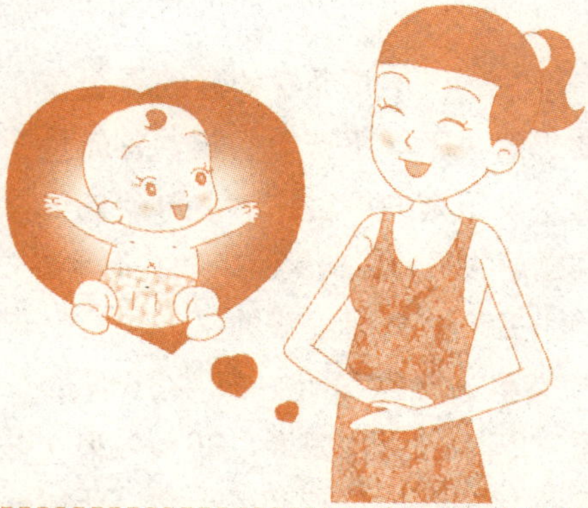

选择好性交时间提高受孕率

尽量在女性排卵当天或前后2天之内性交最为合适，这样可以保证排卵的同时或排卵后的短时间内在输卵管和子宫内有精子存在。

巧借避孕治不孕

目前在妇科门诊中，对于某些不孕女性，医生常采用避孕方法来治疗不孕。比如对子宫内膜异位症患者，此类患者有30%～50%可用避孕药物加以治疗，如口服激素类避孕药，可使异位内膜萎缩。但一般治疗时间较长，疗程为3个月~1年或更长。一般情况下，停止服药后，可很快恢复排卵，提高受孕率。

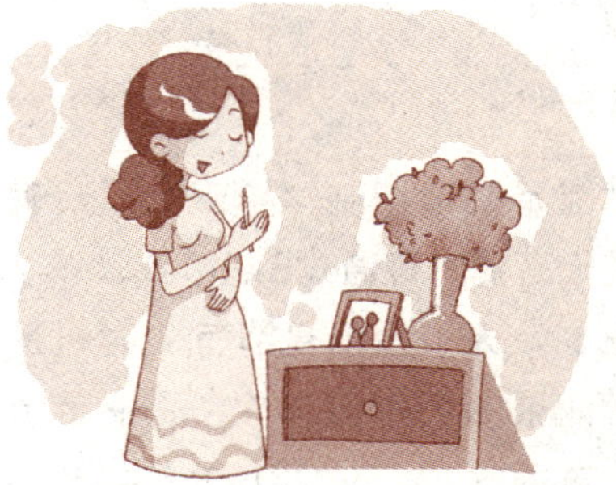

免疫性不孕可用避孕套来增加受孕的概率。要知道，某些夫妻，可能会因为男方的精液在阴道可作为一种抗原，经阴道或宫颈吸收后，在女方血液中产生抗体，这样女方的生殖道对精子产生免疫反应，造成精子活力降低甚至死亡，从而导致不孕。对于这种情况，目前常用避孕法来治疗，即在性交时使用避孕套，并持续使用半年以上，停用应选在女方排卵前几天，可望受孕。

另外，还有其他的方法，比如无排卵性不孕，可在医生的指导下使用避孕片；宫腔粘连导致的不孕，可用宫内避孕器，这样才可怀孕。

当然，这些方法并不常用，如果我们是以受孕为目的对待上述原因引起的不孕，我们会得到医生的帮助，他们会在临床采用更好、更快捷的方法让女性尽快怀孕。

采用易受孕的性交姿势提高受孕率

性交姿势有很多种，但为了孕育，最好还是避免女上男下位、站位等。并且性交后，女性朋友最好在臀部下面垫上一个枕头，把腿抬高，保持仰卧或侧卧姿势20分钟左右，让精液充分与子宫颈接触，使更多的精子能够到达输卵管。

通过饮食改变不孕状态

根据中国传统养生学的理论，一些食物可以助孕，如姜、韭菜、茴香、童子鸡、鹌鹑、益母、紫河车等都可提高孕育率，想孕育的夫妻，不妨多吃些这类食物。

另外，环境因素、心理因素等，也都可能会影响到怀孕。如果夫妻双方已做好各方面的准备，但3～6个月依旧未见受孕，这时，就一定要抓紧时间去正规的医院进行检查，明确原因后，可进行对症处理。

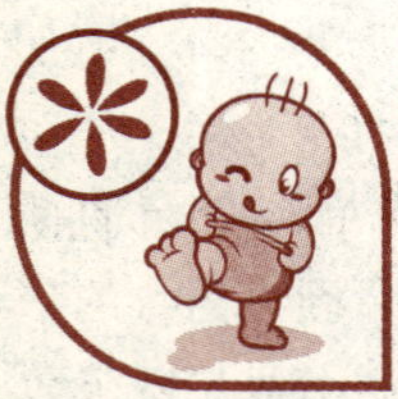

特殊情况下的人工助孕

特殊的受孕方式在临床上有很多种。在这里，我们只提出几个常见的特殊受孕方式，可供有需求的夫妻参考。

人工授精法

人工授精法是指不经性交，用人工方法将精液注入女性的宫颈管内，以达到受精怀孕的目的。这主要是在男性因某种因素无法将精液射入女性阴道内，或是其精液不具有生殖力时，才考虑使用的方法。

操作方法是在女性的排卵日，医生用窥镜撑开阴道口及子宫颈外口，同时将盛有准爸爸精液的注射针筒插入女性阴道，将针筒靠在子宫颈口注入，10分钟后，手术即告完成。人工授精，一般要事先经过3个周期以上的基础体温测定或配合连续的宫颈黏液及阴道细胞学检查，以明确最佳受孕期（必要时可通过B超检查，以了解排卵情况）。人工授精最适宜的时机是宫颈黏液分泌最多的排卵前期，一般每个月经周期中可进行3次人工授精，即在排卵日前3天开始，隔一天做一次，若按小时计算，即在排卵日前72小时、24小时和排卵后24小时各进行一次。若在一个月经周期中未能受孕，可连续做几个周期。必要时可用药物诱导排卵和调整好排卵期，以提高受孕率。

试管婴儿法

这种方法也是临床针对不孕所采用的特殊方法。

首先，采用控制性排卵来刺激卵巢中的卵泡成长。这会依据患者对药物的反应性而调整药物使用剂量。患者的年龄及药物的使用剂量不同，所获得的卵子数亦不同。

其次，用阴道B超来监测卵泡大小，并配合抽血检查雌二醇（E_2）值，当2个以上的卵泡直径大于1.8厘米，且1.4厘米以上的卵泡数与E_2值相当，便可注射人绒毛膜促性腺激素（HCG），促使卵泡成熟。在注射HCG后34～36小时取卵。

取卵是在局部麻醉状态下，经阴道B超引导，将取卵针穿过阴道穹隆，直达卵巢吸取卵子，并立即在显微镜下将卵子移到含胚胎培养液的培养皿中，置于37℃的培养箱中培养。

在取卵的同时取精。取精方法是：男性洗净双手，用手淫法取精液，然后，对精液进行必要的医学处理。

取卵后4～5小时将处理后的精子与卵子放在同一个培养皿中，共同培养18小时后，让其授精；若无法自然授精，则必须以显微注射法强迫授精。

受精卵在体外培养48～72小时可发育到8～16个细胞期胚胎。此时依据患者的年龄、曾经怀孕与否及胚胎的质量，决定移植胚胎的数目进行移植，胚胎移植一般不需麻醉，多余的胚胎可冷冻保存。

胚胎移植后，采用注射法给予准妈妈黄体素支持黄体。如果确定已妊娠，则改用HCG继续补充到怀孕10周。

胚胎移植后第14天验晨尿确定是否妊娠，妊娠后14天，B超检查胎儿数及胚胎着床部位。

以上这两种方法是促使不孕夫妻获得宝宝的有效而科学的方法。所以，不孕夫妻不必太难过，可以根据医生的建议，采用上述这些做法。

小贴士

捐赠式人工授精需谨慎

人工授精方法，如果使用的是丈夫的精液，称为同源授精。另一种为异源受精，则是以捐赠者(丈夫以外的男性)的精液进行，这种授精方式称为捐赠式人工授精。目前，一般人对同源授精的方式已不再存有异议，但对于捐赠式人工授精仍有非议。然而，在丈夫不育而想生育孩子的情况下，这仍不失为一可行的方法，但要谨慎选择。

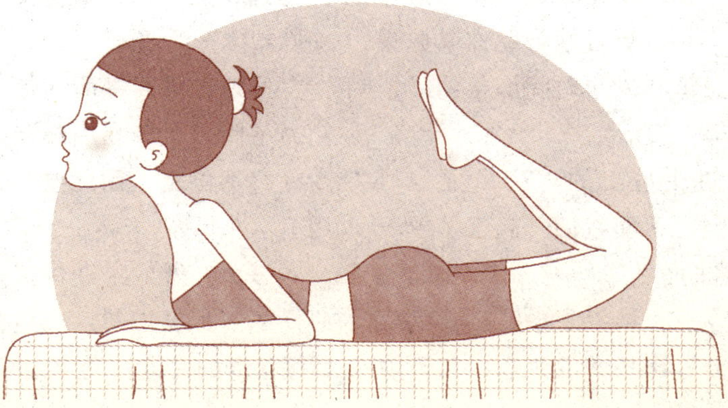

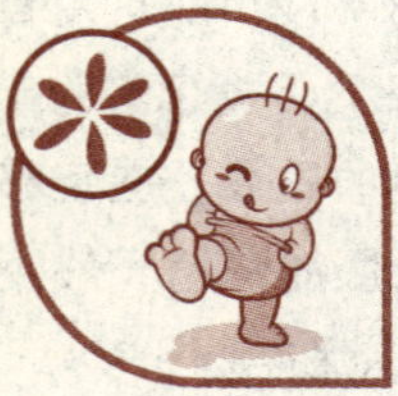

第1周准妈妈的自我护理保健

我们通常所说的“十月怀胎”，是从末次月经的第1天开始算起的。因此，第1周实际上是为卵子的受精做最后的准备。除了要注重孕前准备，为受孕时的天时、地利、人和创造条件外，在怀孕的第1周，还要注重一些生活保健。虽然受孕在片刻间即告完成，但怀孕前准备和怀孕后保健却颇费心思，很需要认真对待，这样才能最终实现优生。

注意经期卫生

作为备孕女性，你一定想了解一些关于月经的知识。月经是指有规律的、周期性的子宫出血，与卵巢内周期性卵泡成熟、排卵和黄体形成有关。在月经周期的第5～13天卵泡成熟，这时子宫内膜增生，排卵后在月经周期的第14～23天时是黄体成熟阶段，这时子宫内膜继续增厚，如果没有受精，子宫内膜即脱落，成为月经。正常的月经持续2～7天，第2～3天时出血量最多，一般为20～60毫升。了解月经的基本知识，可以更好地帮助你掌握基础体温法，把身体和受孕时间调整到最佳时期。

经期是女性生理上的一个重要的时期，有很多讲究，下面我们一起来了解一下，怎样注意经期卫生。

首先，要注意保持卫生巾清洁，购买国家卫生部门允许出售的卫生巾；每天清洗外阴，不过不要盆浴，应该淋浴，经期能用温水擦身更好。

其次，要注意饮食，少吃刺激性食物，多吃蔬菜和水果，保持大便通畅，以免盆腔充血。经期易出现疲劳和嗜睡，感情波动也大，故最好不饮浓茶、咖啡等。同时，也要少食或不食冷冻食物、饮料等。

最后，要保持精神愉快，适当参加文体活动可转移经期出现的烦躁、郁闷等不良情绪，但要注意避免体力劳动过累或参加剧烈体育活动。

另外，需要提醒的是：因为经期御寒能力下降，受凉易引起疾病，导致月经过少或突然停止。因此要避免淋雨、沾水、用凉水冲脚等。

总之，做好经期保健是女性朋友一生必修的“保健课”。一定要注意保养，以保证自身的健康和孕育的顺利进行。

注意饮食

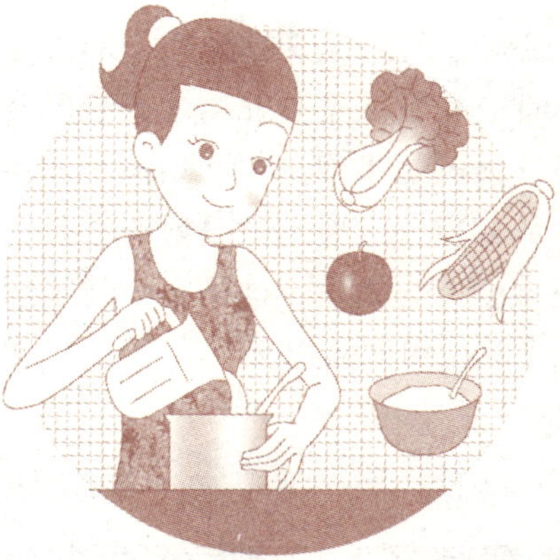

在这一周，因为马上面临着孕育，所以要注意讲究饮食。临床研究表明，准妈妈在受孕后几天的饮食对宝宝健康有重要的影响。在此时期，准妈妈和准爸爸要继续加强营养，多吃营养丰富的食物，但要注意饮食宜清淡，以五谷杂粮、蔬菜水果为主，适量的蛋、奶、鱼、肉类等为辅。另外，还需要提醒的是，在此期，尤其要多吃富含叶酸的食品，因为叶酸有防治胎宝宝畸形或促进胎宝宝大脑发育等作用，含叶酸丰富的食物有樱桃、桃、李子、杏等，你可以适量吃些这类食物，也可以在医生的指导下继续服用叶酸制剂。

保证充足的睡眠

在此时期要注意休息，每天保证充足的睡眠，不要过于劳累。生活起居要有规律，保持良好的体能状态，这样不仅受孕易获成功，对以后孩子的身体和智力的健康发育也极为有利。每天最好能睡足8小时，如有条件，中午最好再睡一小会儿，哪怕打个盹儿也好。如果有失眠的习惯，最好在孕前半年就将其调整过来。此期若还存在失眠的症状，则可采取一些常用的方法帮助睡眠，如睡前适当散散步、喝杯热牛奶、泡个热水澡等，也可以求助于你的接诊医生，帮助你入眠。

小贴士

受孕时可先休息，后同房

坚持基础体温测量，预测排卵日期，确定排卵日那天，可先睡觉后同房。因经过一段时间的休息，不仅体力恢复，而且激素分泌增多，性交时间较长，男女双方均可达到性满足。这种演习不限于排卵期，平时性生活中也可使用。

保持良好的情绪

在此时期，我们还是建议你继续坚持像怀孕前的准备一样，时刻注意保持自己的良好情绪，要保持心胸开朗、乐观，心态平静，继续创造良好的人际关系。这样会让你拥有好心情，有利于优生优孕。

远离有害物质

在此时期一定要注意避免接触不该接触的东西，比如经常性的剧烈运动、纵欲、服用违禁药品……这些都会给优生优孕带来一定的危害。因此，我们主张有计划地怀孕，最好在计划受孕的前后3个月，有意识地避免一些对孕育不利的因素，比如：远离烟酒和毒品，不要从事剧烈运动，有规律的性生活；也不要接近有毒物品，如农药、麻醉剂、铅、汞、镉等以及X射线等。总之，要想孕育一个优秀的宝宝，就要学会从孕前开始注重避免接触各种不该接触的事物。要计划怀孕，并且在怀孕的初期一定要牢记孕前的准备，继续避免接触有害物质，这样一个健康活泼的新生命就会和你如约而至。

怀孕第2周 “种下”一颗优良的“种子”

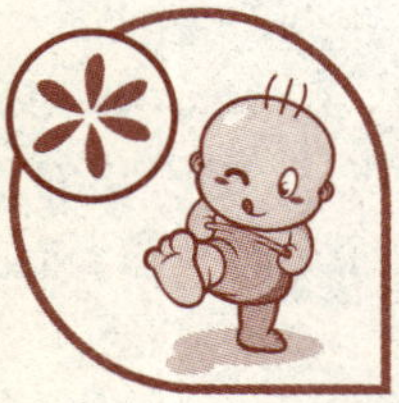

孕育时的天时、地利、人和

现在你和配偶已经做好了所有的孕育准备，那么，就在你们计划好的最佳受孕期的那一天，种下幸福的“种子”吧！只要力求在优身、优情、优时、优境的最佳状态下，让最健康、最有活力的精子和卵子在天时、地利、人和俱佳时结合，就能让你们孕育出一个优秀的宝宝！

天时

什么时间受孕最好?

首先，从年龄来说，女性的最佳生育年龄段是25～29岁，而男性的最佳生育年龄是在40岁以下，如果男或女在孕育时，各自超过了最佳生育年龄段，则对孕育不利，会提高胎宝宝的流产率、畸形率，或导致不孕，或使准妈妈产生多种疾病等。所以，要合理安排受孕的年龄，不要错过了最佳的受孕年龄。

其次，一年四季什么季节受孕最好?笔者认为最合适的还是以下两种说法:

第一种说法：专家认为夏初，即5～6月份和秋初，即9～10月份怀孕最为适宜。原因是5～6月份气候温和适宜，病毒感染的机会较少，胎宝宝在最初阶段有一个安全的发育环境，可以预防畸胎。并且随着气候变热，瓜果蔬菜逐渐上市，这为准妈妈提供了丰富的食物，可以获取充足的营养，能满足胎宝宝发育的需要。孕在秋初，秋高气爽，气候温暖舒适，食物充足，准妈妈也不会受到病毒及食欲的影响，对胎宝宝的健康发育也比较有好处。

第二种说法：根据中医说法，人体生长发育的规律应该与大自然的气候节律同步，即符合“春生、夏长、秋收、冬藏”的规律。同房受孕的时间最好安排在深秋或初冬，即阳历12月和次年的一两月份为最佳。

当然，建议终归是建议，不管是哪个月份，打算孕育的夫妻都可以根据自己的需要和条件进行合理选择、安排，不能刻板、机械，不要为此而过于紧张、在意，否则会对孕育不利。

除了选择好受孕的季节，还要结合排卵期来进行。总之，把握好孕育的天时条件，是保证优生优孕的重要原则之一。

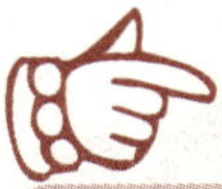

小贴士

掌握生物钟促进优生

生物钟是指生物伴随着时间的变化而做周期变化的规律。

人的一生，每个月都存在着生物节律的高潮期和低潮期。它们的周期分别为23天、28天和33天。

如果人的情绪生物钟、体力生物钟、智力生物钟都处于高潮期时，就会情绪高昂、精力充沛、智商高、办事效率高……这也是孕育宝宝最理想的状态。

所以，想孕育的夫妻，最好善于观察自己的生物钟的高潮期，争取在自己生物节律的高潮期受孕!

地利

我国自古以来，就对孕育投入了很大的关注和研究，因此，有不少研究理论，到现在还值得我们推崇和效仿。比如《妇人大全良方》记载“若欲求子，交感之时，必天日晴朗，神思清爽，气血谐和”，应当忌“大风雨雾，寒暑雷电霹雷，天地昏，日月无光，虹霓地动，日月薄蚀及日月火光，星辰神庙，井灶圊厕，家墓死柩之傍。若交会受胎，多损父母，生子残疾夭之，愚顽不聪”。从古代中医的这些观点来看，夫妻同房受孕时，对环境的要求也很高，现代临床研究结果表明，性交受孕时要有一个安静、清洁、舒畅的环境。地点应在夫妻双方都比较熟悉、周围环境相对封闭、温馨安适的地方，这样两人才能得到彻底放松，不受外界干扰，专心致志地“挥洒”激情。尤其要避免在露天荒野、阴寒潮湿、肮脏污秽、淫乱混浊、胁迫强奸的情况下受孕，否则，对胎宝宝和母体均不利，达不到优生优孕的目的。

另外，必须提醒的是，不要在新装修好的居室里受孕，因为装修材料中的有害气体无法在短时间里完全散发掉，会危及胎宝宝和准妈妈的健康，所以应予重视。

人和

受孕以人为本，以夫妻配合为本，所以在受孕时，夫妻双方的“人和”不可忽视。

首先，要注意夫妻健康问题。夫妻双方要注意孕前检查，积极治疗疾病，保证在怀孕时两人身体都处于健康状态，这有利于优生。

其次，要在夫妻情绪愉悦、关系和谐的情况下受孕，切不可在感情不和睦、情绪不稳定的情况下勉强受孕，这不利于优生优育，容易造成宝宝身体虚弱、智力发育迟缓等。为了达到优生的目的，夫妻要注意时刻为两人的爱情保鲜，要互相体贴、谅解，经常保持乐观情绪，要让浓浓的爱意始终荡漾在彼此的心间，切勿陷入火药味甚浓的“家庭内战”之中。当然，具体该怎么做，相信每对真爱的夫妻都有自己的绝招。总之，保持夫妻关系和谐，是一个家庭的幸福之本，应该值得每对夫妻重视。

我们在这里所要讲述的是，在你们选择好的最佳受孕日里，夫妻双方可以适当地采用一些浪漫做法，来使当日的结合更有情趣。比如下班后早些回家，共同操持家务，在和谐愉快的气氛中共进晚餐。然后，夫妻双方可以单独待在一起，在CD机里放上一盘轻音乐，一边听一边进行感情交流，可以体会对方的情感和需求，可以表达自己的感受，也可以共同回忆恋爱中的趣事，憧憬未来的家庭和孩子……当夫妻双方在情感、思维和行为等方面都达到高度协调时同房，带着美好的愿望和充分的激情进入“角色”。也可以调动一些手段以增强双方的性感及性欲高潮，极大限度地发挥各自的潜能。这样，才能保证最强壮、最优秀的精子与卵子结合，这样的受孕过程才是对孕育最有益的。

天下父母，都希望能生育一个强壮、聪慧、俊美的宝宝，那么，就一定要努力在上述的天时、地利、人和方面做足文章，只有这样，才可能孕育一个健康、聪明的优秀宝宝。

胎宝宝什么样

妊娠第1周，还不存在胎宝宝，只是一个受孕的过程。在这里，我们再形象地说明一下在受孕时精卵的结合变化。根据基础体温的测量，我们已经能准确地知道那颗成熟的卵子已经来了，但这并不能代表就可以成功地完成使命，还要看性交后精子的“竞赛”。精子的“游泳”速度与它们的个头、强壮能力相对应，最快的精子在45分钟内就能与卵子相遇，最慢的可能要花费12小时。当然，冲在最前面的就最有可能获得“奖励”——与卵子结合，此时精子和卵子形成一个含有46条染色体的细胞，分别来自于父亲和母亲。数小时后，这个细胞复制了被称作脱氧核糖核酸（DNA）的化学物质，并一分为二。生命从这时开始了，这个过程称之为受精。宝宝现在仍然还没有成功着床，只是细胞分裂的阶段。因此，应加强保护，不要让弱小的受精卵遭到任何不测，以保证优生优育的顺利开始。

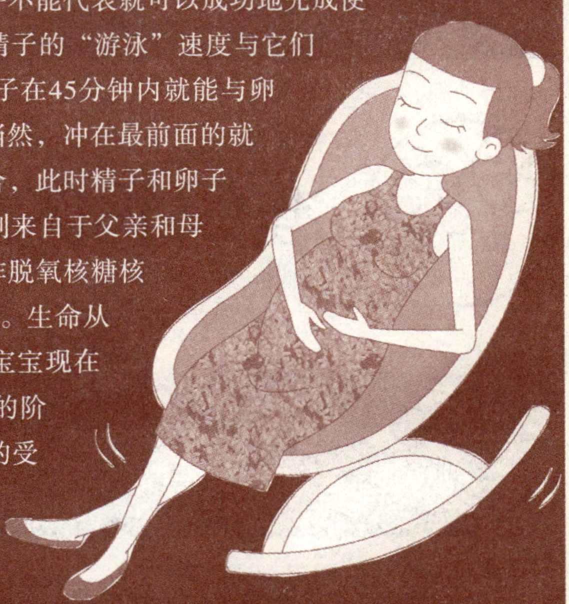

准妈妈的幸“孕”表现

此期仅是怀孕的开始，准妈妈可以说外观上无任何变化，身体没有异样的感觉，因此，常被年轻的父母忽略。

同步胎教进行时

在这个时期，我们说进行胎教可能有些夸张，或许说没有多大意义。其实，只要准妈妈能保持良好的情绪，保证充足的睡眠，注意饮食营养，保证不接触不良事物（如病毒、农药、X射线等），有规律地生活等，就是最好的胎教。

准妈妈的自我保健

在这一周，是受孕的最初阶段，所以应积极采取措施，从饮食起居、劳作休息、精神状态、疾病防治等各个方面予以注意，以保护好早期的胚胎。

本周生活保健指导

饮食保健

在这一周，准妈妈要继续保持良好的饮食状态，食物宜清淡，营养要丰富、均衡、全面。食物的冷热也要均衡，避免过热或过冷，更不要吃刺激性强的食物，也不要吃对妊娠不利的食物，如桂圆、鳖、薏苡仁等。尤其要注意不要吸烟、喝酒，并且一定不要吸二手烟，不要喝一切带有酒精的饮品。少吃火锅、烧烤、油炸类的食物等。总之，如果平常你能认真对待自己的身体，孕期里你也会较少受到不良因素对自己和胎宝宝的危害。

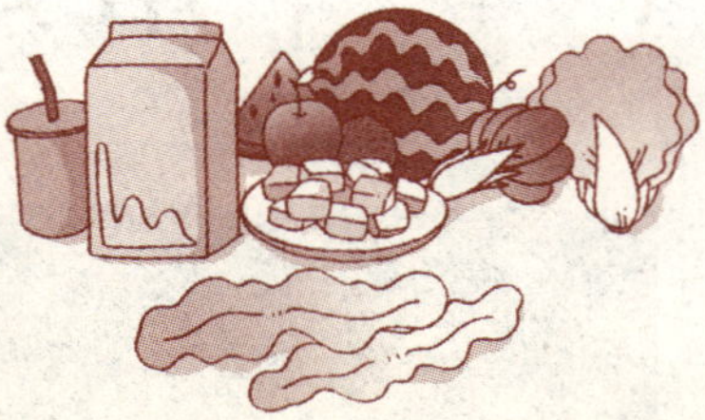

起居保健

此阶段，处于“造人”行动的最始端，因此，要注意良好的休息、起居与性爱。每天必须保证足够的睡眠。同时，要注意睡眠卫生，合理分配好性爱与睡眠的关系，比如在受孕的当天，夫妻双方可清洁完身体后，先休息一下，再进行性爱，这更有利于夫妻在过性生活时拥有充足的体力，更有“力”于性爱，使双方易达到性高潮，利于优生优育。同时，要注意床铺的卫生，这也是避免性生活时感染疾病的重要措施之一。

运动保健

在此时期，因为要受孕，所以过多直立的劳动或某些运动对妊娠不利，应予避免。另外，跳跃、扭曲或快速旋转的运动都不宜进行；增加腹压和导致心理状态过分恐惧、紧张的运动亦应避免；下肢用力的运动，如骑车等也应避免。

一般可取步行、慢跑等运动。原来运动强度不大的，且孕前习惯的运动仍可继续进行。采取以散步(步行)形式为主的运动是更适宜的。

卫生保健

平常，女性要注重各方面的卫生，在此阶段，更是要注意受孕时的卫生。过性生活前，夫妻双方一定要注意清洁手部和外阴，可洗个“小澡”（最新研究报告表明，如果体质较弱的人，过性生活前洗澡可减少体力，不利于性爱，所以应选择洗小澡）——孕前冲洗外阴和肛门等部位，男性要注意清洗包皮垢，以免藏污纳垢，会给自己和妻子造成细菌感染，对健康和孕育均不利，所以一定要清洗干净，并且要注意内衣裤的卫生，尤其不要穿紧身的衣裤，这也对孕育不利。

其他生活保健

可以参考孕前准备的相关内容，另外，还要注意以下几点：

1.未采取避孕措施或避孕失败的女性应想到怀孕的可能，再等1周，你就应该想着去医院检查确诊了。

2.有不良生育史、遗传性疾病家族史、年龄偏大（大于35岁）、患有心脏病或甲状腺功能亢进等严重疾病者，应到医院咨询。

3.怀疑感冒时，及时到医院诊治，并主动告知医生自己有怀孕的可能，便于医生为你选择对母儿安全的药物和诊治措施。

4.远离猫、狗等宠物，不吃生肉、生蛋等食物。

总之，生活中，要善于掌握一些常识和技巧，避免不良生活方式给自己和孕育带来危害。

本周心理保健指导

准妈妈的喜、怒、哀、乐等精神活动可以直接或间接地影响自身的机体功能，当然也可直接或间接地影响孕育。所以，为了避免坏情绪给孕育带来不良影响，女性一定要保持自己的良好情绪，想想自己即将成为妈妈，应该有一种愉悦、幸福的感觉，可时常给自己一些心理暗示。注重自己的修养，多读一些优秀读物，多看一些美好的事物，以保持心情愉快。总之，你要想获得一个可人的小宝宝，就必须保持良好的心态，并为此付出必要的努力。

本周优生保健指导

谨慎服药

如果你是计划生育，建议孕前至少3个月停服一切药物，当然这可以去咨询你的医师，听听医生给你的建议。在受孕的本周，你更加要注意服药的安全性，服用任何药物都要请教医生或有关专家，在医生的指导下安全服药，不能盲目地乱服药物。

要补充叶酸

叶酸是一种维生素，人体生长发育离不开叶酸。准妈妈更不可缺少叶酸，否则极容易出现问题。世界卫生组织推荐的准妈妈每日叶酸供给量为400微克，而女性饮食中叶酸摄入量只能达到每日200微克左右，我国准妈妈更低些。所以，为了保证孕育的顺利进行，我们一直提倡，从孕前3个月开始服用叶酸制剂。当然，服用什么叶酸制剂或服用量，则要在医生的指导安排下进行，不能盲目乱服。

除了上面这两点外，还要注意，在这个时期，疫苗接种要谨慎。注射任何疫苗，最好至少在孕前3个月注射完。不要在此时期进行注射，即使要注射，也要请教医生，遵从医生的嘱咐。可进行弓形体、风疹病毒、巨细胞病毒、梅毒螺旋体等检查。这些都有利于优生优孕！

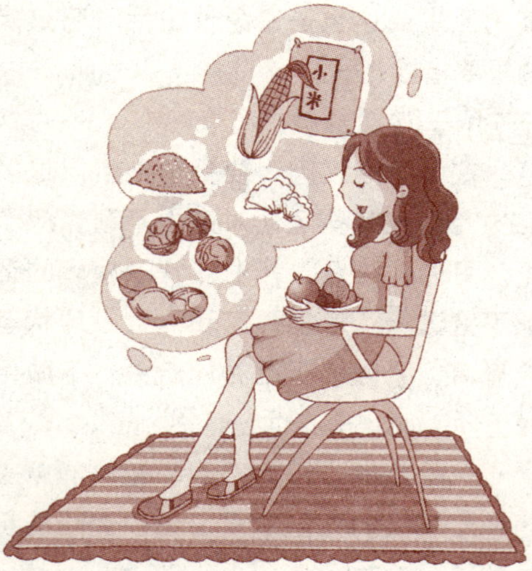

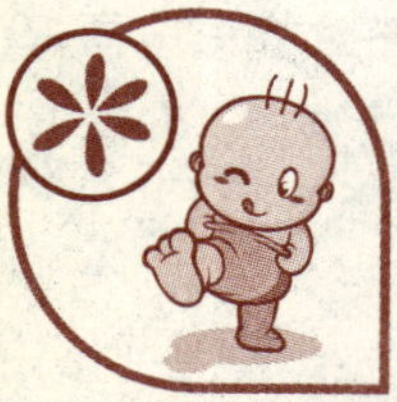

准爸爸对准妈妈的同步护理方案

笔者祈愿：虽然在怀孕阶段，准爸爸不是孕育胎宝宝的“载体”，但是你对准妈妈的护理责任不要忘记，要多给准妈妈以支持、帮助，在经济、饮食、生活、环境等方面创造优越条件，这些做法都会给孕育带来有益的影响。可能你现在还不知道该怎样履行你的职责，那么，下面我们就一起来学学在怀孕的这一特殊阶段，准爸爸作为准妈妈的坚强后盾，可以提供给准妈妈哪些帮助。

继续戒烟戒酒

不要认为前一段时间你跟准妈妈为了生一个健康、聪明、漂亮的孩子，已经戒掉了烟酒，和妻子一道做了较充分的孕前优生准备就够了。不要以为你提供一个优质的“种子”后就大功告成，从此就可以放心大胆地再回归到“烟鬼”“酒鬼”的行列里，这种心理和做法是要不得的。研究发现，现在的准爸爸如果在准妈妈面前吞云吐雾，会让准妈妈通过呼吸系统吸入“二手烟”，烟雾中的有害物质会进入血液继而再经胎盘传到胎宝宝体内，引发流产、胎宝宝宫内生长迟缓等情况。所以，有烟瘾的准爸爸，一定要下定决心戒烟，不要在准妈妈面前吸烟，为了准妈妈及孩子的健康做出具有深远意义的“自我牺牲”。

同样，饮酒的危害，在孕前准备的相关问题中，我们也提到过。总之，做准爸爸的一定要在孕前、孕中以及以后养育孩子的过程中避免烟酒，当然一些保健性的酒类可以适当饮用，但要注意不要在受孕时饮一切含酒精的饮品，并且为了自身的健康和他人的健康，烟最好还是永久地戒掉吧！

别让准爸爸的言行给准妈妈带来压力

女人天性敏感。要知道，有时候准爸爸的不妥言行会给准妈妈造成精神压力。比如有的准爸爸希望妻子生个男孩儿，所以就常跟妻子说：“一定替我争口气，生个男孩儿。”由于妻子怕自己生的孩子不能满足准爸爸的要求，所以总会很担心，吃不好、睡不香，会给准妈妈带来很大的压力，这对准妈妈和孕育来说是很不利的。

不仅如此，有的准爸爸生性风流，喜欢往女人堆里钻，甚至出现精神或肉体上的出轨，这也会让准妈妈感到恐慌和愤怒。尤其是现在网络、杂志有时爆出，孕育期是准爸爸的“出轨”期，所以，对于女性来说，她们更看重此问题，做准爸爸的应注意行为检点。要知道，准妈妈孕育不容易，不要做对不起准妈妈及孩子的事情，要维护家庭幸福。

还有的准爸爸脾气暴躁，动辄对准妈妈大嚷大骂，这也会给准妈妈造成心理阴影！

当然，准爸爸的其他很多不良言行也会给准妈妈带来很多顾虑和压力，为了避免这点，做准爸爸的要注意自己的一言一行，夫妻之间要真诚相处，多体贴、关心妻子，让妻子在你的细心呵护、关怀下平安孕育，这才是一个准爸爸应尽的责任和义务。

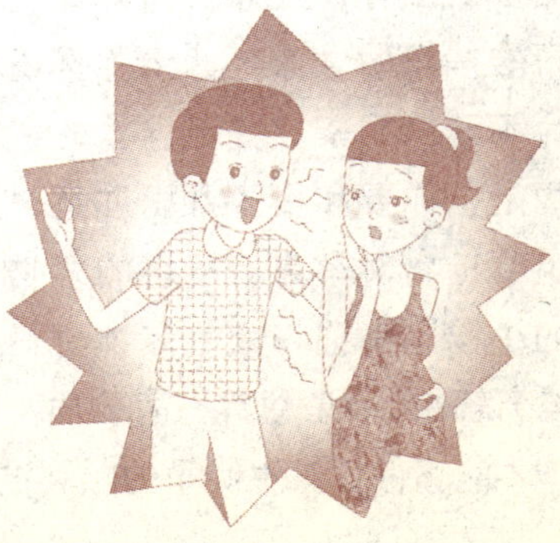

在生活上照顾好准妈妈

在妊娠期，准爸爸是准妈妈唯一的伙伴和朋友。虽然家人可能也会在此时很好地照顾准妈妈，但是准爸爸和妻子的关系性质跟家人的关系性质是不同的。在“孕育”这场战役中，你们是共同的战友。你是妻子坚强的支持者、保护者，所以，在生活中你一定要做好各方面的准备，照顾好她。

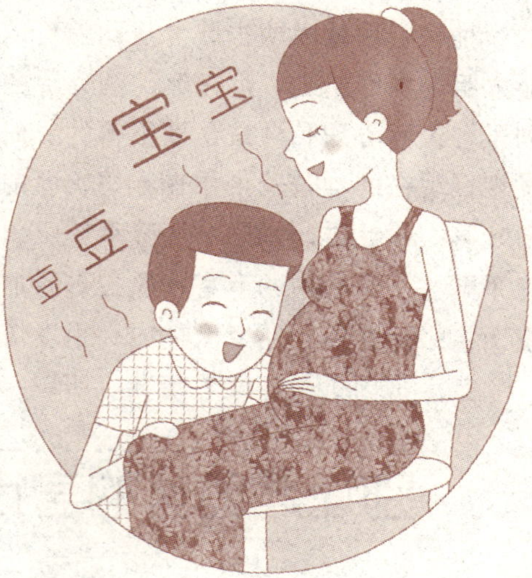

首先，在饮食上，你最该要做的，就是认真地去找几本有关孕产妇的书看看准妈妈平日所需的营养，需要注意的饮食问题有哪些，或是陪准妈妈一起去咨询她的保健医师（或其他妇科医生）；然后，在日常生活中加以合理地安排，比如在此阶段，准爸爸一定要提供给准妈妈清淡、容易消化吸收的食物，少吃油腻食物，避免各种有害刺激，不吸烟，不喝含酒精和咖啡因的饮料等。当然，亲自为准妈妈做些精致且有营养的饭菜，相信她一定会很高兴的，会感到欣慰，还能促进良好的夫妻关系，这可是对孕育最有利的了。

其次，就是要多体贴、陪伴准妈妈，给她更多的温存；注意布置好家庭环境，多帮帮准妈妈做做家务，清除环境中一切与孕育不利的因素。提到这些，我们还需提醒的是，你要和妻子共同注意，这个时期一定要远离对孕育有危害的事物，如家庭养的小狗、小猫，家庭装饰材料，远离苯、电离辐射、X射线等有害物质。避免了这些，才能够保证优生优孕的顺利进行！

另外，要协助准妈妈，搞好准妈妈与家庭成员和其他亲友的关系。否则，这些方面出现了负面影响，对孕育也是不利的。最起码，这会影响到准妈妈的情绪，所以一定要注意这个问题。

总之，为准妈妈、孩子提供一份优质的家庭生活，这是准爸爸对孕育作出的最大贡献。孕育对准爸爸的要求并不是很高，但一定要求你有责任心、爱心、细心，如果能做到这些，相信你一定能和准妈妈在孕育的这场“战役”中打一个漂亮的仗！

怀孕第3周 你已进入妊娠期

胎宝宝什么样

精子和卵子结合后7～10日，受精卵便在子宫内着床了，并从母体中吸收养分，开始发育。在怀孕第3周后，胚胎长0.5～1.0厘米，体重不及1克，3周末，宝宝的心脏开始跳动，原始的胎盘也开始成形，胎膜（亦称绒毛膜）亦于此时形成。

准妈妈的幸“孕”表现

准妈妈此时尚未有任何感觉。不过，有些人的身体可能会有发冷、发热、慵懒困倦及难以成眠的症状，因一时未察觉是怀孕，往往还误以为是患了感冒。当然，如果你是计划怀孕，则可能会想到自己可能怀孕了。

同步胎教进行时

同样，我们还是没有办法为此时的“宝宝”实施胎教，还是要求准妈妈要保持良好的情绪，保证充足的睡眠，保证良好的饮食，保证不接触有害于孕育的事物。这样，就是对“胎宝宝”最好的胎教方式。

准妈妈的自我保健

孕育从这一周已经真的开始了，现在你应该制订一个比较详细的怀孕计划，其中应该包括你的工作安排、医疗保健、饮食营养以及家庭中的各种计划等。

本周生活保健指导

此期是妊娠期的重点保护期

对于有计划生育的夫妻，从打算受孕的那天开始，就要注意自觉远离有毒、有害的物质，比如避免接触放射线、化学制剂等；少到公共场所人员密集的地方，因为公共场所中所蕴藏的流行病，如风疹、麻疹、流感等，会侵袭到准妈妈的身体，给胚胎造成伤害。所以，一定要注意，并且从生活中的任何一方面，比如在工作中、环境中、饮食中、运动中等，都要注意这些问题。

注意自己的饮食卫生

无论吃什么东西，都要彻底洗干净，能去皮的尽量去皮。加工食物一定要合理，避免生熟食混装、混切。炊具，最好选用铁、不锈钢、搪瓷制品，避免使用铝制品。尽量使用较安全的方式进行烹饪，如使用电饭煲煮汤、煮饭、蒸菜、氽菜……或使用电紫砂锅煲汤、炖菜等，少用炒、炸、烤等方法烹调食物。并且要注意做饭时开窗通风，稀释厨房内的有害气体和物质。

如果你是一个善于烹饪的好媳妇，那么，请你提前做好安排。在孕期，你可以暂居第二位，让别人代劳去做饭，因为在厨房做饭时，所产生的一些气体、油烟等会对你的胎宝宝不利。

合理把握运动强度

怎样掌握运动强度呢?一般以自我不感到疲劳为度；也可在运动停止后15分钟之内心率能恢复到运动前的水平作为衡量运动量适度的标准。在此期间运动不能时间过久，因为运动时间过久，强度过大，可显著降低主动脉血的氧含量，影响胎宝宝摄取足够的氧，影响胎宝宝发育。另外，在这个时期，最佳的运动方式是散步、做健美操等。总之，这一时期也是新生命发生、发育的重要时期，要避免一切不良因素对其造成危害，千万不能疏忽大意。

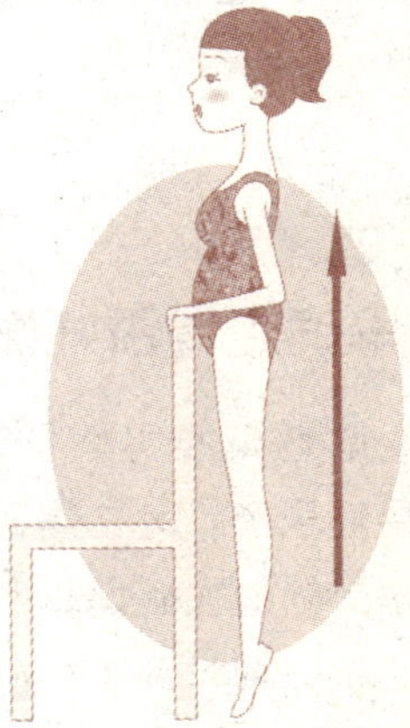

休息也要掌握好方法

有些孕妇在孕前因工作或娱乐，已经习惯于夜半睡觉，以致怀上胎儿后一时还不能改变这个不良的睡眠习惯，可这样做既损害自己的健康，也影响妊娠，不利于优孕。所以，要注意从孕前3个月开始，最少也要从孕前1个月开始，调节自己的睡眠规律，可在每天晚上10:00左右，先用温热水浸泡双足，然后喝一杯牛奶后上床，这样可促进尽快入睡，逐渐便可改掉夜半才入睡的不良积习，建立身体生物钟的正常节律。在怀孕的这个早期阶段，更应该如此。否则，没有规律的睡眠习惯会影响胎宝宝的生长发育，严重时会导致生长发育停滞；孕妇也会因大脑休息不足引起大脑过劳，使脑血管长时间处于紧张状态，出现头痛、失眠、烦躁等不适，有可能诱发妊娠高血压综合征，所以应予警惕。

本周心理保健指导

胎宝宝在腹内，全靠母体护养。怀孕时，准妈妈的一些所作所为、所思所想，都会影响到胎宝宝的生长发育。愉悦、平静、幸福的情绪是孕育的最佳心理状态，所以一定要保持良好的情绪。我们不再强求你一定要保持和颜悦色，但你也可以试着去做一些事情，让自己的情绪保持良好：

1.遇事要想开些，豁达些，即使不为自己着想，也要为肚子里的孩子想想。

2.要多行善事，保持心胸宽广，切忌暴躁、恐惧、忧郁和捧腹大笑。

3.要做到防怒于未然，大喜而不失态，遇事惊而不虑，要善于调节自己的心态。

4.可以到风景优美的地方去散散步，去找好朋友聊聊天等。

总之，怀孕后的女性，一定要注重精神心理保健，要时刻想到自己再也不是一个单独的个体，喜怒哀乐会有一个小生命共同分担。所以，准妈妈一定要善于采用各种手段、方法，来调节自己的心绪，保证以最佳的情绪状态孕育小宝宝，这对孕育才是最有效、最重要的保健方式之一。

本周优生保健指导

尽早确定是否妊娠

此期，准妈妈自己往往觉察不到自己已经怀孕了。尤其是初次怀孕，或原本没有怀孕计划的准妈妈，一切跟平常一样，殊不知，有一颗“种子”已经在体内悄悄地“生根”“发芽”。这可真应了那句“平常中孕育巨大惊喜！”但是，如果不能确定此期是否怀孕，则一切如平常生活一样，这可对孕育是不利的，所以应尽早确定是否妊娠。

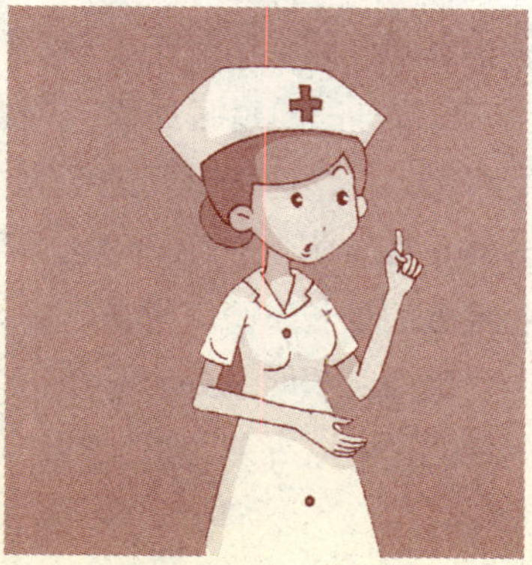

在此时期，确定妊娠的方法很特殊，因为准妈妈无自觉症状，所以我们建议你最好去医院确诊，比如通过B超检查，或是通过医生的“望闻问切”等，这样的诊断可能更准确。

也可以自己去医院买一些早孕试纸来进行测试，这个测试也是医院常用的测试方法。因为从妊娠的第7天开始，准妈妈的尿液中就能测出一种特异性的激素——人绒毛膜促性腺激素（简称HCG），所以，准妈妈可以去医院买早孕试纸，通过尿液迅速检测其中的HCG，确定自己是否怀孕。但须提醒的是，在用早孕试纸测试时，应该认真读取你所买的早孕试纸的使用说明书，看明白使用方法，最好取清晨醒来后的尿液。因为晨尿中含有较高的HCG值，使检测更顺利。不过，在使用早孕试纸时，要注意以下几方面的问题：

首先，确定你所购买的试纸没有过期，因为试纸如果存放时间过长（1年以上），或试纸受潮，且未注意保存在正常室温条件下（不应冷藏），就可能失效，出现检测结果假阴性。

其次，做此项实验一定要有耐心，如果妊娠刚刚开始，或者有异位妊娠（宫外孕）的可能，体内HCG水平一般偏低，检测的样品需静置3分钟以上（一般仅需1分钟），才可能出现准确的结果。

另外，还要提醒的是，在极端的情况下，如葡萄胎、绒癌，体内HCG水平会过高，尿液检测反而不显示阳性。

即使阳性结果，也并非意味着百分之百妊娠。因为有些肿瘤细胞如葡萄胎、支气管癌和肾癌、子宫内膜增生等，也可分泌HCG。

虽然早孕试纸使用简单，但是不能仅仅依靠一次早孕试纸自测来判断自己是否妊娠。为保险起见，可以在3天后再测一次，并且还要及时到医院进行全面检查，尤其是弱阳性者，以便及早采取措施！

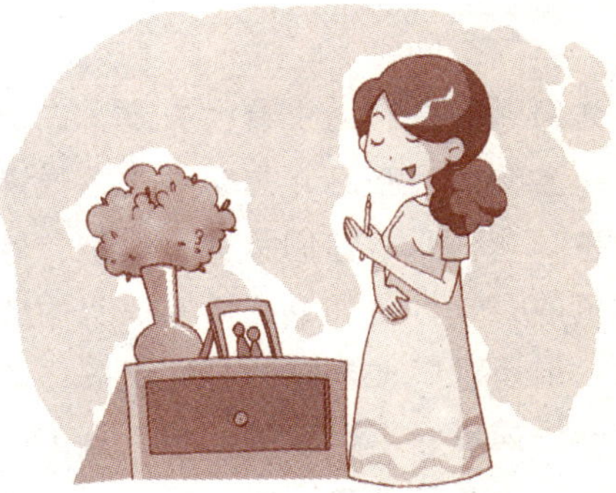

小贴士

使用早孕试纸要注意

自测早孕的女性必须记住：早早孕试纸只能作为一种初筛检查。

这里尤其要指出，近年来宫外孕屡见不鲜，如果由于自测早早孕假阴性，而忽略了及时的诊治，一旦宫外孕着床部分破裂出血，抢救不及时会危及生命。所以，当你用早早孕试纸检测出现阳性后，应根据自己对本次妊娠的要求，进一步到医院确诊及处理。

到医院建立《孕产妇保健手册》

在这第3周里，你可以到医院或自己做怀孕尿检，如果是阳性，那么恭喜你，你怀孕了。知道自己怀孕后要马上到医院建立《孕产妇保健手册》，并咨询医生相关的信息，要知道这接下来的9周可是胎宝宝生长发育最关键的时期，所以，此期一定要咨询医生有关事项，做好相关的准备，不能马虎。

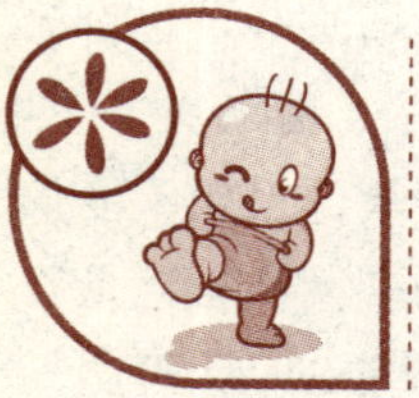

准爸爸对准妈妈的同步护理方案

鼓励她去医院进行妊娠确认

如果你们是计划生育的夫妻，在你们经历过激情的一夜后，想必你们会很谨慎地对待孕育，所以你们会很小心地做着监测孕育的事情，比如继续做准妈妈的体温监测，或是观察准妈妈的身体反应，或是帮助准妈妈进行早孕自测，一旦有苗头，你们可能会及早地去医生那里报到，这是很值得推崇的！相信，如果真的孕育，在你的积极参与、帮助下，你一定会和准妈妈一起感受到新生命在妻子体内诞生的喜悦，这是对你参与妊娠辛苦的最佳回报。给准妈妈一个甜甜的吻，两个人一起感受新生命的喜悦吧！

如果你们不是计划生育的夫妻，那么，你们在此期还可能会像以前一样平静地生活，有可能还在继续着你们的激情，继续着你们的不良生活方式等。这对孕育很不利，所以我们还是提醒年轻的夫妻，还是以计划生育为好。

做些必要的生活调整

如果孕育已经确定，那么，准爸爸则要注意了，为了保证孕育的顺利进行，在此时，要把家庭生活做些适当的调整，比如先帮妻子把烹饪这一家务事搞定，让她暂时远离厨房。你可以担任烹饪的主要任务，也可以请家人帮忙。总之，暂时要让准妈妈远离厨房，这对孕育是很重要的；另外，要劝她别做太剧烈的运动，别接触有害于孕育的事物，并且避免和她发生情绪冲突等。总之，要想到妻子现在是个准妈妈了，要在生活的各个方面、各个细节，提供给她合理的帮助，相信，就算你不能够做到十全十美，但是，只要你做了，多少还会让准妈妈产生幸福的感觉，不会让她为独自承担孕育的辛苦而感到茫然。

在你做一些有益于帮助准妈妈的事情的同时，不要表现得太紧张，或太过于限制，否则，这同样会引起准妈妈的焦虑和紧张，那样反倒对孕育不利了。

怀孕第4周 “小人儿”开始成形

胎宝宝什么样

在本周，胚泡发育非常快，它有3层，称为三胚层，这3个细胞层分化成一个完整的人体，每一层都将形成身体的不同器官。

三胚层最里面的内胚层形成一条原始管道，它以后发育成肺、肝脏、甲状腺、胰腺、泌尿系统和膀胱；中胚层将变成骨骼、肌肉、心脏、睾丸或卵巢、肾、脾、血管、血细胞和皮肤的真皮；最外层的外胚层将形成皮肤、汗腺、乳头、乳房、毛发、指甲、牙釉质和眼的晶状体等。在头两侧有两片折叠的组织，它们将来会发育成耳朵。尤其是在此周，外胚层已出现神经管道，在中胚层，心脏和循环系统已经出现。内层中，泌尿系统、肠、肺等器官脏腑开始形成。

小贴士

胎教要注意自己的视听言行！

1973年12月，在湖南长沙马王堆3号汉墓出土的帛书《胎儿产》中，有提倡胎教的论述：胎教要注意自己的视听言行和交往接触，促使胎儿身心健康地发展。由此可见，在孕期，准妈妈保证自己有良好的言行举止，这对胎教有多么重要的影响，所以，在孕期，准父母一定要注意自己的言行举止。

准妈妈的幸“孕”表现

已经进入第4周了，你还没有发觉自己身体的变化吗？这个时期你可能会有轻微的不舒服，有时会感到疲劳。少安毋躁，你马上会进入一个丰富多彩的孕期生活。

同步胎教进行时

从现在起，准爸爸、准妈妈就应该学习有关胎教方面的知识。你们可以带着美好的愿望与充分的激情进入“角色”，要善于养胎：调整起居，注重饮食合理，保持精神上的愉快和安静。另外，在学识、礼仪、情操等方面，准妈妈最好也注重一下，比如自己多读书，多学习，多听听优美的音乐，多看看美好的事物，举手投足、与人交往要有良好的素质表现，这样，在潜移默化中影响胎宝宝，是对胎宝宝最好的胎教。

准妈妈的自我保健

初次怀孕的女性，在身体和心理上都会发生一系列变化，但一般会对自己的生理变化还浑然不觉，以至于不会意识到怀孕，所以在生活各方面不注重保健（尤其是一些原本没有生育计划的夫妻），这就会导致生活中的一些不良事物给孕育带来的危害。在这里，我们要提醒各位年轻的准爸爸准妈妈，最好还是计划生育，另外，还会告诉你在这一周的生活中要注重哪些方面的保健。

本周生活保健指导

注重饮食营养

继续补充叶酸。要知道准妈妈吃饭，是为了充足地摄取人体所需的各种营养物质，保证孕育的顺利进行，所以，为了使母胎健康，应注意科学配餐，不仅追求色、香、味俱全，更重要的是要重视食物的营养要全面均衡，这样才能保证准妈妈摄入充足全面的营养。尤其要保证充足的热量和优质蛋白质的供给，还要摄入充足的无机盐、微量元素和适量的维生素，如钙、铁、锌、铜、碘及维生素A、维生素D等，这样才能满足本周妊娠的需要，为受孕和优生创造必要的条件。

另外，要懂得药补不如食补的道理，比如对于脾胃较虚弱的准妈妈，此期还可适当食用些山药、莲子、白扁豆等以补脾胃。而血虚、贫血的准妈妈，可适当食些红枣、枸杞子、红小豆、动物血、肝等食物；对于易疲劳、易感冒者，可适当食用些黄芪、人参、西洋参等食物。总之，要懂得食疗的功效，必要时可请教医生，按你的体质，听从医生的嘱咐，合理进补。

合理地工作和休息

在妊娠期，对于准妈妈来说，只要不是从事以体力劳动为主的工作（如从事像搬运、建筑等重体力劳动），其工作环境（要避免震动大、接触放射线或有害物质的工作环境）一般不会给孕育带来危害，准妈妈还是可以坚持工作的，并且这样更益于准妈妈的身心健康。

另外，工作时，准妈妈要根据自己的情况随时调整，注意休息，尤其是当自己感觉到累时，一定要及时休息。在工休期间，可以到室外呼吸一下新鲜空气，或是喝杯水，靠在舒服的椅子上坐一会儿。尤其是中午吃完饭以后，一定要睡上一会儿。即使没有条件，也要在桌上趴一会儿打个盹。

上下班时，尽量避开上下班高峰期时挤公共汽车，以免人多时撞到腹部。离家较近的准妈妈，尽量步行上班。

注重卫生

此期，要注意卫生，夫妻最好暂时禁止性生活，减少性刺激，这样可防止因性爱引起感染，引发流产等妊娠意外事件的发生。如果自制力不够强，那么建议暂时分床睡，当然，这只是我们的一点儿建议。其实，只要准爸爸准妈妈用心去做，是完全可以克制自己的。

另外，由于此期准妈妈的阴道分泌物增多，所以，准妈妈一定要注意会阴部的清洁卫生，每天用清水冲洗外阴部，但不要冲洗阴道内；大便后，清洗阴部时，一定要注意按从前往后的顺序进行，避免交叉感染。要多喝水，这样有利于防止泌尿系统感染。

要进行适当的运动

继续坚持以往适度的有氧运动，比如瑜伽、准妈妈体操等，尤其不要进行爆发力强的运动。要注意运动的卫生，穿着舒适的运动鞋、运动服进行运动。且要注意避免在人多拥挤的地方进行运动。可以到风景优美的公园、田野等进行运动。另外，要注意运动的时间，最好在黄昏、晚饭前进行适当的运动，这不仅有益于妊娠，更有益于你的身心，是不错的胎教方式。

注意 Attention

需要提醒的是，在运动前、运动中要适当地饮些水，并且在运动的过程中出现任何的不适，千万不要逞能，一定要及时停下来，好好休息，必要时要求助于医生。

本周心理保健指导

情绪不好会导致生理功能、身体质量和健康状况的改变。家庭生活不如意、工作不顺利、心境极不好的状态下，暂不宜妊娠。如果此时你已经怀孕了，那么夫妻双方则更要注重情绪的调适。

准妈妈在此阶段，其情绪波动比较大，容易烦躁、激动、落泪等，甚至有时会对家人或某一个人、某一种事物，产生莫名其妙的厌烦感。这些不正常的情绪，可能跟准妈妈身体功能和各种内分泌激素的变化有关。所以，当准妈妈遭遇此种坏情绪时，一定要积极一点儿，要学会自我调整情绪，比如暂时离开让你不舒服的环境，也可以直接告诉别人，他的某些做法和行为，让你感到不舒服等。也可以多进行瑜伽、冥想等活动，把自己对妊娠、对未来宝宝的美好愿望，转化成具体的形象，进行冥想，让自己的心思随着想象一路高歌飞翔，让你的灵魂在激情与想象中同声歌唱。这些对于妊娠来说，都是很不错的。

本周优生保健指导

避免一些药物

有些药物在此期使用时，一定要注意：

对胎宝宝有较大危害的抗生素，比如卡那霉素、链霉素、四环素、氯霉素等。

抗寄生虫药奎宁对胎宝宝有多种毒性，可引起脑神经损害、流产、死胎等。

甲硝唑（灭滴灵）及其代谢产物对细胞有诱变作用，孕早期应避免使用。

抗肿瘤药物抑制细胞快速分裂，而此期胎宝宝的细胞有快速分裂的特征，所以，这类药物有致畸的作用，要禁止使用。

镇静催眠药，如苯巴比妥（鲁米那），可引起新生儿肝功能障碍、凝血酶原过低、易出血等，应慎用。

总之，在此期，准妈妈同样不能随意服药，只要用药，都建议请教医生，绝对不可乱用药。

尽早确定妊娠

或许，在上一周时，你无法确定自己是否怀孕。可是在这一周，你的孕期生理状况会越来越明显，所以，在此期是不错的确定妊娠的好时候，可从以下几方面进行确定：

准妈妈应该有的异常感觉。此时期，准妈妈身体应有下述变化：月经不来，或有少许的出血；易疲劳，嗜睡；有尿频现象；有时还会有呕吐，甚至有唾液过多现象；有消化不良、胃热、胀气等现象；乳房也有变化，比如变得丰满，乳晕变黑，有触痛、刺痛感等。当你有这些感觉时，最好能想到自己怀孕了，应该去医院及时确诊。

通过检测来证实怀孕。可以继续使用早孕试纸，也可以去医院求助于医生的帮助，医生会通过一些实验室检验，如尿检、B超检查等来确诊。

进行早孕检查

如果你还没有做怀孕检测，一定要去医院做一次初孕检查，通过初诊检查，可明确是否怀孕、怀孕天数、准妈妈是否适合继续妊娠等。

一旦证实自己怀孕了，要立即联系你的保健医生或到医院建立怀孕健康档案，并且定期到医院进行孕期检查。

检查内容包括以下方面：

咨询：如果你对宝宝的生长发育有任何疑问或发现任何异常现象，可到医院产科进一步咨询。如果有这些情况，如高龄（35岁以上）准妈妈，曾有过病毒感染、弓形体感染、接受大剂量放射线照射、接触有毒有害农药或化学物质、长期服药等情况，或已生育过先天愚型儿或其他染色体异常儿的女性，有糖尿病、甲状腺功能低下、肝炎、肾炎等疾病的准妈妈，都应该进行相关的产前检查和咨询，以确保妊娠的健康、顺利进行。

检查项目：在妊娠初孕检查时，一般要进行如下项目的检查。

1.问诊：医生会进行详细的病史询问，会询问停经日期及怀孕后的反应、妊娠史、月经情况等。

2.体格检查：测量血压、身高、体重，检查甲状腺、心、肺、肝、脾、胰、肾、乳房等，虽然这些体格检查很平常，但是很有必要。

3.阴道检查：也叫内诊。内诊时，医生将一只手的2个手指放置在阴道内，另一只手按压下腹部，两手配合，便可了解产道、子宫及附件有无异常情况，核查子宫大小与怀孕天数是否相符，有无生殖器官畸形和肿瘤等。

骨盆检查：初产准妈妈都要进行骨盆检查。除了内诊检查时可以了解骨盆情况外，还要进行必要的测量，以了解骨盆入口、骨盆出口及中骨盆的各径线情况，来判断胎宝宝将来能否经产道分娩。

化验检查：进行尿液、血液的常规检查，或其他相关检查，比如血糖检查，肝功能检查，乙肝病毒标志物、梅毒、血型、凝血时间检查，艾滋病病毒检查等，以确保准妈妈无相关疾病，确保孕育的顺利进行。

总之，你可在此期去医院进行妊娠初诊，听听医生的建议，做相关的检查，这对孕育是很有意义的举措。

小贴士

孕期要注重检查

一般整个孕期的产前检查为9～13次。在妊娠6个月内应每月1次；妊娠28周后每2周1次；妊娠36周后每周1次。

准爸爸对准妈妈的同步护理方案

保证准妈妈均衡饮食

从现在开始，准爸爸就更应该注意妊娠期准妈妈的营养摄入了。

首先，准爸爸应该了解对妊娠有益的营养素：

蛋白质

是构成人的内脏与肌肉以及健脑的基本营养素。所以，你在为准妈妈调配饮食时，一定要注意添加一些含蛋白质丰富的食物，如豆腐及豆类其他制品以及牛肉、猪肉、鸡肉、肝类、鱼、蛋、牛奶、乳酪等。

钙

是胎宝宝发育过程中必不可或缺的营养素，并且钙还可以加强母体血液的凝固性、安定准妈妈的情绪、防止疲劳等。所以，在为准妈妈调配饮食时，一定要注意添加一些含钙丰富的食物，如牛奶、乳酪、鱼类、海藻类及绿色蔬菜等。

铁

在孕前3个月补铁对准妈妈很有好处，可预防贫血。所以，在为准妈妈调配饮食时，一定要注意添加一些含铁多的食物，如动物肝脏、鸡蛋、大豆、海藻等食物，并且不要忘了，要用铁锅做饭炒菜。

维生素类

什么时候人体都离不开维生素，当然，在妊娠期也不例外。所以，一定要注意添加一些含维生素丰富的食物，如蔬菜、水果、五谷杂粮等。尤其是叶酸的摄入必不可少，在此期内，继续添加含叶酸丰富的食物，如绿叶蔬菜、谷类、花生、豆类等。

在了解了此期准妈妈必需的营养素外，就要有意识地在生活中加以合理的安排，以保证准妈妈对这些营养素的充足摄入，保证胎宝宝的健康生长。

当然，前面介绍过的各种营养知识，尤其是注意饮食卫生问题，绝对不可轻视，以保证孕育的营养需要，提供有益于孕育的饮食。

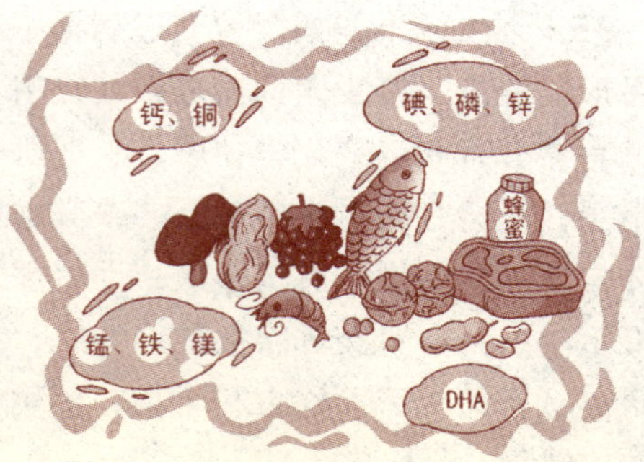

多协助妻子

近几年，临床上在对孕期出现异常情况（含母体和胎宝宝）的准妈妈做回顾性调查研究时表明：在孕期，准妈妈和胎宝宝出现异常情况与准爸爸所犯的过失有关。比如，有不良嗜好、对妻子关心不够，或是过分呵斥，或是言行不妥等。所以在此期，准爸爸应该避免这些问题，努力地协助妻子做好妊娠期保健。

首先，要对准妈妈爱护有加，但又不能过于呵护，或是关爱不够。这两种做法都比较极端，对母胎均不利。所以，应重视孕期准妈妈的真正需要，对准妈妈的关心，要尽量满足她在实际需要上，不要总说“想吃什么，尽管买，钱随便花”之类的话语，要知道，关爱仅停留在口头上，对准妈妈来说是不公平的。做准爸爸的要真正了解准妈妈的感受，了解其所需，并尽量满足。

其次，要多陪伴妻子，但不是整天腻在一起，更不能让准妈妈“养尊处优”、无所事事，然后给她买来一大堆食物，帮准妈妈请长假，事无巨细，一律包办……这样，反而对妊娠不利，易引起巨大儿的产生，引发妊娠糖尿病、剖宫产等不良后果。

另外，要协助妻子进行胎教。在此周，保证准妈妈的心情平和、情绪愉快，即是最佳的协助胎教的方法，所以准爸爸要善于动脑来帮助妻子，保证她有良好的情绪，这可是你在此期重要的责任和义务。相信聪明的你，一定会在自己的生活中找到有效的办法，使准妈妈情绪愉快起来！

最后，准爸爸要注意夫妻间性生活的合理调适，要加强性生活卫生知识，在怀孕早期和后期，应节制性生活，并且要注意性生活卫生，避免引起感染。

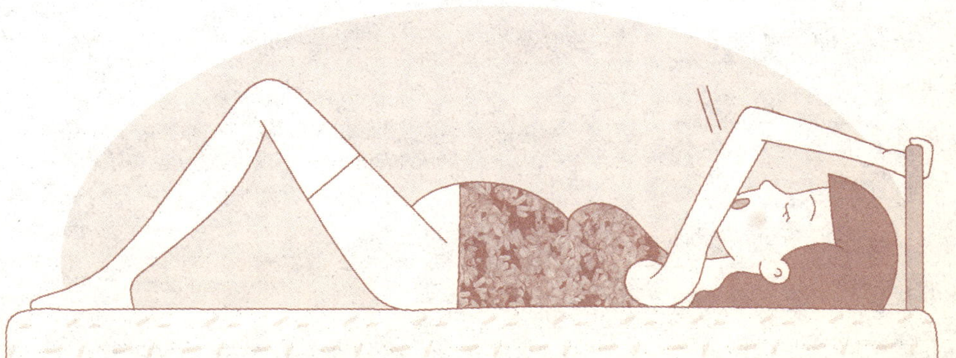

妊娠1个月记事表	
身体方面	
末次月经	
体重和腰围	
身体自觉不适	
异常情况	
生活方面	
饮食情况	
睡眠情况	
性交情况	
运动情况	
工作情况	
外出情况	
心理情绪	
环境污染	
服用叶酸情况	
用药情况	最近1个月是否用药：是（ ）否（ ） 用药名称： 服用剂量： 是否遵医嘱：
胎教情况	
其他	
产前检查情况	
是否进行早孕检查	是（ ）否（ ）
检查项目	
检查结果	
异常情况	
医生建议	
异常处理	
心情寄语： 年 月 日	

怀孕第5周 “种子”在努力成长

胎宝宝什么样

这时候的胚胎，它在子宫里迅速地生长，主要的器官如肾脏和肝脏开始生长，连接脑和脊髓的神经管也开始工作，心脏也开始有规律地跳动和供血，胚胎的上面和下面开始形成肢体的幼芽，面部器官开始形成，鼻孔可清楚地看到，眼睛的视网膜也开始形成了。

准妈妈的幸“孕”表现

第5周的时候别人还很难看出你已怀孕，腹部表面无明显的变化。但基础体温呈现高温期状态，一向规律的月经没有来潮，会有胃部不适、食欲差、恶心呕吐、小便频繁等反应。有时有的准妈妈还会出现慵懒、嗜睡、头晕、乳房发胀等早期妊娠反应。

同步胎教进行时

在此周，准妈妈要保证有良好的行为，保持性情恬静，为人和善，还要继续在学识、礼仪等方面充实自己。另外，如有条件，最好经常到郊外、绿树成阴的地方去走走，观赏些植物花草，听听虫鸣鸟叫……这些对此期的胎教都很有好处。需要提醒的是，准爸爸也要积极地参与到胎教中来。而准爸爸所要做的，就是按照本书的要求，从孕前就开始，保证远离不良的生活方式，保证自己的身体健康，要当好准妈妈的“依靠”，关心、呵护准妈妈，提供给准妈妈优越的生活环境，保证准妈妈的饮食营养和良好情绪等。如果你能有心参加胎教，并为此付诸行动，相信这对于准妈妈和孩子来说，都是很有意义的。

准妈妈的自我保健

本周生活保健指导

注重饮食营养

《妇人秘科·养胎》一书中记载：“妇人受胎之后，最宜调饮食，淡滋味，避寒暑”……应“避辛酸、煎炒、肥甘、生冷之物”……由此可见，在此期，准妈妈还是应该以清淡饮食为主，但是要注意营养均衡，避免过冷或过热（还有另一层意思，过食凉性食物和过食热性食物），不要偏食、挑食、多食或少食。总之，营养要均衡，避免不良刺激！

另外，需要提醒的是，准妈妈不要在油烟较多的地方停留过久，厨房一定要通风或安装抽油烟机；淘米洗菜也要注意不用凉水。争取多吃一点，不要因妊娠反应而拒食。自己可总结规律，吃什么吐，吃什么不吐，什么时候吐，什么时候好些，抓住一切时机，争取多吃一点。

并且，在这周饮食中，还要适当地增加些含钙、铁、碘、钾等微量元素丰富的食物，以满足胎宝宝此期的生长需要。

因为钙能促进胎宝宝骨骼的形成和生长；铁能保证准妈妈不会引起缺铁性贫血，且铁主要参加机体内部氧气的输送和组织呼吸，提供充足的铁对妊娠有益；碘是甲状腺素的组成成分，妊娠期母体缺碘，可引起胎宝宝甲状腺发育不全、儿童发育迟缓、智力低下或痴呆。所以，应注重这些营养成分的摄入。含钙丰富的食物有牛奶、脆骨、鱼、豆类及豆制品等；含碘丰富的食物有海鱼、海带、碘盐等；含铁丰富的食物有菠菜、动物血、动物肝脏等；含钾丰富的食物有香蕉、苹果、海产品、豆制品等。另外，还要注意的是，此期，准妈妈的早孕反应已经开始，会出现恶心、呕吐等症状。这时，要注意在饮食上给予缓解和帮助。不要吃味道强烈和异味的食物，或饮水过多、饭量太大，这样也会引起恶心、呕吐等。也可以试着用一些小偏方、小秘方来缓解妊娠期的呕吐反应，具体如下：

注意 ❤ Attention

妊娠反应的持续时间

妊娠反应的出现一般多发生在准妈妈停经后第5~8周，一般只持续到第16~20周，其中有5%的准妈妈在第20周后仍有呕吐现象。

醋鸡蛋

醋60毫升，放入沙锅中煮沸，放入白糖，打入鸡蛋1枚，煮至半熟食用，可缓解呕吐。

甘姜汁

将甘蔗绞汁，加生姜末少许，当茶饮，一天可饮数杯，能有效缓解妊娠呕吐。

保证充足的睡眠

在孕早期，一些准妈妈往往嗜睡，白天总是昏昏沉沉的，这时，要注意保证充足的睡眠。如果以前每天能保证8小时的睡眠。那么，在此周，更应该多睡一些，尤其是中午，一定要睡个午觉。恬静而轻松的睡眠是此期准妈妈梦寐以求的。要善于放松心情，创造好的睡眠环境，如把睡眠的房间尽量安排在安静的位置，如果不能阻挡噪声，那么也尽量采用隔音门窗；保证居室的清洁卫生，换上自己喜欢的舒适的被褥；也可以采用一些方法帮助睡眠，比如香熏、按摩等。

另外，在此期，最好避免过性生活。因为怀孕早期，女性性欲会减低，过性生活会使她们感到不舒服，并且害怕胎宝宝受到伤害。所以，最好不过性生活，并可以有效地预防流产和妊娠感染。

注意卫生

要注意个人卫生，如果有条件，应每日洗澡，洗澡的水温要控制好，过热会使人疲惫，过冷会引起子宫收缩，水温以37℃为宜。洗澡的时间不宜过长，5～10分钟即可。另外，要勤晾晒衣服、被褥，尤其是准妈妈要勤洗勤换衣物，保持清洁，避免感染。

另外，准妈妈要注意勤洗手，不要与患者接触。注意饮食卫生，尤其不要吃小摊上的食物等，避免一些病毒或细菌或其他不洁食物，影响到胎宝宝的发育，甚至造成胎宝宝畸形等。

日常生活禁忌

准妈妈和准爸爸，要严格戒烟戒酒，并且尽量不吸二手烟。另外，家中尽量不要饲养猫、狗、小鸟等宠物，即使饲养，准妈妈也要远离，不许接触。要尽量避免吃涮火锅，或吃不熟的肉食等，这样可有效地避免感染弓形体病原体，避免对胎宝宝造成危害。

准妈妈在此时非常容易流产，所以，一定要避免搬运重物或做激烈运动，而做家务与外出次数也应尽可能减少，不可过度劳累。

总之，要避免生活中一切可能给孕育带来不良影响的事物，以保证妊娠的顺利进行。

本周心理保健指导

此周准妈妈因生理上的变化会产生种种不快，心情忧郁，情绪易波动，但要注意“孕借母气以生，呼吸相通，喜怒相应”。所以，为了孩子，准妈妈要善于调节自己的情绪，尽管早孕反应让你很不舒服，但是为了腹中的胎宝宝，准妈妈还是要打起精神，尽量使自己愉快地度过这段困难的时期。尤其不要采取消极的态度，比如不敢动，不敢说，或是难受哭泣、悲观、消极等，要科学地对待妊娠，以良好的情绪来养胎，这对准妈妈和胎宝宝来说很有益。

本周优生保健指导

谨慎用药

可以说，药物在现代人的生活中其使用范围之广，已经达到了无所不及的地步。因此，现代人更容易受到药物的危害。尤其是在妊娠期，这一问题更应引起人们的重视。除了前面介绍的要避免的药物外，这周，我们还要继续告诉你一些应该避免的药物：

安定类药物，如氯丙嗪（冬眠灵）、甲丙氨酯（眠尔通）、氯氮䓬（利眠宁）等，对胎宝宝可有致畸的可能，应慎用。

解热镇痛类药物，如大剂量阿司匹林、水杨酸钠、哌替啶（杜冷丁）等，有可能会导致流产、死胎、新生儿出血等症状，应慎用。

抗癫痫类药物，如果长期使用，可致胎宝宝畸形，如胎宝宝面、指、趾、骨骼等方面畸形，还会导致发育迟缓。

中枢兴奋药与抗抑郁类药，如大剂量地使用丙米嗪、阿米替林均有致畸作用，应慎用。

一些治疗心脏病的药物如地高辛，可致胎宝宝心力衰竭及心动过速，普萘洛尔（心得安）可致胎宝宝心动过缓、生长迟缓甚至流产等，要谨慎使用。

同样，妊娠期常用药物对胎宝宝也有影响。所以，无论你要用什么药，都要咨询医生，即使为了治疗，也要权衡利弊后再予使用，不能盲目乱用药。

警惕X光照射

怀孕5周时，胚胎进入器官分化期，易感性最大，有害的因素随时都有可能使胎宝宝发生形态及功能上的畸形或障碍。有临床统计表明，在妊娠期做过腹部X光检查的准妈妈，其子女白血病发病率比未做过X光检查者多1倍。

所以，怀孕早、中期不要做X光透视检查，其他如放射性磷、碘等检查也不能做，就诊时应向医生讲明妊娠情况。

选择一个好医院和好医生

求诊的妇产科医院和医生关系着未来的定期检查及入院分娩，应当仔细选择。医院的选择，可根据自己的家庭经济情况、医院位置、医院的级别、类别、准妈妈的身体情况等来合理地选择。而选一位好的妇产科医生，更要从他是否是专科的妇产科医生，从他的临床经验、对患者的态度、口碑等进行选择，以保证准妈妈在妊娠期得到最好的医疗照顾。

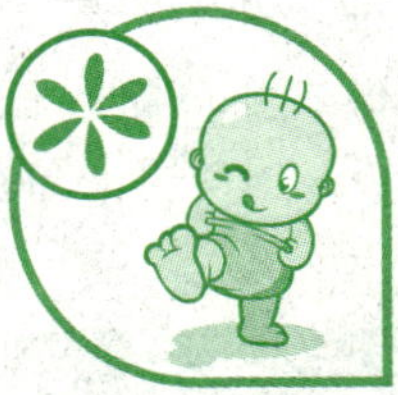

准爸爸对准妈妈的同步护理方案

给予妻子更多的理解和关爱

女性在怀孕后，大脑皮质功能出现暂时的失调，兴奋和抑制不平衡，自制力减弱。所以，她们会趋向抑制状态，表现为倦怠，嗜睡；或趋向于兴奋状态，表现为易怒、激动、烦躁等。总之，此期的准妈妈肯定很挑剔，情绪很不稳定，精神也很脆弱，做准爸爸的应该理解和帮助妻子。

尽可能多抽时间和妻子在一起，和她一起憧憬美好的未来，想想孩子的模样，或是陪她一起散散步，一起走走亲戚等。这样会使妻子感到自己受到准爸爸更多的关注，会使她有一种被保护感，使怀孕的不良心理得到平衡，她会逐渐放松起来，有益于孕育。

另外，要多注意帮助妻子，当妻子感到身体不适时，要多加照顾；当她去医院检查时，要尽量抽时间陪伴她；当她和家庭其他成员发生矛盾时，更要帮她处理好……总之，要保证对准妈妈适当的照顾，为她排忧解难，使她心情舒畅，这对孕育来说是很有意义的，准爸爸应该努力做好这方面的工作。

在生活上帮助准妈妈

在此期，准爸爸要在生活上多照顾妻子，甚至要求你做到小心谨慎！

饮食上，要注意营养的合理搭配，你提供给她的饮食、饭菜要多样化，并要注意添加富含蛋白质、多种维生素及各种矿物质的食物。因为此阶段准妈妈的口味会变得很怪，比如原来爱吃的东西，现在一看到就恶心，原来不爱吃的东西，现在反倒喜欢了，并且随时都有可能被某种味道刺激得哇哇大吐！这时，做准爸爸的要理解妻子，不能总是责怪妻子挑剔、娇气，应该想办法帮助她多进食，因为这对胎宝宝有益。

另外，对于上班的准妈妈，准爸爸一定要当好她的保护者，最好接送她上下班。

要注意让准妈妈有规律地生活，督促她注意休息，嘘寒问暖，随着天气变化督促妻子增减衣物。

另外，还要求你多帮准妈妈做做家务，要容忍她的坏脾气……总之，为了保证准妈妈孕育的顺利进行，保证你在妊娠中的重要作用，请一定要学会照顾怀孕的准妈妈，当然，这个“学会”并不容易，一定要努力学习，用心去做，才可能达到预期的目的！

怀孕第6周 心跳是你的2倍

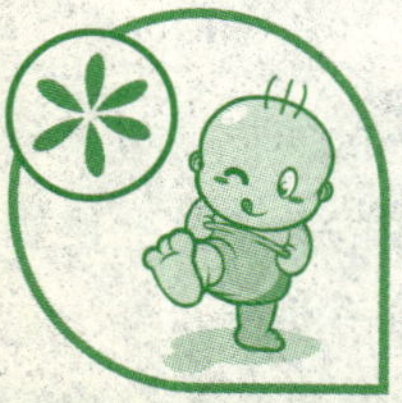

胎宝宝什么样

此周，胚胎长约0.6厘米，形状像蚕豆，胚胎的面部会有黑色的小点，那是宝宝的眼睛；小的洞空是鼻孔；深凹下去的地方，将来会发育成宝宝的耳朵。而手和腿的变化也越来越明显。脑垂体和肌肉纤维也开始发育。胚胎的心跳在这时候已经可以跳到150次/分，但还不能听到宝宝的心跳。

准妈妈的幸“孕”表现

此期“害喜”现象越来越明显，尤其是在早晨刚起床或空腹时，会感到一阵阵恶心，或呕吐，有时甚至会有食欲不振、浑身无力、唾液减少等症状，但准妈妈的外腹部还不明显突出。

同步胎教进行时

胎宝宝与准妈妈，在生理与病理上的关系非常密切，准妈妈的精神状态、饮食营养、生活起居、健康状况等，均可直接影响胎宝宝的生长发育。所以，在此周，准妈妈因妊娠反应可能会导致身体状态不佳，所以要采取一定的措施，缓解妊娠反应，并保持良好的情绪，这即是此期最佳胎教。另外，还要避免在此期接触任何易导致流产、死胎、畸形等有害事物，以保证胎宝宝的正常生长发育，也是此周最好的胎教方法之一。

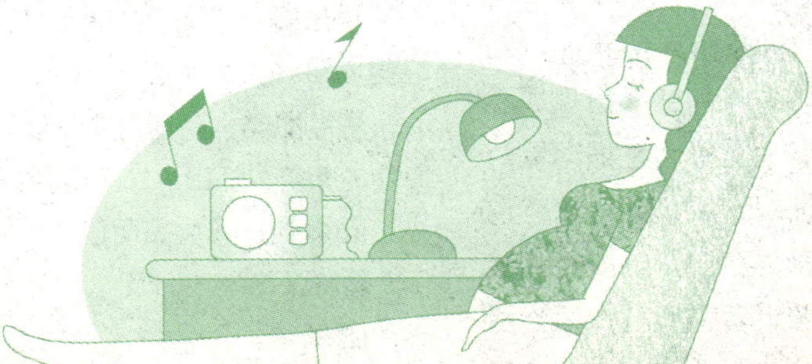

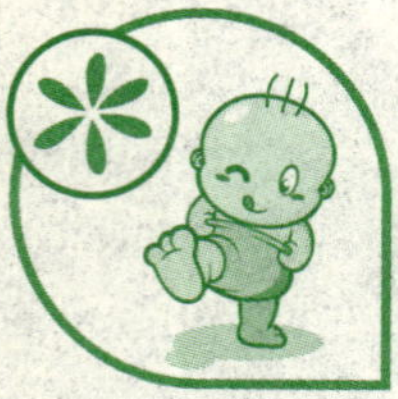

准妈妈的自我保健

本周生活保健指导

合理地应对早孕反应

可以通过休息、饮食调理、心理暗示等来进行缓解，如少量多餐，每一口的食物要少，并且要充分咀嚼，尽量少吃气味浓烈的食物，如辛辣食物、油腻食物、咖啡、酒、碳酸饮料、薄荷等。

另外，要注意多休息，睡觉时，将枕头抬高一些，并注意放松自己。

怀孕以后要坚强乐观，给自己打气：做妈妈是一件很幸福的事情，即使艰难，也要有承受一切的勇气，所以对于早孕反应，要认识到它只是一种生理现象，要以良好的心态来对待。

另外，还要避免进行剧烈的运动，控制体重，不要穿戴紧缩腹部和腰部的服饰等，通过这些方法，都可有效地应对早孕反应。

不过，需要提醒的是，有些准妈妈会从妊娠第2个月开始直至分娩，经常出现胃部不适，有烧灼感，出现“心口窝”痛，这在医学上称为妊娠期胃灼热症。针对这种情况，准妈妈可以咨询医生，在医生的指导下，少吃多餐，禁烟戒酒，避免肥胖，营养适度，适当活动，谨慎服药。这对于缓解此症有良好的效果。

注重饮食营养

妊娠早期，此期处于机体调节阶段，准妈妈所需营养较孕前要多，所以，这在饮食上就要求我们为准妈妈提供充足的营养，但要注意，这种充足是指营养全面，而不指分量，无论提供给准妈妈多全面的食物，也不要一次让她食用过多，要少吃多餐，避免体重增加过多、过快，导致巨大儿的产生，并且还会带来很多妊娠并发症。同样，此周主食还是以米、面为主，同时要增加一些粗粮。另外，蔬菜、水果、鱼类、肉类、蛋类等也要合理搭配，避免辛甘厚腻之物。

在此期，为了缓解妊娠反应，为了保证妊娠期反应剧烈时的营养需求，下面我们根据专家的建议，告诉准妈妈一些食疗方法。你可参考这些食物，根据自己的条件，合理地选择：

鱼、肉类：可食用如糖醋鱼、鱼圆子、酱鸡、盐水鸭、板鸭等食物。

谷米类：可食用各种豆粥，八宝饭（应多放些青梅和大枣）、米饭等。

豆制品类：可食用凉拌豆腐、三鲜豆腐（指海参、冬笋、虾仁）、豆腐脑、沙锅豆腐等。

面点类：可食用面包夹果酱、烤馒头片、饼干、新鲜蛋糕等。

面条类：可食用凉面、卤面、什锦面（最好用黄花菜、木耳、虾仁、胡萝卜丁、黄瓜丁、瘦肉、鸡蛋、冬笋片、香菇、腐竹等做面卤）等。

乳制品类： 可食用牛奶、酸牛奶、奶酪等。

蔬菜类： 可食用凉拌蔬菜，可调入酸辣汁、糖醋汁、怪味汁等。

水果类： 只要是你喜欢的水果，都可以选择，并且在饭前半小时进食，可以开胃、助消化。

另外，此期的准妈妈，还要注意多食流质和半流质食物，这对控制呕吐发作有益，如萝卜汁、甘蔗汁等，可随时饮服。发生呕吐之后，更应进食一些流质食物，如蛋羹、鱼汤、稀粥等。

总之，这一周准妈妈因妊娠反应，会出现很多不适情况，但无论怎样，一定要保证营养跟上，能满足胎宝宝生长发育的需要。

保持良好的睡眠

每天坚持保证有8~9小时的睡眠，中午最好休息1小时。卧室的窗户要常开，使空气流通。夏季尽量少开空调，采用自然风降温；冬季则要在保暖的同时，注意使室内空气流通，并保证居室的温度、湿度适宜。可通过集体供暖取暖，如果没有集体供暖，则可采用电暖器供暖，避免采用燃煤炉供暖，以免引起煤气中毒。另外，室内湿度以50%左右为宜，冬天如果空气过于干燥，可采用加湿器加湿，或是在室内放置两盆水，也可以种些绿色植物，来调节室内的温度和湿度。

睡眠时，准妈妈要注意保暖，根据气候变化盖好被褥，并采用左侧睡姿，这可减轻子宫的右旋程度，缓解韧带和系膜的紧张状态，并能保证血管供给胎宝宝充足的氧含量。

不要长时间坐在电脑前

电脑操作室内有大量的正离子，空气中的负离子不足，如果换气不好，空气新鲜程度较差，会影响准妈妈的心血管、神经系统等的功能，对妊娠不利。所以，操作电脑的准妈妈要注意保护自己和胎宝宝，最好穿上防护服，并减少持续操作的时间，工作间隙要走出操作室，进行适当的活动。

本周心理保健指导

《妇人秘科》指出，准妈妈避免七情内伤的重要性："受胎之后，喜怒哀乐，莫敢不慎，盖过喜则伤心而气散，怒则伤肝而气上，思则伤脾而气郁，忧则伤肺而气结，恐则伤肾而气下，母气既伤，子气应之，未有不伤者也。"由此可见，在妊娠期，精神状态与脏腑功能之间有着重要的联系，所以此期要避免七情之伤，使胎宝宝安宁。

虽然，此期你会因为妊娠早期的种种不良反应而导致情绪很不稳定，但也要注意疏导，不要给自己找借口："我是因为难受才这样！"或是"我脾气不好，我发了脾气，什么都不顾了！"而事实上不是这样，如果真按你所说，那就是没修养。情绪是先理智而发，但要理智地去疏导，可以采用前面我们已介绍的一些方法去疏导不良情绪。但一定要谨记，养胎第一要制怒、忧、思、虑。只有克制了这些不良情绪，使自己的情绪保持在愉悦状态，才能够很好地养胎保健，这一点你一定要记住！

本周优生保健指导

怀孕早期禁忌

受孕后24～46天是肢体发育期，在这段时间如受到外界不利因素影响，就可能形成各种畸形。例如，感染风疹病毒、巨细胞病毒、疱疹病毒时，可导致先天性白内障、先天性心脏病、小眼、小头等畸形。接触放射线，则可能导致小头畸形等。接触有机物如苯、丙酮、洗衣粉、装饰材料等，均可引起胎宝宝发育畸形。接触抗肿瘤药物、酒精、环氧乙烷、三氯乙烯和四氯化碳等，可引起基因毒性反应；接触铅、锰、二硫化碳、二溴氯丙烷、氯丁二烯等可引起生殖系统毒性反应等。所以，为了避免这些因素给妊娠带来危害，一定要在生活中、工作中积极地加以避免，尤其是在工作中，如果不能避免接触上述这些对妊娠有害的事物，那么，一定要暂时请假，远离这些不良因素。

要排除宫外孕

宫外孕，顾名思义就是胚胎着床的位置在正常的子宫腔以外，绝大多数都是在输卵管。宫外孕的危害很大，可导致大出血，使准妈妈不孕或死亡。

妊娠第6周，应该到医院接受第一次超声波检查。检查时，一定要先喝水憋尿充盈膀胱。如果超声波检查看不到子宫内的妊娠囊，应立即接受经阴道超声波检查。倘若还是找不到妊娠囊（子宫内或子宫外），应进一步抽血检验反映是否怀孕的激素的指数高低，即可赶在子宫外孕破裂出血之前确定诊断。

早期诊断子宫外孕，除了可免于输卵管破裂出血的并发症，更能够及时安排保守性的治疗方法，如药物注射（局部或全身性）、腹腔镜手术等。不仅可以少挨一刀，而且大多数皆可使外孕的输卵管维持畅通，保存生育能力。

所以，为了预防此症，要注意，准妈妈应该在怀孕6周时，主动要求医师做一次超声波检查，尤其是有以下情况的准妈妈，更应谨慎：

以前有过子宫外孕史或骨盆腔炎症者。

以前接受过输卵管整形或接通手术者。

子宫内避孕器避孕失败者。

接受人工生殖治疗而怀孕的准妈妈。

总之，宫外孕危害大，所以准妈妈应警惕！

合理使用维生素

维生素A：临床研究发现，准妈妈维生素A缺乏，可引起流产，胚胎发育不良，骨、齿形成不良等症状。但摄入过量的维生素A，同样有可能导致胎宝宝畸形和影响胎宝宝的正常发育。所以，怀孕后，准妈妈的维生素A的摄入量与孕前女性相当，不可滥用，即使维生素A不足，也要注意从饮食上进行调摄，而不是服用药剂。

B族维生素：我国推荐准妈妈维生素B_1的供给量是1.8毫克／天，维生素B_2的供给量是1.8毫克／天，维生素B_6的供给量是2.0

毫克／天。所以在补充这些维生素时，不可过量，最好不服用药剂，应当以食补为主，提倡多食粗粮、杂粮，多吃肝脏、蛋黄、葵花子、花生仁、核桃仁等食物。

维生素C：近年对准妈妈的调查指出，维生素C可促进胶原组织形成，维持骨骼、牙齿正常发育，又参与叶酸转化为四氢叶酸的过程，且对铁的吸收有利，故孕期不能缺少维生素C。但是过多的给予则可能致畸，我国推荐的准妈妈维生素C供给量为80毫克／天。所以，准妈妈补充维生素C要有所讲究，可多吃一些蔬菜、水果类的食物，适量补充，不可滥服制剂，以免造成危险。

维生素D：我国推荐的准妈妈维生素D供给量为107微克／天。缺乏维生素D可致准妈妈骨质软化、骨盆畸形等，也会影响胎宝宝的正常发育，有时会导致胎宝宝产生先天性维生素D缺乏性佝偻病。但准妈妈服用维生素D过量，也会引起胎宝宝血钙过高，主动脉、肾动脉狭窄，高血压，智力发育迟缓等。所以，准妈妈应多吃海鱼，禽、畜肝脏，蛋，奶等食物，并且要注意多接受日光照射。

维生素E：准妈妈血浆中维生素E含量增高，可为正常非准妈妈血中维生素E含量的2倍，早产儿在产前维生素E储备不足，出生后肠道又不能很好吸收，易发生维生素E缺乏，出现贫血、水肿、皮肤红疹与脱皮症状，重者发生溶血性贫血。所以，要注意准妈妈维生素E的摄入量，我国推荐给准妈妈维生素E的供给量为1.2毫克／天，不可过量，否则易引起新生儿腹泻、腹痛、乏力等症状。

注意 Attention

妊娠反应应注意

在妊娠早期，如果发生了妊娠性剧吐，造成脱水，可使体内的电解质和酸碱度不平衡，所以这时就要住院治疗。

警惕剖宫产后再妊娠

准妈妈如能够自然分娩，不要强求医生施行剖宫产手术。做过剖宫产以后，尽量避免再次妊娠。因为剖宫产后子宫切口处形成瘢痕，子宫的弹性相应较差，再次妊娠后，随着胎宝宝日益长大，子宫肌纤维被拉长，瘢痕组织缺乏弹性，当子宫内的压力超过瘢痕组织所能承受的力量时，子宫可发生破裂，而引起大出血等症状，所以应警惕。

不要盲目进行人工流产

不要把人工流产当避孕方法，把怀孕当做儿戏；如果你近期不打算要孩子，应采取安全可靠的避孕措施。尤其是第一胎，准妈妈选择流产一定要慎重。

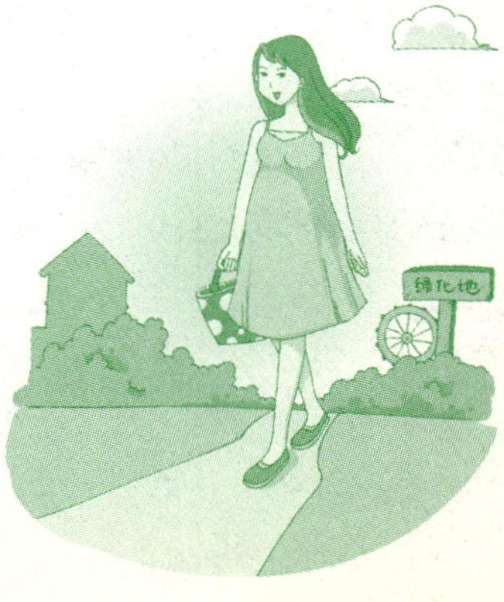

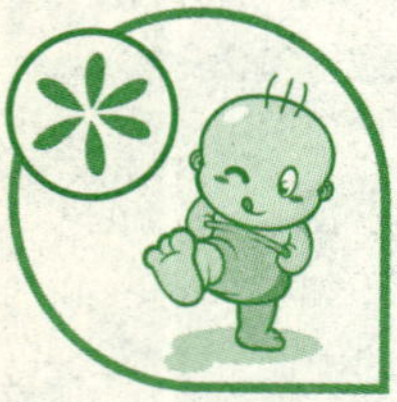

准爸爸对准妈妈的同步护理方案

学会开导准妈妈

一般情况下，女性在得知自己怀孕后会非常喜悦，她们会为自己的孕育而感到自豪，欣喜之情溢于言表。可是随着孕育的发展，她们又可能陷入一种茫然或担忧状态之中。尤其在此期，她们会因为妊娠反应而紧张、担忧，也会变得很敏感，她们甚至开始考虑种种即将面临的新问题：如何适应由女人、妻子，到母亲的社会角色的转变，如何孕育腹中的胎宝宝，如何应对在孕期和分娩中可能遭受的痛苦等。所以，在此期，准妈妈会表现得很脆弱，容易引起伤感、烦恼、不安与畏难心绪。这时，准爸爸就要学会关心、爱护准妈妈，要帮助准妈妈认识到自己的心理变化，积极地开导她，比如告诉她：“你的身体很棒，一定不会有问题！”“没关系，如果觉得不舒服，我们去请教医生，不要胡思乱想！”“我会找到很好的医生来做你的妊娠顾问，所以你没必要太紧张！”总之，要用你的爱和耐心，来帮助准妈妈调整心态，这样更有益于胎宝宝的健康发育。

多为准妈妈做些好吃的

虽然这个要求很低，可是真的很有必要，因为准妈妈在怀孕40天起到3个月，常出现恶心、厌食、呕吐、挑食、乏力等症状，这就是妊娠反应。这些反应严重地影响着准妈妈的营养摄入，但是妊娠需要摄入充足的营养。所以，为了妻儿的健康，当准爸爸的最好要主动下厨为准妈妈做些可口的饭菜，要选择清淡爽口、营养丰富、易于消化的食品，并注意少量多餐，尽可能多准备几种小菜，供妻子任意选择。相信通过你这种细心的照料，妻子的心理上一定可以得到安慰，有益于她积极地调整心态，有益于胎宝宝的健康发育，有益于妊娠的顺利进行。

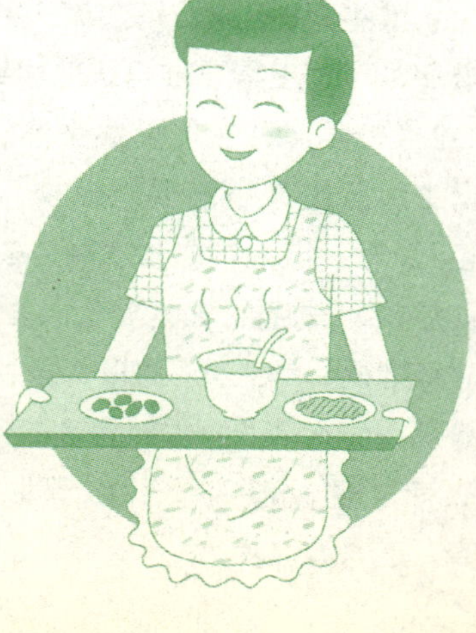

怀孕第7周 准妈妈要有好心情

胎宝宝什么样

这时候的胚胎长约1.2厘米，形状像蚕豆。胚胎成长得很快，原来面部那两个黑色的小点越来越清楚了，那将来是宝宝的眼睛。鼻孔大开，耳朵深凹下去。手和腿的变化也越来越明显了。

这时，脑垂体和肌肉纤维继续发育，心脏也划分为左心房和右心房，心跳达到150次/分，相当于大人心跳的2倍。在这一周，胚胎可能会发生轻微的转动，但是准妈妈还无法感受到这一奇妙而微小的变化。

准妈妈的幸“孕”表现

恶心呕吐、尿频、易疲劳等反应更加强烈。子宫有所增大，但是，从外形上看来，准妈妈的外形体征还是不明显。由于孕激素的影响，有些准妈妈的皮肤会变深，甚至出现妊娠斑。尤其是会阴皮肤在妊娠后，会由于色素沉着而颜色变深，血管充血，组织变软，伸展性增大，这是在为以后的胎宝宝娩出做准备。本周是胚胎腭部发育的关键时期，如果准妈妈的情绪波动过大会影响胚胎甚至会导致腭裂或唇裂，所以准妈妈要好好调整自己的情绪，千万别因小而失大。

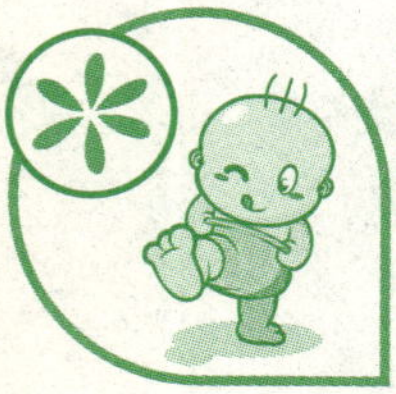

同步胎教进行时

继续重视个人修养，避免脏话连篇、与人口角、动小心眼、嫉妒别人……另外，在此期，可以有选择地听一些音乐，比如莫扎特的弦乐《小夜曲》《摇篮曲》《幻想曲》《嬉游曲》《午夜的月光》《安睡吧，小宝贝》等（当然，还有其他的音乐，你们可以根据自己的条件加以选择，但要避免速度过快、嘈杂的音乐）。听这些音乐，可以起到安胎、养胎的作用，所以从这阶段起在准爸爸准妈妈们就应该确定一些音乐作为胎教音乐，并且在以后的日子里，选择固定的时间进行欣赏，这对胎教很有益。

另外，要注意个人卫生，避免不洁性生活，增强营养，提高身体素质，防止各种感染（尤其是病毒感染），避免不良嗜好等，这都是此期最好的胎教方法。不过，需要提醒的是，无论准爸爸准妈妈在为宝宝进行何种胎教时，关键就是要有“爱”，只有用“爱”去孕育宝宝，去“教育”宝宝，这样才可能使胎教更成功，而“爱”本身也是一种最有效的胎教方式。

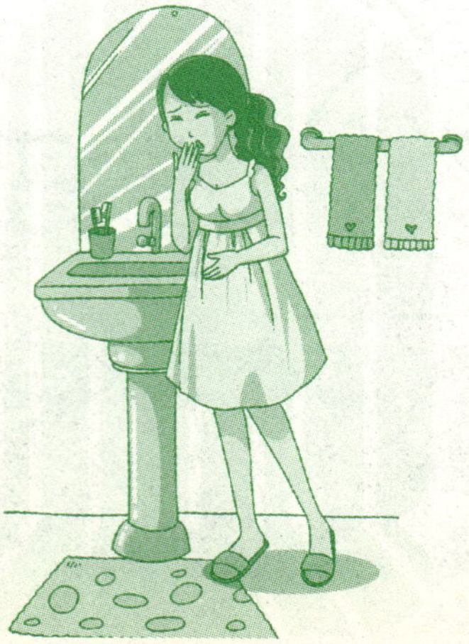

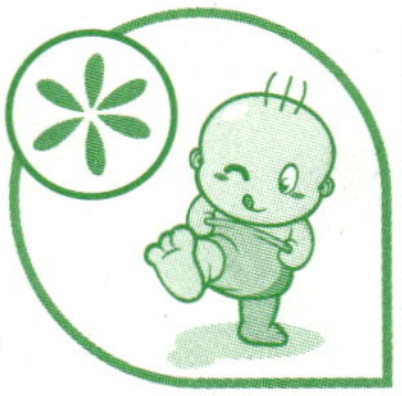

准妈妈的自我保健

本周生活保健指导

注重饮食营养

此期准妈妈的热量需要的增加不是很明显，基本保持妊娠前所需的热量。但是此期由于妊娠反应，会导致准妈妈恶心、呕吐，这势必会影响营养的摄入，所以为了准妈妈的营养，一定要在饮食上下工夫：

首先，还是要注意营养全面。所选食物越丰富越好，最好以五谷杂粮、蔬菜、水果、肉类、鱼类、蛋类、奶类为主，避免以前没有尝试过的食物、刺激性的食物、对妊娠不利的食物（如烧烤、油炸类食物，桂圆、薏苡仁等）等。

其次，饮食易清淡，少食多餐，注意饮食卫生。

注意 ❤ Attention

妊娠期准妈妈不要食盐太多

平时喜吃咸的女性，在孕期应注意饮食不宜过咸，每天盐的摄入量在2~5克为宜。如果平时口淡，则按平时习惯即可。如果出现下肢水肿，甚至出现妊娠高血压综合征，则必须按医嘱少吃盐。

为了缓解妊娠不良反应，我们还可以通过饮食来进行调理，比如：准妈妈此期喜欢吃酸味食物，那么，我们可以用紫苏、陈皮、梅子等来烹调些食物，这些都是相当开胃下饭的食品。也可以向中医师请教，利用中药里的六君子汤、养胃增液汤、小柴胡汤、七味白汤等来改善食欲不振、缓解妊娠呕吐症状，以保证孕期饮食的需要，保证孕育顺利进行。

准妈妈的饮品要讲究

宝宝的发育需要大量的水分，准妈妈要尽量多喝水。但准妈妈不宜饮可乐型饮料、浓咖啡和浓茶等，因为这类饮料中可能含有咖啡因等对妊娠不利的物质，尤其有实验表明，咖啡因能引起小动物畸形。所以，准妈妈最好的饮品是淡茶和白开水。

避免太“热”

这个“热”包括很多方面，比如避免发热、洗热水澡、腹部透热疗法、热水坐浴、高温作业和其他促使盆腔充血升温的一切不利因素，因为避免“热”可以确保胎宝宝正常发育。

注重卫生

准妈妈要天天洗澡，保持身体清洁，最好淋浴，不要盆浴，避免盆腔感染。洗澡时，要注意安全，不要反锁门窗，洗澡时间不可过长，以免引起疲劳。水温过热过冷都有造成流产的危险，水温要适宜，注意洗澡后保暖，避免洗澡后着凉感冒。

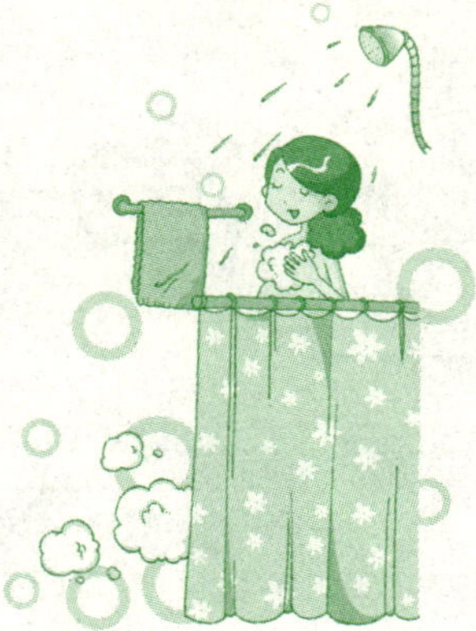

本周心理保健指导

你知道吗，人在情绪急剧变化的情况下，除面部表情、身体和声音等有所变化外，还会引起身体内部的变化，尤其是自主神经系统，常会发生明显的功能变化，如出现呼吸加快加深、心跳加速、血压升高、血糖增加、血液含氧量增加等。同时，中枢神经系统控制下的内分泌腺也发生变化，会刺激胎宝宝，而如果长时期地对胎宝宝进行这种不良刺激，则会影响胎宝宝身心发育。

所以，准妈妈及其家人应重视不良情绪对胎宝宝的影响。准妈妈除应注意营养和休息外，应该有选择地参加文娱活动，要学会照顾好自己（照顾好你自己，才可能照顾好胎宝宝），通过音乐、游戏、休闲活动等来减轻压力，使自己的生活更积极，更充满乐趣。这样，就能使自己保持在一个良好的情绪状态中，对孕育才有利。

本周优生保健指导

远离这些有害物质

X光、α或γ射线、电磁波、电离子、α离子及其他离子放射线等，均可使胎宝宝畸形。所以，在日常的生活、工作中，凡是接触这类物质的准妈妈，一定要注意尽量避免。

继续超声波检查

如果你在第6周时进行过一次超声波检查，确定是正常的子宫内妊娠后，千万要注意在这一周，别忘了再去医院接受第二次超声波检查。妊娠满7周即可清楚看到胎心搏动，经腹部超声波检查，确保妊娠安全无误，为这次怀孕打下良好的基础。

诊断染色体疾病

染色体病检查是产前诊断的一种方法。在妊娠6~8周，即可以进行此项检查，并诊断胎宝宝是否患有严重的染色体疾病。一般来说，有下列情况的准妈妈要注意做此项检查，如：以前生过一个染色体异常孩子的；有多次流产、死产史的；有家族遗传病史的；夫妻双方或一方有染色体异常者的等。当然，如果你不明确自己是否存在以上这几项条件，为了放心起见，还是建议你最好在此期去做一次这样的检查，以确保胎宝宝的安全。

此期还应进行的检查

怀孕初期最好还要加上子宫颈涂片（即使未满30岁）检查、麻疹抗体和艾滋病筛检等。所有检验报告应尽快得知，对于异常结果，医院要设法主动告知受检者，才不会耽误进一步检查或治疗的时机。

并且，如果在此期检查出胎宝宝的数目超过3个以上，应考虑接受减胎手术。

每一次产前检查的结果，都必须详细记录在《孕产妇保健手册》上面，这是优生的基本工作，如果医护人员忘记了，不妨提醒他们。

此期感冒了怎么办

在孕期，感冒如何安全用药常是准妈妈们最关心的话题，其实感冒没有特效药，临床治疗也只是对症治疗而已。若合并发热时，体温不宜超过39℃，最好使用物理降温法进行治疗。不要使用西药退热，即使要用药，也要遵医嘱。

其他的感冒西药也不宜擅自服用。可多饮水、饮新鲜果汁，注意休息，必要时在医生的指导下口服一些中成药，进行治疗。

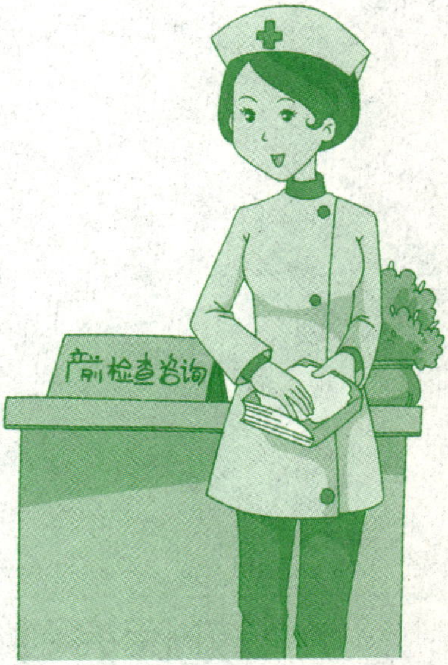

注意 ❤ Attention

妊娠第7周超声波检查很重要

如果在妊娠第7周还看不到胎心搏动，应立即经阴道进行超声波检查，如果当妊娠囊的平均直径大于2厘米以上，却还看不到胎心搏动者，很可能就比较不乐观了。准妈妈本身若无流产征兆，临床上称为“萎缩卵”，应考虑接受子宫搔刮手术。

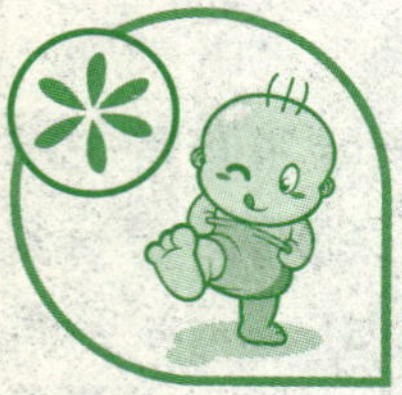

准爸爸对准妈妈的同步护理方案

避免和妻子争吵

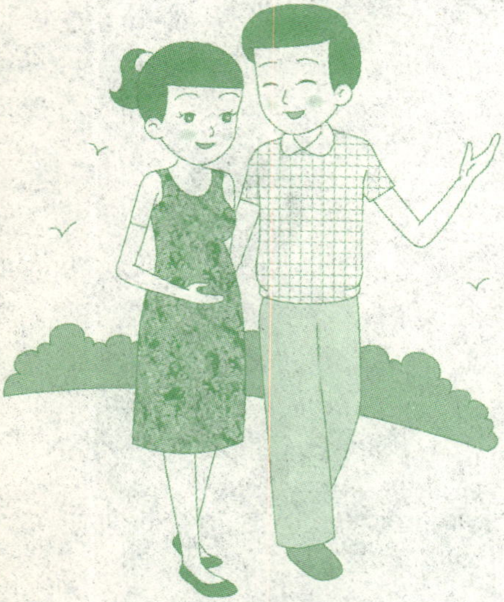

“爱子先爱妻”，这是对男人的一条古训，尤其在妊娠期，准爸爸应该时刻想到关爱妻子，应该想方设法让妻子的情绪稳定，不要为了一些鸡毛蒜皮的事就和妻子争吵，让她愤怒、恐惧、忧伤、焦虑。即使是妻子做错了事，也不要大发雷霆，训斥妻子。有话好好说，好好沟通，心平气和地讲道理，尽量使妻子心情保持愉快，有益于孕育。

另外，还要注意关心、体贴怀孕的妻子，多挤出时间陪伴妻子，多帮她操持家务，减轻她的体力劳动，并妥善为妻子安排好饮食，以保证营养物质的合理摄入。

处理好性生活方面的矛盾

在孕早期，即妊娠12周以前，胚胎和胎盘正处在形成时期，胚胎着床尚不稳定，如果有频繁性活动的刺激，子宫容易收缩，从而导致流产；不洁性生活易将阴道内的细菌带进子宫而发生感染，造成妊娠中晚期发生早产及胎盘早剥的隐患。

另外，许多夫妇的性生活，在怀孕后往往陷入困顿与不和谐的境地。因为妻子性欲下降，或是害怕性生活对胎宝宝产生不利影响，因此，会拒绝准爸爸的性要求。即使有时偶尔行房，夫妻之间也会觉得很紧张、很压抑，有时甚至会为此发生摩擦和口角。所以当准爸爸的，应该了解女性妊娠期的生理特点，夫妻间要多进行沟通、交流，相互爱护，这样就能很好地处理这一矛盾。

怀孕第8周 准妈妈变丰满了

胎宝宝什么样

这时候的胚胎长约2厘米，形状像葡萄，它有一个与身体不成比例的大头。手指和脚趾之间隐约有少量蹼状物。各器官已经开始具备了明显的特征。由于此期骨髓还没有形成，所以肝脏会代替它产生大量的红细胞，直到骨髓成熟后来接替肝脏的工作。从现在开始，胎宝宝将迅速生长，并在几周中出现明显的轮廓。

准妈妈的幸“孕”表现

你会发现自己的乳房胀大，腰围也增大。有的准妈妈在此时会第一次出现腹痛，原因是子宫在迅速地扩张。很多准妈妈还会继续出现乏力、身体不适、恶心呕吐等妊娠反应。

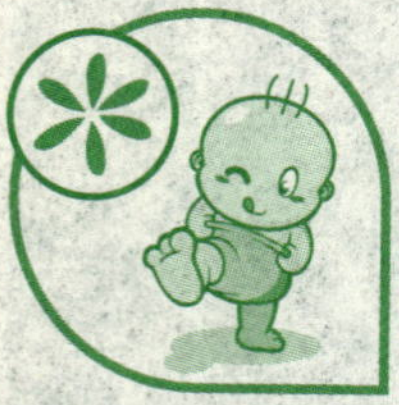

同步胎教进行时

生理学家的研究证实，胎宝宝具有5种感觉：听觉、视觉、味觉、嗅觉和触觉。正是由于胎宝宝具有这5种感觉，所以才使胎教具有可行性。

在此周，可继续选择一些胎教音乐在某一天的某一个固定时间，播放给胎宝宝听。因为准妈妈经常欣赏音乐，能保持心情舒畅，对未来宝宝的心理健康和情绪稳定很有益。而胎宝宝经常接受音乐刺激，有益于大脑右半球的发育，为未来宝宝的智能和想象力的发展提供良好的条件。因此，准妈妈准爸爸都要重视音乐胎教，可以让这项胎教方法贯穿于整个妊娠期。

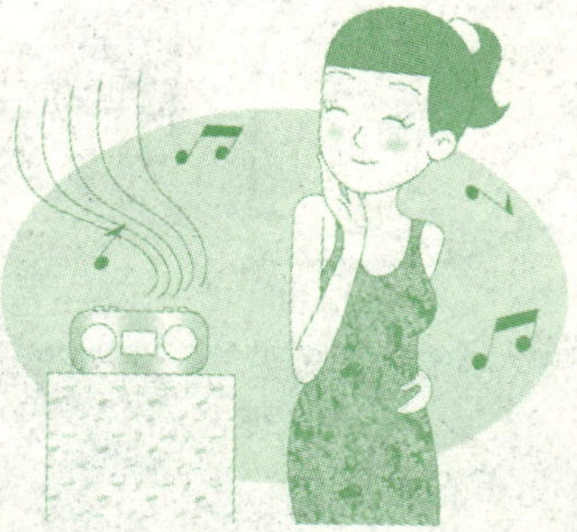

另外，此期准妈妈仍要注意休息，摄入良好且全面的营养，保持自己的身心处于健康状态，要对美好事物有所追求，这对胎宝宝的形神完美发育，可起到积极的作用。

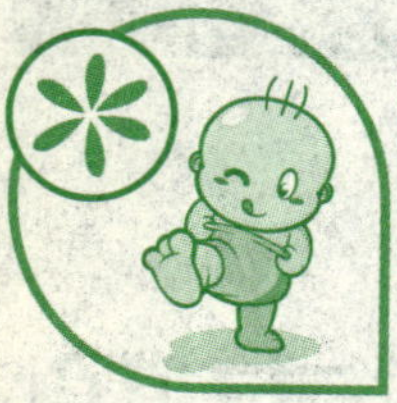

准妈妈的自我保健

本周生活保健指导

适当休息，适当活动

休息在妊娠期起到重要的作用，尤其是在此周呕吐剧烈的情况下，一定要注意卧床休息。休息时，可以增高枕头的高度，必要时应输液补充营养。同时，还要适当活动，如散步、做孕妇操等，使心情舒畅，转移注意力，增加饥饿感，有益于食物的摄入，补充营养。

饮食营养

继续保证摄入全面而充足的营养。另外，还有几个问题需在此期注意：

不要吃生的或未煮熟的肉类食物。因为生的或未煮熟的肉类食物中有可能携带有弓形体，准妈妈感染弓形体会导致流产或死胎，妊娠后期感染可引起胎宝宝先天性疾病。因此，准妈妈不要吃生的或未煮熟的肉类，切生肉时不要用手接触口和眼，切后彻底洗手。另外，不要玩猫及接触小动物，即使小动物的粪便也不能碰触。

如果孕期内你不能完全避免咖啡因的摄入，那么至少减少到每日1杯咖啡或相等用量。

由于此期有妊娠反应，在此介绍给你一些小偏方，以缓解妊娠反应给你带来的不适，如：

可以将水果入菜，如利用柠檬、脐橙、菠萝等做原料来烹煮食物，可以增加食欲。也可食用少量的醋来增添菜色美味。

除此之外，也可以试一试酸梅汤、橙汁、甘蔗汁等来缓解妊娠的不适，用于安胎养胎。

注意 Attention

习惯性流产要注意

如果准妈妈连续发生3次以上自然流产，即可称为习惯性流产。此时就要警惕，要做相关检查，寻找原因，并积极地接受治疗，以保证孕育的顺利进行！

注意乳房保健

从孕早期开始，乳腺即开始增大，准妈妈常感觉乳房发胀。同时乳头也逐渐增大，并有勃起现象。这时，要求你要保护好自己的乳房，每天洗澡，即使没有条件天天洗澡，也可以用干净的毛巾，蘸温开水擦洗。科学地选用合适的乳罩，最好选择纯棉和丝织品，并以运动型乳罩为最佳。如果你有乳头内陷的情况，那么，在此期，你可经常用手向外轻轻牵拉或用吸乳器吸引，使乳头突出，为婴儿吸吮做好准备。若还有其他不好的情况，则建议你去咨询你的保健医师，请其帮忙处理。但要注意，不可人为地刺激你的乳房，尤其在性爱时，以免引起子宫收缩、引发流产等妊娠意外。

本周其他注意事项

劳动强度不可过大，避免工作过于紧张、劳累，避免居住环境污染，避免食用腐烂、变质，或是添加有防腐剂之类的食物，避免接触一切有害于胎宝宝发育的事物等。这样才可能保证此期胎宝宝健康成长、发育。

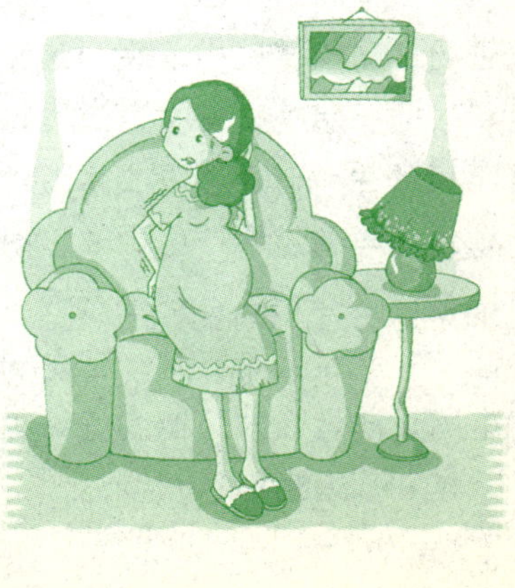

本周心理保健指导

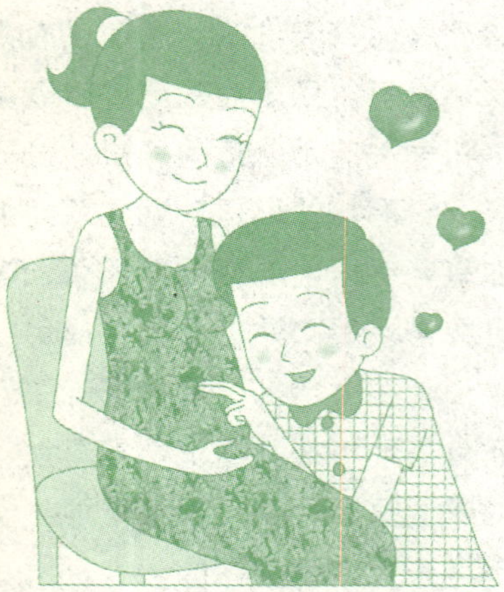

临床有调查表明，母亲在妊娠期间的不良情绪，对胎宝宝有很不好的影响，比如可引起腭裂或唇裂之类的先天性缺陷。要知道，有研究人员对232名有腭裂或唇裂的孩子母亲进行调查，结果发现，68%的母亲说妊娠期有过情绪紊乱，23%的母亲说在妊娠最初3个月中有过因生理或外伤原因引起的紧张感。由此可见，在妊娠早期准妈妈的心理调适是多么的重要。

所以在此期，准妈妈应保持良好的心理状态，遇事要冷静，使心静于内，做到“无悲哀、思虑、惊动”，不为七情所伤。如此则可使准妈妈气血和顺、胎元稳固，有利于胎宝宝的生长发育。

本周优生保健指导

少用电脑

虽然有研究证实，准妈妈操作电脑，所受到的照射剂量0.006拉得（Rad），与孕期允许的最大照射量0.5拉得相去甚远，这意味着电脑显示屏所发出的X射线不会对胎宝宝造成不良影响。但是，又有研究表明，除了X射线外，电脑显示屏周围还会产生超低磁场，动物试验中发现，这种磁场会干扰和破坏胚胎的正常发育过程，对胚胎产生不良的生物作用。另外，除了X射线、磁场外，电脑还会产生微波、射频、低频电场等，这些物质目前虽然没有科学的结果证实对胎宝宝有影响，但是长时期地使用电脑，毕竟会对胚胎和妊娠过程造成不良影响，所以应谨慎。

进行多胎检查

双胎或多胎均称多胎妊娠，在妊娠8~10周即可通过超声波检查，诊断是否多胎，所以这期最好进行多胎检查，根据准妈妈的情况，合理处理，做好孕期保健。

要防止流产

怀孕初期发生阴道出血现象可能是流产的征兆，此期一定要及时去医院就诊：

首先，要排除子宫颈发炎、糜烂、息肉等病变的可能性，并且建议你做宫颈涂片的防癌检查。

其次，要进行超声波检查，区分子宫内妊娠、葡萄胎、子宫外孕等状况，以便及时处理。

最后，还要根据临床的出血量多少与子宫颈变化的严重程度，来进行合理的处理。如果准妈妈感觉有轻微下腹痛及阴道少量出血，内诊和超声波检查结果都还不错，那么，这是先兆性流产的症状，此时，应多卧床休息，避免性行为。

如果出血量增多且下腹痛加剧，内诊时发现子宫颈口已经呈现扩张变化或羊水流出，虽然超声波检查能看到子宫内妊娠囊，但流产可能性很难避免，所以应考虑接受子宫搔刮术，避免持续出血或感染的并发症。

如果准妈妈自觉剧烈腹痛并大量出血，且伴随些许皮膜样组织排出，这时，超声波检查已看不到子宫内妊娠囊，按照以往的做法，则会进行刮宫术，但现在，临床多是给予加强收缩的药物，几乎不必再刮子宫了。当然，如果子宫内排物不彻底，则还是要进行刮宫术。

如果胚胎组织排出后出血量骤减，内诊发现子宫颈口已经缩小，超声波审视子宫腔里面空空如也，这时仅需观察或吃点加强收缩的药物即可。

有些女性曾经有过流产的经历，其中一半以上都是因为胚胎本身染色体异常，可以说是一种自然淘汰的现象。不要认为有先兆流产症状就要保胎，盲目保胎，则对胎宝宝和妊娠来说都不利。所以，有先兆流产情况时，一定要去医院进行鉴定，是保是留，要看诊断结果，听从医生安排。

即使意外流产后，也不要太过于伤心，应对此有一个正确的认知，并注意好休息、调养，以保证下次孕育的顺利。

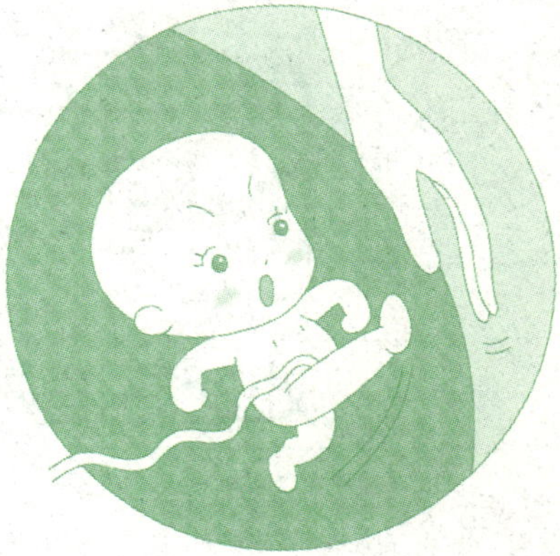

检查胎宝宝的状态

此周可去医院进行以下胎宝宝情况的诊断：

胎位诊断。可根据胎宝宝头部与躯干的位置，了解胎宝宝的胎位，是头朝上，还是横向，还是朝向骨盆等。

多胎的判定。可使用超声波扫描，确定胎宝宝是何种情况，如巨婴症、多胎或羊水过多症等。

但无论诊断出胎宝宝是哪种不良结果，都不要紧张，听从医生的安排和建议，合理地保胎。

估算正确预产期

虽然前面我们介绍过预产期的推算方法，但在这里，我们还是再提醒准父母一下，如果准妈妈属于经期紊乱或排卵延迟者，在妊娠第8周左右，可用超声波来测量胎宝宝的“头臀径（从头顶量到屁股）”，即可由此估算出正确的预产期。当然，这项工作是医生做的，所以如果自己无法推算宝宝的预产期，那么在此周最好去医院进行相关的测量，并请求医生帮忙测出胎宝宝的预产期。

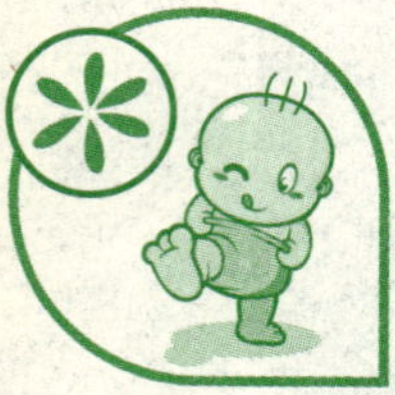

准爸爸对准妈妈的同步护理方案

处理好准妈妈与家人的关系

对于此期的准妈妈来说，由于妊娠反应，通常会吃不下饭，嗜睡，而使她的情绪变得糟糕……所以有时会跟家人出现一些小矛盾，尤其是婆媳关系，在此期最容易激化。这时，准爸爸就要学会从中进行调节，比如，开导自己的母亲（父亲或其他家人），因为妻子现在正处于妊娠反应最严重的时期，胃口不好，比较敏感，所以请求母亲（或其他家人）多宽容。另外，不要和家人一起讨论妻子生儿生女的问题，因为这个问题对于准妈妈来说很敏感，会给她造成心理压力。

除了做好家人的工作外，你还要做好准妈妈的工作。“家里人都是爱你的，有什么不舒服，你就说出来，大家都会帮助你！”“老妈发脾气也是关心你，谁让你吃什么都吃不下去呢！来，争气一点儿，咱们一定要多吃东西，战胜这该死的妊娠反应！”等，总之，要用你的温情和耐心，帮助此期的准妈妈平安地度过妊娠期。

不要让准妈妈做过多、过重的家务

当妻子怀孕后，做准爸爸的应尽可能帮助准妈妈做些家务，尤其是在此期，妻子妊娠反应比较重，准爸爸更应该帮助妻子多干些家务活，如洗衣、做饭、买菜、照顾家中老人等。不要让妻子做过重的家务，如洗大件的衣服、搬重物、登高等。如果妻子在进行家务时，有任何不适的情况，做准爸爸的一定要认真对待，关注准妈妈，及时地带她去医院进行检查。

除此之外，此期还是要求准爸爸多陪伴准妈妈，平常准妈妈外出，尽量陪伴。尤其是在去医院做检查时，做准爸爸的最好陪着去，可帮忙挂号、拿化验单，在路上注意安全等。

也可以经常陪伴准妈妈出去走走，晒晒太阳，走走亲戚，陪着准妈妈在娘家小住，这些都对调节准妈妈的心绪有良好的作用，对妊娠有益。

妊娠2个月记事表

身体方面	
体重和腰围	
身体自觉不适	
异常情况	
生活方面	
饮食情况	
睡眠情况	
性交情况	
运动情况	
工作情况	
外出情况	
心理情绪	
环境污染	
服用叶酸情况	
用药情况	最近1个月是否用药：是（ ）否（ ） 用药名称： 服用剂量： 是否遵医嘱：
胎教情况	
其他	
孕期检查情况	
是否进行早孕检查	是（ ）否（ ）
检查项目	
检查结果	
异常情况	
医生建议	
异常处理	
心情寄语：	
	年　　月　　日

怀孕第9周 终于长成了胎宝宝

胎宝宝什么样

从第9周开始胚胎已经可以称为胎宝宝了，总长约2厘米，胚胎期的小尾巴在这时候已经不见了；胎宝宝的手臂更加长了，臂弯处肘部已经形成，手部在手腕处有弯曲，两脚开始摆脱蹼状的外表，可以看到脚踝。头部很大，脸形初具，眼睑、声带、鼻子已经明显。现在所有的神经肌肉器官都开始工作了，生殖器官已经在生长了，不过，还不能通过B超检查辨认宝宝的性别。因为皮肤还是透明的，可以从外部看到皮下血管和内脏等。

准妈妈的幸“孕”表现

准妈妈在这时候，妊娠反应会更加强烈：会发现自己的乳房胀大，在乳晕、乳头上开始有色素沉着，颜色发黑，腰围也增大了，通过妇科检查，已能查出子宫底在耻骨联合上2～3横指，但腹部外形无明显变化，阴道分泌物增多，容易发生便秘和腹泻，腰部有沉重感。

同步胎教进行时

在这一周，可以继续沿用以前的种种胎教方式，也可以在其基础上，添加一些新的胎教活动，比如进行色彩胎教。要知道，色彩能够影响人的精神和情绪，它作为一种外在的刺激，通过人的视觉产生不同的感受，不舒服的色彩如同噪声一样，使人感到烦躁不安，而协调悦目的色彩则是一种美的享受。因此，房间内的色彩布置要协调，比如可选准妈妈喜欢的颜色，进行环境布置，但注意要小面积地使用，使整个空间形成一个色系，避免大面积使用，给人以压迫感。

另外，要对宝宝进行习惯培养。可能你对这个很怀疑，但事实上绝对可以做到。因为有临床实验表明：胎宝宝在出生前的几个月内，可能和母亲在某些方面就有着共同的节律了。母亲的习惯将直接影响到胎宝宝的习惯。所以，为了让胎宝宝也养成一些好的习惯，做母亲的就要从自身做起，养成一些良好的生活习惯，比如规律的睡眠、规律的工作、饮食等，只要你养成的是良好的生活习惯，相信这对胎宝宝必定也是有益的。

当然，除了以上这些方法，从本周以后，只要你有兴趣，你可以根据自己的条件，发挥自己的聪明才智，来对胎宝宝进行胎教。但要注意不可过度，否则对胎宝宝不利。

准妈妈的自我保健

本周生活保健指导

注重饮食营养

在未妊娠时，女性一般每天需要消耗9209.2千焦的热量，妊娠后，由于胎宝宝、胎盘、乳腺等额外需要，每天热量需要增加到10465~12558千焦。所以，在饮食上，准妈妈可适当地多摄入一些有营养的食物，以满足妊娠的热量需要。凡是能吃的东西，就毫不犹豫地吃下去；但是要尽可能选择营养价值高的食物，如牛奶、各种汤类、新鲜果汁、水果、新鲜蔬菜等。因为这类食物可以保证准妈妈的水分摄入，且营养丰富，易消化，能满足此期准妈妈体内新陈代谢的需要。

另外，要摄取丰富的维生素和矿物质，原因是此期新生命的萌芽、发育、成长、新陈代谢的提高等，完全离不开丰富的维生素和矿物质，尤其维生素B_1缺乏时，孕吐会更严重，并且对妊娠也不利，所以要通过饮食适当地补充。

由于此周处于妊娠反应的高峰期，所以，下面我们再介绍几款有益于缓解妊娠呕吐的食谱。

桑寄生煲鸡蛋

桑寄生15~30克，鸡蛋1~2个，先将鸡蛋煮熟去壳，然后同煮后食用。可益血安胎，对准妈妈怀孕期间的腰痛也有良好的作用。

杏仁饮

取30个杏核敲碎，连壳一起放在锅中煮15分钟，去渣，加牛奶、蜂蜜饮用。

开始注重衣着

虽然，此期你还用不着穿准妈妈装，但这时，你要有意识地换大的胸衣、内裤和宽松的衣服。衣物应该是纯棉制品和丝织品，不要选用化纤制品。因为孕期易出汗，化纤制品透气性以及吸湿性差，对健康不利。另外，还需要提醒的是，如果乳罩选用化纤制品，化学纤维有可能会进入乳腺导管，在哺乳时又会被孩子吸吮进体内，对宝宝的健康很不利。

避免激烈的运动

从第9周开始直至妊娠3个月末，是最容易流产的时期，所以，准妈妈一定要注意避免激烈的体育运动、体力劳动、旅行等。尽量避免做使腹部受压迫的活动。即使工作，也要注意量力而行。避免以前那种要做得完美的态度，太勉强的话对胎宝宝不利。

避免热水浴

美国一位儿科专家曾对一些常做热水浴，且每次持续45~60分钟的准妈妈做过随访调查，发现她们的胎宝宝畸形发生率明显地高于一般人群。还有一个实验可以说明这一问题，即有一项临床实验：让正常未孕的育龄女性在39℃的水中浸泡15分钟或在41℃的水中浸泡10分钟后，结果她们阴道内壁的温度上升到39℃。可想而知，这种热水浴的高热因素，是可以给胎宝宝带来危害的，可以对胎宝宝中枢神经系统产生危害，导致流产、畸形率增高。

另外，在此还要提醒的是，电热毯在使用过程中所产生的热也会对准妈妈造成危害，这不仅仅是“热”的危害，电热毯在使用中所产生的电磁场，会干扰胎宝宝迅速分裂的细胞，也会导致流产、畸形儿的概率增大，所以一定要避免。

小贴士

准妈妈吃水果有讲究

孕期活动量减少，进食过多的水果，可使过多的糖储存于体内，出现肥胖；多余的糖也可通过胎盘进入胎儿体内储存，使胎儿也偏胖。所以，准妈妈吃水果不是越多越好，要根据主食量的多少进食水果，但不要以水果代替主食和蔬菜。选择水果要选含糖类（碳水化合物）较少的水果为好。

本周心理保健指导

本周妊娠反应强烈，是考验准妈妈身心毅力的关键时期。所以，在此期，准妈妈一定要勇敢些，注重对不良情绪的疏导。祖国医学有“孕借母气以生，呼吸相通，喜怒相应，一有偏倚，即致子疾”的理论。所以，妊娠期，准妈妈的心态要积极一点，乐观一点，当自己感到陷入坏情绪时，要想到坏情绪对胎宝宝有害，如果事先了解这一点，并积极地采用一些有效的方法来疏导自己的情绪，比如听听音乐，或是去风景优美的地方走走等，都可以避免许多不必要的烦恼，从而也能避免坏情绪给胎宝宝带来的伤害。

本周优生保健指导

此周是初诊的最晚时期

如果你还没有进行一次妊娠初诊，那么，在这一周，一定要及时地去医院做妊娠初诊检查，这是接受初诊的最低期限。即使一切正常，记住，在以后的妊娠期内，也要按指定的日子去接受医生的检查。

警惕子宫增大与月龄不符

胎宝宝在宫内生长的速度有一定的规律性，子宫底的高度随妊娠月份而变化。如果子宫增大速度与妊娠月份不符，一定要警惕，应及时去医院诊治，排除胎宝宝发育迟缓或胎死宫内（子宫增大过慢）；或多胎妊娠、羊水过多、葡萄胎等（子宫增大过快）。

通过一些措施解决水肿

比如穿托力强的裤袜；坐、卧时抬高腿部；避免长时间站立，或适当的运动都可解决这一问题。

注重阴道分泌物

怀孕后多多少少都会感觉分泌物比平时增多，为了保持卫生和健康，准妈妈最好穿着宽松棉质衣裤，每天洗澡，采用淋浴方式为宜，不可盆浴，不可进行阴道灌洗，要勤换衣裤。如果分泌物颜色转变为黄色恶臭，或白色块状合并剧烈瘙痒，一定要及时去医院就诊。

胀气及便秘的应对

可以说，此周是准妈妈的“多事之秋”。不仅仅会出现呕吐、尿频、阴道分泌物增多等情况，有时还会出现胀气、便秘等情况。为了避免或改善这两种情况，要养成每天定时排便的习惯，多摄取高纤维的蔬菜和水果，充足的水分与适度的运动也会对此有所帮助，经常性便秘患者还可借助药物进行治疗。

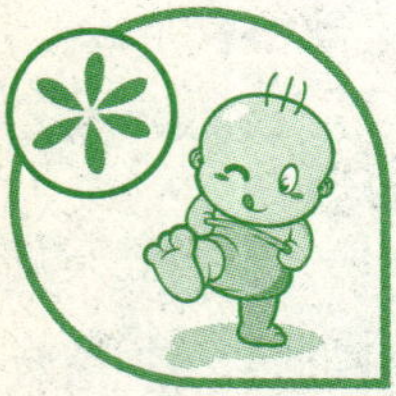

准爸爸对准妈妈的同步护理方案

不要使用风油精、樟脑丸

风油精、樟脑丸一类的东西，其挥发的气体分子很容易透过鼻孔、嘴巴、皮肤等进入体内，与人体内的葡萄糖磷酸脱氢酶结合，变成无毒物质，然后随小便一起排出体外，一般的情况下，是不会给人带来危害的。可是在妊娠前3个月内使用可就不安全了，这些分子会通过胎盘屏障进入羊膜腔内作用于胎宝宝，严重时可导致胎宝宝死亡引起流产。所以，准爸爸要注意，从妊娠前就开始，清除家里所有的风油精、樟脑丸之类的东西，统统扔掉，并要规劝准妈妈尽量不接触这些东西。

为准妈妈保证营养

营养不足可直接影响胎宝宝的发育，可使胚胎的细胞数目以及胚胎的核糖核酸的含量减少，从而影响胎宝宝的生长发育及胎宝宝的智力，所以，在孕期，准爸爸要关心体贴怀孕的妻子，多为她准备些营养全面、均衡的食质，以保证胎宝宝的健康发育。

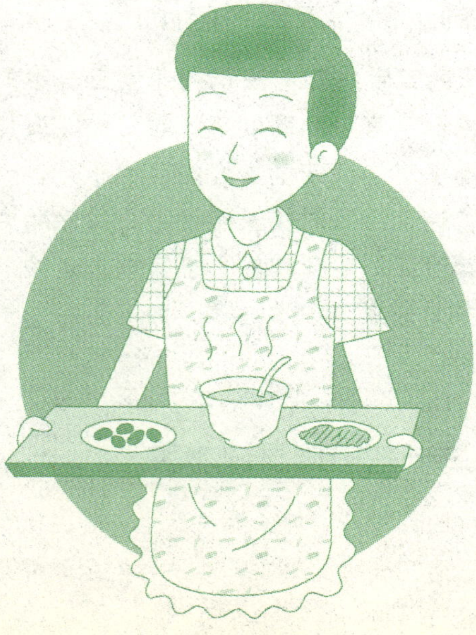

怀孕第10周 准妈妈的心脏负担加重了

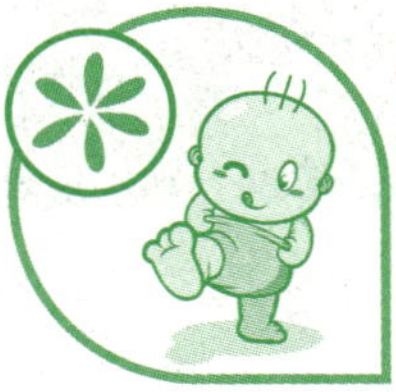

胎宝宝什么样

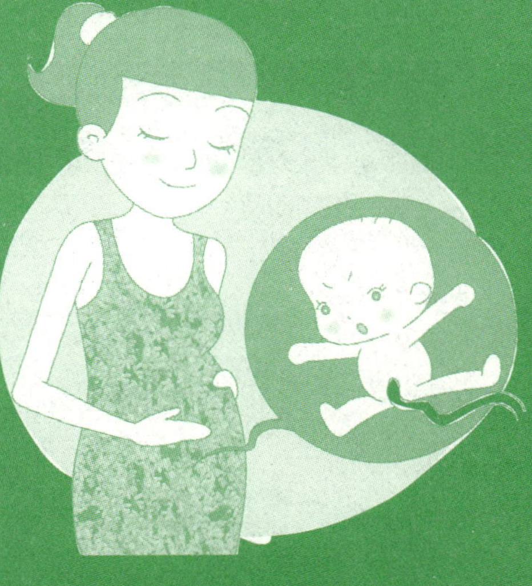

妊娠第10周的胎宝宝，身长可达到4厘米，形状像扁豆荚。这时候胎盘已经很成熟，可以支持产生激素等大部分重要功能。宝宝的手腕和脚踝发育完成并清晰可见，指甲开始出现，宝宝的手臂更加长，肘部更加弯曲。他的手、脚、头以及全身都可以灵巧地活动了，透过超声波可以看到胎宝宝在羊水中弯弯曲曲地游动。肠管也内移到腹腔了，胎宝宝的心脏有力地跳动着，胃开始产生一些消化液，肝脏开始制造血细胞，肾脏也可以从胎宝宝血液中析出某些废物（尿酸）。胎宝宝的视网膜已完全着色，胎宝宝的眼睑黏合在一起，味蕾也开始在胎宝宝舌头表层形成。总之，此期胎宝宝正在以惊人的速度生长发育着。

准妈妈的幸“孕”表现

此周，还会出现食欲减退、恶心、呕吐等妊娠反应。需要提醒的是，准妈妈静息时心输出量增加是准妈妈血循环最主要的变化，一般从妊娠10～12周开始增加，周围血管阻力于早期妊娠开始下降，约在妊娠30周时降至最低水平，故妊娠期动脉压亦有改变，一般收缩压维持稳定，而舒张压略有下降，脉压增宽。周围阻力的降低可使准妈妈对血流急剧改变的适应能力降低。因此，对于有心脏病的孕妇来说，在此阶段，常可能会由于不能胜任心脏负担而发生心力衰竭，应予警惕。

同步胎教进行时

继续原来的胎教，并在以前的基础上做些必要的调整。

对宝宝进行形象意念胎教。你知道吗，母亲与胎宝宝具有心理与生理上的相通，从胎教的角度来看，准妈妈的想象是通过母亲的意念，构成胎教的重要因素，通过转化，渗透在胎宝宝的身心感受之中。同时，母亲在为胎宝宝形象的构想中，会使情绪达到最佳的状态，而促进体内具有美容作用的激素增多，使胎宝宝面部器官的结构组合及皮肤的发育良好，从而塑造出自己理想中的胎宝宝。

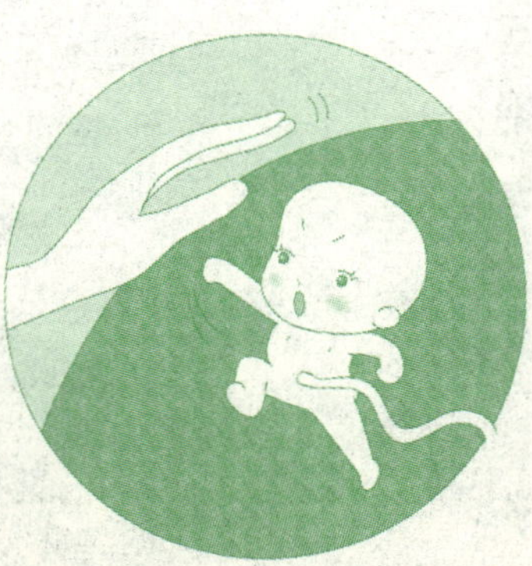

日常生活中，要多看积极的、高尚的、乐观的事物，给胎宝宝以有利的影响；避免消极的、低级的、悲观的事物带给胎宝宝以不利的影响。

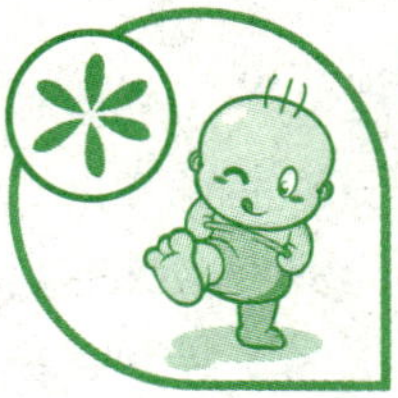

准妈妈的自我保健

本周生活保健指导

选择合适的乳罩

在妊娠期乳房会不断增大，所以要按乳房大小更换乳罩。不是所有市售乳罩的设计都很科学，也不是按号购买的乳罩都能够合适，许多按号购买的乳罩，起不到向上托起稳定地保护乳房的作用。挑选乳罩时，要注意乳罩的尺寸。可先用皮尺通过两个乳头处量最大胸围，然后再量两侧乳房下面反折线处的最小胸围，市售的乳罩号码是最小胸围数。所以选择时，要注意这几个问题：最小胸围数，最大胸围数，并且要用最大胸围减去最小胸围，除以2，求出乳房的近似高度。这样在选号合适的同时，还要量一下乳罩锥形隆起的高度是否与自己乳房的近似高度相适应，圆锥能否容纳乳房，完全合适时，才可购买。并且孕期、哺乳期所戴的乳罩，应选用纯棉的。

注意保暖

此周你要注意保暖，避免过凉刺激，以免引起流产等不良症状。洗菜、洗澡等，都要注意用温水。浴后要注意保暖。避免水中工作，预防着凉。冬天要注意调节室内温度，用暖气或电热灯等来取暖，尽量减少外出，避免寒冷的刺激。

不要做激烈的运动

此周，要坚持进行适当的运动，如每日轻松散步半小时，或是增加几项喜欢而又对妊娠无影响的安全运动。但要注意，在怀孕的前3个月内，不应该做激烈运动，因为有流产的风险，应警惕。

注重饮食营养

继续保持以前的良好饮食习惯，保证营养均衡。另外，在此周，提醒你要多吃点膳食纤维丰富的食物，如新鲜水果、蔬菜、豆类以及脱水水果（葡萄干、梅干、杏干、无花果干等）等，以防止便秘，因为在此期是流产的高发期，也是便秘的高发期。防治便秘，可预防流产。倘若平时吃纤维素类的食物很少，则要逐渐增加这类高纤维食物，否则胃难以适应。亦可将每天的纤维摄取量分散在所吃的每餐上。

另外，要多喝水，这可以“洗涤”身体，并能软化大便和促进食物消化，对妊娠有益。白开水、水果和蔬菜汁，可以适量饮用。

还要坚持补充叶酸，直到妊娠3个月后，才可以停服。

要注意营养过剩的情况，怀孕期间理想体重以增加12千克左右为宜，过重者最好减少饭、面等淀粉类和甜食的摄入量。

长期素食者，最好能改变这种不良的饮食习惯，适当地增加些肉类食物，以满足胎宝宝成长的需要。

注意环境卫生

随着我国经济的迅速发展，空气污染、环境污染也在逐渐加重。此外，家庭和办公室的装修及家电和办公自动化的实现，居室内和办公室的污染也是一个值得引起注意的问题。尤其是在妊娠早期，胚胎处于细胞分裂增殖、组织器官的形成、分化阶段，脑组织也是在这一阶段形成的。当准妈妈吸入含有二氧化硫、一氧化碳、浮尘、焦油等有害物质的气体时，这些有毒物质通过血液循环进入胎宝宝体内，会严重干扰胎宝宝的正常发育。所以生活中，要注意避免环境给准妈妈和胎宝宝造成的危害。再次提醒，新装修的房子不易居住，宜有效通风1～2年再居住，并且在装修时，还要注重使用环保装饰材料，家里要种适量的绿色植物，必要时，请相关的环境检测部门进行室内空气检测和治理。同样，办公室的环境也要这么去处理。不过，办公室的污染更多地存在于一些办公用品的使用上。这时，如果准妈妈还在上班办公，则要注意有效地给办公室通风。如果你的办公室环境真的很差，那么建议你暂时离开工作环境。

另外，噪声对母亲和胎宝宝都是一种不良刺激，可引起母子心理障碍，可抑制胎宝宝器官的分化发育，使胎宝宝停止发育、流产，或令胎宝宝宫内发育迟缓等，所以，一定要采取措施，积极地摒弃噪声对准妈妈和胎宝宝的危害。

日常活动

此周，准妈妈所从事的所有工作、活动、运动等，都不宜太激烈。必须增加休息和睡眠的时间，调整日常工作中体力的负荷程度。至于强体力劳动和长途旅行之类的活动，尽量安排在怀孕的中期3个月内。

夫妻性生活

此期，还是建议少行房事，虽然目前的医学研究报告并无充分证据显示，性生活会引起流产或早产的发生。但是在怀孕期还是以少行房事为好。即使有性行为，也不宜太过激烈或深入，却也无须刻意压抑，这时候爱抚的技巧及耐心是很重要的。需要提醒的是，过性生活时，最好使用保险套，减少精液中前列腺素的刺激。女性如果在此期有性趣缺乏现象，做先生的应该多加体谅，不要强迫。

少使用化妆品

怀孕期间，由于内分泌的变化，准妈妈面部易生出粉刺、蝴蝶斑等，人也比怀孕前憔悴。但这只是一段时间的变化，不要用化妆品掩盖修饰。化妆品可引起过敏，有些劣质化妆品对胎宝宝还有致畸作用。

小贴士

如果摄入过量的糖，会损害胎儿脑的功能，容易造成神经敏感和神经衰弱等大脑功能障碍，孩子出生后易哭闹、吃奶差。

本周心理保健指导

良好的心理有利于胎宝宝的健康发育，准妈妈要积极调理好自己的心理状态，使自己的心理处于最佳状态。要注重情志养生，乐观练达，始终保持一颗愉悦的平常心。这样以宁静养胎，更有益于胎宝宝的健康成长发育。

羊膜腔穿刺检查

如果你怀孕时年龄超过35岁或有家族基因缺陷史的，通常在怀孕10～12周时要到医院进行一次羊膜腔穿刺检查，以避免畸形儿的产生，同时可对胎宝宝先天性和遗传性疾病做出判断。

进行B超检测

B超检查不仅能对早期妊娠、异位和异常妊娠做出诊断，而且还能对胎宝宝生长情况及生长速度、胎宝宝存活、胎宝宝大小、胎盘位置、胎盘成熟度、羊水多少等进行探查。对胎宝宝神经管畸形（无脑儿、脊柱裂等）及胎宝宝体内结构异常（如心脏、肾脏异常等）均可做出较准确的诊断。所以，当你对自己的妊娠存在各种疑惑时，可以求助于医生进行检查。但是B超检查也不是万能的，它只是产前某些异常妊娠的诊断手段之一，不能滥用。

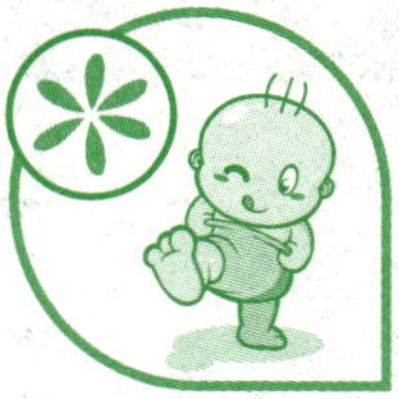

准爸爸对准妈妈的同步护理方案

为准妈妈及孩子创设良好的孕育环境

妊娠的顺利进行需要有良好的环境。所以，为准妈妈准备的居住环境应清洁、卫生、无噪声，有充足的新鲜空气和光线。当然，其他的条件，还可以参考本书的相关内容。但需要提醒的是，要劝妻子少去公共场合，远离环境中对妊娠有害的事物，不要接触猫、狗等宠物。总之，要尽可能地避免环境中不利于妊娠的有害因素，为准妈妈和孩子创造良好的孕育环境。

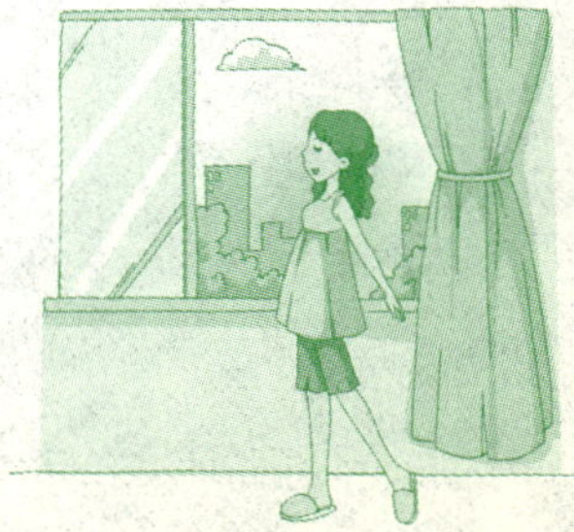

尽可能地让妻子心情愉快

女性在怀孕以后，性情往往会发生一些变化。本来是温柔娴静的，此时可能会焦躁不安、喜怒无常；原来是开朗好动的，此时可能会变得忧郁懒散。她们或是趋向于抑制状态，表现为怠倦、嗜睡、对外界事物缺乏兴趣；或是趋向于兴奋状态，表现为易怒、激动、烦躁。总之，妊娠女性在家中常常表现得特别挑剔，精神上更加脆弱。做准爸爸的此时要理解妻子心理上的这种变化，不仅要避免与妻子发生冲突，而且要尽量迁就一些。另外，也可以采用一些方法来缓解妻子的不良情绪，如准爸爸可对妻子适度地开开玩笑，或是陪伴妻子看看戏剧片，或是开车到郊外去散步，或是陪妻子回娘家小住等，尽可能地让妻子情绪愉快，使妻子身体的内环境稳定，这样才有利于胎宝宝的生长发育。

怀孕第11周 胎宝宝正在飞速成长

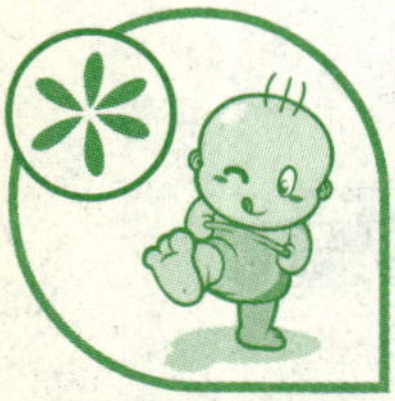

胎宝宝什么样

妊娠第11周的胎宝宝，身长可达到4～6厘米，体重达到14克左右。宝宝的很多细微之处也开始出现，如可清晰地看到宝宝的手指、脚趾、手指甲等。第11周是生长快速期，尽管胎宝宝出生前的平均生长速度为每天1.9毫米，但从现在开始，速度会加快。胎宝宝的骨骼及肌肉生长得十分迅速，此时胎宝宝的身体比例越来越接近新生儿的比例。胎宝宝的皮肤变得更厚，没有那么透明了。女性胎宝宝的阴道开始发育，男性胎宝宝的阴茎也可以辨认得出了。胎宝宝的姿势看起来更直了。

准妈妈的幸“孕”表现

从本周起，准妈妈将逐渐摆脱怀孕初期情绪波动大、身体不适等的困扰，可以好好地享受一下孕育宝宝的乐趣和幸福了。伴随着色素沉着的不断加深，你会发现自己身上的胎记、雀斑、新伤痕以及深色的胎痣都会随着阴道、子宫颈颜色的加深而加深。这些现象都是十分明显及暂时性的，不必太担心。同时在本周，你的子宫将上升到骨盆以上。

同步胎教进行时

我国传统的母式胎教，膳食结构平衡合理，不偏食、不挑食，保证孕期各种营养素的摄入；持之以恒地进行适度运动锻炼，动静结合；衣食住行讲究卫生，预防疾病，特别是病毒感染性疾病；生活环境舒适，起居有常，不妄劳作，睡眠充足；注重情志养生，始终保持一颗愉悦的平常心等，这都是符合优生要求的。所以，我们要求你即使做不到所谓的音乐胎教、阅读胎教等，只要在生活中的各方面注重以上所讲的内容，相信就能达到很好的胎教目的。

准妈妈的自我保健

本周生活保健指导

注意饮食营养

继续保持以前的良好的饮食方式和良好的饮食习惯。保证充足的养分摄入，还要饮大量的水。还要注意避免以下食物：

- 油腻而难以消化的食物，如油炸食物、卤肉等。
- 辛辣食物。
- 易发生食物中毒的食物，如甲壳动物、蚌类、野生蘑菇等；另外，尽量少吃、最好不吃剩饭剩菜，也要避免。
- 生鱼、生肉、未熟的肉制品都不能吃。
- 食品添加剂过多的食品和饮料也要避免。

总之，准妈妈在吃东西的时候，一定要想到，自己正孕育着一个宝宝，想到所吃的食物会不会给宝宝带来危害，要“三思而后吃”。

在妊娠期尤其要避免发胖，勿暴饮暴食，每餐不要吃得过饱，如有条件在妊娠期最好由三餐改为五餐，少吃多餐，有利于消化吸收，还会减少体内脂肪积聚，防止发胖。

另外，准妈妈要适量地补碘。每日应摄入碘175克，每1000克盐含碘30毫克，准妈妈每天若食用6克碘盐一般可满足对碘的需求。食用碘盐要注意，碘易挥发，故碘盐不可储存过久，买碘盐应做到小包装，随吃随买，不宜爆锅、久煮久炖。因为碘在人体内代谢的特点是“多吃多排，不吃也排”，所以补充碘必须逐日定量进行。

小贴士

准妈妈可适当吃些玉米

在嫩玉米粒的胚乳中，含有丰富的维生素E，而维生素E有助于安胎，可用来防治习惯性流产、胎儿发育不良等。另外，嫩玉米中所含的维生素B_1，能增进食欲，促进发育，提高神经系统的功能。嫩玉米中还含有丰富的维生素B_6，也可有效缓解妊娠期的不适症状，对妊娠有益。所以，准妈妈可以适当地吃些嫩玉米。

适当地劳动

孕期适当地做些家务，参加劳动，对母子都是有益的。但孕期家务劳动要适度，要有选择，并且准妈妈要感觉愉快才好。心情不愉快、不愿干时便不要勉强。

如果要做家务活或上班，尽可能坐着进行，这样可减少准妈妈的腰背痛症状的发生机会。不过，坐也有讲究，最好选择有靠背的椅子，坐下来身体挺直地靠在椅背上。端坐时，不妨用小椅子来垫脚，两腿适当地分开，以免压迫腹部。切忌双腿交叠，因为这会阻碍血液的运行而影响胎宝宝的发育。

对于一些劳动不可勉强，如上下楼梯、提携重物、往高处伸手取物、长久站立等，都不宜进行。

衣着选择

从怀孕的第3个月起，准妈妈就要换双合脚、行走方便的鞋子，最好有2厘米左右的跟。要选择透气性好的天然材料制成的鞋子，并且，要选择比脚大一码的鞋子，因为妊娠期时准妈妈有脚肿现象，应适当地穿大码鞋，避免过紧、不透气的鞋加重脚部水肿。

准妈妈的衣着选择也很有讲究，款式宜宽大、松软，切不可穿紧身衣裤。衣服材料最好选择棉布、麻纱和散热性能好的丝织品。颜色以白、淡黄和其他准妈妈喜欢的浅色系列衣服为主。

注意科学洗澡

因为盆浴会引起感染，所以我们建议准妈妈要淋浴。可是淋浴也要注意方法，不要长时间洗，也不能把水温调得过高。因为淋浴时间越长，水温越高，空气中的化学物质就越多，对人体的危害就越大，所以准妈妈在洗澡时，应尽量缩短时间，降低水温，洗完后应尽快打开门窗，通风换气。

避免强烈的噪声或震动

强烈的噪声或震动，会引起胎宝宝的心跳加快和痉挛性胎动，因此，当有噪声大、震动强的情况时，准妈妈要尽量远离，以免吓着未出世的小宝宝。

本周心理保健指导

妊娠期准妈妈要保持开朗、温柔、慈爱的心情，这种心情应持之以恒，才能使胎宝宝的身体和心理健康成长。平时要控制好自己的情绪，将个人的喜、怒、哀、乐等情绪减至最低限度。可以多看些美丽的风景、图画，多接触美好的事物，避开令自己情绪激动的东西，不要阅读恐怖、悲伤的书籍或看恐怖的电影，以使母体心境保持平和舒坦，让胎宝宝在母体内健康成长。

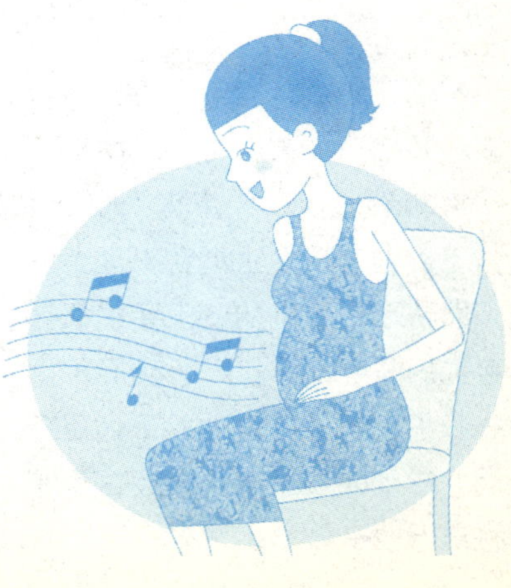

本周优生保健指导

防治牙龈炎

妊娠期牙龈炎发病率为50%，一般在怀孕后2~4个月出现。女性若患有妊娠期牙龈炎应及时到医院进行诊治，以防症状加剧，给准妈妈带来更大的痛苦，且对孕育也不利。

避免铅污染

从古时，人们就知道铅可致堕胎，铅可以通过胎盘影响胎宝宝，造成胎宝宝发育迟缓、器官功能发育不全、先天畸形或死胎。所以，一定要避免铅污染。准妈妈可以这样做：避免接触一些与铅相关的事物，比如在工作中需要接触铅，那么，就暂时休假，远离铅污染。少用一些美白、去斑的产品。有研究表明，这类化妆品含有一定量的铅。另外，还要少到马路边上闲逛，少吃爆米花之类的食物等。

进行产前遗传病诊断

判断胎宝宝是否异常的方法，大概可分为器官畸形的超声波诊断与遗传基因诊断两大类。目前要在怀孕3个月内去医院进行相关的检查，确定重症患者的遗传基因，才来得及提早采用子宫搔刮术终止妊娠。所以，此期应去医院进行遗传病的相关诊断的检查。

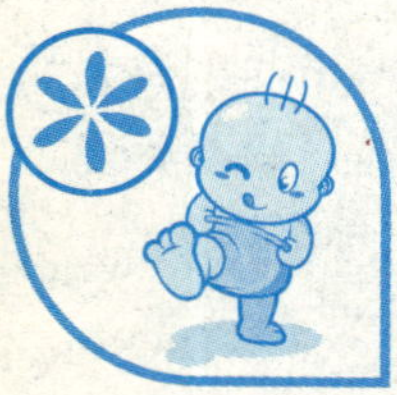

准爸爸对准妈妈的同步护理方案

参与到妻子的妊娠中来

不要认为，宝宝没有孕育在自己的肚子里，孕育就跟自己无关，怀孕只是准妈妈自己的事。要知道，有这种心理的准爸爸是应该受到谴责的。你应该关注准妈妈，关注宝宝。

常和妻子谈谈胎宝宝的情况，如和妻子猜想宝宝的脸蛋长得多么漂亮，眼睛多么明亮，可以增加母子生理和心理上的联系，增进母子间的感情，消除妻子因妊娠反应所引起的不愉快而对腹中的胎宝宝的怨恨。要知道，准妈妈对胎宝宝产生任何怨恨心理，这对于胎宝宝的健康发育和生长都不利。

多关心妻子妊娠期的不适反应，想办法帮她缓解，要包容她的坏情绪，多帮她做些家务活，帮她处理好各种社会关系等，这都是妊娠期准爸爸应尽的责任和义务，是保证妊娠顺利进行的有效举措之一，所以做准爸爸的要对此重视起来。

谨慎对待准妈妈对你的怀疑

你现在可能有这种感觉，妻子怀孕了，脾气也随着肚子一样日渐增大。对你百般挑剔，总是抱怨你对她不够关心体贴，或是疑心你有外遇。遇到这种情况，准爸爸的合理处理很重要。

首先，要学会包容。要知道，准妈妈的情绪变坏，是因为体内的生理变化，如血糖、血压、激素、水和电解质等发生的急剧变化而造成的，你应该体谅。

其次，就是在这种情况下，你要想办法尽快解决。解释也好，安慰也好，或是给准妈妈一个拥抱也好，让她暂时安静下来。然后，等准妈妈平静了，再好好沟通。可以试着问一下准妈妈，是不是你的话被她误解了，或是她听到什么、看到什么了，好好解释，会解除误会的。

平常下班要早早回家，多体贴，多交流、沟通，这样做对于保证准妈妈心绪的安宁很重要。当然，如果做准爸爸的真的在妻子妊娠期有了外遇，是应该受到谴责的，是令人鄙视的，做准爸爸的要好自为知。

在此还需要提醒的是，如果你发现妻子过度哭泣，或异常安静，或孤僻而冷漠，她可能正经受着孕期抑郁症的折磨。这时，应及时向她的医生咨询，帮她改变这种不良状态。

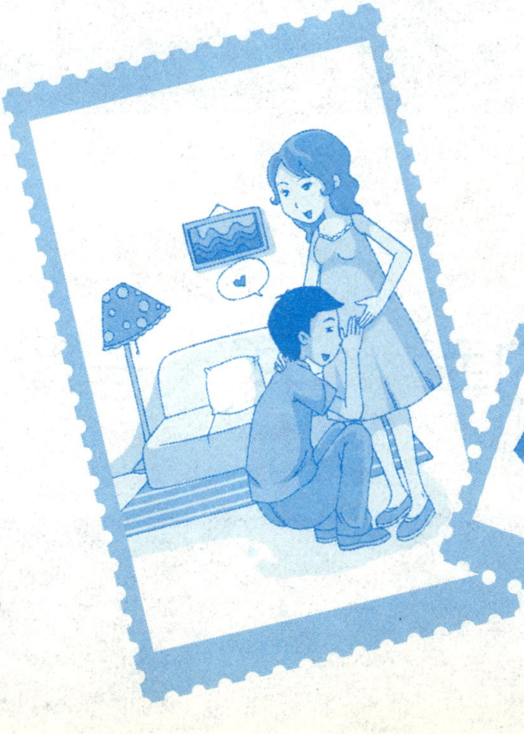

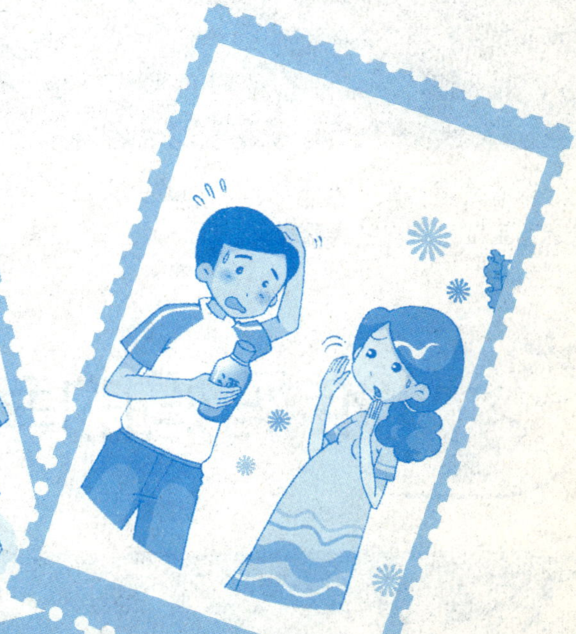

怀孕第12周 胎宝宝皮肤有感觉了

胎宝宝什么样

妊娠第12周的胎宝宝，身长可达到6.5厘米左右，现在宝宝已经初具人形。胎宝宝的多种器官基本形成，维持生命的器官也已经开始工作，如肝脏开始分泌胆汁、肾脏分泌尿液到膀胱等；此期胎宝宝的生殖器官已分化，可分出性别。他（她）整天忙着在妈妈的肚子里做伸展运动。手指和脚趾完全分开，部分骨骼开始变得坚硬。

经超声波检查，发现第12周的胎宝宝已经有咬手指头的情形。这种“吸吮”的能力表示胎宝宝已有皮肤的感觉。

准妈妈的幸“孕”表现

孕早期在本周即将结束了，3个月来你和宝宝都发生了巨大的变化。妊娠反应在怀孕12周后逐渐消失；此外，消化道的各器官随着子宫增大，其解剖位置也发生相应的变化，如胃趋向水平位，肝向上、向右后方移位等。第3个月末，子宫如新生儿胎头一样大，子宫底达耻骨联合上2～3横指。

同步胎教进行时

可继续前面的胎教方式。另外，在此周，准妈妈也可以在原来的基础上换些胎教方法。比如：多接触琴棋书画。多看画展、花展、科技展，阅读一些轻松乐观、文字优美的文学作品。学习插花、摄影和刺绣等知识和操作，陶冶自己的情操，与胎宝宝进行心灵和情感的交流。

适当地听一些消除紧张的音乐，如海顿的《交响曲第100号》；西贝柳斯的《兰花颂》；法雅的《芭蕾组曲〈三角帽子〉》等。这对保证准妈妈的良好情绪都有好处。

另外，准妈妈每天读一些活泼有趣的歌谣和诗词，或者自己哼唱各种小曲和朗读诗词等，都是不错的胎教方法。因为这些做法，可陶冶母亲的情操，对腹中的胎宝宝的形体器官发育成熟均起到良性的刺激作用，这种作用是潜移默化的。

准妈妈的自我保健

本周生活保健指导

注意饮食营养

继续以前的良好饮食习惯，注重饮食营养，远离烟酒，对于市售的饮料要少喝或不喝，特别是富含食品添加剂的饮料，对准妈妈有害无益。果汁饮料中含糖较多，可引起发胖。可自己榨制果汁饮用，现榨现喝，不要煮沸。

二十二碳六烯酸（DHA）对人类大脑的发育起着十分重要的作用，“鱼类中含有丰富的DHA，吃鱼可使头脑更聪明”，所以准妈妈要注意多喝鱼汤，这样有利于胎宝宝脑的发育，让宝宝更聪明。

小贴士

准妈妈应适当控制体重

如果你刚怀孕时体重偏大，你的体重将会比一般女性要增加更多一些。在保证饮食营养的前提下，尽量避免增加不必要的体重。否则，会加剧妊娠期不适感，并使产后的减肥也变得很困难。

适当的体育活动

适当的体育活动，如散步、准妈妈体操等，每周练3次，每次30分钟，对准妈妈都很有好处。这样会提高代谢能力，使生理状态稳定，尤其是可以使分娩时的心跳频率降低，血压相对稳定，较之不参加体育锻炼的准妈妈分娩更顺利。所以，从本周开始，准妈妈应做适当的体育活动。

看电视要适度

孕期看电视可能是一些准妈妈的消遣方式之一。可是准妈妈应该少看电视。因为有研究表明，每天收看电视2.8小时以上，准妈妈常会出现眩晕、疲倦、乏力、食欲减退、心情烦躁、焦虑不安等不良反应，从而影响胎宝宝的生长发育。所以，准妈妈要少看电视。

准妈妈看电视时，要注意以下问题：时间不宜过长，每次看电视不宜超过2小时，中间要起身活动一下；人与电视的距离要超过2米；不要看影响准妈妈情绪的节目，如不宜看恐怖、悲伤的电视节目；看电视时坐姿要端正；注意不吃或少吃零食；还要注意室内通风，以减少电视在播放时所产生的静电荷和X射线等。这样做，对于爱看电视的准妈妈有益。

本周心理保健指导

怀孕后的女性要尽量开心，少生气。凡事要看得开一些，生气时，尽量想着自己肚子里有个宝宝，生气对他（她）会产生不良影响。因此，怀孕后一定要注意调整心态，避免不良刺激。

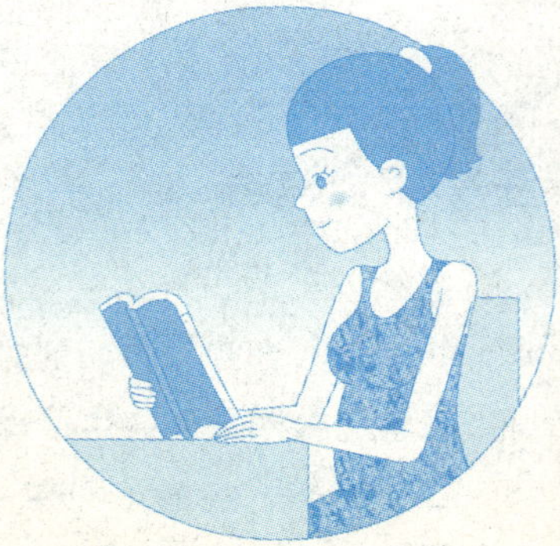

如果你愿意，可以在闲暇之时阅读一些文学作品，古今的优秀散文是最适合准妈妈阅读的，这对保证准妈妈的良好情绪、陶冶性情很有好处。如陶渊明的《桃花源记》、朱自清的《荷塘月色》等，都是值得准妈妈反复阅读体味的文章。如果有兴趣，准妈妈也可读一些世界著名童话，这些文字中的可爱人物、美丽的世界，都可以引起准妈妈的许多遐想，对陶冶准妈妈的性情、激发准妈妈的情感想象，是很有好处的，也更有益于胎教。

本周优生保健指导

预防流产

据统计，70%~80%的流产都发生在怀孕第12周左右。所以，在此周应注意加强保护，避免生活中一切对孕育不利的事物（这可参考前面的相关内容），定期做好产前检查，这对预防流产很有好处。尤其对于流产的高危人群，如工作忙碌的准妈妈、精神压力大的准妈妈、年龄大的准妈妈、患有内科疾病的准妈妈、有不良生活习惯的准妈妈，以及有过3次以上流产经历者的准妈妈，都要注意预防流产。

如果你各方面的保护措施都很到位，但依然出现流产的情况，那么这种自发性的流产，多半是胎宝宝染色体异常所致。面对这种状况，准妈妈及家人应该放宽心，因为这是一种自然淘汰；如果不是胎宝宝染色体异常的自然淘汰现象，而是因为准妈妈本身的问题导致流产，根本之计就是找出问题，对症治疗，才能避免再次流产。

如果在此期你出现了流产的征兆，如阴道出血、腹部绞痛、子宫收缩、腰酸、腹部下坠、早期破水、感染等情况，一定要及时去医院，及时处理。这时，准妈妈要卧床休息，绝对禁止性交，必要时须服用镇静剂，口服维生素E等。经过诊断如果必要，可使用黄体素制剂安胎。经过休息和治疗，如果出血减少，腹痛减轻，可继续妊娠。如果出血增多，从阴道排出胚胎组织，一定要保存好，请大夫查看。如果经医生检查已难保胎，最好终止妊娠，以保护准妈妈的健康。

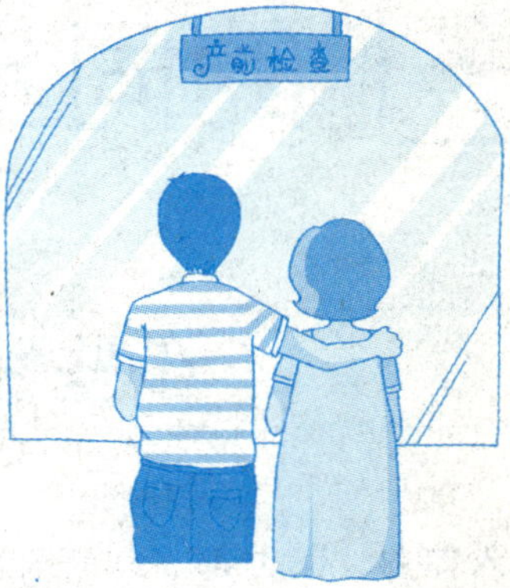

进行第二次产前检查

如果第一次产前检查正常，间隔4周应返院接受第二次产前检查，除了例行的测量血压、体重以及检验尿糖、尿蛋白外，最重要的是确定胎宝宝是否安然无恙，免得万一并发萎缩性胚胎或胎死腹中都还不知道，导致过期流产的问题。

防治胎宝宝佝偻病

胎宝宝也可能发生佝偻病，其原因很多，一是准妈妈患有某些慢性疾病，影响维生素D的吸收；二是不注意营养平衡，维生素D摄入不足；三是孕期晒太阳过少，影响钙的代谢，所以防止准妈妈维生素D缺乏，才能防止胎宝宝缺钙，才能防止胎儿佝偻病。因此，准妈妈一定要注意营养，增加维生素D的摄入量，积极治疗慢性病。

另外，在领取准妈妈《孕产妇保健手册》及进行了第一次产前检查后，这时候通常只是听一下胎心音即可，如果找不到胎心音，则必须马上安排超声波检查。

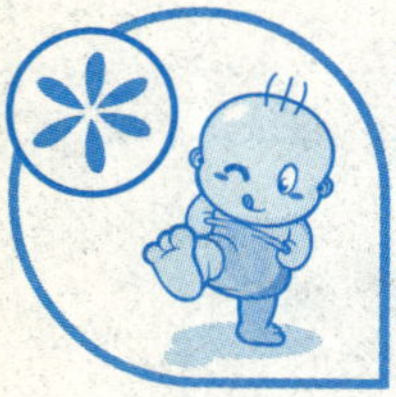

准爸爸对准妈妈的同步护理方案

少些性爱，多些情爱

年轻人体力、精力都非常旺盛，因而对性的要求也非常强烈，而女性妊娠期会由于妊娠反应，或是担心对胎宝宝有伤害，所以会对性不感兴趣。这时，做准爸爸的要体贴，要对自己的妻子少一些性爱，多一些情爱。如经常和自己的妻子散散步、聊聊天，有时不妨调调情，也可以协助妻子记好胎教日记，让妻子始终保持愉快的心情，把胎教做得更加自觉、生动、愉快、多样、有感情。另外，要提高文化素质，言行举止要文明，避免搞婚外情。否则，这对家庭的幸福、和谐都很不利，不要惹“火”上身。

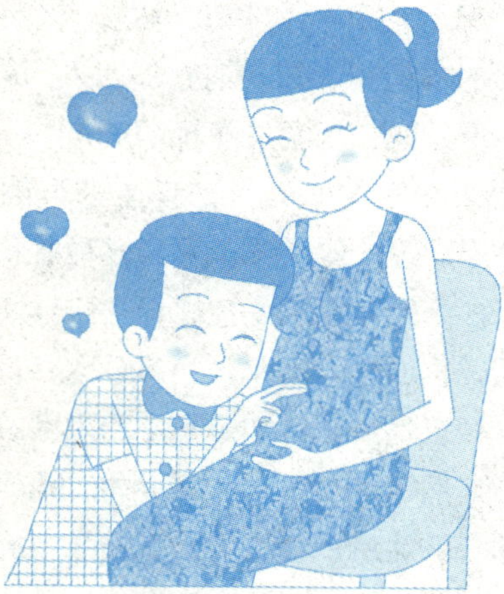

努力建设和谐家庭

你应帮助妻子保持房间整洁、安静、幽雅、舒适。你应该关心妻子，体贴妻子，主动承担家务，每天保证她有充足的休息和睡眠。即使家境不是很好，一旦妻子怀孕，你也要舍得多投入一些。只要有益于妊娠母子的健康，该吃的吃，该花的花，千万不要因为准妈妈想买一些她非常喜欢的东西而争吵。

也可以帮准妈妈在房间里挂些活泼可爱的娃娃画像，对优化准妈妈的心境有积极作用。至于居室的其他布置，只要你有信心，有爱心，相信你会知道该如何装饰它。总之，只要让整个居室充满美的享受，就是为准妈妈创造了好的环境，这一定会让她产生幸福感，更有益于养胎。

妊娠3个月记事表

身体方面	
体重和腰围	
身体自觉不适	
异常情况	
生活方面	
饮食情况	
睡眠情况	
性交情况	
运动情况	
工作情况	
外出情况	
心理情绪	
环境污染	
服用叶酸情况	
用药情况	最近1个月是否用药：是（ ）否（ ） 用药名称： 服用剂量： 是否遵医嘱：
胎教情况	
其他	
孕期检查情况	
是否进行早孕检查	是（ ）否（ ）
检查项目	
检查结果	
异常情况	
医生建议	
异常处理	

心情寄语：

年　　月　　日

怀孕第13周 准妈妈的肚子大起来

胎宝宝什么样

妊娠第13周的胎宝宝，身长7.5～9厘米，体重比上周稍有增加。他(她)的脸看上去更像成人了，眼睛在头的额部更为突出，两眼之间的距离拉近了，眼睑仍然紧紧地闭合，胎宝宝的视觉在孕期第13周就已形成；宝宝的耳朵在此期也已竖起；皮肤依旧比较薄，可透过皮肤看到血管，此期皮肤上有胎脂和毳毛出现；手指开始能与手掌握紧，手指上出现了指纹；脚趾与脚底也可以弯曲。胎宝宝的条件反射能力加强，这时如果准妈妈用手轻轻在腹部碰触，肚子中的宝宝就会蠕动起来，但你仍然感觉不到胎宝宝的动作。胎盘与胎宝宝一起生长发育，现在的胎盘大约有28克。

准妈妈的幸“孕”表现

从本周开始，已进入了孕中期。准妈妈腹部开始隆起，妊娠反应在怀孕3个月以后也自行缓解消失了。这时你的胃口很好，胎宝宝也处于相当稳定的状态，好好享受这段时光吧。

同步胎教进行时

医学专家发现，准妈妈进行体育锻炼时，腹中胎宝宝也会随之运动，胎宝宝心率每分钟可增加10～15次，表明胎宝宝对运动有适应性反应，且出生时的健康状况也比一般新生儿好。所以，从此周开始，你的孕育将处于一个相对稳定的阶段。此周可以适当地进行适于准妈妈的运动，这就是很好的胎教方法。当然，还可以继续以前的胎教方法，对胎宝宝来说也很有益。

这个月可以给胎宝宝起个小名，母亲在每天的生活起居中都可以呼唤宝宝的小名，告诉他（她）自己正在做的事。如早上起床，可经常呼唤宝宝的小名，告诉他（她）妈妈要起床了、要洗脸漱口了等，接着，把一天中的所有起居，如吃早餐、中餐、晚餐、睡觉等均用语言传递给胎宝宝，每天持之以恒。这也是不错的胎教。

另外，还有一种胎教方法可从此周进行，即爱抚法。从妊娠3个月开始，选一个无人打扰的时段，靠在床上，全身放松，呼吸匀称，心平气和，面部呈微笑状，双手轻轻放在腹部的胎宝宝位置上，从上至下，从左至右，轻柔缓慢地抚摸胎宝宝，感觉好像真的在爱抚可爱的小宝宝，感到喜悦和幸福，默想或轻轻地说："宝宝（或宝宝的小名），妈妈跟你在一起"，"宝宝好棒呀！妈妈好幸福"等。每天进行这样的活动1～2次，每次2～5分钟。

准妈妈的自我保健

本周生活保健指导

饮食营养

从现在开始，准妈妈机体代谢加速，胎宝宝、胎盘等附属物能量及代谢的增加，热量需要量每日要比妊娠早期增加约1256千焦，妊娠中期和后期体重增加不少于每周300克，不多于500克。为增加能量代谢，应增加维生素B_1、维生素B_2的摄入量。

所以，在保持以前良好的饮食方式和习惯的同时，应再适量地添加些食物，以满足妊娠的需要。

适合此期的运动

孕中期较合理的锻炼方式有步行、准妈妈操等。锻炼的项目、强度要因人而异，特别要注意准妈妈的健康状态。不要进行跳跃、扭曲或快速旋转的运动项目。

在准妈妈进行体育锻炼时，要注意监护，如体温升高、有疲劳感或呼吸急促等症状时，一定要停止运动，注意休息。

应对蝴蝶斑

孕期脸上长蝴蝶斑（妊娠斑）是令很多准妈妈头痛的事。但是要注意，不要急于使用祛斑霜等护肤品。可注意防晒，也可以多食用些含维生素C、维生素E丰富的食物。另外，可适当地进行按摩。如彻底洗净手和脸，将水擦干，然后用中指和无名指从脸的中线向外做螺旋式揉按，最后用热手巾敷一下，这对妊娠期减退妊娠斑有益。

注意 Attention

准妈妈受外伤是否易于流产

可能很多人认为这个问题是理所当然的。实际上，有研究表明，一般的外伤并不易引起流产，如在孕期手术、摔伤、挤撞，发生流产的比率都不高。可见胚胎如果发育正常，是相当结实的。所以，只要你注意养胎，别做太对不起“胎儿”的事，正常的生活、运动，一般是不会对胎儿造成太大危害的。

本周心理保健指导

生活中，我们难免会遇到委屈。尤其是在怀孕期，女性的心理变得更敏感，更脆弱，所以更容易产生心理委屈、焦虑、不平衡等状态。这时，准妈妈要学会自我调节，我国有以柔克刚的说法，这是理性的表现。当妊娠期发生冲突时，我们要讲究谦和，要想到：别人对我无理，那是他们不聪明、没涵养、不道德的表现，我若以恶还恶，那么我比别人更高明吗？应是一笑置之，不和他人一般见识，这种态度才是最聪明的做法，并且能使准妈妈心情更平和、情绪更稳定，更有利于胎教和养胎。

此外，坚持在日常生活中保持良好的情绪，多想一些愉快的事，多看一些轻松、幽默的书籍、电视片、电影和动画片，多到风景优美的地方走走等，这样会缓解一些心理上的烦乱情绪，使准妈妈体内循环畅通，从而减轻妊娠的不良反应，减轻准妈妈的烦躁心理。

本周优生保健指导

警惕妊娠并发症

我们建议准妈妈要定期去医院做孕期检查，这样有利于及时发现胎宝宝和准妈妈身体的异常情况，及时处理，对保证优生优育有益。

除了例行孕期检查外，如果有一些异常情况出现，则需警惕。如阴道出血或有水样分泌物、剧烈腹痛、持续呕吐、发热或畏寒、持续或剧烈头痛、胎动明显减少或胎动消失等，都应该注意及时去医院进行诊治，对症处理。

因为妊娠并发症防不胜防，所以我们建议，在生活中做好基本的安胎养胎工作后，准妈妈们要对自己的身体保持一定的警觉性，如有异常要及早就医治疗。

进行B超诊断

在此期应该去做一次B超检查，这是诊断胎宝宝是否异常的最佳方法。每位准妈妈都必须接受超声波检查，这样可以很详细、很系统地扫描胎宝宝的全身器官，一旦发现胎宝宝合并重大且无法矫治的畸形，如无脑儿等，应立即安排引产终止妊娠。有些畸形较易合并染色体异常，如脐膨出、先天性心脏病等，则须进一步接受羊水穿刺或抽脐带血来加以确定，及时处理。

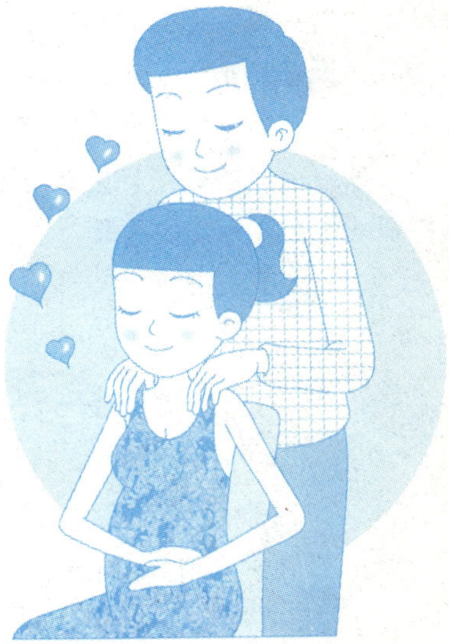

准爸爸对准妈妈的同步护理方案

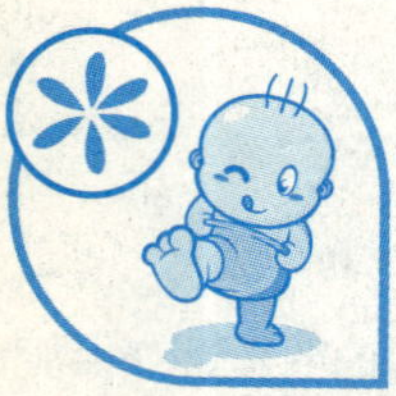

保证夫妻感情融洽

夫妻感情与下一代的健康有着紧密的联系。研究表明，在孕早期，夫妻之间经常争吵，准妈妈情绪极度不安时，可以引起胎宝宝畸形。在孕晚期，如果夫妻感情不和，准妈妈精神状态不好，则可增加胎动次数，影响胎宝宝的身心发育，而且出生后婴儿常烦躁不安，哭闹不止，睡眠差，消化功能不好，严重时甚至危及孩子的生命。所以，保证夫妻感情融洽，保证家庭的幸福和谐，对于保证胎宝宝的健康发育，保证生育出优秀的下一代有着很重要的作用和意义。因此，准爸爸一定要为夫妻感情融洽而努力。

准爸爸要学会听胎心音

听胎心音对预防胎宝宝出现意外很有意义。听胎心音不是一下就能掌握的，要学会分辨胎心音与肠鸣音、母体主动脉音和母体心音。区别：胎心音是规律的，肠鸣音不规律；胎心跳动快，母体的心率慢。

听胎心音，最简便的方法是用耳朵直接贴在准妈妈腹壁上听取。每次听胎心至少1分钟，正常胎心率为每分钟140次左右。正常范围在每分钟120~160次。如果每分钟超过160次，则显示胎宝宝重度缺氧；如果少于120次并伴有胎心跳动不规律，则情况更严重，应立即请医生诊治。应该做好胎心计数记录，孕28周后应每日记录。

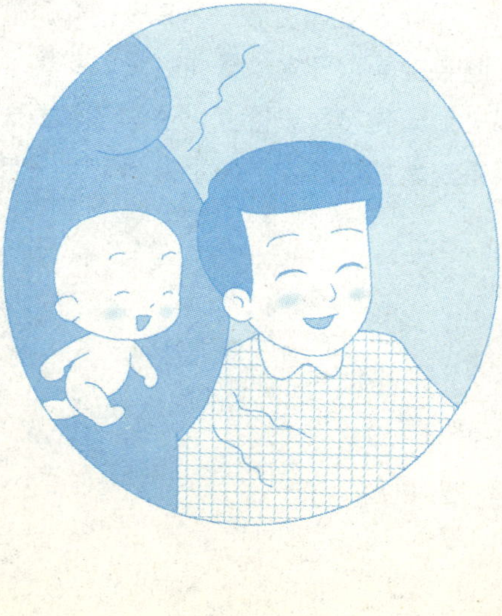

妊娠中期一日食物量表举例

食物类	一日所需量	总营养摄入总量
主食类	面粉150克，粳米150克。	用此表食物烹调膳食，每日从中可摄入蛋白质85.9克、热量11449千焦、钙1567.3毫克、锌20.5毫克、铁31毫克、维生素A 2259国际单位、维生素E16.2毫克。
杂粮类	玉米面50克，豆制品50克。	
肉类	猪肉（牛、羊肉）50克，动物内脏10～30克。	
蛋奶类	蛋类50克，牛奶、酸奶等150克。	
脂类	动、植物油各10克。	
蔬菜类	各种蔬菜共计800～1000克。	
水果类	各种时令水果500克。	
零食类	如坚果（干果是孕期内获取铁质的最佳来源，特别是葡萄干、杏干、核桃等）、牛奶、巧克力等，不超过50克为宜。	

一日食谱举例

7：00	早餐：米粥（200克），煮鸡蛋1个，小馒头2个，小菜1碟，时令水果1个。
10：00	加餐：牛奶150毫升，苏打饼干25克。
12：00	午餐：米饭100克，紫菜蛋花汤50克，冬瓜排骨炖海带1份（冬瓜100克、排骨100克、海带25克），韭菜炒鸡蛋（韭菜200克、鸡蛋2个）。
15：00	加餐：苹果1个、核桃3个。
18：00	晚餐：清蒸鱼200克，香菇油菜1份（香菇50克、油菜200克），米饭100克，玉米面粥1小碗（50克）。
20：00	加餐：牛奶100毫升，苹果半个。

怀孕第14周 在妈妈肚子里尽情活动吧

胎宝宝什么样

妊娠第14周的胎宝宝，身长7.5～10厘米，体重约达到28克。这个时候的胎宝宝生长速度很快。心脏搏动更加活跃，内脏发育基本完成，消化器官与泌尿器官已开始具有功能，并有尿意，从由肝脏制造血液而转移到脾脏制造血液。胎宝宝此时在妈妈的肚子里已经可以做很多事情了，如皱眉、做鬼脸、斜着眼睛，或者在吸吮自己的手指，科学证明这些动作可以促进大脑发育。

准妈妈的幸“孕”表现

准妈妈的乳房明显增大，腹部开始隆起，但还不是很明显，从外表看上去，你也更加像位美丽的孕妈咪了。这时，子宫会变大，出现多尿的情况，由于骨盆腔充血，并影响结肠，因此，经常会发生便秘。

同步胎教进行时

传统的胎教，并不是教育胎宝宝，而是教育准妈妈，兼及准爸爸。在今天的社会里，人们照样重视这种观念。所以，在妊娠期，准妈妈和准爸爸都要注重胎教。此周，可继续沿用以前的胎教方法对胎宝宝进行胎教。另外，古人说，妊娠四月准妈妈“当静形体，和心态，节饮食”，这对胎教有利。尤其是要注意在此周不要乱吃乱喝，注意休息是很重要的。

另外，这时胎宝宝脑发育很快，准妈妈应积极给予胎宝宝各种良性刺激，如唱歌、朗诵等。有些胎教磁带里的儿歌、小诗等，也很优美，可以经常听读，这对准妈妈和胎宝宝都有益。

准妈妈的自我保健

本周生活保健指导

注意饮食营养

继续保持以前的良好的饮食方式和饮食习惯。另外，在此周的饮食重点中，还要注意一些营养素摄入要合理，如维生素A。我们通常提醒准妈妈要补充铁质，以防止贫血或引起其他问题给孕育带来危害。所以，经常建议准妈妈可适当地吃些肝类的食物。但要注意，肝类食物铁含量虽高，维生素A含量也高。若维生素A过量，可引起胎宝宝畸形。因此，准妈妈不要过多吃肝脏类食物，如果想补铁还可选用其他的食物，如绿色蔬菜等。

另外，还要适当地摄入脂质类食物，因为脂质是脑神经元之间传递信息的桥梁物质，是脑组织的建筑材料，脂质的多少影响着胎宝宝脑细胞的数目和大脑皮质沟回的多少。此期刚好是胎宝宝脑发育的重要时期，因此，准妈妈应选食富含脂质的食物，如粮谷类的小米、玉米；干果类的核桃仁、芝麻、花生仁；蔬菜类的冬菇、香菇等。

总之，妊娠期饮食不仅仅是为了喂饱准妈妈的肚皮，而是要考虑营养，以保证妊娠的需要。

孕期最好不要在新房内居住

根据美国环保部门对新建筑的抽样调查统计，新房内的空气中竟含有500余种对人体有害的化学物质。室内污染除建筑材料外，还有新家具、地毯散发出的挥发性化学物质，宠物身上脱落的毛、皮屑，旧衣物上的真菌，植物花粉及排出的二氧化碳等，都会对准妈妈产生危害。所以，孕期最好不要在新房内居住。

注重乳房保健

乳房明显增大，应该随时保持乳头的清洁，但要避免按摩乳头，以免诱发子宫收缩而流产。如发现乳头凹陷，要特别注意积极进行纠正，必要时请医生进行处理。

小贴士

可以适当吃些哈密瓜

如果你怀孕时正好是哈密瓜和西瓜上市的季节，不妨多吃一点，因为它们都含有大量的维生素A和维生素C。

本周心理保健指导

一般而言，女性的情绪活动具有较高的兴奋性，易于激动或对刺激易于产生反应，多富于情绪性的表达，容易接受暗示。妊娠期，当心绪不佳时，会过多地表达躯体性不适，而且易生气、恼怒、忧虑等。此时，准妈妈应该注意心理保健。前面已经介绍过很多转移不良情绪、积极调整心态的方法，这里就不再重复介绍。需要说明的是："人有五脏，化五气"，"人之七情生于五脏，即心主喜，肝主怒，肾主惊恐，脾主思，肺主悲忧"！所以，节制七情、保持平和良好的心态也是养生、健胎的关键。

本周优生保健指导

避免X光检查

X光是一种放射线，对人体具有一定的危害，特别是对胎宝宝，有一定的致畸作用，可使流产、死胎的发生率大大提高。所以，在妊娠期，准妈妈一定要远离X光的照射，尽量不做X光检查。

慎用中药

准妈妈不要乱服中药，因为某些中药有堕胎的作用，可造成准妈妈流产。如桃仁、枳实、红花、大黄、附子、半夏、巴豆、黑白丑、商陆、三棱、莪术等，这些中药都要慎用。另外，一些中成药也要慎用，如牛黄解毒丸、六神丸、大小活络丹、舒筋活络丸、开胸顺气丸、玉真散等。一般情况下，中成药在说明书或用法上会注明“孕妇忌服”字样。看到这样的字样，一定不要服用。至于服中药或其他药类，同样也需要听从医生的建议，慎重选择！

警惕传染病

准妈妈所患的任何一种疾病，对胎宝宝都是不利的，所以准父母一定要注意预防各种疾病。平常准妈妈要加强体育锻炼，多做户外活动，多晒太阳，提高机体对气候变化的适应性。尽量少去人多的地方，如果非要外出，应该戴口罩，回家后要先用淡盐水漱口。在室内，要注意空气流通，保持室内清洁。同时，要增加营养，以增强体质。家里人在此期也要格外注意健康，少去人多的地方，也要积极地锻炼身体，提高抵抗力。如果家人生病，一定要与准妈妈进行有效隔离。

患有甲状腺功能亢进（甲亢）的准妈妈应警惕

孕前患有甲亢的准妈妈，在妊娠期病情可以减轻，准妈妈要注意增加营养，注意休息。同时，在医生指导下进行合理治疗，一般不采取手术及放射性核位素治疗。在预产期前，应住院待产。另外，需要提醒的是，准妈妈用药要恰当，抗甲状腺药物要慎用，因为这类药有可能导致胎宝宝患先天性呆小症。所以，孕期一定要注意请教医生，避免给宝宝带来危害。如果产后服用抗甲状腺药物，最好别给宝宝喂母乳，应采用人工喂养。

心脏病是否能怀孕

不论哪一种心脏病，心脏功能I级和II级者，可以妊娠，在良好的医疗监护下，一般可以顺利妊娠和分娩。心脏功能III、IV级者，风湿性心脏病伴肺动脉高血压、活动性风湿病伴发细菌性心内膜炎、慢性心房纤颤、高度房室传导阻滞等，不宜妊娠，应在妊娠早期做人工流产。曾发生过心力衰竭的女性，也不宜怀孕。

子宫颈机能不全

正常怀孕必须等到接近预产期时，产生强烈阵痛才能促使子宫颈口逐渐扩张，使胎宝宝得以顺利经阴道分娩。可是有些子宫颈机能不全的患者，仅在怀孕超过4个月时，就会在毫无自觉子宫收缩的阵痛征兆下，或者顶多也只是有点腰酸及阴道分泌物增加，子宫颈却无声无息地张开，使得胎膜及羊水因重力而向下脱垂，突出到阴道里面破水造成流产。

为了防止此种严重后果的出现，一旦确定是由于子宫颈机能不全所致，应在怀孕14周后，实施子宫颈环扎手术，术后仍需尽量卧床休息及追踪检查，才能保证准妈妈顺利妊娠。

妊娠合并卵巢囊肿怎么办

首先必须根据超声波影像及血液检查，判断是否有恶性肿瘤的可能性。若有怀疑应立即安排手术，开刀时用的麻醉药物并不会伤害胎宝宝。

绝大多数卵巢肿瘤均属良性，卵巢肿瘤大都随着子宫扩大而步步升高，通常不太会遭受压迫，更不至于影响胎宝宝健康。因此，开刀与否的问题，医界尚无定论，最好是由主治医师根据肿瘤的大小、位置及性质，全盘分析手术的利弊得失后，与准妈妈及家属商讨后再做抉择。最好在妊娠16周左右安排手术治疗。

准爸爸对准妈妈的同步护理方案

注重此期性生活保健

在孕中期（13~28周），由于胎盘全部形成，胎宝宝处于相对稳定时期。此时，可以进行适当的性生活。并且这还可以使夫妻双方精神和躯体得到放松，保持夫妻之间亲密的关系。但要注意，在性生活中，方式不要过于激动和剧烈。动作仍要轻柔，幅度不宜过大。男性的生殖器不要插入太深，频率也要减少，更要注意不要刺激乳头，以免引发流产和感染。

在生活中照顾好准妈妈

妊娠反应在怀孕3个月以后可自行缓解消失，这时妻子的胃口很好，食量大增。要注意给妻子增加营养，以满足准妈妈和胎宝宝的需要。所谓注意营养，不是在量上，主要是在质上；重要的在于多种营养素的平衡摄入，而不在于高级与否。吃什么有利于准妈妈和胎宝宝，做准爸爸的还要找些书籍认真学习。

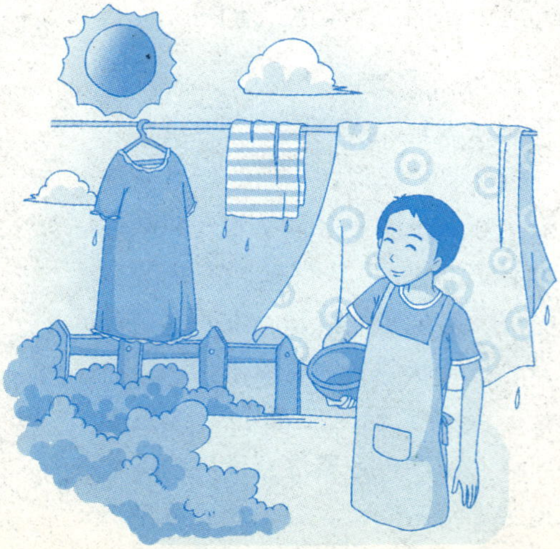

除此之外，准爸爸要经常陪伴准妈妈，多陪她散散步，更有必要的是，你可以陪着准妈妈去听听养胎课，陪准妈妈去挑几件漂亮的孕妇装等，这些都会让准妈妈的情绪得以放松，心情愉快，有益于妊娠！

怀孕第15周 可以确定胎宝宝的性别了

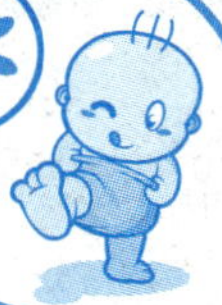

胎宝宝什么样

妊娠第15周的宝宝，身长10～12厘米，体重约50克。本周发生的最大的事情就是他(她)开始在你的子宫中打嗝了，这是胎宝宝开始呼吸的前兆。这时候宝宝的腿长超过了胳膊，手的指甲完全形成，指部的关节也开始运动了。胎宝宝在此期已有各种运动，在羊水中可以慢慢地游动，重复做相同的动作，可移动位置和改变位置，并可做全身上下的运动。

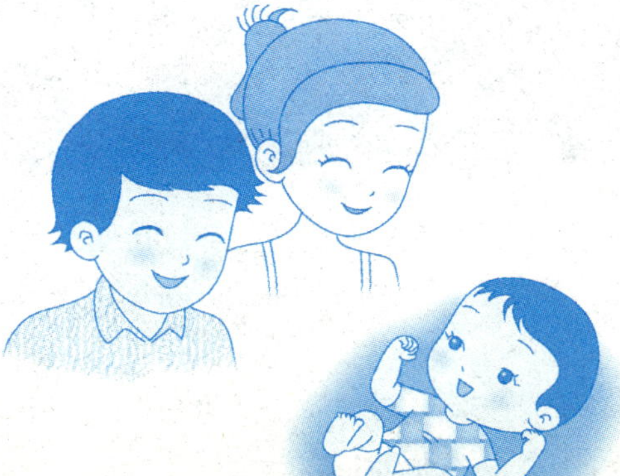

另外，在此期，你也可以通过B超检查分辨孩子的性别了。不过，一般的情况下，医院规定除确诊某些性别遗传的疾病的原因以外，医生不可以将胎宝宝的性别告诉他人。所以，家长们暂时也不要急于得知胎宝宝的性别，让等待长些，将来惊喜才会更大。

准妈妈的幸“孕”表现

随着妊娠周数的增加，准妈妈的外形特征越来越明显了。早孕反应过去了，准妈妈此时的胃口很好，食量大增。但由于内分泌的改变，对雌激素需求量的增加，准妈妈脸上的妊娠斑、肚皮上的妊娠纹可能会越来越多，有时还会出现牙龈充血或出血现象。另外，如果准妈妈不注意饮食卫生，则有可能引发牙周炎。

同步胎教进行时

可继续按以前的胎教方式进行胎教。另外，在妊娠第4个月时，胎宝宝对光线已经非常敏感。实验证明，用手电筒的光线有节奏地照射准妈妈的腹部，发现胎宝宝会睁开双眼，把脸转向有光亮的地方。所以，此期，可以对胎宝宝进行光照胎教。可用4节一号电池的手电筒，一闪一灭地直接放在母亲腹部进行光线照射，每日3次，每次30秒，并记录下胎宝宝的反应。进行视觉训练可促进视觉发育，增加视觉范围，同时有助于强化昼夜周期。即晚上睡觉，白天觉醒，并可促进动作行为的发展。切忌用强光，照射时间不宜过长。

另外，准妈妈要有良好的道德修养和高雅的情趣，尤其在此期，装饰打扮要恰到好处。要知道，准妈妈的穿着打扮也是一种不错的胎教方式，可以使胎宝宝在母体内受到美的感染而获得初步的审美观。

此周音乐胎教的内容也更为丰富，除了继续听以前的音乐外，准妈妈也可以唱歌给宝宝听。如果准爸爸能参与到宝宝的音乐胎教中来，即给宝宝低音唱歌或者哼一些曲调，胎宝宝会更容易接受。

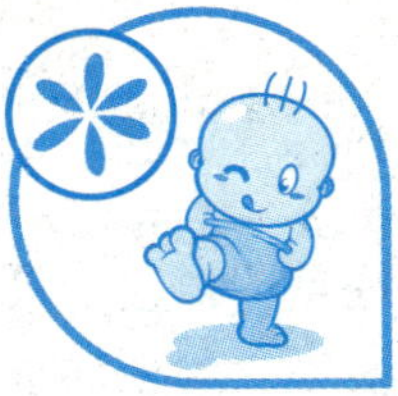

准妈妈的自我保健

本周生活保健指导

注意合理的饮食

孕中期胎宝宝生长开始加快，对蛋白质的需要量明显增加。所以，应在准妈妈的饮食中增加蛋白质的供给量。另外，继续保持以前的良好饮食状况，并注意饮食卫生。尤其是在夏天外出的情况下，一定要注意饮食卫生，不吃未洗净、过期或检疫不合格、包装不严格的食品。

若是夏天，想为准妈妈选些清凉解暑的食物，应选择百合、莲子、青梅、西瓜、小枣、冰糖、绿豆、藕粉、糖桂花等食品。

另外，在前面，我们已经通过表格的形式，告诉你在此期如何安排自己每天的食谱。在这里，我们也可以再换一种，比如你可以按专家推荐的以下标准，安排你每日的饮食：如米或面500克，鲜绿叶蔬菜500克，其他蔬菜250克，鸡蛋2枚，鱼肉或动物肝脏100克，豆类或豆制品100克，另加一些水果和乳制品。

注意合理的运动

生命在于运动。妊娠期间的女性应适当参加一些体育活动，过多的卧床休息会使准妈妈的胃肠蠕动减少，从而引起食欲下降、消化不良、便秘等，对胎宝宝的发育不利，也不利于分娩。至于运动项目的选择，你还可以坚持以前的运动项目及运动量，做到有劳有逸，避免一味地休息，无所事事。

避免玩麻将

有些女性爱玩麻将，这对孕妇是不利的。我国自古有“清虚端心，听美言，见好事”而有利于养胎、保胎的说法。而玩麻将时，准妈妈往往神经高度紧张、患得患失、争论激烈，这会使母体内的激素分泌异常，对胎宝宝有害，所以孕期一定不要玩麻将。

不宜烫发、染发

医学研究表明，染发剂可导致皮肤癌，还可以引起乳腺癌和胎宝宝畸形。所以，在妊娠期，准妈妈不宜烫发、染发。

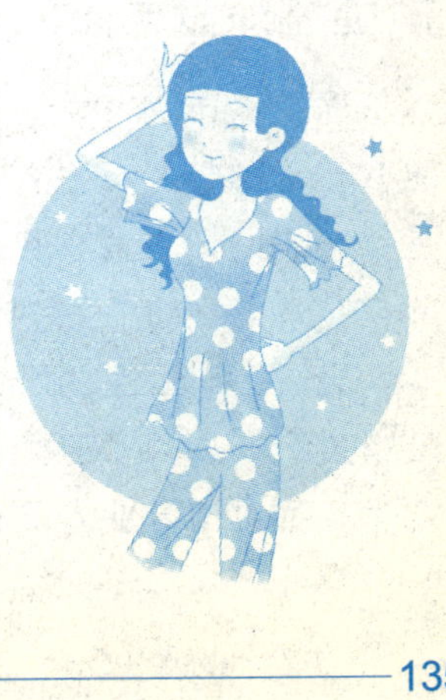

本周心理保健指导

有时，母亲会感到胎宝宝在腹中踢动，这是因为胎宝宝感到不安或不愉快，借由踢动传达给母亲。当然，胎宝宝在愉快满足时也会踢动，只是两者信号不同，愉快时表现得温和而有节奏。

女性怀孕后会对有关妊娠的许多事情产生恐惧、顾虑，比如高龄准妈妈会担心胎宝宝畸形；生病准妈妈会担心病情加重；想要男孩儿的准妈妈，担心生女孩等。总之，所有的事情都可能引起准妈妈的担心，使她们处于不良的心理状态之中，这对妊娠、养胎不利，应尽早到医院咨询，随时听取医生的建议，以消除顾虑。

子宫肌瘤患者慎怀孕

患有子宫肌瘤的女性可以怀孕，但是要注意按医生的嘱咐定期进行检查。遇到紧急情况，及时处理。在孕期减少活动防止有宫缩及肌瘤变性。

慎重选择传声器

据有关专家介绍，目前，市场上的胎教音乐磁带大都附有一个传声器，目的是让准妈妈把它放在腹壁上使声波直接进入体内，传给胎宝宝听。这种传导的方式，有时会对宝宝的听力造成伤害，所以应慎重选择。为了避免音乐给胎宝宝带来危害，尽量请专业人员帮助选购磁带，以确保磁带的质量；最好不使用传声器，只用外放的就可以了；不要选择高频率的音乐，应选择柔美、流畅的音乐，并且每次听的时间也不宜过长。

警惕葡萄胎

葡萄胎在我国比较高发，此病危害很大，有良性、恶性之分，所以应警惕葡萄胎的发生。良性葡萄胎患者在早期与正常准妈妈相同，无特殊症状。有时，可能会在妊娠2~4月，发生间歇性和持续性阴道流血，血色暗红，时出时止，时多时少，反复发生。良性葡萄胎患者其子宫体积会异常增大，与妊娠月份不符，往往妊娠3~4月，子宫底已达脐部，好像妊娠6个月，并且妊娠反应较重，妊娠高血压综合征的症状也较多见。

重视产前检查，对于防治此病很有好处。在葡萄胎确诊后，应做刮宫术，去除子宫的内容物，将刮出物做切片检查。手术后应观察出血情况，每日做妊娠试验，如有恶性变化，要立即摘除子宫。

准妈妈要密切观察胎宝宝的情况

平时准妈妈要密切观察胎宝宝，从一些自觉症状上来判断宝宝的情况，如胎动过速或过慢、心率过高或过低、子宫增大与妊娠月份不符等，都应该及时去医院进行检查，及时处理。

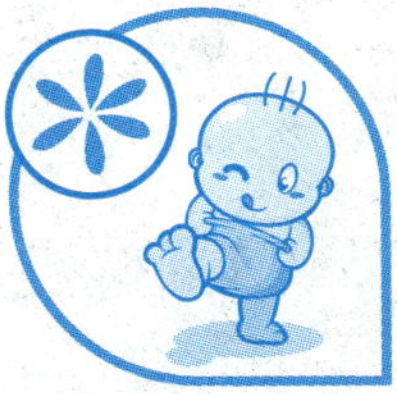

准爸爸对准妈妈的同步护理方案

坚持戒烟

吸烟对准妈妈和胎宝宝危害极大，我们一直在强调。那么此期，你是不是又对香烟蠢蠢欲动了呢？记住，坚持住，继续戒烟。不要让准妈妈和胎宝宝生活在烟雾弥漫的环境中，否则烟雾中的一氧化碳、尼古丁等，还能通过皮肤、胃肠道进入母体，从而祸及胎宝宝。所以，为了母亲和胎宝宝的健康，做准爸爸的一定要积极努力——少吸烟或不吸烟。

多陪准妈妈散散步

继续从生活、感情等各方面来关爱准妈妈。在这里，需要强调的是，有时间一定要抽空陪准妈妈运动运动。比如散步、做准妈妈操等，都不错。早晚散散步是一种适合此期准妈妈的很好的运动，既能促进肠胃蠕动，还能增加耐力——耐力对分娩是很有帮助的。而在走动的同时，宝宝也不闲着，可以刺激他的活动。所以，准爸爸一定要多陪伴准妈妈散步。散步要注意速度，最好控制在每小时4千米，每天一次，每次30～40分钟，步速和时间要循序渐进。同时，散步要先选择好环境，比如在花园或树林，如果出现大雾天或是沙尘天，尽量别外出。

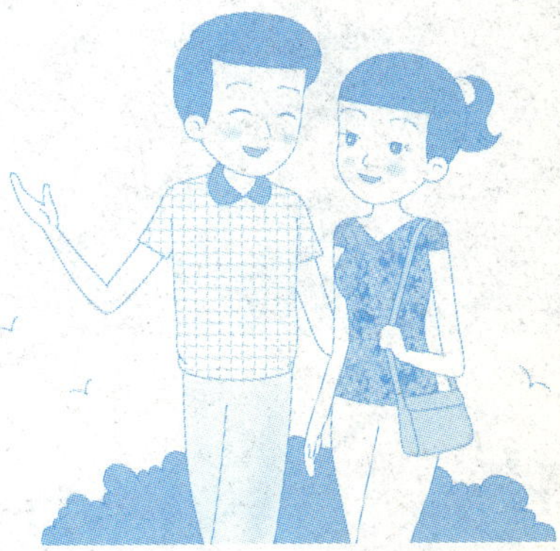

注意 ❤ Attention

注意胎动

临床研究表明，每当胎儿感受到不适、不安或意识到危险临近时，就会拳打脚踢，向母亲报警。此时，当准妈妈感觉胎儿状况异常时，应及时去医院检查，不要耽误了救治的时机。

怀孕第16周 脐带是胎宝宝的好玩具

胎宝宝什么样

妊娠第16周的胎宝宝，身长约12厘米，体重150克左右。宝宝在这一周机体器官发育更完善。循环系统和尿道已完全进入了正常的工作状态。他（她）还能不断地吸入和呼出羊水了。尤其是在本周，他(她)自己会在妈妈的子宫中玩耍了。宝宝在子宫中最好的玩具就是脐带，他(她)有时会拉它，抓它，有时甚至拉紧到只能有少量空气进入。可是，这对他（她）并无大碍，要知道，宝宝自己会有分寸的，他(她)才不会让自己一点空气和养分都没有呢。

准妈妈的幸“孕”表现

此期，准妈妈的外形体征更明显了。子宫膨隆，使腹部向前突出，腰椎前凸增加，骨盆前倾，身体重心前移，加重了背部肌肉的负担。所以，准妈妈常常会感到腰痛。并且此时你可能会感到很易疲倦，常有便秘、胃灼热和消化不良、胀气和水肿、乳房继续膨胀、偶尔头痛或晕眩、鼻塞、牙龈出血、食欲增加、脚和足踝轻微水肿、腿部静脉曲张、有稍许的白带等症状。不过不是每个准妈妈都有这些问题，因人而异。

同步胎教进行时

母亲的子宫内是胎宝宝生活的第一个环境，在子宫内环境中，胎宝宝能感受到温暖、和谐、慈爱的气氛。如果准妈妈在此期很配合，能够保持良好的情绪，表达出对胎宝宝足够的爱。那么，胎宝宝幼小的心灵将得到同化，意识到生活的美好和欢乐，为胎宝宝热爱生活、活泼外向、果断自信等优良性格打下良好的基础。

另外，大自然的美景，新鲜的空气，更有利于胎儿的大脑发育。所以，妊娠期准妈妈应该多到大自然中去，这样才有可能为胎宝宝提供充足的氧气，并且郊外、公园、田野、海滨、森林等，都能提供对人身心健康极其有益的负离子。因此，准妈妈要多寻找这样的机会，让自己和宝宝有更多的机会去获得这种“空气维生素”。

准妈妈的自我保健

本周生活保健指导

注意饮食营养

此周保健的重点应是使准妈妈摄取足够的营养。在这个时期，由于早孕反应的结束，身心皆感到很舒服。所以，准妈妈处于食欲旺盛期，可在原来的基础上添加一些营养食物。但要记住，少食甘甜、辛辣、油腻等食物，否则易导致胎热、胎肥、难产或使婴儿出生后多发疮疡疹毒、目赤口疮等症。当然，冰冷寒食也不宜食用。

另外，要多喝水，每日要饮水1~1.5升，也可以喝牛奶。不过，有的准妈妈喝奶后会出现腹胀、腹痛、腹泻等症状。这时，可改喝酸奶等比较有益于准妈妈健康的饮品。如果孕前有喝茶的习惯，孕后仍可喝茶，但不要喝浓茶，咖啡更要尽量避免。

第4个月是宝宝长牙根的时期，所以你也要多吃含钙的食物。

注意活动

怀孕后，准妈妈常会感到行动不便，易疲劳。所以，准妈妈喜静厌动，整天躺在床上不工作、不活动，这是不可取的。因为这样导致的结果是，身体消耗热量少，脂肪堆积起来，会变得肥胖，结果体质越来越差，也使胎宝宝养得肥肥大大，更不利于分娩。所以，准妈妈在此周还是应该进行适当的工作和活动的。紧张一点的生活能带给人愉快的感觉，对准妈妈和胎宝宝都是有益的。

注意卫生

建议你随身在手袋或汽车里携带纸巾和马桶垫纸，以便随时使用。另外，要注意勤洗澡、洗手，勤换衣服，不吃不洁食物。尤其是为了自己和宝宝的安全，尽量选用可去皮的水果，以免摄入农药和保鲜剂。当然，吃其他的食物，则要注意洗净后再食用。

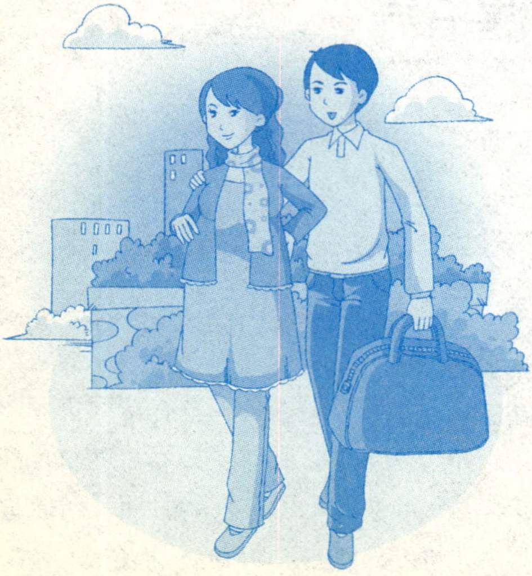

外出旅游

喜欢旅游的准妈妈，如果特别想游玩的话，在怀孕第4~6个月，可以出去旅游，这样相对安全些。不过，准妈妈外出旅游有很多的讲究，首先，就是要去请教你的妇产科医生，帮你检查一下有没有不良情况存在，听听医生对你的出行建议，并记好医生的联系方式，以便随时能找到医生。其次，就是要安排好出行的各种事务，打探目的地的医疗情况、天气情况、流行病情况、地形情况等。再次，安排好出行的交通工具，最好有专人专车接送。另外，要安排好陪同人员，最好是自己的亲友，以方便照顾。

还要准备好所带的东西，如《孕产妇保健手册》、身份证、宽松舒适的衣服、鞋袜、足够的现金、必备的药品等。

出行时，要注意途中准妈妈的休息和排泄。隔一段时间，应让准妈妈休息或下车活动一下。尤其是不要憋尿，实在不方便，也要带足成人纸尿裤。

到达目的地后，要安排好行程。行程安排不易太紧凑，要让准妈妈得到充分的休息，并且要注意避免去一些危险的地方和参加危险的活动，如登高、涉水、爬山等。

注意饮食卫生，不要吃路边的食物，也不要尝试以前没吃过的食物，否则易引起感染或过敏。

少去人多拥挤的地方。如果准妈妈在外旅游期间出现任何不适，要及时去当地医院进行救治，并及时与其主治医师保持联系，以确保准妈妈和胎宝宝的安全。总之，只有做足了各项准备才可以出行，并要确保途中的周全照顾与安全，否则不能贸然出行。

本周心理保健指导

随着妊娠月份的增加，准妈妈的忍耐力受到了严峻考验，如体态曲线发生变化、体重逐月增加、日常生活与工作受到限制、准妈妈的内分泌变化使其面部及躯体部皮肤色素加深，出现色素沉着斑块、痤疮样皮炎、面部失去光泽、水肿等。这时，有的准妈妈会为此自卑、烦躁、焦虑，甚至会引起准妈妈对准爸爸和胎宝宝的憎恨。母亲的情绪、态度会影响胎宝宝。所以，一定要想办法调适自己的不良心理，可以继续沿用我们以前介绍的方法，或是找到更适合自己的方法来调节情绪，保证心理健康，确保妊娠顺利进行！

本周优生保健指导

筛查先天愚型（唐氏综合征）

人体细胞有23对染色体，在精子和卵子结合时，应该是各自提供一半的染色体（23条），若有差错则会导致染色体异常。

先天愚型是新生儿最常见的一种染色体异常症。这种病症对下一代的健康及家庭幸福是不利的。积极地筛查此病症，对于每一个家庭来说都很有意义。

在妊娠15~20周，准妈妈去医院抽取血液，检验甲胎蛋白与绒毛膜促性腺激素的浓度，换算成该周数中间值的倍数，配合年龄、体重等变量，计算机会计算出准妈妈可能怀有先天愚型胎宝宝的概率。

需要提醒的是，抽血筛检只能计算怀有先天愚型儿的概率高低，并不能取代羊膜穿刺检查。所以，为了确保安全，高危孕妇一定要再次进行羊膜穿刺检查。

进行羊水检查

这项检查可以发现胎宝宝是否异常，有利于及时进行处理。因为胎宝宝生活在母体子宫内，漂浮于羊水之中。这样，胎宝宝皮肤、消化道、呼吸道和泌尿生殖系统的脱屑细胞均悬浮在羊水内。

在妊娠16~20周，高危孕妇要进行羊水穿刺检查，方法是：具有适应证的准妈妈先做B超，确定胎盘位置、胎宝宝情况，避免误伤胎盘。如无B超，触诊寻找囊性感大、易触及浮动胎体的部位，也可避开胎盘。选好进针点后，消毒皮肤，铺消毒巾，局部麻醉，用带针心的腰穿针在选好的点处垂直刺入；针穿过腹壁和子宫壁时有两次落空感，取出针心；用2毫升注射器抽吸羊水2毫升，弃去，此段羊水可能含母体细胞；再用20毫升空针抽吸羊水20毫升，分别装在2支消毒试管内，加盖；取出针头，盖消毒纱布，压迫2～3分钟，准妈妈卧床休息2小时。取出的羊水离心5～10分钟，上清液做生化试验，沉渣做细胞培养，或提取DNA。

不过，这是一项创伤性检查，一般准妈妈不要进行。只是一些特殊的准妈妈，如35岁以上的高龄产妇、前次怀孕有过染色体异常胎宝宝者、母血先天愚型筛查结果显示为高危人群者，才需要进行此项检查。

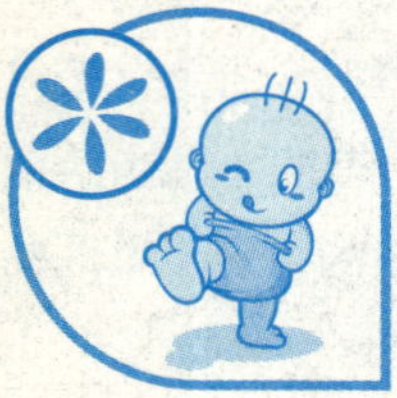

准爸爸对准妈妈的同步护理方案

激发妻子的爱子情感

让妻子爱上未出生的孩子，在妊娠期很重要。很多女性因为妊娠反应、妊娠负担或因肚子大起来影响了外貌、体形，面部出现色素沉着，损害了自己的容颜等，就怨恨腹中胎宝宝。许多实验证明，母亲和胎宝宝有着密切的心理联系，母亲对胎宝宝有任何厌恶情绪或想要流产的念头，都不利于胎宝宝的身心健康。所以，准爸爸应该在妊娠期激发准妈妈的爱子情感，可以经常和妻子一起描绘宝宝在子宫中的模样，也可以想象一些宝宝的样子，并且可以让妻子看一些能激发母子情感的书籍或影视片等。总之，准爸爸要引导妻子去爱护腹中孕育着的胎宝宝，这是妊娠期准爸爸的重要责任和义务之一。

要认真地数胎动

数胎动对防止胎宝宝出现意外情况很有益。尤其是这项工作由准爸爸来进行，这会让准妈妈对此感到很欣慰，有助于产生幸福感，有益于妊娠、胎教。具体的做法是：妻子仰卧或左侧卧位，准爸爸两手掌放在妻子的腹壁上，可感觉到胎宝宝有伸手、蹬腿等活动，即胎动。每天早晨、中午、晚上各测一次，每次连续计数1小时，再将3次计数之和乘以4便可推算12小时的胎动次数。数胎动时，要做好记录，并坚持每天进行，以便在准妈妈去做妊娠检查时，能提供参考数据，判断胎宝宝的状况，监护胎宝宝的安危，发现异常情况，及时得到合理治疗。

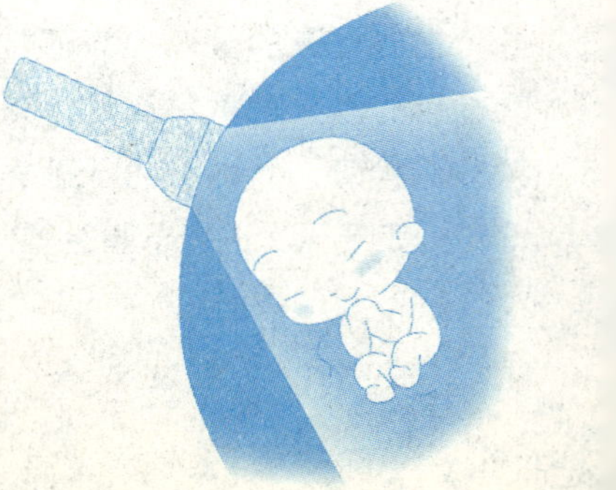

妊娠4个月记事表

身体方面	
体重和腰围	
身体自觉不适	
异常情况	
生活方面	
饮食情况	
睡眠情况	
性交情况	
运动情况	
工作情况	
外出情况	
心理情绪	
环境污染	
服用叶酸情况	
用药情况	最近1个月是否用药：是（　）否（　） 用药名称： 服用剂量： 是否遵医嘱：
胎教情况	
其他	
孕期检查情况	
是否进行早孕检查	是（　）否（　）
检查项目	
检查结果	
异常情况	
医生建议	
异常处理	
心情寄语： 年　　月　　日	

怀孕第17周 听到胎宝宝的心跳

胎宝宝什么样

妊娠第17周的胎宝宝，身长约13厘米，体重150～200克。宝宝此时的骨骼都还是软骨，可以保护骨骼的"卵磷脂"开始慢慢地覆盖在骨髓上。此时，你可以借助听诊器听到宝宝强有力的心跳。并且此期的胎宝宝开始长出头发，嘴开始张合，眼睛会眨动。胎宝宝全身长出细毛以及眉毛、指甲等，已长出的器官不断增大，日趋成熟，但是不会再有新的器官出现。除了胎宝宝的头上，到宝宝出生，胎毛大部分都已消失。如果胎宝宝是个女婴，那么她的卵巢里已经存在着最初的卵子了。胎宝宝已有其自身的循环，由心脏将血液泵向全身。目前胎宝宝正练习着吮吸、吞咽和眨眼3种反射行为。

准妈妈的幸"孕"表现

妊娠中期，随着早孕反应的消失，准妈妈渐渐适应了妊娠期的变化。但此时由于下腹部膨隆，宫底高度已平脐，准妈妈常有心慌、气短的感觉。有时还会有便秘现象，血红蛋白下降。准妈妈食欲增加，加之胎儿的迅速发育，准妈妈体重逐渐增加，每周增加350克左右为正常，如果超过500克，则应该控制食量。

同步胎教进行时

继续沿用以前的胎教方法进行胎教。另外，准妈妈应该把胎宝宝当成一个站在面前的活生生的孩子了，把心里的话说出来，让宝宝能够感受到妈妈的爱。要知道，胎宝宝还没有对这个世界的认识，不知道父母与他谈话的内容，只能感觉到声音的波长和频率。并且，他并不是完全用耳听，而是用他的大脑来感觉，接受着母体的感情。所以，在与胎宝宝对话时，准妈妈要使自己的精神和全身的肌肉放松，精力集中，呼吸顺畅，排除杂念，心中只想着腹中的宝宝，娓娓道来，这样才能收到预期的效果。

准妈妈的自我保健

本周生活保健指导

注重饮食营养

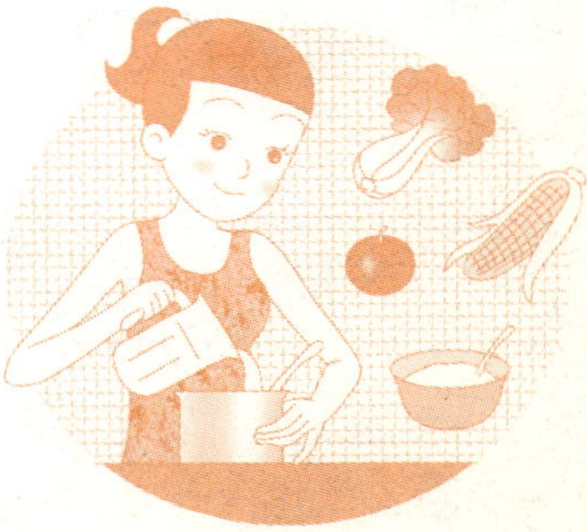

继续保持以前的良好饮食习惯和饮食方式，注重摄入充足的营养。在妊娠5个月时，准妈妈可能会出现妊娠期贫血症。这时，要注意铁元素的补充，可以从食物中补给，如多吃些瘦肉、动物血、鱼、豆制品、蛋禽类食物和新鲜蔬菜类等。另外，要根据妊娠的月份不同，随时更换食谱，或是根据季节变化，在饮食上进行适当的调整。总之，无论你们怎么换，都要考虑每种食物所能提供的营养素，注意尽量选择营养丰富的食物来供准妈妈食用，以保证营养的全面摄入。但要注意重质不重量，不要吃得过多，避免准妈妈肥胖，否则对妊娠、分娩都不利。

保护乳房

从怀孕5个月开始，每天轻轻按摩乳房，这是为准妈妈的乳房保健及哺乳做必要的准备。按摩时，可先用温水清洗乳房，然后涂上润肤油，用一只手轻拉乳头，并来回转动；另一只手由上向下抚摸乳房，再由下向上推，使乳房、乳头慢慢变长变大。注意用力适度，每次做5分钟即可。

安度暑夏

夏天对于准妈妈来说，是她们不喜欢的季节，因为天气酷热，这给本来就有烦躁情绪的准妈妈带来更多不适的症状，如太热、食欲不佳、出汗多、易出痱子等。其实不用烦，只要准妈妈注意夏季保健，就可以平安地度过盛夏。方法是：

夏天，准妈妈要注意勤洗澡勤换衣，保持身体清洁卫生。最好每日洗澡，水温不要过冷或过热。要洗淋浴，而不要洗盆浴。每日洗换内衣裤。

平常要穿吸汗的衣服，可宽大些，通气性好些，切不可穿紧身衣裤。

夏天，准妈妈所处的居室环境，应控制在25℃左右，湿度在50%左右为宜。要注意室内通风，不要用电扇直吹，最好少开空调，尤其是睡觉时，这点更要注意。

给准妈妈提供些清凉爽口的食物，如绿豆粥、红小豆粥、百合粥等，还要多吃蔬菜和水果，少吃辛辣刺激物，多饮开水等。

另外，还要准备一些保护皮肤的防晒露及乳液，干性皮肤用油脂和冷霜，油性皮肤用蜜类化妆品。这样做，对于夏天保护准妈妈的皮肤是很有益的！

小贴士

没食欲可饮菊花乌鸡汤

倘若准妈妈在此周不欲进食，可取乌鸡一只炖汤，加半夏12克，菊花10克，阿胶9克，麦冬5克，党参3克，甘草、当归各6克，生姜15片，大枣12枚。可调和肝气、清肝养胎，促进准妈妈食欲。

本周心理保健指导

虽然说在妊娠期，准妈妈的心态千差万别，可是根据专家分析，也无外乎这几种，看看下面的几种心理分析，想想你是哪一种。

理想型母亲：这类准妈妈盼望得到孩子，也会加倍地爱护自己肚子里的小宝宝。她们怀孕时感觉最佳，分娩最顺利，生下的孩子身心也健康。

矛盾型母亲：这类准妈妈，表面上似乎对怀孕很高兴，可是内心深处却对胎宝宝有着排斥心理。这种母亲孕育的胎宝宝出生后会有行为问题和肠胃问题。

淡漠型母亲：这类准妈妈不想得到孩子，可是却希望怀孕，但怀孕后又对自己和宝宝不看重，有种自生自灭的感觉。这类母亲孕育的胎宝宝出生后会有情感冷漠、昏昏欲睡的情况。

严重的腻烦孕育型母亲：这类准妈妈，不愿意得到孩子，即使怀孕，她们也很不愿意接受，更不想着爱惜自己。所以，在怀孕阶段容易生病，且易发生流产、早产等异常情况。

由此可见，准妈妈的心态情绪对胎宝宝生长发育来说是多么的重要。任何一点儿不良情绪，都可能导致胎宝宝的各种变化，如个性、身体、性格、气质等，只有保证良好的心绪，才能保证胎宝宝的身心健康发展，孕育出优秀的下一代。

另外，有一定社会、经济性压力，或是有妊娠并发症的准妈妈，或是有个人和家庭性情绪异常病史的准妈妈，容易在妊娠期产生抑郁。这类准妈妈的孕育，要从妊娠期开始，就做好心理保健，尤其是要建立一个良好的心理咨询网，以确保自己在妊娠时避免受坏情绪的困扰，确保妊娠的顺利进行。

本周优生保健指导

尽量少用电脑

近期科学家研究发现，每周在电脑前工作20小时以上的准妈妈，比一般妊娠流产率高2倍，虽然还没有完全证实计算机对胎宝宝会产生危害，但就此数据来说，我们不得不注意。所以，建议已怀孕的女性尽量少用电脑，尤其不要长时间地在电脑终端屏幕前工作。

采用腹带要安全

很多准妈妈可能会用腹带，这样她们会有安全感。另外，也有不少专家建议，准妈妈在妊娠中期可以使用腹带，这样可以防止腹壁过度伸展，有保护腹部的作用，并且能使妊娠期行动轻便自由，同时也能固定胎盘，保护胎盘。既然有这么多的好处，那么，你不妨试试，可将漂白布撕成两半，长度约5米，束绑时，取交叠的方式，松紧度约是3只手指可插入的程度。妊娠5个月肚子还小，由上向下绑；若是中期以后肚子大了，则采用由下向上束绑的方式。

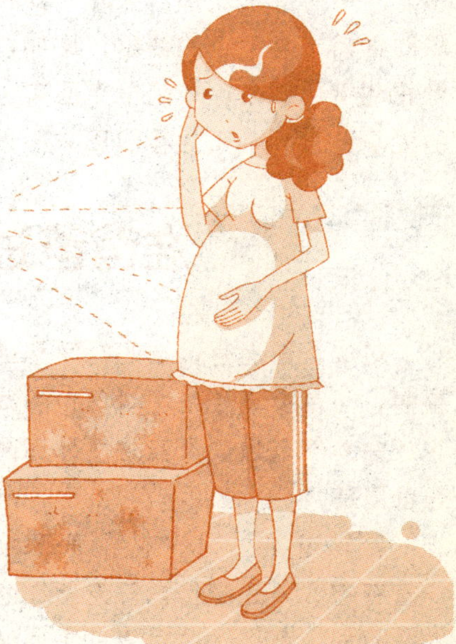

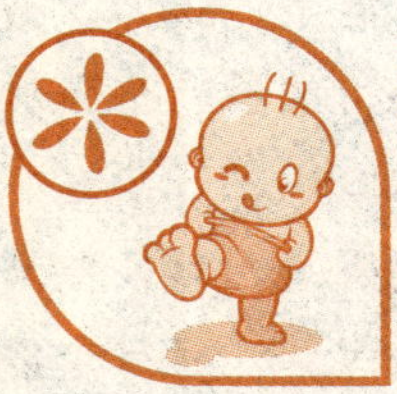

准爸爸对准妈妈的同步护理方案

不要跟宝宝争宠

当我们都在关注准妈妈和她日渐变大的腹部时，我们可能忽略了准爸爸。很多准爸爸，在这一时期可能会有这样的顾虑：准妈妈怀孕和分娩后，就把全身心都集中在孩子身上了，而自己在她心目中已不再是第一位了，因此很沮丧。

对于这个问题，我们建议准爸爸可不要小心眼。你可以采用一些有效的方法来改变这一不良心理状态和孕期夫妻关系。比如提醒妻子，向她坦陈你的感受和顾虑，并听听她的想法。另外，要和准妈妈随时保持一种浪漫的情感，比如，可以给她留甜蜜的纸条，或是早点回家、拥抱你的爱妻、筹划浪漫之夜或周末……你需要行动，千万别坐着胡思乱想，等浪漫从天上掉下来！

总之，一个幸福的家庭是你们能给予孩子的最好的礼物，而孩子的到来，也更增添了家庭的幸福感。所以，一定要调适好自己的心理状态，不要跟宝宝争宠。

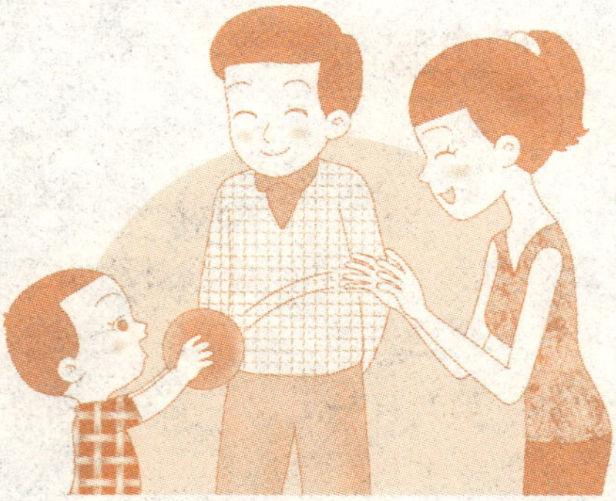

准爸爸进入不了角色怎么办

对准爸爸而言，准妈妈怀孕虽然是件喜事，可是要真正地面对角色的改变，多少还会有些恐慌。尤其是意外怀孕者，准爸爸更是“不能接受事实”！

要知道，如果你这种“不真实感”一直存在，或是觉得自己无法在妊娠期帮助准妈妈，那么，这对妻子来说是一种伤害。你要学会关心自己怀孕的妻子，给她以依靠。

从最简单的做起，比如买本关于孕产期保健的书籍，尝试了解怀孕期的各种情况，和准妈妈一起学习一些妊娠知识。另外，要经常陪准妈妈，如果条件允许，最好陪伴准妈妈每一次的孕期检查，平时也要多询问妻子的情况等。相信只要你坚持这么做，你一定会很快进入角色，很快成为妊娠期准妈妈的得力助手。

怀孕第18周 准妈妈变得容易疲倦

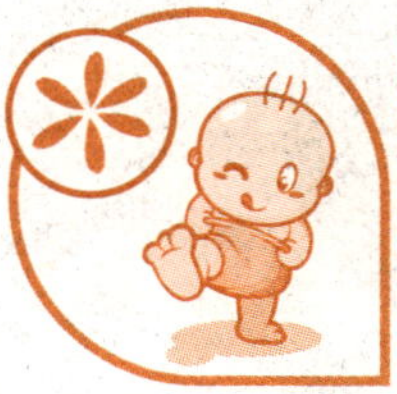

胎宝宝什么样

妊娠第18周的胎宝宝，身长约14厘米，体重约200克。胎宝宝心脏的功能也活跃了，可以听到强有力的胎心音。胎宝宝的胃出现能制造黏液的细胞，大脑还会出现折痕。骨髓中血细胞生长增快，肝内造血功能下降。胰腺开始分泌胰岛素。胎宝宝手指尖和脚趾发育出各具特色的指纹。胎宝宝的眼睛开始向前看，而不是朝左右看。通过B超你可以看到宝宝各种姿势和运动时的动作，如踢、摸、滚动以及吸吮手指等。

此时胎宝宝有了轮廓分明的脖子，头不再是长在双肩上，而是长在脖子上。胎宝宝的皮肤颜色发红，光滑透明，可透过皮肤看到血管。在胎宝宝皮肤颜色加红的同时，皮肤也增厚了，有了一定的防御能力，有利于保护胎宝宝的内脏器官。

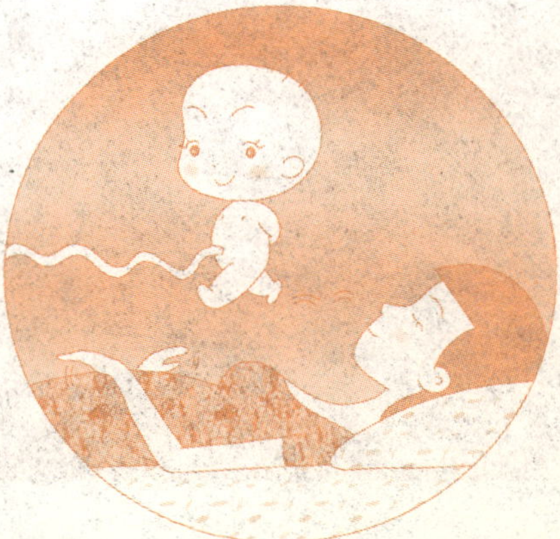

准妈妈的幸“孕”表现

准妈妈的外形体征更为明显，腹部隆起，子宫继续增大，子宫底在肚脐下面两横指的位置上。体重会比妊娠前增加3.3～5.5千克。由于体形的变化及身体负荷的增加，准妈妈变得容易疲倦，偶尔还会出现身体失去平衡的情况。准妈妈的体温一般高于正常人，人的正常体温，腋下是36.5℃左右，而此周，准妈妈腋下温度可能达到36.8℃，比孕前略高，这主要与孕期的孕激素增高有关。

同步胎教进行时

可以继续沿用以前的胎教方法。另外，此期，准妈妈可以外出游玩，还可以随时对宝宝进行大自然的胎教。比如，在做好一切防护的情况下出去游玩，在大自然中你可以欣赏到飞流直下的瀑布、气象万千的海面，以及那“卷起千堆雪”的拍岸惊涛、幽静的峡谷、鸟语花香……这一切，可以使你领略到诗一般的美景，使人赏心悦目，而且当你在欣赏这些大自然的美景时，总会不断地将各种胜景在大脑中汇集、组合，然后经母亲的情感通路，将这一信息传递给胎宝宝。这样，胎宝宝也会感受到大自然的魅力，是妊娠中期不错的胎教方法。

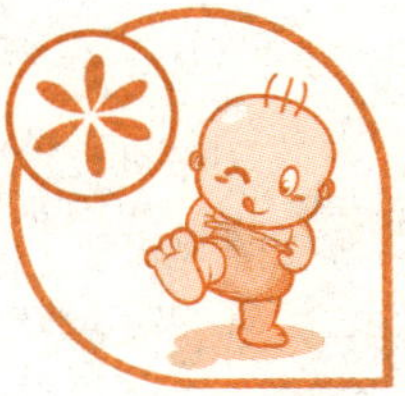

准妈妈的自我保健

本周生活保健指导

注意饮食营养

如果你现在的妊娠周期刚好处于夏季，那么一定要注意饮食健康。可以继续按前面介绍的妊娠中期饮食要求，比如各类食物的量、须特别添加的营养素（选含特别营养素高的食物）来合理地安排饮食。若是在夏季，此期的食物选择会更丰富一些。但需要提醒的是，一到夏季，市面上所卖的各种冷饮、冰点等就逐渐多起来，但准妈妈应注意避免吃这些东西。因为过冷的食物，对你来说是不良刺激，对你的身体和胎宝宝来说都不利。另外，这些冷饮、冰点等，含糖量多，且其中的色素及添加剂对健康无益，有的在制作过程中很不卫生。所以为了安全起见，如果准妈妈真的很想吃冷饮，最好还是在家自己制作。不要太凉，常温即可。

另外，夏季比较适合清补饮食，所以，此周身处夏季的准妈妈吃的食物要以清淡为原则，可以多吃些蔬菜、水果类的食物，像冬瓜、红枣、荷叶、茯苓、扁豆、莲子等，是非常适合夏季凉补的食物，可将其制成红枣茶、冰糖莲子、冬瓜蛤蛎、荷叶排骨等，供准妈妈食用。

锻炼有禁忌

虽然，我们一直在强调准妈妈要注意锻炼身体，但有一些情况必须要注意。

比如，准妈妈有贫血、甲状腺机能亢进、多胎妊娠，或有产科合并症，如习惯性流产、妊娠合并高血压、妊娠期流血、有早产史等，不宜进行运动量大的锻炼。

在运动中要注意监护，一定要注意准确计算心率，如果在锻炼中长时间感到疲惫不适，有呼吸困难、心动过速、心前区疼痛等症状，就需要降低运动速度或减少运动量。

夏天的衣着

如果此周你的妊娠正处于夏季，最好穿无袖无领的衣裙，并且颜色要选择浅色系，色彩搭配要协调一致，一定不要选择颜色灰暗的衣服。衣服的样式要简单，不要有过多的皱褶和装饰，简洁明快的最好。可以把脖子露出来，把头发剪短一点，这样显得利落。

鞋子应选择透气性好的皮凉鞋或布凉鞋，尤其要选有宽大的后跟（且不可高于2厘米）支撑和松软的鞋帮，并且鞋底最好有较深的防滑纹，这样的鞋子才比较安全和舒适。

本周心理保健指导

准妈妈到了妊娠的4~5个月，妊娠反应已基本消失，身体处于最佳状态，而且会显得更加容光焕发。虽然这都是好事，可是有些准妈妈的心理问题又出现了，比如有的准妈妈害怕自己大腹便便不好看，或是怕碰见熟人感到不好意思，有的准妈妈还会为脸上的妊娠斑大为恼火。其实，要知道，准妈妈也有准妈妈的美，此时，你浑身都散发着母性的光辉，会让你看起来更有魅力，要知道，这种美和魅力，可不是随便任何人都可以得到的。所以准妈妈要自信，自信会对妊娠更有益。

本周优生保健指导

坚持测量子宫底高度

子宫底高度会随孕周的增加而增加，可以比较准确地提示胎宝宝生长发育情况。所以，准妈妈在家中，最好能一周测量一次子宫底高度。方法是：测量前，准妈妈应排空小便，平卧，两腿放平，腹壁放松。将软尺的一端放在耻骨联合上缘，一端放在子宫底顶端，测量这一段的弧形长度。软尺要紧贴腹壁皮肤，将测得的数据记录下来，等下次去做孕期检查时拿给大夫看，请医生评估。如果准妈妈没有在家测量的条件，那么，建议你每周去医院测量。

怀孕周数的判定

怀孕初期（2~3个月）可根据胚胎最大直径，即胚胎一旁至另一旁的最长直径来判定。根据超声波扫描所呈现的画面，可清楚地得知怀孕的周数。

怀孕初期至中期（3~5个月），胎宝宝的体形渐趋明朗，可根据CRL（头至臀部之长）和BPD（两顶骨间距离）来推测怀孕周数。

而中期以后，胎宝宝渐渐长大，CRL的测量较难，因此可用BPD与胸横膈之长及面积，或者测定大腿骨长度来确定怀孕周数。一般说来，BPD的测量法较为普及。

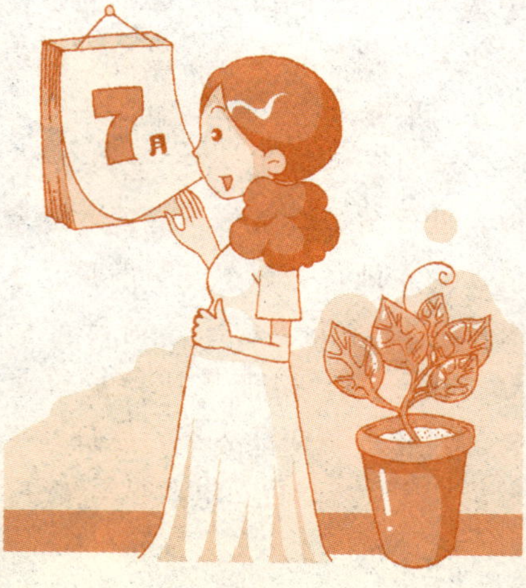

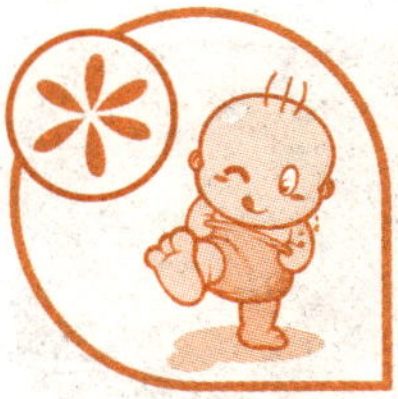

准爸爸对准妈妈的同步护理方案

做准妈妈孕期出行的保镖

我们说过，妊娠中期是准妈妈出行的好时候，所以如果准妈妈一定要出去旅游，这时就要考验准爸爸了——你要当好准妈妈出行的保镖。

首先要陪准妈妈去看医生，听从医生的指导和安排，建议不能出行的，绝对不可冒险。

其次，要帮准妈妈安排好出行的一切事务，比如交通工具、出行路线、目的地的医疗保健、景点安排、休息安排、饮食安排等，确保准妈妈的安全。

你最好陪护准妈妈同去同往，不可让准妈妈一个人去，或是与一群陌生人出游，即使你没有时间，也要让家人同去同往，最好由两个人同时陪伴，这样可以方便照顾。

准备好一切必需的东西，如穿脱方便的衣服、必备的药品（请教你的医生，请她建议你带什么药品）、托腹带、纸内裤等。能带的尽量带上，不可嫌麻烦。

另外，在游玩时，你需劝阻准妈妈不要玩云霄飞车、海盗船、自由落体、高空弹跳等刺激性活动，避免造成准妈妈体力不堪负荷，因而导致流产、早产及破水等危险。

不要提供罐头食品

常见许多准妈妈抱着水果罐头吃，尤其是在水果淡季，有些准妈妈就以水果罐头代替水果大量食用。在一些准爸爸看来，这是准妈妈很可爱的“吃相”，还可能专程买一些回来给准妈妈吃。这可不好。因为，为了延长水果的保存期，罐头里都加入了防腐剂，有的还增添了人工合成色素、香精、甜味剂等，这些物质对于准妈妈和胎宝宝来说，危害是很大的，所以，应避免食用罐头食品。

另外，不光是水果罐头，像鱼类罐头，或其他的肉罐头食品也最好不吃。尤其是金枪鱼罐头含水银，如果准妈妈食用，会影响胎宝宝智力发育，并且可能产下畸胎，所以不能掉以轻心。

怀孕第19周 感觉到胎宝宝在动

胎宝宝什么样

妊娠第19周的胎宝宝，身长约15厘米，体重200～250克。此周，宝宝最大的变化就是感觉器官开始按照区域迅速地发展，即味觉、嗅觉、触觉、视觉、听觉从现在开始在大脑中专门的区域里发育。此时神经元的数量减少，神经元之间的连通开始增加。胎宝宝此时开始能够吞咽羊水，肾脏已经能够制造尿液，头发也在迅速地生长。体内基本构造已是最后完成阶段。

准妈妈的幸“孕”表现

准妈妈的体形特征也更为明显起来，可以换上孕妇装了。在此周，准妈妈会明显地感觉到胎动。如果你此时关注一下自己的乳房，会发现乳晕和乳头的颜色加深了，而且乳房也越来越大了，这很正常。

同步胎教进行时

继续沿用以前的胎教方法进行胎教。另外，在此周，可以对宝宝进行听觉、视觉、感觉运动、记忆等各方面的训练。比如用前面教过的唱歌胎教法、听音乐胎教法、按摩胎教法，以及光照胎教法等，来对宝宝进行胎教。

另外，还是要准妈妈保持良好的情绪，要知道，在妊娠期，无论什么时候，准妈妈的良好情绪就是对宝宝最好的胎教。

准妈妈的自我保健

本周生活保健指导

注意饮食营养

继续保持妊娠中期的良好饮食习惯和饮食要求，这在前面的相关内容中已有介绍。假如此周，你的妊娠在秋天，你除了要继续保持妊娠中期的良好饮食习惯外，还要注意根据秋天的养生特点来安排恰当的饮食。秋天，气温凉爽、干燥，在饮食的调理上，要注意少用辛辣的食品，如辣椒、生葱等，宜食用芝麻、糯米、粳米、蜂蜜、甘蔗、菠萝、乳品等滋润性食物。

娱乐要合理

我们一直在强调准妈妈要适量地运动，可是运动必须得到医生的指导，因为运动并非适合每位准妈妈。

另外，平常的娱乐活动，准妈妈也要有所选择和注意，比如跳舞，在妊娠早期和晚期均不宜跳舞，妊娠中期也以少跳为妥，尤其不能跳动作激烈的舞蹈。

也不要骑自行车。骑自行车有颠动，对妊娠不利，尤其是在妊娠晚期更不能骑。

至于玩牌，只是娱乐，不超过1小时还可以，如果参与赌博，长时间地坐着，或精神高度紧张，对准妈妈和胎宝宝都有害，应予禁止！

本周心理保健指导

在这一阶段，准妈妈可能会实实在在地感受到腹中新生命的存在，完全会被肚子里的小生命吸引了。凡事都以体内的胎宝宝为出发点，其他事情都变得无足轻重。对于这种心理，我们需要提醒的是，关爱胎宝宝固然是好，如果太过于关注，就会变得太敏感，太紧张，太“神经质”。一旦有一点儿风吹草动，准妈妈就会很紧张，大喜大悲或郁郁寡欢，这些都对妊娠不利。所以，要注意调适这种心态。可以做些其他的事情转移注意力，比如工作、适当地运动、给宝宝织件小毛衫等。总之，不能一门心思地全在研究胎宝宝，其他事情什么也不做。

本周优生保健指导

防治背痛的好办法

准妈妈由于其特殊的生理因素，会出现腰酸背痛的情况。所以想些办法，合理地进行防治，也是很有必要的。可以这样做：首先，要避免肥胖。因为体重越重，背部需平衡的分量越大，这会让背痛加重；其次，适当的运动，可缓解背痛症状；并且平常要注意保持姿势正确，尤其是坐着和站着时，要呈放松姿态，别再像孕前一样，勉强挺胸“收腹”。坐着时，可在脚下放一个小凳或背后放一个靠垫，这对减轻背部压力、缓解背痛很有作用。

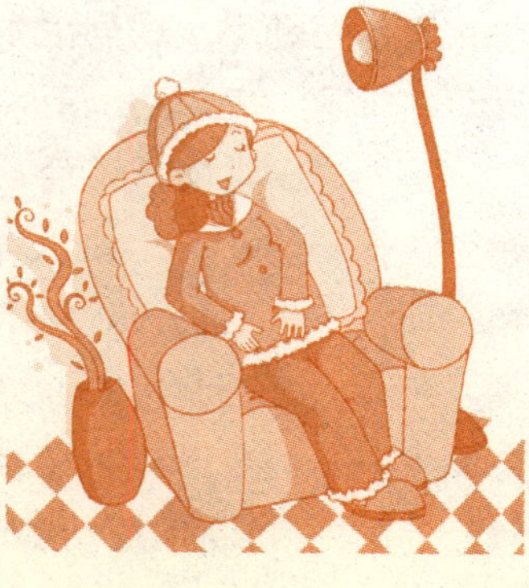

关注胎动

在没有监测仪器监测时，活泼的胎动正是胎宝宝健康的发育的表现。现在虽然医学发达，除定期产前检查外，准妈妈仍需要时刻注意胎动。临床上没有将胎动的情况具体予以量化的客观标准。一般来说，随着妊娠周数增加至32周左右，胎动的次数也会越来越多，直到接近预产期时才稍微减少。

如果是在短暂剧烈运动后，胎动突然停止，则有可能是由于胎宝宝严重缺氧造成的，有可能发生胎死腹中的悲剧。

所以，为了避免此类悲剧的发生，建议准妈妈做胎动统计表，每天早、午、晚各计算1小时的胎动次数。胎宝宝具有自己的生理周期，因此，前后比较应选择相同的时段，如果胎动次数比前一天减少50%以上，应立即就医，进一步用胎宝宝监视器评估胎宝宝的健康状况。

胎动多其实是一种好现象，表明宝宝健康。

有时候胎动暂停，也可能是由于胎宝宝在睡眠，可以试着拍一拍肚子叫醒他。如果过一会儿胎宝宝没有反应，则要密切监测胎动，必要时立即去医院。

小贴士

准妈妈要补锌

医学专家认为，缺锌将影响细胞的分裂和再生。准妈妈及哺乳期女性日需锌量为20毫克。因此，准妈妈在整个孕期内及哺乳期，都应适当补锌。孕期补锌的最好办法是多吃含锌丰富的食物，如肉类、动物内脏、鲜蛋、牛奶及鱼虾类、海带、银耳、豆制品、花生仁、甘蓝等。

准爸爸对准妈妈的同步护理方案

关于居住问题

妊娠期，准爸爸要提供给妻儿一个良好的居住环境，当然不需要多豪华、多舒适，关键是要保证卫生，避免噪声，没有污染……如果连最起码的安静、卫生、无污染都做不到，那么建议更换住处，哪怕是临时租房都可以。

关于性生活

虽然，我们说在妊娠中期可以进行适度的性生活，但是出现情况特殊的准妈妈，还是要有所禁忌。比如，高危妊娠，曾有自发性流产、早产、死胎，并有妊娠合并症的准妈妈，如合并心脏病、高血压、糖尿病、肾病等，应注意保胎，严格禁止过性生活。如果非要进行，可采用“不用阴道性交”的其他做爱方法，以缓解性压抑。

怀孕第20周 准妈妈食欲大增

胎宝宝什么样

妊娠第20周的胎宝宝，身长18～27厘米，体重250～300克。大脑皮质结构形成，沟回增多。胎宝宝运动能力增强，已经能和新生儿一样。另外，胎宝宝的视网膜也已形成了，开始对光线有感应，可以说，此期是宝宝的味觉、嗅觉、视觉和触觉等感觉器官发育的关键时期。

胎宝宝睡着，会摆出其独特的睡眠姿势，有的把下巴贴在胸口上，有的则把头向后倾。胎宝宝的眉毛也开始形成，头上开始长出细细的头发，而不是胎毛。如果你的宝宝是女孩儿，那她的子宫在此期就已完全形成。

准妈妈的幸“孕”表现

子宫像幼儿的头部般大小了，下腹部的隆起开始明显，这时的子宫在脐下二指，高16～17厘米。早孕反应基本结束，身心皆进入安定期。

同步胎教进行时

任何胎教方式的主要目的是要使准妈妈心情平静，所以日常生活中的任何方面（含食、衣、住、行）都可以进行胎教。准妈妈从怀孕时，就知道如何更爱自己，也更爱胎宝宝，争取以最佳的心态，最优的生活习惯、方式等来养胎、护胎，这就是最好的胎教方式。

不过，需要提醒的是，要对宝宝进行什么胎教，最好从怀孕之初就咨询相关的专家或参考相关的书籍，结合自己的条件，拟订好计划，如各个月份进行什么样的胎教，每天在什么时间进行什么样的胎教，进行的时间是多长，要有什么禁忌等，都要认真地写下来。妊娠时，尽量按计划去做。

准妈妈的自我保健

本周生活保健指导

注意饮食营养

怀孕5个月左右，是胎宝宝生长发育最迅速的时期，对营养的需求最大，古人特别提出要吃点羊肉、牛肉等营养丰富的食物。那么，在今天，我们的饮食只要求达到均衡就行。一般情况下，每天吃1~2枚鸡蛋，50~100克瘦肉，100~150克豆制品，500克左右蔬菜以及适量的主食、五谷杂粮、适量的时令水果等就行了。当然，如果能再吃点儿动物肝脏、血、骨头、鱼类、藻类、芝麻、花生等食物就更好了。

不过，需要提醒的是，应尽量多吃些营养均衡的食品，切忌饮食过量。

多到户外活动

在户外活动时，准妈妈可以呼吸到新鲜空气，因为阳光的照射能把皮肤里的脱氢胆固醇转变为维生素D，以促进身体对钙、磷的吸收。这样既有利于胎宝宝的骨骼与牙齿的发育，又可以预防准妈妈患骨软化病。

参加一些产前教育培训班

此期，你应该参加一些产前教育培训班或其他的有关孕育的讲座。这样，不仅可以帮助你减轻心理负担，更可以教你一些分娩的小窍门。

衣着不要太紧

妊娠5个月，准妈妈的身材越发臃肿，大腹便便，所以不要穿着紧身的衣裙，否则会越发显得你肥胖，并且会让你感到很不舒服。

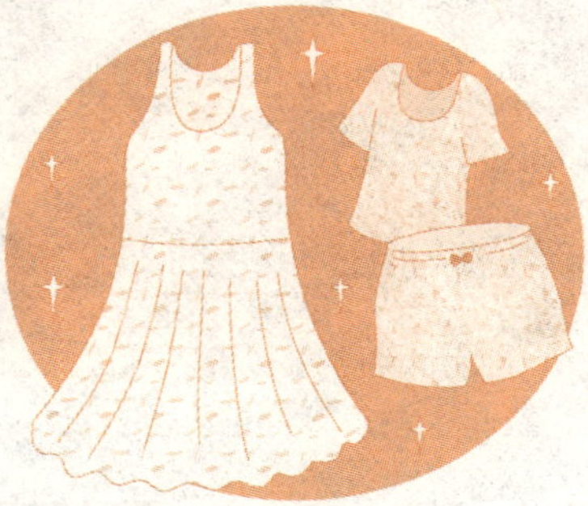

注意 Attention

妊娠中期早孕反应严重应查肝功能

到妊娠中期早孕反应仍然明显，就应到医院检查肝功能。染上肝炎应尽早住院治疗。如母亲患的是乙型肝炎或乙肝表面抗原阳性者，新生儿须在出生24小时内、1个月、6个月分别注射乙肝疫苗。

本周心理保健指导

有的准妈妈在怀孕后，认为要心情舒畅就是想怎么做就怎么做，想干什么就干什么。因此，有些准妈妈只要自己高兴，很多不雅的行为也都随之表现出来，比如不再注意自己的仪表，大大咧咧、邋里邋遢，或是满口的脏话、粗话。这些放纵行为对准妈妈对胎宝宝都是不利的。所以，准妈妈还是要注意加强修养，不要求你说话像诗一样优美，也不需要你多么文静，更不需要你打扮得多漂亮，但是，你应该注意保护自己的身体健康，加强修养，不恶语伤人，说话要和气、谦虚。平常，举止应稳重大方，要保持健康整洁的仪表美。这样，才会给胎宝宝带来有益的影响，也会让准妈妈变得更可爱，更有益于身心健康。

本周优生保健指导

心脏病患者要注意

前面简单地介绍过一些心脏病女性的妊娠注意事项，但是在这里，我们更要给患有心脏病的准妈妈们提出一些健康的生活方式建议，希望这能给你以帮助。

定期进行产前检查，尤其要注意准妈妈的心脏变化；注意休息，每天卧床10小时以上；要保持心情舒畅，避免愤怒、激动等；避免食入过量的油腻、盐等食物；在妊娠中后期最好停止工作，避免太劳累；心脏病患者妊娠期最危险的时期是妊娠28~34周及分娩至产后1周。在这些时间段里，准妈妈及家属应特别当心，如有不适，应及时送医院检查治疗。如果妊娠中，因病情恶化，或是因怀孕严重影响准妈妈的身体健康，必要时，就要终止妊娠。准妈妈及家人不可太难过，更不能责怨准妈妈！

肾脏功能差的准妈妈要注意饮食保健

肾脏功能差的准妈妈在妊娠期要注意自我保健，保证良好的休息，避免高脂肪、高盐饮食等。低胆固醇、低脂肪、高维生素的饮食都是保肾饮食。碱性食物有益于肾脏的健康。其中，日常生活中的冬瓜、西瓜、赤小豆、绿豆、鲤鱼等也都是对肾保健有益的食物，可适量吃些。

进行全面细致的孕期检查

此周，应该再次到医院进行孕期检查。妊娠20周前后是医界公认实施高层次超声波检查的最佳时机，例行的超声波检查内容包括：单胎或多胎、胎心搏动、胎位、胎宝宝性别等，这时候胎宝宝器官发育已经成形，一旦发现重大的畸形即可及早加以处理。

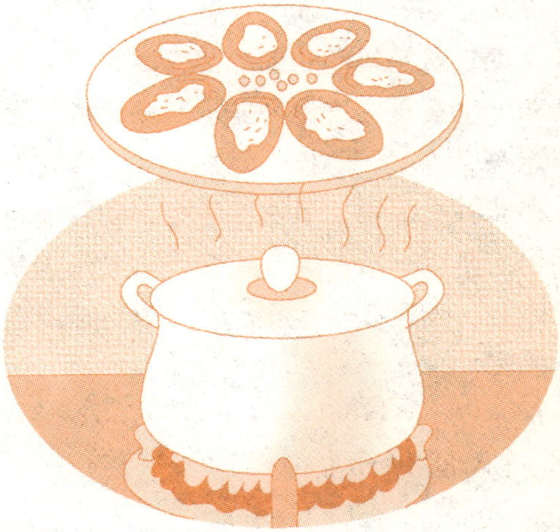

准爸爸对准妈妈的同步护理方案

加强此阶段的饮食管理

良好的饮食，能为准妈妈及胎宝宝提供足够的营养。所以，准爸爸要为准妈妈提供优质的饮食，尤其要注意以下几方面的问题：

早饭不可以不吃

有些准妈妈不爱吃早餐，这可不好。因为怀孕期，准妈妈和胎宝宝都需要足够的热量和营养，早餐更应该讲究些。准妈妈的早餐至少要吃一个鸡蛋，一杯牛奶加麦片，并且要注意吃些新鲜的水果，以保证维生素和其他营养的供给。所以，准爸爸要注意，当准妈妈早饭不想吃时，一定要劝她吃，并且要为她提供足够的营养。

要摄入谷类食物

谷类食物对于准妈妈来说是个好帮手，因为可以增进准妈妈的健康和保证胎宝宝的神经发育正常。尤其是谷类，它是膳食中维生素B族的重要来源，这些成分中的泛酸、烟酸（尼克酸）、硫胺素及少量的核黄素等，是胎宝宝神经系统发育所必需的。谷类食物也含有一定的植物固醇和卵磷脂，可促进胎宝宝神经发育。所以，准爸爸要注意，准妈妈的三餐搭配中应有一定量的谷类食品。

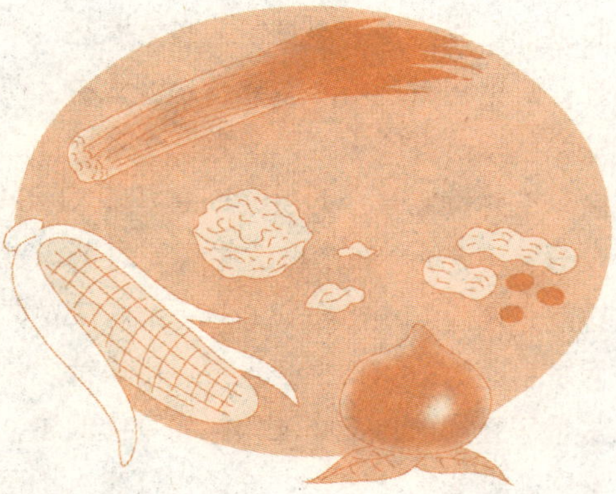

制定维生素补充方案

维生素犹如人体健康的“润滑油”，是维持人体生命过程中不可或缺的。所以，怀孕后，准爸爸及家人在为准妈妈调配饮食时，一定要注意从饮食中为准妈妈补充维生素。下面提供的表格是各种维生素及含量较多的相关食物，准爸爸和家人可以参照此表格，来为准妈妈安排维生素的补充方案。

几种维生素及其含量丰富的食物介绍	
所补项目	含量丰富的进补食物
维生素A	蛋黄、胡萝卜、南瓜、黄油、菠菜等
维生素B_1	谷类、豆类、坚果类、瘦猪肉及动物内脏等
维生素B_2	动物内脏、乳类、蛋类等
维生素B_6	动物内脏、谷类、豆类等
维生素B_{12}	动物肝、肾、肉类、排骨等
维生素C	新鲜的绿叶蔬菜、辣椒、豆芽、水果，如大枣、橘子、柿子等
维生素D	黄油、干鱼、白萝卜、干蘑菇等
维生素E	大豆、花生仁、芝麻、莴苣、油菜、菜花、五谷等

打造良好的家居环境

妊娠中期，准妈妈身心都比较稳定，此期，可以找一个风和日丽的天气，和准妈妈一起来重新装扮一下美丽的家。尽量把家庭布置得浪漫温馨，营造一个和谐欢快的氛围。但要注意，重活儿、危险的活儿，可由准爸爸你自己来做，而不能让准妈妈干重活儿、下蹲的活儿、弯腰的活儿、攀高的活儿、接触有害物质的家务活动，比如打杀虫剂、饲养宠物等，并且累了要让她及时休息。要知道，布置好环境是为了让她更舒心、更安全，而不是为了让危险发生，所以应警惕。

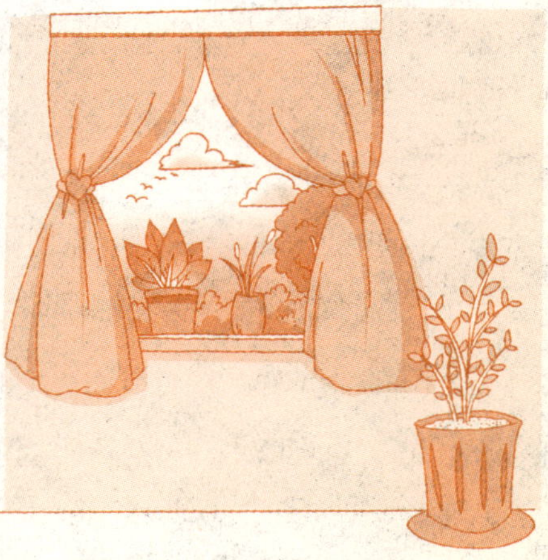

另外，还是要提醒你，不要在准妈妈跟前抽烟，也不要让外人在家里抽烟，尽量保证生活居室的清新和爽洁。

妊娠5个月记事表	
身体方面	
体重和腰围	
身体自觉不适	
异常情况	
生活方面	
饮食情况	
睡眠情况	
性交情况	
运动情况	
工作情况	
外出情况	
心理情绪	
环境污染	
用药情况	最近1个月是否用药：是（ ）否（ ） 用药名称： 服用剂量： 是否遵医嘱：
胎教情况	
其他	
孕期检查情况	
是否进行早孕检查	是（ ）否（ ）
检查项目	
检查结果	
异常情况	
医生建议	
异常处理	
心情寄语： 年　　月　　日	

怀孕第21周 给胎宝宝讲故事

胎宝宝什么样

妊娠第21周的胎宝宝，身长约18厘米，体重300～350克。宝宝外表面目清楚、骨骼健全（你知道吗，宝宝在此期，人体最小的3块骨头：锤骨、砧骨和镫骨开始硬化）、体瘦、皮肤红而皱，这是由于皮下脂肪缺乏的缘故。胎宝宝的心脏越来越强壮，用听诊器可以听到胎心音。脐带中的血液以时速6.5千米的速度流动，只用30秒的时间就完成在整个脐带及胎宝宝间的循环。随着肌肉的逐渐有力及骨头的不断强壮，胎宝宝胳膊和腿的活动日益明显。若你怀的是双胞胎，那么，此时可以通过不同的胎心音来辨识两个胎宝宝。

准妈妈的幸“孕”表现

从外观上看，准妈妈的肚子越来越大，子宫底高18～21厘米，体重增长快，容易感到疲劳，腰部疼痛，乳房也明显变化，偶有淡初乳溢出。另外，由于母体的钙质被胎宝宝摄取利用，有时准妈妈会患上轻微的牙病。如果你善于观察自己，你会发现，你的头发会比以前更柔软发亮，皮脂溢出也有所减轻，甚至消失。感觉到的胎宝宝心音和胎动更加清楚，甚至自己在腹部也可以摸到胎宝宝的位置。由于增大的子宫的压迫，使下半身血液循环不畅，因此格外容易引起疲劳，而且疲劳往往难以解除。

同步胎教进行时

可以继续沿用以前所有的胎教方式进行胎教。另外，要注意将下面的这些胎教方式，合理地“安排”在妊娠的每一天中：

保持良好的情绪状态，情绪稳定，善于自我克制，防止情绪大起大落。在情绪不稳定时，要设法转移注意力。夫妻要和睦，家庭要保持和谐，不吵闹。

饮食要合理、卫生、营养；衣着要宽松、舒适，不紧不松；居室要幽雅、洁净，无污染；运动要适度，不介入紧张或有噪声的活动，多去风景秀丽的地方散步；睡眠要充足，性欲要节制。

避免刺激，尽量不看惊险影视片及书画，多欣赏优美的抒情音乐与艺术品。

总之，只要准妈妈能做到以上这些，再加上合理的胎教方式，即可以收到良好的胎教效果。

准妈妈的自我保健

本周生活保健指导

注意饮食营养

可继续保持以前的良好饮食方式和习惯。由于孕期准妈妈胃肠道功能下降，胃酸减低，胃肠蠕动减弱，所以在妊娠期，一定要注意饮食，避免冷热刺激，否则会引起消化不良、胃痉挛，甚至胃肠炎等病症。还要尽量避免在外吃饭，不要用他人碗筷，以免饮食不卫生，感染某些疾病，应提高警惕。

衣着要合理

妊娠期间，准妈妈的形体变化是孕育胎宝宝所必需的。所以，不要抱怨自己的身材不美观，更不能穿着瘦紧的衣服来“保持”体形。前面我们已经说过了，你穿得越紧越小，越会显现你的臃肿，所以一定要穿着舒适、宽大的衣服。当然，在此前提下，也可在布料和款式上进行改进，也能增添美感，比如可以尽量选择棉、麻、真丝的面料，尽量选择竖条纹的花色，为了不显肚子，稍加宽肩部，亦可在领口装上花边或佩戴上胸花。

注意头发的护理

你可能不知道，孕期由于雌激素的增多，则会使头发更丰厚、更健康，许多平时头油极多的女性在妊娠期也会不再多出油了。并且，头发会很光洁、浓密、服帖，很少有头垢、头屑等。虽然头发有这么多的优势，不过，妊娠期仍要注意保护好头发。要注意饮食应多样化，不应偏食；更要注意经常洗头，为了防止头发断裂，可换用干性头发的洗发剂和护发剂，能减少对头发的损伤。洗发后，不用强风吹干，最好不用卷发器卷发，未完全干时不梳理。

小贴士

洗澡后要注意头发的护理

当准妈妈洗完澡或洗完头之后，一定要及时地把头发擦干，不要长时间地戴干发帽，最好用吹风机把头发吹干，但要注意，不要用强风把头发吹干，否则会损伤头发。

本周心理保健指导

妊娠期讲究养胎，讲究胎教，其中最主要的就是使母亲的心理健康，进而对胎儿产生良好的影响。这在妊娠期的任何时候都是不可或缺的。所以，此周的精神和心理保健，同样还是要求准妈妈注意保持良好的情绪，避免大怒、过喜、骤惊等强精神刺激。要知道，即使妊娠中期，如果七情太过于强烈，还是会影响胎宝宝发育，甚至造成不良后果，应提高警惕。

本周优生保健指导

预防缺铁性贫血

妊娠期贫血，大多属于缺铁性贫血。因此，准妈妈要注意合理地安排饮食，有计划地增加富含铁质的物质，如芝麻、沙果、芸豆、柿饼、黄豆、蜜枣、冬笋、葵花子、雪里红、莲子、菠菜、猪肝、芹菜、鸡蛋黄、苤蓝叶、虾子、木耳、海蜇皮、海带、芝麻酱、紫菜等。如果没有发生贫血，每日所吃的食物应含20毫克以上的铁；如果已发生贫血，则需补充40~60毫克。同时还应在医生的指导下服用铁剂。

另外，也可以试试下面的菜谱：

归参炖母鸡

当归15克，党参15克，母鸡1只。母鸡如常法处理，将当归、党参放入鸡腹内，用牙签固定，置沙锅中，加葱、生姜、料酒、食盐、清水适量，放火上炖烂即可食用，可有补血壮体的功效，适用于肝脾血虚的慢性肝炎和各种贫血。

糖尿病患者要注意

糖尿病患者在妊娠期及分娩时，由于新陈代谢变化复杂，对糖尿病难以控制，所以妊娠期，准妈妈要和产科医生、内科医生密切合作，每1~2周做一次检查，包括尿酮体及尿蛋白的检查，血压、体重的测定，以及心血管检查等。并且要注意在产前3周左右住院待产，以便更好地控制糖尿病，对胎宝宝进行密切的监护，这样可以降低胎宝宝畸形和新生儿死亡的概率。

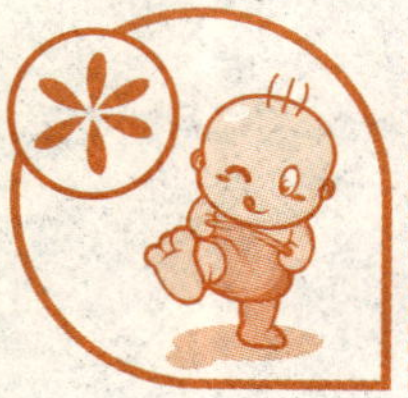

准爸爸对准妈妈的同步护理方案

此期性生活的一些代偿法

妊娠中期，夫妻可以同房，如果真的不适合同房，也别丧气，可以通过其他方法来追求“性福”！

亲密爱抚：准爸爸应该多多抚慰准妈妈，因为有身孕的女性，有时并不需要真正的性生活，而只是想有热情的拥抱、接吻与亲密的爱抚而已。所以，准爸爸要善于利用这一手法，来满足爱妻的性心理。

以手代劳：如果条件真的不适合过性生活，可以温柔地替对方进行自慰，也是很好的替代方案，但要注意卫生，必须洗净手和外阴，以免细菌趁机而入，造成感染。

当然，除了这些还可以通过自己的需要进行沟通，寻找到适合自己的方式。但是，不要勉强，因为妊娠期的性爱还是有很多禁忌的。所以，要注意一切性行为，必须要在保证胎宝宝健康、不会对胎宝宝造成伤害的情况下进行。否则，应尽量避免。

准爸爸要对胎儿实行胎教

准爸爸对胎教的参与，不仅仅限于辅助妻子，还可以直接对胎宝宝进行胎教。如每天就寝前，可以由父亲通过准妈妈的腹部轻轻地抚摸胎宝宝，同时可与胎宝宝进行交谈，如“宝贝，爸爸又来啦，跟爸爸玩会儿吧，小手在哪儿呢，来让爸爸摸一摸！”也可以给宝宝唱唱歌，或是拿本故事书，给宝宝朗读等。这种“胎教”时间每次5～10分钟为宜，内容可多种多样。总之，准爸爸可对宝宝实施的胎教内容很多，只要你愿意去做，相信，你的参与，能让孩子在胎宝宝期就会感受到父爱，会促进日后与父亲建立亲密的关系。

不要为热衷于“胎教”而感到尴尬，要知道，你所做的一切，都是为了自己心爱的人和自己爱情结晶的平安、健康，即使再累也是幸福的、值得的，所以，准爸爸一定要认真对待胎教。

怀孕第22周 和胎宝宝一起听音乐

胎宝宝什么样

妊娠第22周的胎宝宝，身长约19厘米，体重约350克，看上去已经很像小宝宝的样子了。胎宝宝已经长出浓浓的头发、眉毛和睫毛等，骨骼已相当结实了。骨关节也开始发育了，身体逐渐匀称。皮肤上覆盖了一层白色的滑腻的物质，我们称之为胎脂（很多宝宝在出生时身上还会带有这样的胎脂），皮下脂肪少，皮肤呈浅黄色。此期宝宝的牙齿也开始发育了，主要是恒牙的牙胚。

准妈妈的幸“孕”表现

此周，准妈妈身体越来越重，大约以每周增加250克的速度在迅速增长。由于子宫日益增高挤压肺，你会在上楼时感到吃力，或者呼吸急促。你在此周会感受到宝宝的胎动次数增加，胎宝宝的心跳十分有力，好好享受这一时刻吧。

同步胎教进行时

可以继续沿用以前的胎教方式进行胎教，也可以将原来的胎教内容交替使用。在进行过程中，母亲可以细细体会胎宝宝的反应，这对促进胎宝宝的身心发展、保证胎教的效果是很有益的。

另外，有研究表明，胎宝宝有记忆的能力，母亲应当设法开发胎宝宝的记忆力，把良好的、积极的、美好的信息传递给胎宝宝，比如音乐、艺术、大自然等，都可以借来使用，给胎宝宝带来很好的熏陶。另外，一家人如果能一起活动，一起进行胎教，一起保持良好的和谐、幸福的家庭氛围，这也会使胎宝宝对母亲和其他人有信赖感、安全感，对生活的适应能力强，会感到人间的幸福。所以，为了胎宝宝和父母及家人的感情进一步发展，一家人可一起听听音乐，唱唱歌，一起憧憬未来，这对胎宝宝都是很有好处的。

准妈妈的自我保健

本周生活保健指导

注意饮食营养

继续保持前面的良好饮食习惯和饮食方式，注意摒弃不良的饮食习惯和饮食方式。另外，需要提醒的是，如果你的妊娠正处于夏季，要少食辛甘燥烈食品，以免过分伤阴，对健康不利，可多食甘酸清润之品，如绿豆、西瓜、乌梅等，但不宜饮冷过度。

准妈妈体操举例

如今，长期待在空调房内不运动、出门动辄坐出租车的“熊猫型”准妈妈越来越多，这不仅影响到准妈妈自身的行动，给她们的身体健康造成影响，而且会给她们的分娩带来困难。常言道，生命在于运动，妇产科医生指出，准妈妈们在产前要有科学、正确的运动方式。有条件的话，准妈妈每天应做15分钟左右的准妈妈体操，这对妊娠有益。

热身运动：运动前要先做热身运动，如抖抖手、晃晃脖子、甩甩腿、活动活动脚腕等。之后，再进行下面的运动。

猫式运动：双手扶地，双膝跪在地上，吸一口气，把腰躬起来，慢慢向后坐，一直坐到脚上，静止2秒，边呼气边抬头，后背和腰自然放松。这种运动是模仿猫的姿态，可缓解腰痛。

使骨关节柔软的运动：身体坐直，两脚脚心相对，边短促呼吸，边双手按双膝盖，反复按压10次。两腿呈90°开，屈左腿，边吸气边将右手沿体侧上举，目光向手指的正前方，停2秒。边呼气边将身体倒向左侧，再次吸气，身体还原到脚心相对时，双手按双膝盖，反复按压10次，向相反方向练习。这个动作有助于使骨关节柔软，有助于妈妈顺产时的正确坐姿培养，让背部挺直，重心落在臀部的正中央。

腿部伸屈动作：站立，双脚分开与肩同宽，膝盖稍微向外，双手放在脑后，吸气，边呼气边屈膝，停5秒。吸气，边呼气边直膝，双手伸直，吸气，边呼气边屈膝，停5秒。吸气，边呼气边直膝，最后整个是蹲的姿势。这个动作会使腿部肌肉具有充分的耐力，有助于顺利分娩。

以上几种动作，是有益于妊娠和分娩的运动，有兴趣的准妈妈不妨学着做做，相信这会给你的妊娠和分娩带来有益的影响。不过需要提醒的是，在练习以上两个动作时，一定要注意呼吸的配合，吸气时用力，呼气时放松。并且一定要做热身运动，否则容易受伤。在做这些动作时，要注意做好防护，运动前先喝杯水，如果动作做不到位，不可勉强，要知道，慢慢地锻炼，带着愉悦的情绪去做，这比严格按规范动作去做有意义得多。

当然，如果你能参加孕期体操辅导班，或是借鉴其他适合你的运动，你也可以当做你的孕期保健体操来做，但都要注意安全，不可过度，如果遇到身体不适的情况，不可勉强。并且，必要时一定要去看医生，避免发生危险。

防治皮肤瘙痒

自妊娠5个月后，有些准妈妈会发生皮肤瘙痒的情况，有时还会出现红色小疹。防治方法是，可用温水洗澡，不要用肥皂。避免搔抓以防感染，或外用膏剂消除症状。

本周心理保健指导

准妈妈的心灵美主要应表现在内心广袤的母爱上。准妈妈应该对胎宝宝充满柔情，充满善良美好的希望。如果准妈妈过于娇气和挑剔，自爱的成分过多，孕期是不会愉快的，因为她爱人的成分少了，就容易与人发生争执，有坏情绪产生，并会迁怒于胎宝宝，这就不对了。所以，准妈妈的心理一定要健康，情绪要积极一点儿。为了胎宝宝，准妈妈要应对一切不良的情绪，发怒、哭泣并不能解决问题，更不益于身心健康和胎宝宝的健康，所以，遇事一定要冷静，才能积极思考。

另外，在此周，教你一种缓解不良情绪的方法——“音乐浴”。可以选一张舒服的沙发或椅子，或床，采用舒服的体位坐着，然后，打开收录机，音量开到适中，音乐以自己喜爱的为主，节奏较明快为好，闭上眼睛，全身放松，静静地听音乐。

要在听音乐的同时，感受音乐，如随着音乐的响起，全身自然放松，首先感受到音乐如轻风一般一次一次有节奏地向你吹来，吹走了疲乏，吹走了烦恼……时间约5分钟或一首乐曲为限。最后睁开眼，随着音乐的节奏，手、脚有节奏地晃动，时间约2分钟或以一首乐曲为限。当音乐停止以后，起身活动一下，这样，你会发现，你的头脑变得很清醒，昏沉感和身体的疲乏感一扫而光。怎么样？还不赶紧试试。

本周优生保健指导

子宫内胎宝宝治疗

子宫内胎儿治疗，自从1963年首例报告以来，现在临床已陆陆续续地提出一些成功的案例报告。现将目前临床上可行的治疗方法简介如下：

经母体给药法：经由母体胎盘的血流，间接投药治疗。比如当胎宝宝有心律不齐而可能导致心脏衰竭的状况时，可用此种方法。

穿刺抽吸或引流：当妊娠有胎便性腹膜炎并发腹水、下泌尿道阻塞合并膀胱及肾脏水肿等情况时，为了避免器官积液过多产生的压迫现象继续恶化，及早进行穿刺可得到缓解。必要时可反复抽吸，或者以留置的导管持续将积液引流到羊膜腔里。

胎宝宝内视镜手术：这个手术，是将1～2厘米管径的内视镜伸入羊膜腔内，来阻断血流或切割胎宝宝病灶。这种手术，侵袭性较大。

开腹手术：即切开肚皮取出胎宝宝，接受矫治手术后，再将胎宝宝放回子宫里继续生长，其危险性也很高。主要是在治疗严重的先天性横膈膜疝气或肺部囊状腺体样畸形时使用。

当然，其他的一些方法，可能在临床上还有更多，但这里不再一一介绍。需要强调的是，如果你把胎宝宝视为一个独立的生命个体，那么畸形的胎宝宝，或有疾病的胎宝宝，就应该算是一个患儿。而事实上，大多数的子宫内胎宝宝治疗方法，还是具有成功矫治或治疗的机会的。倘若在胎宝宝还没有脱离母体之前，异常持续恶化的结果势必将危及生命或造成日后重度伤残，这时候“子宫内胎宝宝治疗”可能就是唯一的选择了。至于选不选择子宫内胎宝宝治疗，这要看准父母们怎么对这一医疗行为的理解了。

防治脂肪肝

肝脏是脂肪代谢的重要器官。若因各种原因使肝脏脂肪代谢功能发生障碍，就会使脂类物质平衡失调，脂肪在组织细胞内储积。当储积量超过肝重量5%以上或在组织学上有5%以上肝细胞脂肪化时，便可称为脂肪肝。

妊娠脂肪肝的死亡率很高，并且起病急骤、进展迅速而预后极差。所以，在危及母亲与胎宝宝生命的情况下，及早诊断和终止妊娠是提高母亲与胎儿存活率的关键。

另外，平时预防脂肪肝，准妈妈不能吃得太“好”，更要控制热量摄入，要多吃粗粮和蔬菜，来增加饱腹感。这样，才能减少发生脂肪肝的概率。

同时，还应对准妈妈予以支持疗法、输血、补充凝血因子和白蛋白等。不过，凡存活的妊娠脂肪肝母子通常不留有后遗症。

注意 Attention

脂肪肝患者饮食有禁忌

脂肪肝患者应忌吃各种动物油，忌吃动物内脏，忌吃各种禽蛋的蛋黄部分。也有学者主张忌吃荔枝、桂圆肉、蜜饯等高糖食品，因多余的糖分也可转变为脂肪。

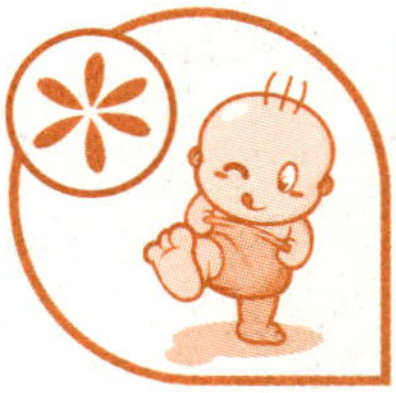

准爸爸对准妈妈的同步护理方案

配置准妈妈的小药箱

可能很多准妈妈会因为受“吃药对妊娠不利”的宣传的影响，以至于妊娠期间拒绝吃一切药物。可是有病不吃药，同样会给自身和胎宝宝带来伤害。所以，准爸爸一定要对准妈妈的用药严格把关，但必要时，还是要让准妈妈服药。在家庭中，你也可以根据专家或医生的指导，为妊娠的准妈妈准备一些必备的药品，如补血类药、助消化类药、防治痔疮药等。但这些药都必须在医生的指导下准备，不能随便准备。尤其是在服用药时，一定要认真看看包装上的孕妇“慎用”“忌用”“禁用”字样。并且注意别服错了药，如果一旦误服了致畸或可能致畸的药物后，应找医生根据自己的妊娠时间、用药量及用药时间长短，结合自己的年龄及胎次等问题综合考虑是否要终止妊娠。

别让电话害了准妈妈

电话（包括手机）是现代家庭中的重要通讯工具，可是你知道吗，黏附在电话机上的细菌和病毒有480种以上，如流感、肺结核、乙型肝炎、白喉、百日咳等病毒和细菌，更是很常见，如果准妈妈接触了这些病毒，那么，这个危害可是太大了。所以，一定要注意防护。有条件的，最好是让准妈妈专机专用，不可交叉使用。如果非要与其他人一起用，那么要注意定期消毒，或是在电话上贴上消毒膜（市场有售）。并且让准妈妈在使用电话时，尽量与话筒保持一定的距离，使用后，还要记得马上用肥皂洗手，流水冲洗5分钟。

怀孕第23周 准妈妈要注意个人卫生

胎宝宝什么样

妊娠第23周的胎宝宝身长约19厘米，体重约400克；开始出现呼吸样运动，能啼哭，若此时出生可存活数小时；23周时的宝宝听力基本形成，还会不断地吞咽，大脑继续发育，大脑皮质已有6层结构，沟回明显增多；手足的活动逐渐增多，身体的位置常在羊水中变动，如果出现臀位也不必害怕，因为此时胎位尚未固定。

准妈妈的幸“孕”表现

23周时候的准妈妈身体越来越重，大约以每周增加250克的速度在迅速增长。由于子宫日益增高挤压肺，所以你会感觉上楼很吃力，呼吸相对困难。阴道的分泌物也会增加。此时泌尿道的平滑肌松弛，所以膀胱感染的危险性增高，为此要注意个人卫生。

同步胎教进行时

可以继续沿用以前的胎教方式进行胎教。另外，必须提醒的是，如果你还是不相信音乐能带给宝宝一些有趣的刺激，你可以来做一个检测。

23周时的宝宝，更加喜欢听抒情幽雅的古典音乐。你可以做一个实验，放些节奏快、声音响的音乐，你会感觉到宝宝在你的肚子里胎动很剧烈，而当你换成轻柔舒缓的音乐时，宝宝会安静下来。可见胎宝宝对音乐和声音是很敏感的。

不过，也有专家提醒我们，过度地对胎宝宝进行胎教，会使胎宝宝压力过大。父母应在进行胎教时，要仔细观察胎宝宝的情况，不要让刺激的时间过长或使胎宝宝的负担过重。当胎宝宝明显胎动或是不再回应时，你就该考虑一下了，看看是不是因为你给的任务太难或不够有趣的原因而造成他（她）的厌烦。

要知道，胎教的目的是增进胎宝宝出生后的智力，而不是伤害胎宝宝，如果你真的把握不准胎教的做法，建议你先去咨询，然后再进行胎教。但是，保持良好的情绪，保证健康的生活方式，这还是必需的。

小贴士

运动对胎儿心脏有好处

实验表明，在妊娠期适当运动的准妈妈，其新生儿心脏比一般婴儿略大一些。

准妈妈的自我保健

本周生活保健指导

注重饮食营养

继续保持以前的良好的饮食方式以及良好的饮食习惯。如果妊娠现在正处于春季，那么，建议你应根据季节选择饮食。春天，应由冬季的膏粱厚味转变为清温平淡，要多吃些蔬菜，在饮食上选择一些能助阳的食品，如葱、荽、豉等；食味宜减酸益甘，以养脾气。

要合理地运动

妊娠中期可适度地进行体育锻炼，散步、跳慢舞都是可行的运动项目。

一定要根据自己的情况来做运动，运动前一定要先做一下热身。但要记住，不要做爬山、登高、蹦跳之类的平衡运动，以免发生意外。

化妆品使用要合理

自怀孕的第5个月起，准妈妈的皮肤会变得干燥、粗糙，并且很多女性脸上会出现黄褐斑或雀斑，一些爱美的准妈妈常用化妆品来掩饰这些斑迹。其实，这种保护皮肤的方法是不合理的，准妈妈在此期不应化妆，只用乳液或面霜来适当保养皮肤即可，如果使用过多化妆品，反而会刺激皮肤，可能引起过敏，反而弄巧成拙。

避免几种家务

除妊娠晚期外，准妈妈应该干点儿活。但不宜做弯腰、爬高、向上伸手、挑水、抬东西等劳动，更不能干接触农药、消毒液、杀虫剂之类的家务活。

本周心理保健指导

父母的好情绪、好心情是养胎、保胎的最根本、最朴实的内容。所以，准父母们要注重保持好情绪。瓦格纳曾说：“多年来医学忘记了爱情是疾病防治中的一个重要因素，是非常不对的。”近年来，爱情医学又逐渐受到了人们的重视。诚挚的爱情、夫妻恩爱、感情融洽、家庭和睦，是妊娠期保胎养胎的重要举措之一。

本周优生保健指导

多胞胎属于高危险妊娠

多胞胎妊娠，一举数得固然是可喜可贺，但其怀孕的过程却也必然是加倍的辛苦与艰辛。

对于准妈妈本身而言，一次孕育的胎宝宝数目越多，生理上的变化与负担越大，更易引起各种妊娠并发症，如妊娠剧吐、母体贫血、妊娠高血压或先兆子痫、胎盘异常、脐带意外、产后出血等。因此，多胞胎确实是一种高危险妊娠。

如果早期超声波诊断为多胞胎者属于高危险妊娠，应慎重考虑多胞胎妊娠与接受减胎手术之间的利弊得失，并且要进行规则且较密集的产前检查，必须多次进行超声波检查，要充分了解每一个胎宝宝的生长发育情况。对于先兆子痫、产前出血、早期子宫收缩等常见并发症，进行卫生教育，提醒准妈妈保持警觉。妊娠期要注意补充充足的营养，中期以后注意卧床休息，避免过度劳务活动。妊娠28周开始，定期接受胎心音与宫缩检测，特别是三胞胎以上者，干脆直接住院卧床观察，以便能及早给予安胎治疗。

警惕鼻出血

有些准妈妈会在妊娠期会出现鼻塞、鼻出血等现象，这跟孕期内分泌的变化有关，可以食用些冷血凉血的食品，切忌自己乱服药，一般不治疗，轻微的出血会逐渐减轻。但是如果发生严重的鼻出血，应考虑是否发生妊娠高血压综合征，或患有其他疾病，最好请医生进行诊治。

准爸爸对准妈妈的同步护理方案

不准和准妈妈吵架

你知道吗，当准爸爸准妈妈剧烈争吵时，准妈妈受到刺激后身体会发生一系列的不良反应，继而影响胎宝宝。如母亲的盛怒可以导致血管收缩、血流加快，其物理震动传到子宫会殃及胎宝宝；而内分泌会发生变化，随之分泌出一些有害激素，也会通过生理信息传递给胎宝宝。父母的高声大气，无异于十分有害的噪声，也会直接危害胎宝宝。所以，准爸爸要避免和准妈妈吵架，要对准妈妈有爱心，多说些温暖的话，多为妻子考虑，多关心妻子，多表白自己的爱心，这是妊娠期准爸爸最应该做的，而且是不可缺少的。

为准妈妈做几款有助消除水肿的小吃

妊娠期，有些准妈妈下肢水肿现象很严重，作为准爸爸，要好好疼爱准妈妈，多替她敷敷腿，也可以适当地准备些小吃，以帮她消除妊娠水肿的不适，如：

赤小豆、麦片各30克，如常法同煮成粥，加饴糖调味，变温后食用，可利水，对缓解妊娠水肿有益。

鲤鱼1条，150克，煮熟后加入煮沸后的麦片粥里，根据准妈妈的口味，适当调味即可食用。可消妊娠水肿。

除此之外，冬瓜汤、绿豆汤等，都可以适量地为准妈妈准备，利水消肿，对消除妊娠水肿有益。

怀孕第24周 警惕妊娠期糖尿病

胎宝宝什么样

妊娠第24周的胎宝宝，身长约25厘米，体重约500克。身体逐渐匀称，皮下脂肪的沉着进展不大，因此还很瘦；骨骼已经相当结实，如果拍摄X光片，可清楚看到头盖骨、脊椎、肋骨及四肢的骨骼。此期的宝宝，脸形开始变得丰满，睫毛、眉毛等都已长成。头部依然偏大，身体其他部位生长也非常迅速。本周是一个里程碑，因为这时的宝宝若出生，能在精心的医疗护理下存活。

准妈妈的幸“孕”表现

24周时候的准妈妈身体越来越沉重，子宫底位于肚脐上约3横指的位置，宫高约24厘米，体重继续增加。而且你会发现自己脸上和腹部的妊娠斑更加明显并且增大。有时准妈妈还会有下列的症状，如感觉眼睛发干、畏光，胎动明显，白带增多，下腹疼痛，便秘，胃灼热和消化不良，胀气，头痛，晕眩，鼻塞，流鼻血，耳塞，牙龈出血，腿抽筋，腰酸背痛，腿部静脉曲张，腹部瘙痒，憋闷，睡不稳，尿频等。

同步胎教进行时

可以继续以前沿用的胎教方式进行胎教，同时，也可以在原来的基础上增加些胎教的项目和花样。此期，对宝宝进行的胎教可从以下几个方面进行，比如：给胎宝宝讲故事、背诗歌、说歌谣、唱歌曲。

教胎宝宝学习语言和文字，或数数、计算和认图（你可以试着像在教一个真正的幼儿一样来教胎宝宝，这样对胎宝宝是有益的）。

用心跟胎宝宝谈话，要时时想到胎宝宝的存在，并经常与之谈话，进行情感的沟通。

准妈妈的自我保健

本周生活保健指导

注意饮食营养

孕24周时的胎宝宝体内也开始储备脂肪。准妈妈在饮食上对植物油与动物油的摄入量要有适当的比例，平常不可额外摄入动物油，因为平时所吃的肉类、奶类、蛋类均含有较高的动物性油脂，在烹调食品时用植物油就可以了。

要注意，在妊娠期，准妈妈可多吃些鱼，这对促进胎宝宝脑发育、增强准妈妈的记忆力有益。

保护好准妈妈的肚子

怀孕的女性，要注意，万事“肚”为先。所以，在生活中一定要保护好膨胀的大肚子，尤其是这时候，准妈妈的肚子越来越大，其身体的重心有些前移，很容易跌倒。所以，准妈妈干什么事都要小心：走路时，要注意脚底下，别滑倒。要尽量避免上下楼梯，如果非要上下楼梯，也要注意脚下，看准了再踩上去，避免踏空，摔倒！更不要登高，或跳跃，不然这是很危险的。

此时做准爸爸的，也要自觉地多分担家务事，不要让准妈妈操劳过度，更不能让准妈妈做伤害肚子的事儿，如提重物、下蹲、弯腰或做攀高的动作等。要让准妈妈充分地睡眠和休息。在乘汽车、逛商店时，要保护好准妈妈，避免其腹部直接受到冲撞和挤压。

本周心理保健指导

你有过焦虑吗？你的焦虑心理是怎么样的？想解脱吗？来看看下面这些表现吧，这可是专家根据临床经验总结出来的孕期准妈妈心理焦虑的种种表现。

焦急，常会感到紧张，有突发的、无从解释的惊慌失措、神经过敏，有时心脏突突地跳得使人发慌。

感到压抑、惶惶不安，忧愁或恐惧，常有惊恐性的幻想或空想，害怕自己有病或胎宝宝有病，或身边亲近的人有病，或担心胎宝宝将要死亡，或担忧，或自我感到死亡逼近；很容易激怒。

常担心某些可怕的事情临头；担心自己在他人面前出洋相或做出愚蠢的举动。

害怕自己会变得孤独，怕家人遭到非难，怕会被遗弃，会无人理睬。

怕分娩，有时甚至会神经质地发抖或害怕引起颤抖，或惊恐性地发汗。

身体方面会有胸口疼痛、压迫或紧缩感、头晕目眩、便秘或腹泻、头痛、颈部、背部疼痛、疲乏、虚弱或稍微活动就感觉疲劳等。

如果你有以上这些表现，并且所占有的项目越多，也就越能证明你正在受焦虑之苦，要及时地找医生去聊聊，让医生帮帮你。另外，你自己也要有意识地分散一下注意力，如看看电视电影、听听音乐、散散步、做做操、找朋友聊聊天等，这些都会使你的精神放松，头脑冷静。如果真的遭遇不平之事，甚至可以痛痛快快地哭一场，千万不要闷在心里，以致气郁成疾。

本周优生保健指导

帮准妈妈解除便秘之苦

准妈妈易发生便秘，所以，应想办法缓解一下。

多吃些水果、蔬菜、粗粮类的食物。

多喝水，每日至少喝1 000毫升水。最好每天早上起来空腹喝一杯温开水或蜂蜜水，适当补充水分，增加肠道内的津液，预防便秘的产生。

注意养成定时排便的习惯，保证每天排大便一次。要保持心情愉快，睡眠充足，还要注意适当的活动等。

这些都是缓解便秘的有效方法。不过，当便秘很严重，且以上方法无法缓解时，要及时去看医生，在医生的指导下使用些药物，如甘油、开塞露等。

要筛检妊娠糖尿病

有糖尿病先兆的准妈妈于妊娠24~28周接受50克葡萄糖耐量试验，事前无须刻意禁食空腹，在喝了糖水1小时后抽血，若血糖值超过7.8毫摩/升（140毫克/100毫升）以上者为阳性反应，这些准妈妈必须做进一步的糖耐量试验，于前一夜至少禁食空腹8小时，先抽一次血糖值后，喝下75克葡萄糖水，3小时内每隔1小时再抽一次血，4个血糖值中若有2个异常偏高，即可确定诊断为妊娠糖尿病患者，其发生率为2%～3%。

一经诊断为患妊娠糖尿病的准妈妈，首先应执行医生给予的饮食控制的建议，并且定期追踪检测血糖值，如果血糖值一直居高不下，则要接受注射胰岛素的治疗，并且要定期进行超声波检测，监测胎宝宝的生长状况，对于比较巨大的胎宝宝，倘若母体子宫颈的条件许可，到了接近预产期时即可考虑提早催生，避免因巨婴而导致难产或其他并发症。婴儿出生后应立即请小儿科医师采取必要的处置措施。

这项检查一定要重视，尤其是高龄产妇、具有肥胖或家族史等危险因素的准妈妈。

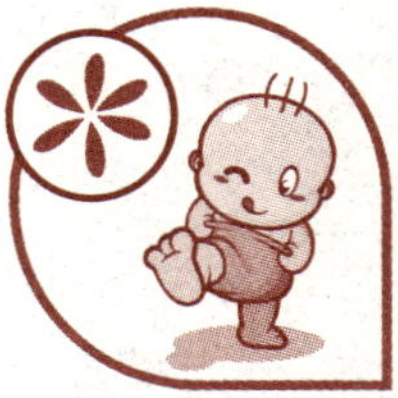

准爸爸对准妈妈的同步护理方案

出现妊娠意外时的监护

妊娠是个“多事之秋”，总会在我们不经意间，埋下安全隐患或出现意外。如果有意外发生，不要紧张，家人这时的协助与处理很重要。

假如意外发生，不要着急，先冷静，及时打急救电话，说清楚地址、准妈妈的情况。

在等待救护车到来时，先按医生（打急救电话时，一般医生会告诉你简单的处理办法）的建议，进行施救。

如有可能，应给准妈妈换上宽松易脱换的衣物，带齐应带的证件及现金等（平常，这些东西要收拾在一个安全固定的地方，急用时，以方便取用）。

尽量清除周围的路障，如打开门，以便救护人员到来时，不耽误时间。

护送的途中要观察准妈妈的精神状态、肤色、脉搏等；听从医生的安排，不要紧张。否则，家人自乱阵脚，无法采用医生的建议和手术的决定，会给抢救工作带来困难，所以一定要冷静。

总之，妊娠出现意外，是很危险的事情，准爸爸及家人一定要做好一切防护准备，避免严重后果的发生。

帮助准妈妈洗头发

帮助准妈妈洗头发，这是一件浪漫且温馨的事情。准爸爸可能也知道，准妈妈挺个大肚子，洗头真的不容易，尤其是缺少淋浴条件的家庭，让准妈妈勉强弯腰洗头，则有可能诱发早产。所以，准爸爸应当一回准妈妈的“美发师”“护花使者”，主动地帮准妈妈洗洗头。可以让准妈妈躺在舒服的长沙发上，或是躺在床上，在身下铺上大的塑料垫，然后，你就可以打来适宜温度的水，拿来洗发用品，轻柔地为准妈妈洗头了。相信，在你这样亲密的“美发师”身上，准妈妈一定会找到浪漫和幸福的感觉，这对妊娠颇有益。不过，你最好建议准妈妈，为了保持清洁，为了转换心情，妊娠期最好把头发剪短，这样也便于梳理。

妊娠6个月记事表	
身体方面	
体重和腰围	
身体自觉不适	
异常情况	
生活方面	
饮食情况	
睡眠情况	
性交情况	
运动情况	
工作情况	
外出情况	
心理情绪	
环境污染	
多维片	
用药情况	最近1个月是否用药：是（ ）否（ ） 用药名称： 服用剂量： 是否遵医嘱：
胎教情况	
其他	
孕期检查情况	
是否进行早孕检查	是（ ）否（ ）
检查项目	
检查结果	
异常情况	
医生建议	
异常处理	
心情寄语： 年 月 日	

怀孕第25周 帮助胎宝宝“散步”

胎宝宝什么样

妊娠25周的胎宝宝，身长约30厘米，体重约600克。舌头上的味蕾正在形成，所以胎宝宝在这时候已经可以品尝到食品的味道了。大脑的发育也已经进入了一个高峰期，大脑细胞迅速增殖分化，体积增大。胎宝宝的传音系统完成，神经系统发育到相当程度，声音、光线及母亲的触摸都能引起胎宝宝的反应。这时胎宝宝已有疼痛感、刺痒感，喜欢被摇动。

准妈妈的幸“孕”表现

准妈妈的腹部变得更大，下腹部与上腹部都变得更为膨隆。肚子感到相当沉重，腹部由于过度膨隆会出现少许的“妊娠纹”。增大的子宫压迫盆腔静脉，使下肢静脉曲张更加严重，有的准妈妈还会出现便秘、痔疮、腰酸和背痛等症状。

同步胎教进行时

继续沿用以前的胎教方式进行胎教，同时，也可以在原来的基础上增加些胎教的项目和花样。因为此阶段已能触摸到胎宝宝的头部和肢体，从这时起就可以轻轻拍打腹部，并用双手轻轻推动胎宝宝，帮助他在宫内“散步”。此外，如能配合音乐和对话等方法同时进行，将会收到更为理想的效果。

另外，在此周，也可以进行抚摸胎教，如果在你前面的胎教安排中没有此项活动，那么在此时进行抚摸胎教是最适宜的。准妈妈或准爸爸用手轻轻抚摸准妈妈腹壁的胎宝宝部位，使胎宝宝感受并做出反应。可以在每天晚上胎动较频繁时进行。每次持续5～10分钟，每日1次，如能配以轻松、愉快的音乐进行，效果更佳。当然，宫缩出现过早的准妈妈不宜使用这种方法。

准妈妈的自我保健

本周生活保健指导

注意饮食营养

继续保持以前良好的饮食方式和健康的饮食习惯。另外，需要提醒的是，在妊娠6个月时宜少吃寒凉饮食，并且不需要额外进补，只需在膳食结构及饮食的内容上正确选择分量，适量摄取，或者改成自行烹煮即可。

若要进行夏季凉补，则应以清补、健脾、祛暑化湿为原则，应以食补为主。

保证准妈妈的睡眠

虽然，孕期准妈妈由于孕育的关系，常常会显得很疲劳，还会因为腰酸背痛、心理压力过大，而不能安然入睡，所以常常会失眠，这时就要想办法进行调节。

首先，可以为准妈妈换一张较大的床，这样可以更容易让她保持舒适的体位。不过，床铺不可太软，也不可太硬。床铺太软，会让准妈妈感觉更疲劳，且由于增大的腹部，容易造成慢性腰肌劳损。而床铺太硬，则缺乏对身体的缓冲力，从而转侧过频，多梦易醒。所以，原则是，不要选用硬板床，可以选用质量上乘的席梦思床，软硬适度，才不至于使准妈妈太难受。床上用品，最好都是棉制品，不宜使用化纤混纺织物做被套及床单。

另外，也可以采用其他的方法来促进睡眠，比如临睡前散散步，洗个热水澡，或是看一本闲书，这样都可以促进准妈妈安眠。

注意 Attention

选用中药补品要慎重

准妈妈或家人勿自行滥用过多的健康食品及中药材，若要按照食谱制作一些药膳，最好能先征询中医师的意见，以免对腹中胎儿产生影响。

本周心理保健指导

不具有快乐性格的准妈妈，要加强心理调整。要想到孕育是一件幸福的事，要想想拥抱新生宝贝时的快乐。即使再不开心，想想为了肚子里的宝宝，也不该有坏情绪。可以继续采用前面我们介绍的一些行之有效的方法来进行自我情绪调节，如听听美妙的轻音乐，或到风景优美的地方去散散心……总之，只要你愿意，就可以找到让自己高兴的事情。另外，准爸爸也要注意，引导妻子学会自我放松和自我平衡。同时，准爸爸要多动脑筋，丰富妻子的业余生活，这对帮助准妈妈摆脱坏情绪也很有好处。

本周优生保健指导

静脉曲张的防治

由于子宫的不断增大，压迫到大腿的血管，导致静脉曲张，或是加重静脉曲张症状。为了防治静脉曲张，最好的办法是以托腹带托住腹部，如静脉曲张严重，可在曲张部位使用紧筒袜加以保护。平常不要长时间站立，以防静脉回流受阻；睡觉时，可以换上宽松的内衣，双足可适度抬高。这些对防治静脉曲张都很有好处。

防治妊娠高血压疾病

妊娠高血压疾病若不能及时处理，可能造成胎宝宝生长迟滞、胎宝宝窘迫、胎盘早期剥离、母体肝脏损害、肾衰竭、卒中、肺水肿等，乃至于围生期准妈妈及胎宝宝死亡的不幸事件。临床一般是收缩压高于18.7千帕（140毫米汞柱）或舒张压高于12千帕（90毫米汞柱），即属妊娠高血压。

依据临床表现，妊娠高血压可分为3种：

纯粹妊娠高血压：只有血压升高的变化。

妊娠毒血症：高血压合并尿蛋白或严重水肿。

子痫症：先兆子痫合并全身抽筋的大发作。

妊娠高血压的病情变化相当快速，即使在怀孕后期安排比较密集的产前检查，准妈妈有时也不能幸免，仍须时刻留意，一旦出现显著体重增加及水肿恶化，要立即就医诊治，重度患者要住院治疗。不得已时，可考虑采用医学手段提前分娩。因为分娩才是真正能够终止妊娠高血压病情持续恶化的唯一方法。

触诊胎宝宝

在定期孕期检查中，准妈妈会有一项特殊的检查，即触诊。触诊的方法是在准妈妈腹壁上感觉胎宝宝的情形，触诊无法了解胎宝宝头部情形时，医师可能会怀疑胎宝宝是无脑儿。这时，会进行超声波检查。无脑儿的情形有很多种，例如，无头盖症、半脑症及无脑症等。这项检查很重要，可以及时发现胎宝宝脑部的情况，及时做出处理。所以，在孕期检查时，一定要认真做此项检查。

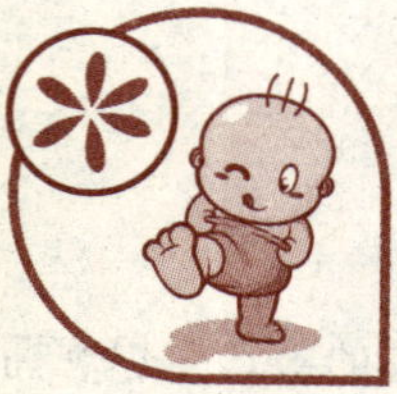

准爸爸对准妈妈的同步护理方案

准爸爸更应该参与胎教

当你为即将做爸爸而欣喜的时候，切莫忘了胎教的责任。有越来越多的研究表明，胎宝宝在子宫内最适宜听男性中、低频调的说话声音，如果父亲坚持每天对宫内的胎宝宝讲话，能唤起胎宝宝最积极的反应，对胎宝宝出生后的智力及情绪的稳定大有裨益。

可以在每晚上床睡觉时，和妻子一起给胎宝宝抚摸、哼曲、呼唤、对话，尽母育父爱的义务。另外，准爸爸还要鼓励妻子加强“胎教”学习，并在妊娠期配合妻子一起进行胎教，这对胎宝宝的正常发育很有裨益。

要认真对待准妈妈的工作

怀孕了，准妈妈还需要去上班吗？这恐怕是很多家庭和准妈妈所疑惑的问题。我们知道，只要对准妈妈没有什么危害因素存在，工作还是应该坚持的，并且这对帮助准妈妈保持良好的情绪，也会很有好处，所以只要准妈妈体力可支，身体健康，工作也不存在对妊娠有不利影响的方面，就可鼓励妻子去上班。不过，要注意妻子上下班的出行问题，还要定时和妻子通话，避免意外的发生，以便及时处理。

怀孕第26周 饮食清淡 防止水肿

胎宝宝什么样

妊娠第26周的胎宝宝身长约22厘米，体重约800克。胎宝宝开始有了呼吸，但呼出吸入的不是真正的空气。味觉神经乳头在孕期第26周形成。听觉有了反应的能力，开始出现记忆意识萌芽。胎动更加协调，而且多样，体力增强，越来越频繁的胎动表明了他（她）的活动能力。

准妈妈的幸“孕”表现

准妈妈腹部隆起更加明显，子宫高度为24～26厘米，肚子感到分外沉重。同时受激素水平的影响，有的准妈妈会因髋关节松弛而出现轻度的行走困难。有些人可能会发生水肿、高血压和蛋白尿等。从第15周一直到第28周，每周平均增加羊水50毫升。

同步胎教进行时

继续沿用以前的胎教方式进行胎教，同时，也可以在原来的基础上增加些胎教的项目和花样。尤其是父母对胎宝宝进行的音乐、艺术“课程”可适当增加。另外，要注意保健，注意养生。仍要注意适当的活动，进行必要的体育锻炼，这样做对胎教还是有一定的好处的。

准妈妈的自我保健

本周生活保健指导

注意饮食营养

可以继续保持以往的良好饮食方式和饮食习惯。另外，在此周，要注意以下饮食要点：

不宜多吃动物性脂肪。

日常饮食以清淡为佳，水肿明显者要控制盐的摄取量，限制在2～4克。

可多选些富含B族维生素、维生素C和维生素E的食物食用。

忌用辛辣调料，多吃新鲜蔬菜和水果，适当补充钙元素。

另外，要注重植物油的合理摄入，可参考前面介绍的相关内容的建议。

总之，此周饮食还和妊娠中期大多时候的饮食一样，只要按照前面所介绍的饮食食谱，并结合你的实际生活加以调整，基本上是可以满足准妈妈此期的热量需求的。

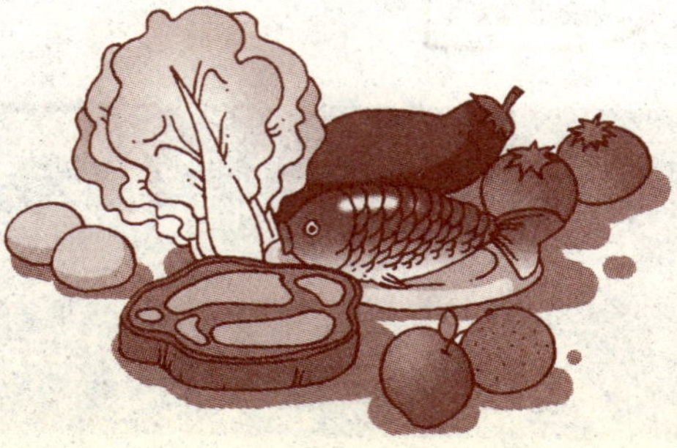

外出注意安全

准妈妈外出不宜走太多的路，不要超过1千米。行走速度不宜快，不要在城市人流高峰时间出去挤公共汽车，不宜到人群过于拥挤的市场去，更不宜在气候恶劣时上街。一次购物不宜过多，以不超过5千克重量为宜。

小贴士

多吃蔬菜

如胡萝卜、油菜、菠菜、番茄等，避免发生维生素A、维生素B_2、维生素C的缺乏症。

本周心理保健指导

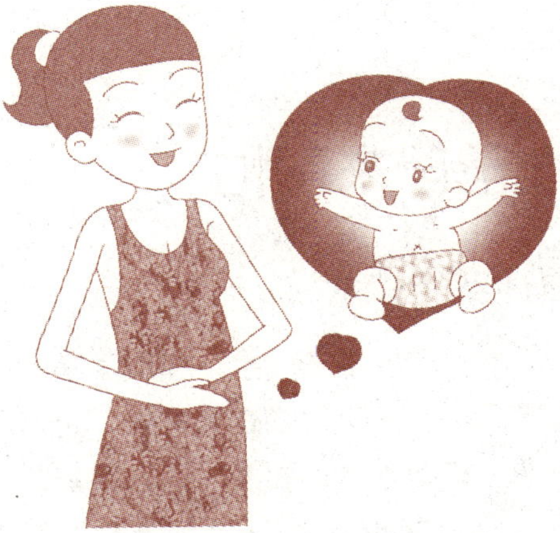

此期，你可能会是个“婴儿迷”。由于宝宝生长发育越来越完善，活动能力越来越强，所以他就不会像胎龄小时那么乖了，总会不停地踢踢妈妈这里，蹬蹬妈妈那里，好像怕妈妈忘了他似的。而由于胎宝宝的活动，再加上分娩期的一天天临近，准妈妈会产生各种各样的猜测：宝宝长得什么样？像爸爸还是像妈妈？会长得很漂亮吗？会是健康的吗？会顺利地来到妈妈身边吗……其实，准妈妈的这些遐想是正常的。只要不刻意地钻牛角尖，善于宽慰自己，那么，准妈妈一般是不会出现太大的心理偏差的。如果过于忧虑，则建议你及时调整，自己调整不了，请及时地求助于医生。

本周优生保健指导

防治妊娠期水肿

孕期出现轻度水肿，几乎是所有的准妈妈都会经历的事情。除了进行饮食调节外（可以适当吃些利水的食物，如冬瓜、赤小豆等），还可采用下面的方法进行缓解：

不应长时间行走或坐、蹲、站立。

在坐和睡觉时，适当地将下肢垫高，这将有利于下肢静脉血液的回流。

饮水要适量，一天保证饮用8杯水足矣，不可过多饮水。

要注意选择比脚稍大的鞋，但也不可过于宽松，不跟脚。

有些准妈妈会在休息后水肿消退，有些则不能。除了采用上述的方法外，如果准妈妈的水肿过于严重，应及时求助于医生。

小腿抽筋的防治

在妊娠期，很多女性都有过小腿抽筋的现象。尤其是在久坐之后或睡觉中。准妈妈腿部抽筋常发生在怀孕中期以后。常见的原因是：

由于子宫变大，压迫到下腔静脉，进而导致下肢的负担增加，容易造成局部血液循环不良，而导致抽筋的发生。也有的准妈妈，是因为晚上睡觉时腿部受凉所致。还有的准妈妈会因为夜晚的睡姿不当，且长时间保持不良的睡姿而导致的。

为了缓解这种不良的症状，准妈妈可采用局部按摩、热敷，或做好腿部保暖、均衡运动来进行防治。

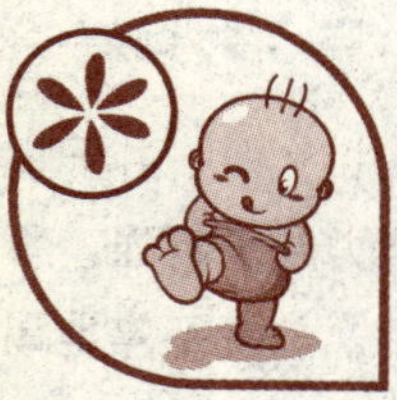

准爸爸对准妈妈的同步护理方案

准妈妈食欲不好，准爸爸来帮忙

虽然，妊娠中期大部分的女性食欲都很好，可是有些准妈妈却因为种种原因而导致没有食欲。但是准妈妈必须吃东西，因为还要满足胎宝宝的生长发育需要。这时准爸爸就应该来帮忙了，帮准妈妈做几道开胃小菜，来帮助她多吃些东西。

凉拌萝卜缨

小水萝卜缨子一把，择洗干净，在沸水中焯一下，盛在大碗里，用水冲凉，筚干水分，加醋、盐、蒜蓉、香油、白胡椒粉拌匀即可。酸香可口，可改善准妈妈不思饮食的症状。

给准妈妈买些巧克力吃

不要认为只有在情人节才可以送给准妈妈巧克力，在孕期，你也可以适当地给准妈妈买些巧克力吃。原因是：芬兰赫尔辛基大学的一个科学小组发表报告说，如果准妈妈们每天都嚼上几块巧克力，她们将来的宝宝就会笑得更开心。芬兰科学家认为，喜欢吃巧克力的准妈妈所生孩子容易呈现出比较健康向上的情绪，这与巧克力中所含的某种化学成分有关。准妈妈在食用巧克力后会把这种化学物质传给正在母体内发育的婴儿，从而使得其在出生后，特别是在6个月后，表现出积极的生活情绪。所以，准爸爸要注意，如果有条件，最好给准妈妈买些巧克力吃。

怀孕第27周 胎宝宝会做梦了

胎宝宝什么样

妊娠第27周的胎宝宝，身长约38厘米，体重约900克。宝宝这时候眼睛已经能睁开和闭合了，同时有了睡眠周期。胎宝宝大脑活动在第27周时是非常活跃的。很多专家认为第27周的胎宝宝开始会做梦了，但是还没有人能够说出宝宝到底做的是什么梦。胎宝宝在这时已经长出了头发。胎宝宝在6~7个月时，开始能细微地辨别母亲的态度和情感，并对其做出反应。

准妈妈的幸“孕”表现

此时准妈妈的子宫更加膨大，子宫底在肚脐上7厘米的位置上，宫高27厘米。由于子宫接近了肋缘，因此你有时候会感觉气短，这是正常的现象，不必担心。准妈妈的食欲会降低，这是因为子宫对胃部的挤压，让准妈妈很容易有饱胀感。

同步胎教进行时

在此期，胎宝宝开始能细微地辨别母亲的态度和情感，并对其做出反应。所以，准妈妈要保持良好的情绪，这样才是最适宜此期的有效的胎教方式。

另外，受孕7个月后，就可以给胎宝宝正规“上课”了。先以信号提示胎宝宝，比如用手轻拍腹部（胎宝宝），告诉胎宝宝现在开始上课，宝宝要静静地听。一般早上醒来以讲话的形式为主，下班回家和晚上临睡前则可采用文字训练或音乐训练的形式等进行训练。这样的训练一般每次5～10分钟，每天进行3次。

准妈妈的自我保健

本周生活保健指导

注意饮食营养

继续保持原来的良好饮食方式和饮食习惯。另外，为了满足胎宝宝脑的发育，在妊娠期也可以多吃一些益智食品，主要是含有丰富营养素的食品。

大脑生长和发育首先需要的营养成分有：

蛋白质：是大脑活动中不可缺少的基本物质，如果准妈妈蛋白质摄入不足，会引起宝宝大脑发育障碍，严重影响其今后的智力水平。

矿物质：对宝宝的大脑发育有很大的促进作用。如，锌是大脑发育必需的营养素之一；钙能与镁相互作用，维护心脑的健康；而如果缺铜，则会损害脑细胞的成熟。另外，锌、铁、镁等对胎宝宝的脑发育也有着很重要的作用和意义，所以应及时补充矿物质。

维生素：对宝宝的大脑发育也很有益。所以，无论哪种维生素，都应该按需适量添加。

现在你了解了可以增进胎宝宝脑发育的营养素了，那么你就要在生活中多摄入相关的食物，这样可对胎宝宝的智力发展很有益处。

保护好头发

孕期要注意护理好头发，平常洗头可以根据个人的头发情况合理清洁，注意最好不要超过3天洗一次头。平常梳理时，应从前额开始向后梳，梳时要紧贴头皮部位，用力大小适中，动作缓慢柔和为宜。一般应在2分钟内大约梳100次为一次，每日早晨起床后梳一次，下午亦可再梳一次，尤其是当头皮有热胀、麻木的感觉时，说明已经达到了预期的目的。

迎接宝宝

此时距离宝宝出生的日子越来越近，准妈妈应该想着为宝宝准备东西了。因为一方面，这段时间妈妈的身心状况比较稳定，可以开始为自己及宝宝准备分娩用品了。另一方面，要考虑早产的可能，避免早产时宝宝出生，家人却手忙脚乱。

乳头凹陷更要注意卫生

乳头的凹陷处很容易藏污纳垢，所以，一定要经常保持清洁。每次洗澡后，或是清洗乳房时，要用拇指和食指捏住乳头，轻轻往外拉数次，并清洗干净。

小贴士

吃些益智食物

核桃、小米、玉米、花生、芝麻、黑木耳、海菜等，对胎儿大脑的生长发育很有益。妊娠期应适量地多吃些。

本周心理保健指导

妊娠期出现焦虑、抑郁、强迫等症状，考虑到胎宝宝的安全问题，一般不主张药物治疗而宜采用心理治疗，如倾听、支持、保证及解释、教育、鼓励、暗示等。如果你有精神问题，不要避讳医生，可到医院的精神科或心理咨询门诊去进行特殊的心理治疗。而家庭成员在此时，更要关心准妈妈，及时发现并帮助她疏导与治疗。

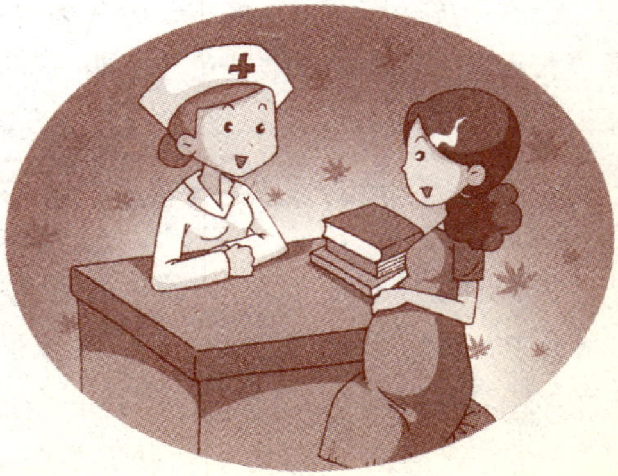

本周优生保健指导

怎样预防腰酸背痛

此期，尤其是要防治准妈妈的腰背痛。因为，随着妊娠月龄的增加，准妈妈很容易出现腰背痛。采取一些有效的方法则可以缓解此期准妈妈的痛苦。

可以采用前面介绍的方法，另外在此介绍几种特殊且实用的缓解方法：

- 使用肚、腹带；
- 局部按摩、热敷；
- 穿着弹性袜；
- 避免久站、久坐；
- 注意营养摄取和运动；
- 不宜穿高跟鞋，不宜搬提重物，捡东西时应先取蹲姿再弯腰。

相信，如果你能做到以上这几点，那么对于缓解你此时的腰酸背痛会很有好处。

了解什么是“子宫收缩”

为什么要了解这个问题？这可以预防一些妊娠意外的发生。正常妊娠4个月以后，准妈妈就有可能感觉到子宫有收缩。子宫收缩时，子宫壁会变硬，约半分钟以后，子宫壁恢复变软。这种收缩是不规律的，无疼痛感觉，常常在走路活动时出现，是正常的。但是如果你感觉子宫这种不规律收缩太过于频繁，如每小时4~5次，并感觉有轻微的腹痛时，则应及时去医院就诊，避免发生流产。

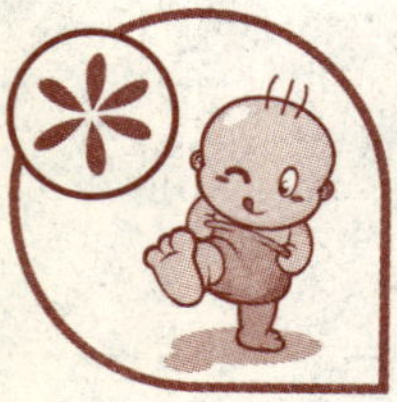

准爸爸对准妈妈的同步护理方案

准爸爸避免感染疾病

在疾病流行季节，尽量少去公共场所，以免被传染上一些疾病，从而影响到胎宝宝的健康和正常发育。如果准爸爸在此期一旦得了传染病，要与妻子隔离。

帮准妈妈消除对妊娠不利的想法

漫长的妊娠期对准妈妈来说是一段艰难的历程，她始终忍受着躯体变化的负担和种种心理压力，直到分娩。对此准爸爸应加以正确引导，让准妈妈多想一些对胎宝宝有益的事，消除那些对胎宝宝不利的想法。尤其是关于胎宝宝性别这方面，更不能造成准妈妈的心理负担。你要自己摆正心态，也要劝家里的老人摆正心态，不要给准妈妈造成心理压力。

怀孕第28周 胎宝宝能够感知妈妈的情绪了

胎宝宝什么样

妊娠第28周时，胎宝宝坐高约26厘米，体重约1 200克，几乎占满了整个子宫。胎宝宝重要的神经中枢，如呼吸、吞咽、体温调节等中枢已发育完备。皮下脂肪增多，皮肤皱纹消失，皮脂形成。随着空间越来越小，胎动也在减弱。尽管胎宝宝的肺叶还没有完成发育，如果发生早产，胎宝宝在器械帮助下也可以进行呼吸。

准妈妈的幸“孕”表现

准妈妈对胎动的感觉更加明显。本周子宫底达到了脐上8厘米，大概是肚脐到横膈膜之中间点的位置。准妈妈的体重较妊娠前增加了7~9千克。

同步胎教进行时

继续你们以前的胎教方式，同时，也可以在原来的基础上增加些胎教的项目和花样。如给胎宝宝讲故事，可以选择活泼、寓意美好的故事来讲，讲时，要注意用清晰的话语和声调，可使胎宝宝感受到美妙和谐的意境、美丽多彩的世界，使胎宝宝心智得到启迪。

另外，此期的小生命具有出色的学习能力，他将利用一切可能的机会学习，他学习吞咽、学习吮吸、学习运动、学习呼吸……当然，他还是一个小小的“心理学家”，通过母亲传递过来的一切信息揣摩着母亲的心绪，学习心理感应。鉴于胎宝宝这种潜在的学习能力，母亲在妊娠期间，尤其是妊娠后半期，应强化与胎宝宝的交流。可以培养自己良好的道德修养和高雅的情趣、广博的学识、文雅的举止等，再把这些美传递给孩子。这样，可使胎宝宝在母体内受到美的感染，有益于胎宝宝健康发育。

准妈妈的自我保健

本周生活保健指导

注意饮食营养

准妈妈要保证摄入均衡的饮食，强调营养的多样化、合理性，不偏食，适当补充维生素A和维生素D，注意体内钙、磷平衡等。还要保持食物的酸碱平衡。肉类、鱼类、蛋类、虾贝类、糖类等食物属于酸性食物。蔬菜、草莓、葡萄、柠檬等属于碱性食物。两类性味不同的食物合理地搭配起来，才能满足身体的需要，对妊娠有益。

为了消除水肿，准妈妈可在此期多吃冬瓜和西瓜。因为这两种瓜有利尿、消肿、去暑解热、解毒化痰、生津止渴的功效。

另外，还要注意，切忌饮用以下几种水：

久沸的开水；

保温瓶中储存24小时的开水；

未烧开的自来水；

保温杯中久放的茶水；

蒸饭、蒸肉后的蒸锅水。

准妈妈安全上班有窍门

准妈妈上班有好处。但要注意一些细节问题和安全隐患。

要准备些小零食放在办公桌抽屉里，如奶制品或水果等，饿时吃一点，可以补充营养和热量。

要少使用电脑、复印机、电话机等。

要注意多喝水，这样可促进体内代谢废物的排出。

注意合理地休息，尤其是中午，可以稍稍休息一下，以消除疲劳。

当然，如果你的工作平常太劳累、压力太大，那么建议你还是提早休假。

本周心理保健指导

妊娠期有的准妈妈太过于担心自己和胎宝宝的安全，所以穷思竭虑，过分讲究。不敢去医院，不敢去公共场所，甚至不敢出门，生怕可能出现或遇到什么对自己有伤害的事情。这种情况多见于有个性倾向或特殊职业者。针对这种准妈妈，我们需要说明的是，不要过于担心胎宝宝的健康。因为，在我们的生活环境中，异常妊娠和意外的概率并不高，只要注意合理的饮食，进行积极的锻炼，远离有害于妊娠的事物，就可以了。不要考虑太多！头脑始终要保持冷静，避免你的所作所为给自己和胎宝宝的身体和心理造成损伤。

本周优生保健指导

预防早产

比预产期（40周）提早3周以上分娩者即属早产。由于早产儿的器官发育尚未成熟，所以会出现呼吸窘迫、颅内出血等并发症，甚至死亡（因为早产是导致围生期新生儿死亡的主要原因之一）。

注意 Attention

如何防治早产

避免早产，也应尽量减少上下楼的次数，或避免其他过度激烈的运动。

为什么会发生早产？哪些准妈妈会发生早产呢？如母亲患有妊娠高血压综合征、重度贫血、心脏病、慢性肾炎、糖尿病等；还有双胎、多胎、羊水过多、胎盘早期剥离、前置胎盘等情况。此外，有的准妈妈在怀孕后期患有急性传染病或遇到有外伤、频繁性交、精神刺激等也会成为早产的原因，繁重的家务，过度疲劳等也都可以造成早产。胎宝宝先天发育不良或有先天畸形等，也容易发生早产。

预防方法：预防早产的主要方式是设法控制子宫收缩，只要发现早产的征兆（阵痛、见红、破水）就应立即送准妈妈去医院。这时若宫口未开、胎膜未损，医生会让准妈妈卧床休息，服用镇静药使宫缩停止。大多数情况下会让准妈妈住院保胎治疗。但有时，这些措施也不能阻止早产的发生，这时，医生就会让准妈妈提前分娩。

肺结核患者应谨慎怀孕

肺结核患者在活动期是绝对不能妊娠的，如已发生妊娠，应在孕期3个月内做人工流产。活动性肺结核或切除过肺叶的准妈妈，要提前住院待产。应自然分娩，避免剖宫产，特别是不能使用吸入性麻药。产后应立即给婴儿接种卡介苗，并与母亲隔离6~8周。不要母乳喂养，这样可减少感染，同时有利于产妇恢复。当然，对于结核病灶已愈合的母亲，则不必隔离。

怀孕后期孕检次数要增加

一般建议妊娠28周之后，每2周做一次例行的产前检查。在这个阶段如果发觉准妈妈的健康受到威胁，如重度子痫前症、胎宝宝出现窘迫征象，如胎盘早期剥离、胎心搏动异常等，就必须当机立断，予以引产或紧急剖宫分娩。一般来说，超过28周的早产儿，通常会有比较大的存活机会。

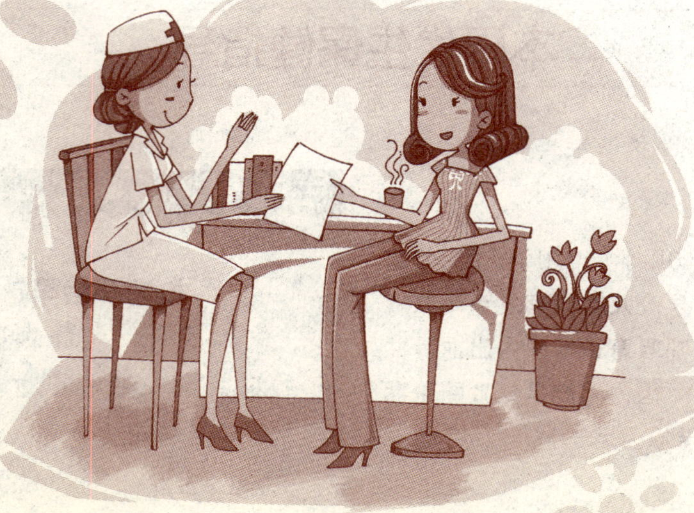

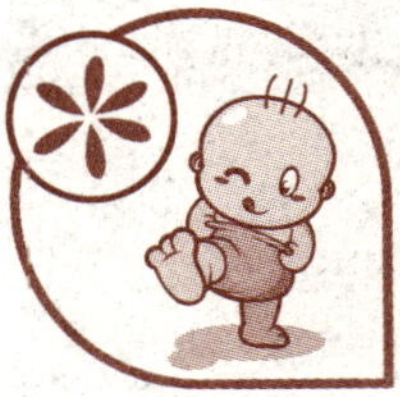

准爸爸对准妈妈的同步护理方案

和准妈妈一起给宝宝取个名字

你可以和准爸爸一起为宝宝取个好名字，给宝宝取名字是父母给宝宝的第一份珍贵礼物。可以取几个，再和长辈讨论哪一个更适合宝宝。确定之后，可以在平常胎教或与胎宝宝交流中使用这个名字，这对胎教也有一定的好处！给宝宝取名字，代表父母的希望和祝福。所以，一个好名字的基本要求，要好听、响亮、顺耳、含意丰富、寓意深远，最好能达到形、音、义的完美结合。

家务分配要合理

妊娠期，准爸爸帮准妈妈做些家务活，是绝对应该的。不过有的准爸爸可能真的不愿意做，但是你要想想准妈妈平日的辛苦，现在怀孕了，如果她再挺个大肚子，做这做那，是很危险的。所以，不要说你该不该做，而是你应该主动去做。如果你真的不愿意做，请个小时工来帮帮你吧！但家务可以免，陪伴准妈妈、安慰准妈妈的活儿可不能免，因为爱她，就要多陪伴她。

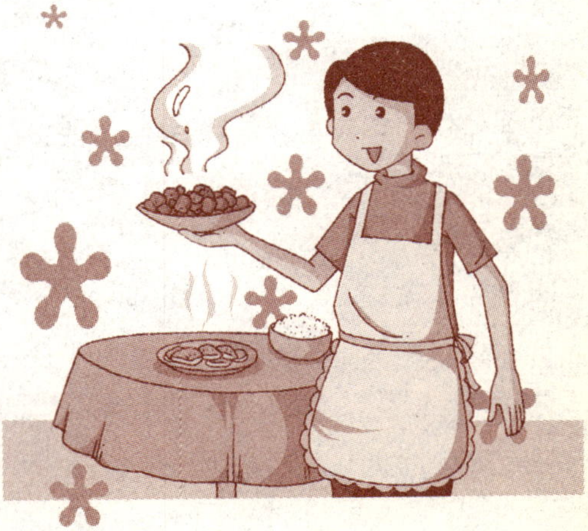

不过，我们还要提醒的是，准妈妈也不可以一点儿事儿都不干，至少要留一点儿力所能及的家务事儿让准妈妈做，但是不要“逼”她去做，否则，这将有可能引来一场口水战。

妊娠7个月记事表	
身体方面	
体重和腰围	
身体自觉不适	
异常情况	
生活方面	
饮食情况	
睡眠情况	
性交情况	
运动情况	
工作情况	
外出情况	
心理情绪	
环境污染	
服用维生素情况	
用药情况	最近1个月是否用药：是（ ）否（ ） 用药名称： 服用剂量： 是否遵医嘱：
胎教情况	
其他	
孕期检查情况	
是否进行早孕检查	是（ ）否（ ）
检查项目	
检查结果	
异常情况	
医生建议	
异常处理	
心情寄语： 年　　月　　日	

怀孕第29周 加强语言胎教

胎宝宝什么样

妊娠第29周的胎宝宝坐高26～27厘米，体重约1 300克。宝宝这时大脑发育迅速，头也在继续增大。胎宝宝对外界刺激反应，如光线、声音、味道和气味更敏感。如果你的宝宝是男孩，他的睾丸已经从腹中降下来；如果是女孩，在B超下可以看到宝宝突起的小阴唇。

准妈妈的幸“孕”表现

此时，准妈妈的腹部已经相当大了，行动起来也更不方便。随着子宫的增大，腹部、肠、胃、膀胱均受到轻度压迫，准妈妈常感到胃口不适、身体沉重、腰背及下肢酸痛等。准妈妈的乳晕、脐部及外阴色素加深，在仰卧时感到不舒服。

同步胎教进行时

继续你们以前的胎教方式，同时，也可以在原来的基础上增加些胎教的项目和花样。法国科学家曾对一些婴儿进行过法语和俄语训练的选择实验，结果发现他们对法语的发音反应更为强烈。美国“胎宝宝大学”的一个“小学生”在妈妈肚子里经过“胎宝宝大学”的语言学习后，出生后仅仅9个月居然能对录像机放映的节目说“哈罗”。这说明胎宝宝已经具备了语言学习的能力。所以，根据胎宝宝的这种潜力，母亲若能不失时机地对胎宝宝进行认真、耐心的语言训练，那么等到胎宝宝出生后，其语言能力将远远胜过那些未受过胎教的孩子。在此周，想办法进行这样的训练吧！至于语言胎教方法，可以参考我们前面介绍的内容，如给宝宝阅读、给胎宝宝讲故事等。

准妈妈的自我保健

本周生活保健指导

注意饮食营养

此周进入到了孕晚期阶段。由于胎宝宝各器官组织迅速增长，尤其是大脑细胞的增长和胎宝宝体内营养素储存速度进一步加快，准妈妈在这一时期，同样要重视营养的摄入。在孕晚期，准妈妈的饮食要点是：

1.摄入充足的维生素。

2.多吃含钙丰富的食物。

3.增加豆类蛋白质的摄入。

4.除正餐外，要添加零食和夜餐，如牛奶、饼干、核桃仁、水果等。

5.膳食安排应富含各种营养素，粗细搭配，合理调配，食物多样化。

6.忌食过咸、过甜或油腻的食物。

7.忌食刺激性食物，如浓茶、咖啡、酒及辛辣调味品等。

如果能按照上面的这几点合理地去安排，相信孕晚期的准妈妈和胎儿也一定能吸收到足够而合理的营养。

另外，在这里，我们根据专家的建议列举出在妊娠晚期，准妈妈每天应摄入的食物量：

主食（米、面）400～500克，粗粮50克；豆类及豆制品50～100克；蛋类50～100克；奶类250克；新鲜蔬菜（绿叶蔬菜为主）500～750克；畜、禽、鱼、肉类200克；水果200克；植物油40克等。

进行适当的身体锻炼

准妈妈要适当地运动，轻度劳动也是不可缺少的，这对胎宝宝的身心发育有促进作用。虽然此时准妈妈挺个大肚子不太方便，但是进行散步、做做准妈妈体操还是可以的。所以，在条件允许的情况下，一定要运动起来，这对帮助顺利分娩也很有效。

本周心理保健指导

产前抑郁症的危害性远远大于产后抑郁症。产前抑郁与产后抑郁病症表现差不多，但产前抑郁症危害更大。女性身上带着一个宝贝，如果抑郁，会严重影响胎宝宝的正常发育。所以，为了防治产前抑郁症，准妈妈首先要了解一些生育的基本知识，减轻对分娩时的“疼痛感”产生的恐惧感和紧张感。要学会自我调节情绪，放松心情，可适当参加一些户外运动。另外，要按时进行产前检查，听取医生的指导，放心养胎，抛开一切不良心理，这样就一定会轻松生下健康的宝宝。

小贴士

不要吃太多的主食

孕晚期的准妈妈不要过多摄入糖类食物，也就是不要吃太多主食，以免胎儿过大，影响分娩。可以多吃一些优质蛋白质，比如鱼、虾类的食物。另外，要吃新鲜的蔬菜和水果，补充各种维生素和微量元素。

本周优生保健指导

了解血型的遗传规律

想知道你的宝宝会是什么样的血型吗?

父母血型	子女可能血型	子女不可能血型
A*A	A，O	B，AB
A*O	A，O	B，AB
A*B	A，B，AB，O	
A*AB	A，B，AB	O
B*B	B，O	A，AB
B*O	B，O	A，AB
B*AB	A，B，AB	O
AB*O	A，B	AB，O
AB*AB	A，B，AB	O
O*O	O	A，B，AB

看到了上面的这个数据，可以根据准爸爸和准妈妈的血型，来推算一下宝宝有可能存在的血型。

妊娠晚期超声波检查的重要性

在此周，可以再用B超进行一次完整而有系统的器官构造扫描，这对妊娠晚期保健很有益。因为这时，胎宝宝大多数的异常均已显而易见，而用B超检查，可以找到异常情况，比如能够判定胎盘位置是否正常，发现胎位是否正常，若不正常还有及时矫正的机会等。所以，在此周别忘了再做一次B超检查。

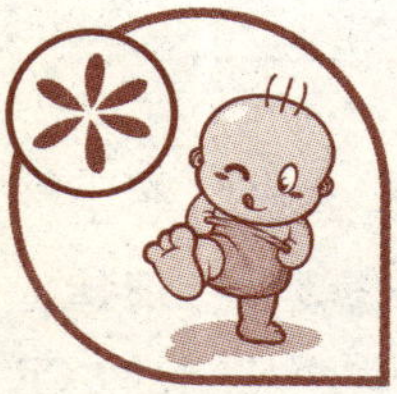

准爸爸对准妈妈的同步护理方案

性交注意事项

孕晚期，即妊娠28周至出生，由于这一时期的阴道和子宫的黏膜变得柔软，并因充血而容易被伤害。在一般情况下，性生活不会引起生殖器官的感染，但性生活时由于精液中的前列腺素具有引产作用，使宫颈变得柔软，对缩宫素（催产素）变得更敏感，而容易引起早产。调查发现，在分娩前3天内有过性生活的，有20%可发生严重的感染；在发生了产褥感染的产妇中，有一半在产前1个月内有过性生活。因此，妊娠最后3个月是禁止性生活的，这样可避免将细菌带入产道。

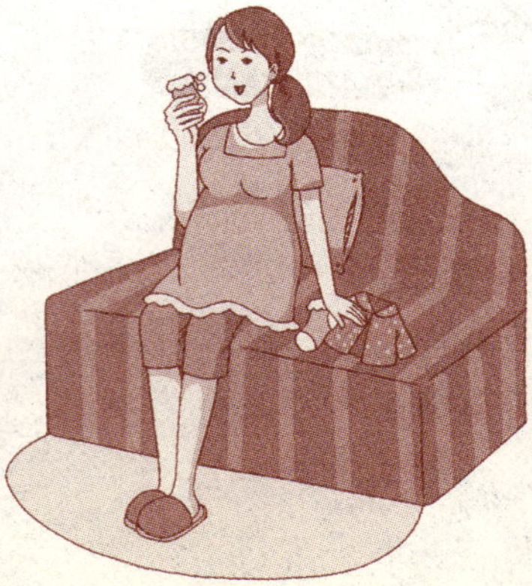

避免感冒

准妈妈是最害怕感冒的人群之一，预防准妈妈感冒，要从家庭内部做起。

在妊娠期间，家庭中的每位成员都要预防感冒，首先注意居室卫生，多运动锻炼，吃含有丰富营养的食物，增强抵抗力，避免感冒。

有准妈妈的家庭，如有条件，全家集体注射流感疫苗。并且要记着在感冒盛行的季节，家人都要尽量避免去人多的地方。如果家里有人感冒，最好及早与准妈妈隔离。并采用一些有效的措施，进行屋内消毒，如醋熏法、紫外线杀毒法等。

同时还要帮助准妈妈做好保健，注重饮食，注意卫生，并保证充足睡眠，保持居室清洁，可经常通风换气，并根据天气变化，注意合理的衣着，避免感冒。

如果准妈妈不慎感冒，一定要带她去医院诊治，切不可让她自己乱服药。

怀孕第30周 准妈妈会感到呼吸困难

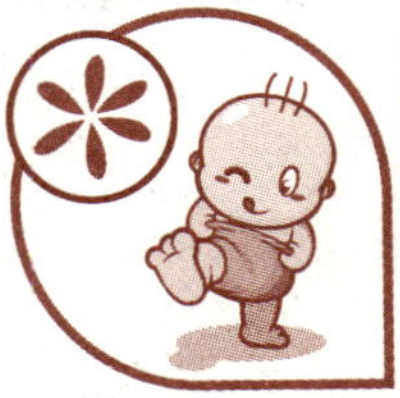

胎宝宝什么样

妊娠第30周，胎宝宝身长约44厘米，体重约1 500克。胎宝宝的头部在继续增大，大脑和神经系统已经发育到一定的程度。这周胎宝宝的眼睛可以自由开闭，还会出现规律性活动，同时伴随有口唇蠕动。胎宝宝在子宫中被羊水所包围，随着胎宝宝的增长，胎动逐渐减少。

准妈妈的幸“孕”表现

妊娠30周的时候子宫已上升到横膈膜，因此准妈妈有时会感到呼吸困难、喘不上气来、吃饭后胃部不适等。另外，由于腹壁皮肤张力加大，使皮肤下的弹力纤维断裂，呈多条紫色或淡红色不规则平行的妊娠纹，准妈妈的面部、外阴等处色素沉着情况更明显。但不要担心，产后即可缓解。

同步胎教进行时

继续你们以前的胎教方式，同时，也可以在原来的基础上增加些胎教的项目和花样。但是要提醒的是，胎教不可半途而废，要持之以恒。如果准妈妈自己没有耐性，怕坚持不下来，可请准爸爸帮忙，让准爸爸时时提醒自己、鼓励自己。或让准爸爸参与进来，由他进行胎教，如让准爸爸同胎儿讲话、抚摸肚皮、唱歌等。

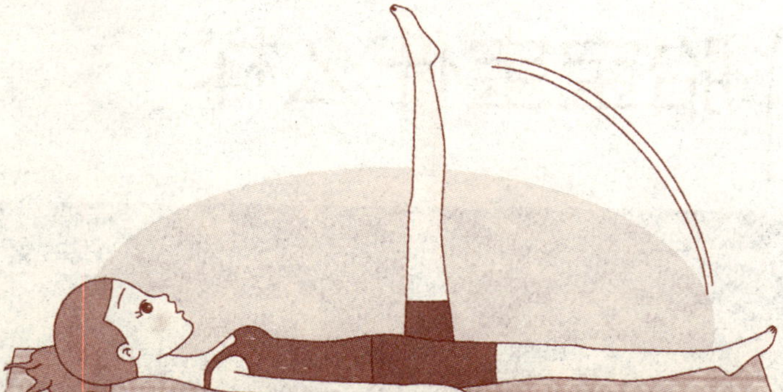

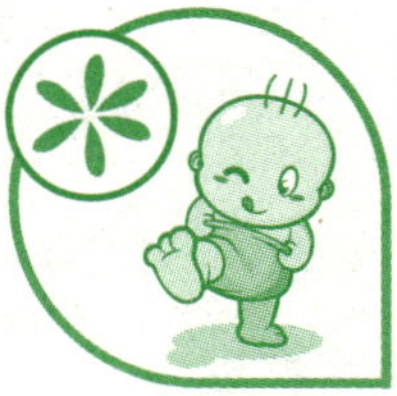

准妈妈的自我保健

本周生活保健指导

注意饮食营养

继续保持原来良好的饮食方式和饮食习惯。另外，要注意在妊娠后期多吃以下这些食物，如：

脱脂牛奶：孕期喝更多的脱脂牛奶，可以从中摄入充足的钙，这对准妈妈自己和胎宝宝来说都很有益。所以，如有条件，准妈妈在此期，每天可饮200克脱脂牛奶，以满足对钙的需求。

酸奶：酸奶气味清香，酸甜可口，老少皆宜。长期饮用酸奶对预防新生儿佝偻病很有益，并且牛奶在发酵过程还会合成多种维生素，如叶酸等，所以酸奶又是准妈妈良好的营养食品。

瘦肉：吃瘦肉补铁的效果要比吃蔬菜好，并且瘦肉中的血红蛋白比植物中的更好吸收。所以，准妈妈可适量地吃些瘦肉。

绿叶蔬菜：新鲜的绿叶蔬菜营养丰富，维生素含量很高，是供给核黄素、矿物质等营养成分的主要来源。所以，准妈妈一定要多吃些绿叶蔬菜，以保证准妈妈的健康及胎宝宝的健康成长。

坚果：坚果营养丰富，尤其是含有很多能促进胎宝宝脑发育的重要营养成分。所以，无论是对准妈妈，还是对胎宝宝，坚果都是补脑、益智的佳品。

打造良好的睡眠环境

至于准妈妈居室的温度、湿度，在本书中，我们前面都有介绍。即温度应控制在20℃～22℃，湿度最好保持在50%左右。至于保持的方法，我们不再进行过多的介绍。下面主要介绍的是一些安全问题。

居室中的物件摆放应该整齐，消除不安全的因素。房间照明度要好，不能黑暗，以免夜晚黑暗影响准妈妈的视力，造成磕伤、碰伤等。应该为准妈妈准备一个小手电，放在枕头边，以便她夜里上厕所时使用。也可在通往卫生间的过道里装一盏小夜灯，以方便准妈妈上厕所。

准妈妈睡眠的环境，要安静，避免噪声，如果有噪声，可以使用耳塞或噪声吸收器。这样可保证准妈妈安心睡眠。

总之，准妈妈在妊娠期需要特别的照顾，尤其是在安全方面，所以在生活中的任何一个细节都要做足准备，避免意外。

小贴士

治疗水肿的赤小豆煲鲤鱼

赤小豆约90克，鲤鱼300～500克，用沙锅煲烂后食用。

赤小豆具有健脾去湿、消肿解毒的作用。鲤鱼既能利小便，去水气，又能安胎，治疗怀孕后身肿。

本周心理保健指导

前面，我们已经说了妊娠不是丑事，不必害羞。所以，准妈妈要大大方方地走出去。如果参加集体活动，比如好友的聚会，可以告诉同伴自己的情况，这样同伴会在多方面给予关心和照料，对于不宜参加的活动项目，大家自会给你开绿灯，谁也不会让你为难。总之，你会发现，妊娠使你变得比任何人都重要，大家都会给予你一份额外的关怀和爱，你的胎宝宝也处于这种浓浓的友爱之中，你也会从中享受到很多被呵护的幸福，所以不要总待在家里，走出去吧！

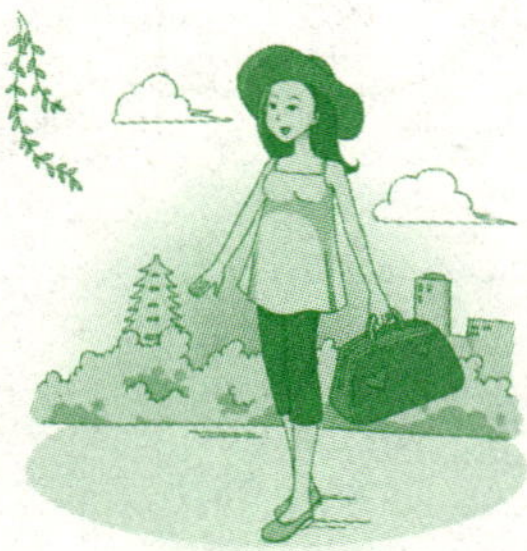

本周优生保健指导

哮喘防治

如果准妈妈是哮喘病患者，要注意在妊娠期避免哮喘发作，因为一旦准妈妈哮喘持续发作24小时以上，或经积极治疗12小时以上没得到缓解，则会造成体内严重缺氧，全身功能紊乱，危害母体和胎宝宝的健康。

平常注意少接触可引起哮喘发作的因素，消除紧张情绪，积极休息。

如果哮喘发作，应及时去医院救治，也可在妊娠期请医生开一些哮喘发作时的应急药，但这药必须对胎宝宝无害。一旦发作，要先使用这种安全的药物，然后及时送医院救治。

胎位不正的纠正

怀孕7个月前若发现胎位不正，不必处理，如妊娠7个月后胎头仍未向下，也就是说臀位、横位、足位时，应予以矫正。

预防：在生活中要避免这些行为，如久坐久卧，忌寒凉性及胀气性食品，如西瓜、螺蛳、豆类、奶类等。

可进行适当的运动，如散步、揉腹、转腰等轻柔的活动。

另外，胎位不正是常事，不必焦虑发闷，可以在医生的指导下进行胎位矫正。

膝胸卧位：排空大小便，换上宽松、舒适的衣服。小腿与头和上肢紧贴床面，在床上呈跪拜样子，但要胸部贴紧床面，臀部抬高，使大腿与床面垂直，这种体位保持15分钟，然后再侧卧30分钟。每天早、晚各做一次，连续做7天。禁忌：心脏病、高血压患者忌用本法。

桥式卧位：准备工作如前，然后用棉被或棉垫将臀部垫高30～35厘米，准妈妈仰卧，将腰置于垫上。每天只做1次，每次10～15分钟，持续1周。

如果通过上述方法，胎位依然不正，那么，一定要请医生帮助胎位转位。即使依然无效，也别着急，到分娩时，可进行手术助产。要注意保持心情愉快，别因为这件事影响你的情绪，这样反倒对孕育不利。

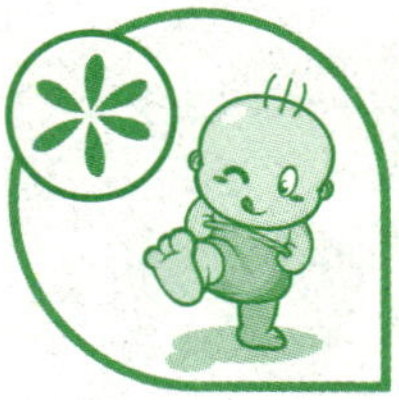

准爸爸对准妈妈的同步护理方案

帮助准妈妈记住这些日子和数字

40周即280天——正常妊娠的时间，也是指胎宝宝在母体内生长的时间。

妊娠第4周及妊娠12周左右——妊娠反应出现的时间和妊娠反应消失的时间。

停经后50天以内——人工流产适宜时间。

停经后45天以内——药物流产适宜时间。

停经后3个月内——首次产前检查时间。

怀孕5个月内，1～2个月去医院做一次产前检查；怀孕6～7个月时每月检查一次；怀孕8个月后每2周检查一次；最后1个月每周检查1次；特殊情况随时检查。

妊娠16～20周——准妈妈能自觉胎动时间。胎动正常次数为每12小时30～40次，不应低于15次，早、中、晚各测1小时，将测得的胎动次数相加乘以4。胎动最多时间是妊娠28～34周。

每分钟120～160次——这是指胎心音正常次数。

妊娠28～37周内——早产易发生时间。每隔5～6分钟宫缩一次，每次持续30秒以上，且出现见红、阴道流液、腹痛等症状，这是临产标志，要及时送准妈妈去医院。

初产妇12～16小时，经产妇6～8小时——产程时间。

分娩后30分钟——给新生儿开奶时间。

超过预产期14天——过期妊娠。

以上数字，你要帮准妈妈记好。当有特殊情况时，应及时去医院检查。

帮准妈妈避开过敏性食物

你知道吗，准妈妈饮食不当，会造成食物过敏，其危害是很大的。所以，在生活中，准爸爸一定要为准妈妈把好饮食关，避免一些食物给准妈妈带来过敏反应。如：

以往准妈妈没吃过的食物，在妊娠期不要让她轻易尝试。

以往对准妈妈有过敏现象的食物，不再提供给她。

霉变食物或易致人过敏的食物，如海产鱼、虾、蟹、贝壳类食物及辛辣刺激性食物等，不要让准妈妈轻易尝试。

另外，对一些异性蛋白类食物，如蛋类、奶类、鱼类应烧熟煮透再吃。

如果准妈妈有饮食过敏现象，应及时送医院救治，不可延误！

怀孕第31周 胎动变少了

胎宝宝什么样

妊娠第31周的胎宝宝，身体和四肢继续长大，直到和头部的比例相当。胎宝宝现在看上去更像一个婴儿了。各器官继续发育完善，肺和胃肠接近成熟。胎宝宝可以有呼吸能力，且喝进羊水，经过膀胱排泄在羊水中，这是在为出生后的排尿功能进行锻炼。此时，胎动越来越少了，因为胎宝宝越来越大了，他（她）活动的空间在减少，他（她）的手脚不能自由地伸展了。

准妈妈的幸“孕”表现

准妈妈的体重应该继续维持一周约增加500克的正常状态。受孕激素的影响，准妈妈的骨盆、关节、韧带均出现松弛现象，耻骨联合可呈轻度分离，准妈妈极易出现关节疼痛、腰酸背痛等症状。

同步胎教进行时

可以继续沿用你们以前的胎教方式，同时，也可以在原来的基础上增加些胎教的项目和花样。在这里，尤其需提出的是，书是知识的源泉，是准妈妈文化修养的基础，也是胎教必不可少的精神食粮。所以，你可以选择一些书籍来对胎宝宝进行胎教。这些“书籍”——有为宝宝读的，有准妈妈自己读的、看的。为胎宝宝读的书，可以选择情节优美的童话故事书，或散文、诗歌、儿歌等。准妈妈自己看的书可以是有关胎教、新生儿和婴幼儿营养和早期教育的书，以便积累知识，为将来培养孩子做准备。

另外，也可以在此阶段多听些摇篮曲、幼儿歌曲，以增加母爱，使准妈妈感受到为人之母的幸福。

准妈妈的自我保健

本周生活保健指导

注意饮食营养

继续保持原来的良好饮食方式和饮食习惯。另外，在此周内要注意以下饮食问题：要注意摄入易消化的高蛋白质、高维生素食品，如鱼、蛋、肉、水果、蔬菜等。

为预防贫血及缺钙，应多吃动物肝、血等。

目前，真正因经济困难所致的营养不良已少见，因择食造成的营养不良却屡见不鲜。所以，准妈妈不要认为自己花钱买了高档食品，营养水平就会提高。而是要记住不要把钱浪费在买高档食品、营养品中，可以在实际生活中，多摄入一些普通且营养价值高的食物，并且要均衡饮食，避免营养比例失调、偏食造成母胎的营养不良。

小贴士

低血压综合征的准妈妈睡眠应取左侧位

患有仰卧低血压综合征的准妈妈，仰卧就寝时血压就会降低，形成各种疾病。应注意，就寝时取侧卧位（尤以取左侧卧位）为好。

睡姿有讲究

近年来研究认为，妊娠晚期要适当增加休息。注意睡眠，以左侧卧位为主；左侧卧位有内输液的作用，能增加脏器、胎盘的灌注量，并可排钠利尿，有控制及预防妊娠高血压的作用。轻度妊娠高血压患者禁止仰卧位，应在每日上下午左侧卧位睡2小时。

本周心理保健指导

孕期准妈妈都很敏感，有时恰巧听到人们谈到自己的名字，就无端地疑心起来，总是想别人对自己又有什么不好的评价，或是在背地里说自己的坏话。这时，不要去听，也不要去理会，否则会自找烦恼。

另外，不要看恐怖、血色、情色类的电影、电视剧、小说等。因为这类东西，往往故弄玄虚、稀奇古怪、杀抢掠夺。虽然明知是演戏，可是女性往往看后就留在脑海里，加上特别爱想象，所以容易把幻境与事实混淆，自己吓唬自己，造成紧张、恐惧，继而对自己和孕育产生不良的影响。

本周优生保健指导

前置胎盘的防治

正常情况下，受孕后胎盘附着在子宫体上部的前壁或两侧壁。如果胎盘附着在子宫的下部，将子宫内口全部或部分遮盖住，就叫做前置胎盘。前置胎盘是妊娠期严重并发症的一种，如果不能及时处理或处理不当，往往威胁准妈妈及胎宝宝的生命。所以，积极防治前置胎盘很有益。

在妊娠后期，准妈妈若有阴道出血的症状，一定要及时去医院检查，找找出血的原因。如果是因前置胎盘而导致出血，住院卧床休息减少压迫，出血往往就会自动停止。但是很可能还有第2次或第3次出血。因此，在家里亦应采取绝对卧床休息的措施，一旦出血量太多，必须提早实施行剖宫产分娩。

前置胎盘较易发生于高胎次、接受过多次子宫搔刮术或剖宫分娩者，特别是前胎行剖宫产又合并前置胎盘的准妈妈，很可能同时并发植入性胎盘的病变。届时需要接受大量输血或子宫切除手术，对此种情况，家人要冷静，听从医生的建议，并且在术前做好各方面的准备。

肾盂肾炎的防治

肾盂肾炎是女性妊娠期最常见的泌尿系统并发症。急性期患者可有高热、腰痛、尿急、尿频等症状。如发生在妊娠早期可引发流产，发生在妊娠晚期可引起早产。此病反复发作，可引起妊娠高血压。所以，应积极防治此病，可在妊娠期多喝水，保持大便通畅。另外，要加强体育锻炼，增强体质，如发现有尿急、尿频症状应及早进行治疗。

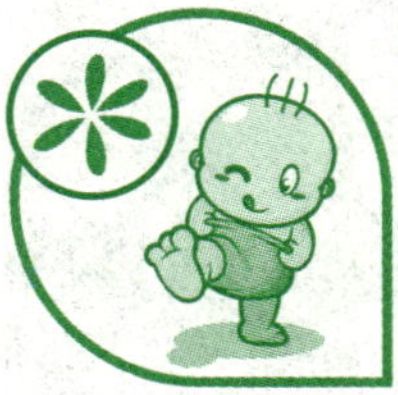

准爸爸对准妈妈的同步护理方案

在节日里让准妈妈做好保健

在节日里为准妈妈做好必要的安排和保健，是做准爸爸的最应该做的事情。

吃：可为准妈妈单独准备一些清淡而营养丰富的食品，多进食蔬菜、水果。要控制她的饮食，不能“贪嘴”，不该吃的不吃、不该喝的不喝，还是应该严格遵守的。

出行：在走路或乘车时，应避开人群拥挤、地上有冰或有水的地方，严防意外发生。道路不好的地方，可以不让准妈妈去。尤其是各种运动强度大、刺激性强的娱乐项目，一定要求准妈妈不能玩。

起居：注意衣着起居，尤其外出时，一定要注意衣着保暖。力求室温稳定。保持室内清洁。也可以和亲友商量，在家有孕妇的节日里，过节期间可适当地少来往。

如果在节日期间，准妈妈有任何不适的情况，一定要随时去医院就诊。

巧用饮食帮准妈妈解春困

可以说妊娠期绝对不是一段可以让准爸爸们悠闲的日子，因为生活中的各个细节，都要求你们为准妈妈想到，做到。

如果准妈妈的妊娠正处在春季，那么这时要注意帮她解春困。虽然说准妈妈妊娠多睡比较好，可是适当地让准妈妈精神起来，做些有利于保胎养胎的事，不是更好吗？为了解决准妈妈的春困问题，准爸爸们可以这样做：

1.提供清淡饮食。

2.给准妈妈提供些大枣、蜂蜜之类滋补脾胃的食物。

3.提供给准妈妈适量的蛋白质食物，提高她的精力，如瘦肉、鸡、鱼和脱脂乳制品等。

4.提供适量的水果和果汁，尤其是含钾丰富的水果，如葡萄干、橘子、香蕉、苹果等，这些水果中都富含矿物质。

如果你能在生活中特别关注准妈妈的春困问题，相信，准妈妈一定会变成一个活力四射、精神绝佳的人，这对妊娠可是大有好处的哟！

怀孕第32周 多学习辅助分娩的方法

胎宝宝什么样

妊娠第32周，胎宝宝身长约45厘米，体重约2 000克。如果是男性胎宝宝，他的睾丸可能已经从腹腔进入阴囊，但有的胎宝宝也可能在出生后当天才进入阴囊；如果是女性胎宝宝，她的大阴唇明显地隆起，左右紧贴，这说明胎儿的生殖器官发育接近成熟。除此之外，胎宝宝的其他各器官发育也趋于完善。

准妈妈的幸“孕”表现

这周准妈妈的子宫继续增大，将横膈向上挤压，膈肌活动幅度减少，导致胸部容量的扩大，横径增加2厘米，周径大约增加5 ~ 7厘米。由于妊娠期间气体交换需要量增加，呼吸频率稍增快。由于鼻黏膜增厚，水肿，故抵抗力稍低，易患感冒。沉重的腹部会让准妈妈感到疲惫。

同步胎教进行时

继续沿用你们以前的胎教方式进行胎教。同时，也可以在原来的基础上增加些胎教的项目和花样。尤其需要强调的是：从这一阶段开始，准妈妈每天都要学习辅助分娩的方法，在进行学习时，一定要与胎宝宝进行沟通。例如，在运动之前可以告诉你腹中的宝宝："再过2个月就是10个月的胎龄了，爸爸、妈妈所做的一切努力都是为了迎接你来到这美丽的世界，这里很美，你一定喜欢。"准妈妈通过这种母亲的意念构成胎教的重要因素，转化、渗透在胎宝宝的身心感受之中，对胎教有益。

准妈妈的自我保健

本周生活保健指导

注意饮食营养

继续保持原来的良好的饮食方式和饮食习惯。另外，在本周要注意以下饮食问题。

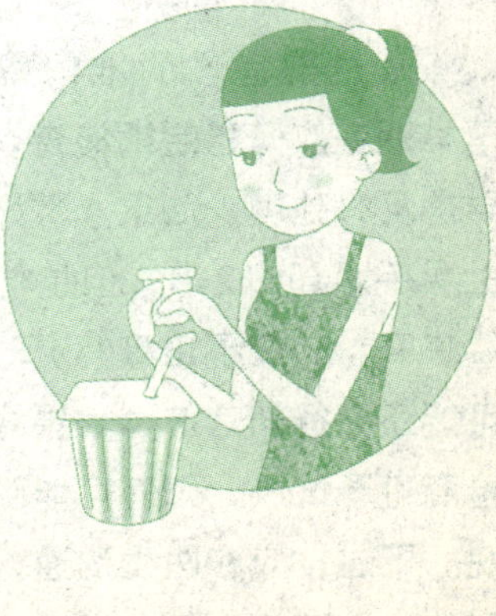

有人说准妈妈吃饭是为两个人吃的，所以总会劝准妈妈多吃、多喝，以满足两个人的"饮食"需要。可是这种说法和做法都不科学，只能助长准妈妈暴饮暴食，对妊娠不利。准妈妈应该保证有充足的营养，但过量的食物无论对胎宝宝还是对母亲都是有害的。妊娠性肥胖在婴儿娩出后仍难以纠正，所以，准妈妈应注意合理的饮食，每周要测量1次或2次体重，把体重控制在正常的增长范围内。

准备婴幼儿用品

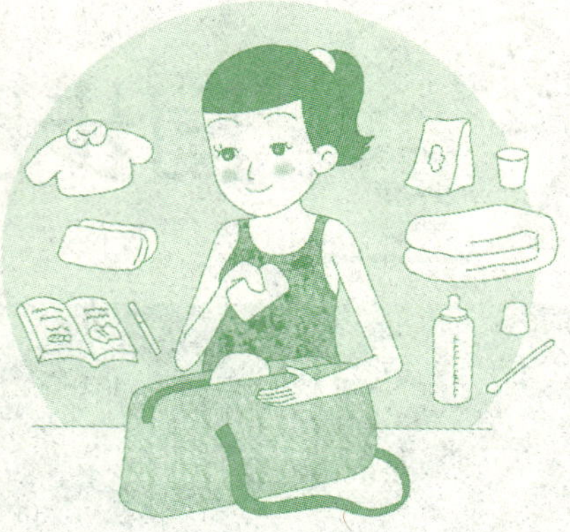

及早准备婴幼儿用品，可以避免分娩时手忙脚乱，尤其是早产儿的出生，是始料不及的。所以，应提前为即将出生的宝宝准备必备的用品。

不过，此期也不用着急，可以列个购买计划表，做个购买预算，然后抽空去转转母婴用品店，了解一下市场行情，了解自己需要准备的东西，以保证不买无用的东西。

本周心理保健指导

妊娠最后3个月，准妈妈的身体日渐沉重，且懒于活动，并且由于对分娩担心、对胎宝宝的健康担心等，准妈妈在这时就显得很焦虑，常处于烦躁不安的状态。这种情绪，是出自本能的（如物击之则鸣），是遇事立即触发的反应。所以，准妈妈应该及时地从这个不良的情绪中跳出去，不要过于担心，也不要闷在家里，要多找一些乐子，让自己开心，比如看看漫画书、去大自然听听鸟叫、找好朋友聊聊天。如果对胎宝宝有顾虑，就去医院问医生，请医生帮忙。这样做，可以缓解上述的这些不适心理，对孕妇和胎宝宝都有益。

本周优生保健指导

做过剖宫产的准妈妈慎产

做过剖宫产的准妈妈，从孕早期就应开始定期检查，发现异常及时处理。如果本次妊娠距上次手术超过2年，但是仍有骨盆狭窄、胎位不正等情况时，则可能还会行剖宫产。如果经医生检查可予试产，则有可能阴道分娩。不过，应和医生沟通，权衡利弊，合理地选择。

高危妊娠

高危妊娠，是指妊娠期存在一些对母胎不利的因素或合并症，构成对分娩或对产妇、新生儿的威胁。

高危妊娠一般包括下面的一些情况，如孕妇患有心脏病、糖尿病、肾炎、高血压、血液病；孕妇过去有异常妊娠或不良分娩史，如习惯性流产或早产、死胎、死产、产伤、手术产、一些并发症等。这些对孕妇和胎宝宝都很危险。所以，应加强对高危妊娠准妈妈的监护，及时发现问题，及时处理问题，确保准妈妈和胎宝宝的安全。

产科检查血型

女性怀孕以后，应该到产科检查血型，同时也要确定配偶的血型，如发现双方的血型有产生母胎血型不合的可能时，应引起重视，尤其是当检查主要包括准妈妈血中抗A（或B）抗体的浓度，如果大于1：32，就应注意。另外，还可行B超检查观察胎宝宝的发育情况。对有溶血病史的准妈妈，在妊娠期应加强监护，设法提高胎宝宝抵抗力及准妈妈的免疫力，最好在预产期前2周入院，在严密的监护之下分娩。

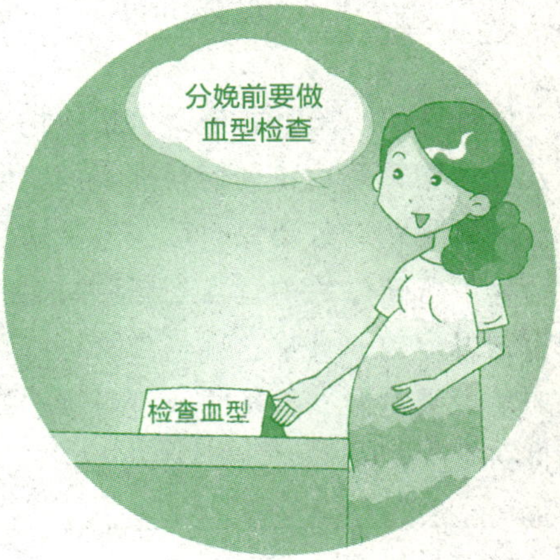

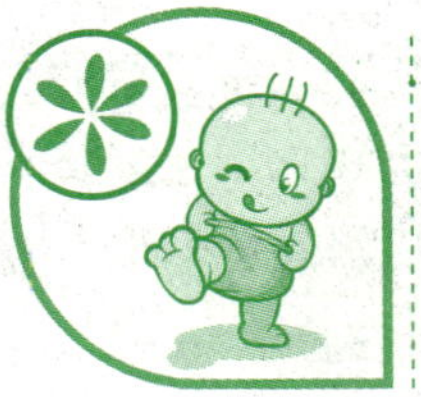

准爸爸对准妈妈的同步护理方案

为特殊准妈妈准备好饮食

每个家庭都希望在孕期里，准妈妈和胎宝宝都能平平安安的。但是有些准妈妈总是要比别人多一些禁忌，比如超重的准妈妈、患糖尿病的准妈妈、贫血的准妈妈等。在饮食上，为了满足这类特殊准妈妈的需要，作为准爸爸，应为特殊的准妈妈准备好饮食。

超重的准妈妈：控制体重是很重要的，如果体重增长过快就需要控制饮食，少食多餐，避免吃油炸、煎、熏的食物，多吃蒸、炖、烩、烧的食物，少食面制品、甜食、淀粉高的食物，并且进行适当的体育运动，在睡觉前3小时内不可吃东西。

患糖尿病的准妈妈：要少吃多餐，每天吃4～6顿比较好。注重蛋白质的摄取；多摄取纤维质食物，可延缓血糖的升高，帮助控制血糖，也比较有饱足感。但千万不可无限量地吃食物，更不可无限量地吃含糖量太高的食物。

患贫血的妈妈：这时，不要不惜代价买高级补品“补”血。妇产科专家建议，妊娠期，孕妇贫血不是很严重的时候，最好的补血方法就是饮食补血。生活中有许多随手可得的补血食物（在前面的相关内容中有介绍），作为准爸爸，你可以多为准妈妈在日常的食谱中安排上一些这样的补血食物，如动物肝脏、瘦肉类、菠菜、鱼类等。

可为准妈妈准备些消斑食物

估计准妈妈脸上长斑，也跟你抱怨过好几回了吧！那么该如何帮准妈妈们解决这一问题呢？专家建议，可在日常饮食中进行调节，在生活中适当吃些对防治黄褐斑有很好疗效的食物。哪些食物可以帮准妈妈消斑呢？做准爸爸的，可得掌握好下面食物的有关知识！

番茄： 被誉为“维生素C的仓库”。维生素C可抑制皮肤内酪氨酸酶的活性，有效减少黑素的形成，从而使皮肤白嫩、黑斑消退。

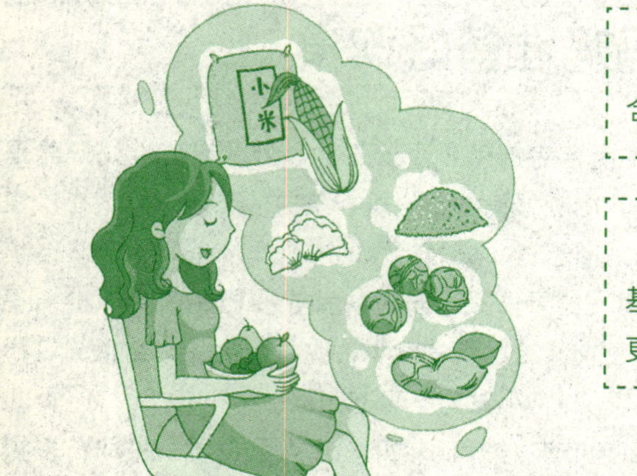

黄瓜： 含有丰富的维生素C，具有消退色素的作用。

新鲜胡萝卜： 胡萝卜含有丰富的维生素A原。维生素A原在体内可转化为维生素A。维生素A具有滑润、强健皮肤的作用，并可防治皮肤粗糙及雀斑。

猕猴桃： 有效抑制皮肤内多巴醌的氧化作用，使皮肤中深色氧化型色素转化为还原型浅色素，干扰黑素的形成，预防色素沉着，保持皮肤白皙。

柠檬： 是抗斑美容圣果。柠檬中所含的枸橼酸能有效防止皮肤色素沉着。

黄豆： 富含的维生素E能破坏自由基的化学活性，不仅能抑制皮肤衰老，更能防止色素沉着于皮肤。

在了解了上面介绍的这几种消斑食物外，你就可以在日常饮食中为准妈妈安排这些食物，以帮助准妈妈还原自己的美丽！

妊娠8个月记事表	
身体方面	
体重和腰围	
身体自觉不适	
异常情况	
生活方面	
饮食情况	
睡眠情况	
性交情况	
运动情况	
工作情况	
外出情况	
心理情绪	
环境污染	
服用维生素情况	
用药情况	最近1个月是否用药：是（ ）否（ ） 用药名称： 服用剂量： 是否遵医嘱：
胎教情况	
其他	
孕期检查情况	
是否进行早孕检查	是（ ）否（ ）
检查项目	
检查结果	
异常情况	
医生建议	
异常处理	
心情寄语： 年　　月　　日	

怀孕第33周 胎宝宝头部降入骨盆

胎宝宝什么样

妊娠第33周的胎宝宝身长约48厘米，体重约2 200克。这时候宝宝的头部已经降入骨盆，头骨很软，每块头骨之间都有空隙，这为宝宝在出生时候头部能够顺利通过产道做准备。宝宝皮下脂肪较前丰满，周身呈圆形，皮肤的皱纹、毳毛均减少许多，皮肤颜色为淡红色，指甲长至指尖部位。因为各系统发育较完善，生存能力较强，此期的早产儿较易存活。

准妈妈的幸“孕”表现

准妈妈宫底已升至心窝正下方，子宫高28～30厘米，胃和心脏受压迫感更为明显，有时感到气喘、呼吸困难，常有胃饱感。由于子宫压迫膀胱，排尿次数增加，尿频明显。有的人会感到有时有轻度子宫收缩。

同步胎教进行时

继续沿用你们以前的胎教方式进行胎教，同时，也可以在原来的基础上增加些胎教的项目和花样。此期，由于准妈妈面临分娩，难免有些忧虑、紧张的感觉。这时期的胎教强调的是准妈妈要保持良好的情绪、适度地打扮自己、注意饮食营养、不吃不利于妊娠的食物等，这会加强准妈妈对自己、对分娩的自信心，保持积极的生活态度，对宝宝的身心发展也是有益的。

8个月的胎宝宝的主要器官已初步发育完毕，胎宝宝开始“为自己美容”，以变得丰满、漂亮一些。这时准妈妈不要因腹部膨隆就不注意修饰，这样做对身心不利。应在头发、衣着方面多下些工夫，当你在收拾打扮自己的时候，宝宝也能体会到母亲积极的生活态度。

这时期播放的音乐，音色要柔和一些、欢快一些。这样对准妈妈是一种安慰，可以增强准妈妈战胜困难的信心，由衷地产生一种即将做母亲的幸福感和胜利感，并把这种愉快的感觉传给胎宝宝。胎宝宝也喜欢音乐，优美动听的摇篮曲、催眠曲不仅能使其安睡，同样也能使胎宝宝安静下来。胎宝宝喜欢柔和的音乐，摇滚舞曲、热烈、悲怆、愤怒的音乐不适宜放给胎宝宝听。

准妈妈的自我保健

本周生活保健指导

注意饮食营养

继续保持原来的良好的饮食方式和饮食习惯。另外，可以在妊娠期适当地吃些下列对人体有益的水果：

梨：可以清热降压、利尿、清心润肺，可治疗妊娠水肿及妊娠高血压。还具有镇静安神、养心保肝、消炎镇痛等功效。所以，准妈妈可适当地吃些梨。

苹果：有开胃健脾、治疗腹泻等功效，很适合准妈妈食用。

香蕉：几乎含有所有的维生素和矿物质，对准妈妈和胎宝宝来说很有益。

柑橘：可补充维生素C的不足，常吃还可以开胃理气、润肺宽胸、顺气健脾、止咳化痰，对于妊娠食少、呕吐、胸腹胀满者尤为适宜。

有条件的家庭要适当地吃些这样的食品。不过，还需要提醒的是，准妈妈吃水果每天不要超过200克，尽量选择含糖量低的水果。吃水果最好在两餐之间，并注意食用卫生，由于现在污染比较严重，在你无法确定是否洗得干净时，最好削皮吃。

小贴士

有些准妈妈不适合吃苹果

便秘或患胃溃疡的准妈妈不宜多吃苹果。

练习分娩时的松弛法

先从身体的一部分开始，握紧拳头，然后打开拳头，整个手放松下垂，反复进行。

再做掰手腕动作，力气要均匀，往回掰再放松。脚、腹肌、头等身体的主要部位一松一弛反复进行。

松弛法与分娩时的用力方法完全相反。在开口期的子宫收缩时，放松得当，可收到较好的效果。

分娩辅助动作，可从妊娠晚期开始，每天进行练习。但如果有早产可能的准妈妈，则不宜练习分娩辅助动作。

注意外生殖器卫生

在日常生活中要继续注意外生殖器卫生，此期分泌物多，容易感染，每日清洗，并注意勤换内衣裤。

本周心理保健指导

随着妊娠天数的一天天增加，尤其是到了妊娠后期，准妈妈开始盼望孩子早日降生。有的准妈妈甚至有点儿急不可待的感觉。可是无论你怎么着急、怎么焦虑，总要等到瓜熟蒂落的那一刻，如果太过于焦虑，反倒会让临近分娩的这一段时间生活不安宁，从而也影响胎宝宝的心智发育。所以，这种心态实在要不得，你可以通过一些方法来转移注意力，如听听音乐、下下棋、侍弄一些花草，或是给胎宝宝准备必备的物品等，都可以很好地缓解对分娩的注意力，对妊娠有益。

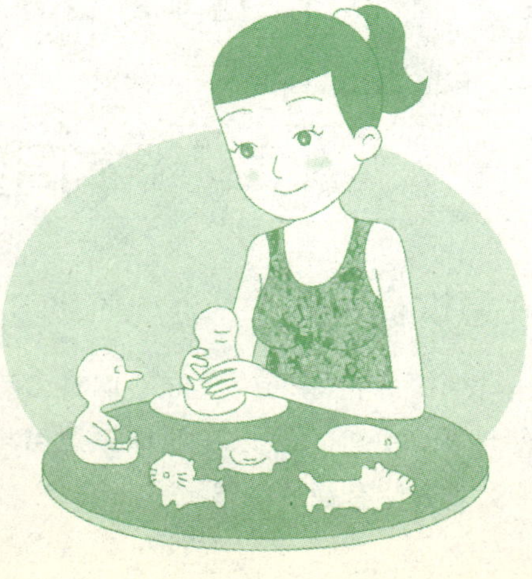

本周优生保健指导

防治羊水异常问题

羊水是维系胎宝宝生存的要素之一。羊水量的多少因人而异，通常随着妊娠周数增长而逐渐增加，12周时一般有50毫升，怀孕中期大约400毫升，妊娠36~38周达到最大量1000毫升左右，过了预产期则显著减少。

临床上系以“羊水指数”作为参考值。以肚脐为中心画一个“十”字，将准妈妈的肚子分成4个象限，分别测量其中羊水的深度，4个数字加起来即为羊水指数。

一般定义羊水指数超过24厘米为羊水过多，低于6厘米则属羊水过少。羊水过多、过少都不好，应积极找到原因，配合医生对症治疗。

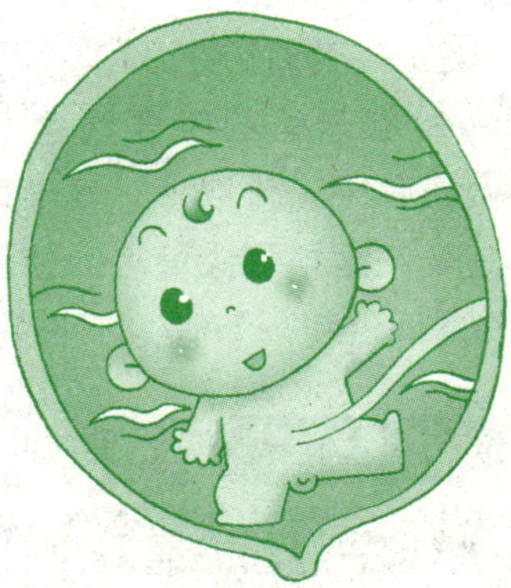

教你认识正常胎位

什么是正常胎位呢？产道是一个纵向、长而且弯的管道，如果胎宝宝身体的纵轴和母体的长轴互相平行，叫纵产式。最先进入骨盆入口的胎宝宝部分，叫先露。如果纵式的胎宝宝头在下方，臀在上方，就是头为先露，这样的胎位称为头位；胎宝宝背朝前胸向后，两手交叉于胸前，两腿盘曲，头俯曲，枕部最低，医学上称为枕位。这是正常胎位，这是一种最有利于顺产分娩的胎位。至于其他胎位，则多少会存在分娩危险。所以，妊娠中，要注重产前检查，及时发现宝宝的胎位，及时请教医生。不良胎位要请医师矫治，如果矫治不过来，则要及早确定其他的分娩方式，以确保有足够的时间来确定顺产以外的分娩方式，保证分娩的顺利进行。

测量胎宝宝，以防生长迟滞

在妊娠期的不同阶段都必须测量胎儿大小，临床用途主要为估算正确的预产期以及诊断子宫内胎宝宝生长情况。前面我们已经介绍过测量的方法，早期即通过B超来测量头至臀部之长（CRL），晚期和FL（股骨长）双顶径（BPD）。以确定胎儿在子宫内的生长发育情况，是否存在生长迟滞这种情况。

子宫内胎宝宝生长迟滞是一种高危险妊娠，除了持续追踪测量胎宝宝大小外，必须进一步监测是否并发胎宝宝窘迫。已经接近预产期的准妈妈，应考虑接受催生引产，让胎儿早点离开母体，反而比较能有正常生长的表现，避免发生胎死腹中的悲剧。

准爸爸对准妈妈的同步护理方案

给予准妈妈精神、体力上的双重支持

妊娠晚期，妻子面临分娩，可能有些思想压力，有时会表现得烦躁不安，或是忧郁恐慌。这时，做准爸爸的，除了给予宽容、理解外，还要给予关心和照顾。

准爸爸要为妻子分娩、为小宝贝的到来，做好经济上、物质上、环境上的准备。另外，从生活上多关心妻子，保证妻子的营养和休息，让妻子为分娩积蓄能量。注意保护好妻子的安全。做好家庭自我监护，以防早产。另外，准爸爸也可以和妻子共同学点哺育抚养婴儿的知识，检查宝宝出生后用具是否准备齐全，并主动补充齐全。要知道，你这样做不仅仅是做一个准爸爸应尽的责任和义务，而且还有助于促进夫妻、父子亲情，给准妈妈和孩子一个坚强的依靠，让他们平安、顺利地度过妊娠、分娩期。

睡觉时帮准妈妈把灯关上

很多准妈妈喜欢开着灯睡觉，认为这样更有安全感，尤其是在妊娠后期，这一阶段，准妈妈整天忧心忡忡，更容易失眠，夜里开盏灯，心里踏实。可是这样做，却会减弱准妈妈的免疫力（人体大脑中松果体的功能之一，就是在夜间当人体进入睡眠状态时，分泌大量的褪黑素。褪黑素的分泌，可以抑制人体交感神经的兴奋性，使得血压下降，心跳速率减慢，心脏得以喘息，使机体的免疫功能得到加强，体力得到恢复，甚至还可能有毒杀癌细胞的效果。但是，松果体有一最大的特点，即只要眼球一见到光源，褪黑素就会被抑制，命令停止分泌。一旦灯光大开，加上夜间起床频繁，那么褪黑素的分泌，或多或少都会被抑制而间接影响人体免疫功能），干扰准妈妈的生物钟，不利于其身体健康，形成恶性循环，导致准妈妈心力不支，给妊娠、分娩带来危险。

所以，做准爸爸的就要注意了，在帮准妈妈做好睡眠工作以外，当准妈妈睡觉时，一定要帮她把灯关掉。即使真的需要，也只在房间里装一个小夜灯即可。

小贴士

睡觉关灯前先通风

准妈妈在睡眠时一定要将灯关闭，并且在关灯之前，先把窗户打开10～15分钟，将室内有害空气清除出去。即使是白天，在各种灯光下工作的准妈妈，也不要总是待在房间里，工作一段时间后，应出去呼吸新鲜空气。

怀孕第34周 看到胎宝宝在动

胎宝宝什么样

妊娠第34周，胎宝宝坐高约30厘米，体重约2300克。胎宝宝的各器官均已充分发育。此时的胎宝宝也圆圆的开始变胖。同时，胎宝宝也在为出生做准备了，他（她）的头转向下方，头部进入骨盆。

准妈妈的幸“孕”表现

子宫底在肚脐上约14厘米处，宫高34厘米。这时准妈妈觉得盆腔、膀胱、直肠等部位有压迫感，甚至出现“针刺样”的感觉。如果是初产妇，这时候宝宝的头部已经降入骨盆，紧紧地压在子宫颈上；而对于经产妇，胎宝宝入盆的时间会较晚些。产妇在此时，手、脚、腿等都会出现水肿。由于腹壁变薄，有时在准妈妈的肚皮外面就能看到胎宝宝在动。

同步胎教进行时

可以继续沿用你们以前的胎教方式。但是，如果你的体力不支，或是已有分娩的前兆表现，则建议不要进行胎教。仅仅是保持良好的情绪，进行合理的饮食，注意休息，这才是此期最好的胎教方式。

准妈妈的自我保健

本周生活保健指导

注意饮食营养

继续保持原来的良好的饮食方式和饮食习惯。孕晚期营养原则为：食品多样化、量适当、质量高、易消化、低盐（食盐量应控制在7克/日以下）、低脂；适当控制饮水量，但饮水次数不能减少；注意晒太阳，可促进合成维生素，有利于钙的吸收。

另外，要注意这一段时间的饮食卫生。因为此期随时都可能分娩，如果因饮食不当造成孕妇出现其他疾病，如肠炎、肝炎等，那么对于分娩来说，无疑是雪上加霜，会影响分娩和产后妈妈和宝宝的健康，所以一定要警惕！

要为分娩准备必备的东西

腹中的小宝贝就要降临人世，现在你们要为分娩、准妈妈，以及将要出生的小宝贝准备一些去医院时必备的东西了。我们可以参考下表，看看都要准备哪些东西，然后，对照清单，趁着现在还有精力和时间，赶紧去置办齐全，以免到时手忙脚乱。

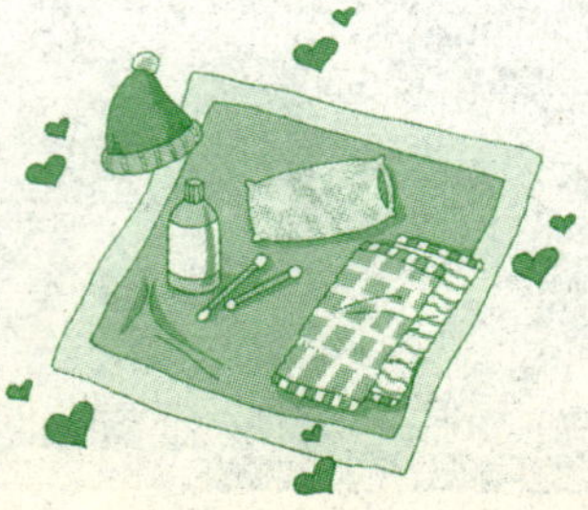

分娩必备物品	
证件及押金	夫妻双方身份证、户口本，准妈妈的保健手册、病历本等，当然，必备的押金更不可少
妈妈的用品	卫生巾（日用、夜用多准备几包，要勤更换），毛巾至少3条（洗脸、擦身、洗下身），脸盆至少2个，乳垫，哺乳胸罩，一次性纸内裤（一包），睡衣两三套（长袖，棉、丝面料，冬天用绒的、夹棉的等），拖鞋（冬天用棉的），袜子，外衣，帽子，大衣或羽绒服（冬天用）等
宝宝的用品	吸奶器（不能进行母乳喂养的，可准备奶瓶，奶粉，奶嘴，奶瓶消毒锅、消毒钳），宝宝专用电暖水壶，润肤露，护臀霜，无泪配方的洗澡液、洗头液，宝宝浴盆，2条大浴巾，盆3个（一个大些洗宝宝衣服、一个洗宝宝屁屁、一个洗尿布），块状棉球，婴儿服，包被，尿布，纸尿裤，隔尿垫，袜子，手套（冬天才用）等
其他	多功能背包，保温瓶，餐具、杯子，吸管，巧克力，红糖，纸巾，湿纸巾，牙刷、牙膏等以及陪护者的必需生活用品，衣服包等

本周心理保健指导

妊娠期，准妈妈易存在不良情绪，尤其是此期，眼瞅着分娩临近，各种担忧涌上心头，让准妈妈更加无所适从。这时，可以根据专家教给我们的一些方法来改善坏情绪。

告诫法：当你有坏情绪时，告诫自己：“不要生气，生气解决不了问题，现在肚子里还有个宝宝正在看着你呢！”

转移法：这是一种较常用的方法，前面也有介绍。即当自己情绪不好时，可以通过一些你所喜欢的生活方式，如听音乐、看画册、郊游等，使你的情绪由不好转向欢乐、高兴等。

释放法：可以找朋友诉说，可以写妊娠日记，甚至哭一场，都是释放心理压力、委屈和不安的好方法！

总之，妊娠期出现坏情绪，要想办法改善和调节，使自己的情绪受到积极的感染，从中得到满足和快慰。

小贴士

分娩无痛请步行

日本妇产科研究人员认为：要想分娩无痛，准妈妈每日最好步行20分钟。若是快步行走则以60米短距离为宜，心率控制在135次/分左右。

本周优生保健指导

宫缩时去医院

此期，如果出现阵发性规律性子宫收缩，至少10分钟一次，每次约30秒，历时1小时，此时无论是否临产，均应立即去医院就医。

警惕子痫

妊娠期，准妈妈会出现下肢水肿的现象，出现这种情况，基本上是因为体内对水分和盐类的代谢能力要比未妊娠时低。因此，容易造成水分在身体里潴留，而出现水肿现象。同时，子宫增大也可引起下肢血液循环不畅，可能出现水肿现象。

这种水肿，一般休息一夜后，即可消失。医学检查时，血压、尿液均无异常。医学上称为“生理性水肿”，这不是病态。

但有少数准妈妈，水肿得很厉害，有时脚肿得穿不上鞋子，休息一夜后水肿也不消失，反而逐渐加重，严重者出现全身水肿，这就是病态的了。此时准妈妈应进行医学检查和实验室化验，可能会有血压高、小便化验尿中有蛋白等情况，发展到严重阶段时，就可出现抽风，医学上称为子痫，这种情况的出现对母子都有严重的威胁，应积极防治。

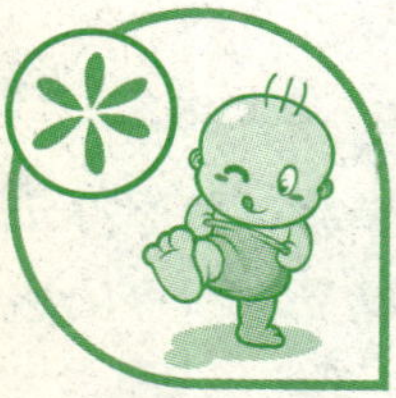

准爸爸对准妈妈的同步护理方案

为宝宝布置房间

宝贝马上就要降生了，该是为他（她）准备房间的时候了。这时，准妈妈行动不便，准爸爸就应该挑起布置婴儿房的重担。但是你要听从准妈妈的安排，只要她说出自己的心愿，准爸爸就应尽量按要求来做。当然，如果你有好的建议，也可以提出来。这样，夫妻两人共同为宝宝打造的生活空间，一定会感到很温馨，充满爱心，你们的宝宝一定会喜欢！

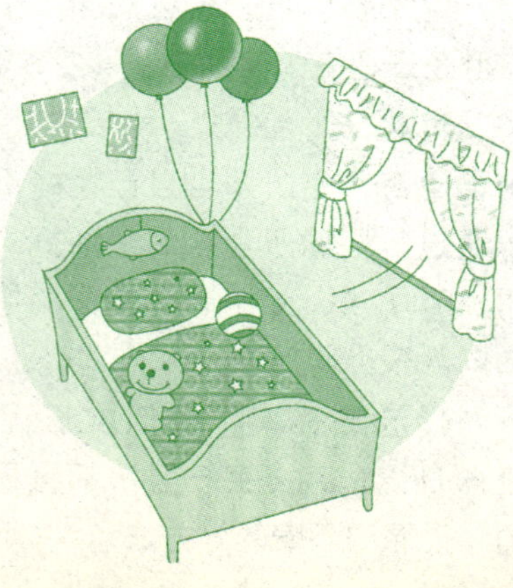

警惕“家电病”

家用电器在给人们带来便利的同时，也在悄悄地危害着人类的健康，会造成“家电病”。所以，做准爸爸的要注意，一定要让准妈妈预防家电病。

预防空调病：

原则上，准妈妈不应该使用空调。可是准爸爸心疼准妈妈，不让她太热，那么，要记着有空调的房间要保持清洁和光线充足；间隔一定时间要关机开窗，通风换气。注意不宜与外界温度差异过大，一般相差5℃～15℃为宜。如果在空调室温下准妈妈感到凉意，可适当增添衣服。如果不是很热，就尽量不开空调。可在室内装一风扇，加快空气流通，以增加凉意。

预防电风扇病：

电风扇吹得过多，或是使用不当，也会给准妈妈带来不适症状，如头痛、眩晕、胸闷、无力、鼻塞、咽痛、打喷嚏、流眼泪等。预防电风扇病，做准爸爸的要注意不要拿电风扇直接对着准妈妈吹，并且要控制时间，以30分钟至1小时为宜；准妈妈睡觉，更不能用电扇对着她吹，实在气温过高，也只能采用摇摆送风的方式，不应对着人直吹。

预防冰箱病：

这种病症常表现为饮食不卫生，引起胃、肠道的不良反应，做准爸爸的一定要警惕，注意保持电冰箱的清洁，平常储藏在冰箱里的东西，要注意生食与熟食、鱼与肉、蛋都不能混放，以免发生交叉污染。如果准爸爸打算把冰箱里吃剩的饭菜弄给准妈妈吃，那么我们建议，为了预防冰箱病，一定要热一热，烧透了再吃。

除上述几种病外，家里的很多电器都可能给准妈妈和胎宝宝造成危害，所以在使用家用电器的过程中，一定要注意科学使用，预防疾病。

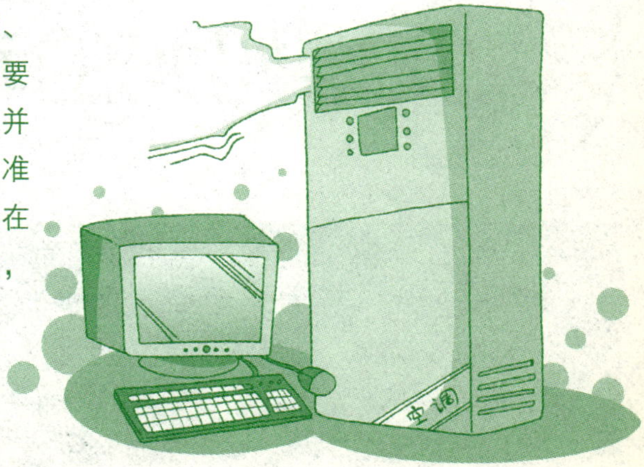

怀孕第35周 准妈妈情绪变糟糕

胎宝宝什么样

妊娠第35周时，胎宝宝身长约50厘米，体重约2 500克。此时胎宝宝神经中枢系统以及消化系统、肺部发育等，都越来越完善。宝宝越来越胖，子宫的空间显得越来越小，胎儿很难再四处移动。

准妈妈的幸“孕”表现

此周，子宫底在肚脐上约14厘米处，宫高35厘米。准妈妈可以在腹壁上看到胎宝宝活动时的手脚、肘部在腹部突显的样子，这是子宫壁和腹壁已经变得很薄的缘故。体重比妊娠前增加了10～12.5千克。由于下降到骨盆的胎儿影响肠道的蠕动，准妈妈常会发生便秘和痔疮。另外，也可引起腹股沟部疼痛抽筋，行动更为艰难。临近分娩时，准妈妈会出现明显的情绪波动、自控能力差、易怒、易失眠等。

同步胎教进行时

可以继续沿用以前的胎教方式进行胎教。但要注意，此期不可进行过于激烈的胎教活动。尤其是要注意：“须近美好，避邪恶!”所谓亲近美好，是指要多让准妈妈接近一些美好的东西，使秀气入胎。良好的习惯是良好的精神修养的外在形式，孕期要服饰整洁，言谈文雅，声调柔和，举止端庄；爱劳动，爱清洁，做事干净利索，不张狂；为人处世得体大方，给人留下贤妻良母的印象，对胎宝宝的健康十分有益。

准妈妈的自我保健

本周生活保健指导

注意饮食营养

什么时候，我们都离不开吃。同样，马上面临着分娩，准妈妈的饮食还是要注意营养，继续保持以前的良好的饮食方式和饮食习惯。但在此期要注意，一定要少吃多餐，注意饮食卫生，以保证随时都可能发生的分娩顺利进行。减少因吃太多，或是饮食不洁造成胃肠道感染等给分娩带来的不利影响，一定要注意！

散步的好处

我国中医学认为，足部是足三阴经的开始，又是足三阴经的终止点，共有60多个穴位。足运动过程刺激这些穴位，改善血液循环，调理脏腑，疏通经络，可达健身的目的。一般散步每小时耗能837千焦（200千卡）左右，既有预防肥胖的作用，又可助顺利分娩，一举两得。

避免不良生活方式

母亲吸烟、酗酒、通宵打麻将等不良的生活方式，会影响胎宝宝的健康，严重时甚至使胎宝宝感到无法忍受，从而发生流产、死产等事故，所以一定要改变不良的生活方式。

保证睡眠质量

睡眠是准妈妈天然的补药。在此阶段，睡眠可以缓解准妈妈的疲劳，可以帮助缓解不良情绪，增加体能，有利于分娩。所以，准妈妈要保证充分的睡眠。每天最少应保证8小时的睡眠时间，应有1小时左右的午睡。如果夜间醒过几次，最好第二天早上晚起2小时左右。准妈妈不要熬夜工作或通宵打牌。倘若平躺睡觉时感觉呼吸困难，可将枕头垫高成半坐卧姿势，或者侧躺抱个枕头以方便翻身。

本周心理保健指导

在妊娠晚期，准妈妈难免会产生这样或那样的担心。做好产前心理疏导，排除恐惧与紧张的情绪，保持良好的心态，有利于顺利分娩。

准妈妈可以根据自己的爱好及特点，参加一些文化活动，如唱歌、绘画、编织等项目，以分散注意力，消除身心的消极情绪。

当临产“宫缩痛”引起产妇恐惧紧张、沮丧等情绪时，准妈妈可以用轻柔的动作抚摸腹壁，这样可以缓解宫缩痛。这是放松的一种方法，并使准妈妈的依赖保护心理得到满足，情绪随之安定下来。

本周优生保健指导

关于胎宝宝入盆问题

分娩开始前，胎宝宝可能会入盆，宝宝入盆一般在产前2~4周，但不是所有的胎宝宝都会这样。如果没有按照程序发生下降，不要担心，分娩的事很难预计，每个胎宝宝都有自己的时间表。

确定分娩医院

历经漫长的怀孕过程，一旦预产期快到了，必须选定即将要前往分娩的医院。这对于帮助准妈妈顺利分娩，保证母婴健康是很有益的。并且对于分娩医院的选择，还有很多讲究，我们一起来看看！

首先，选择分娩医院，要根据家里的经济状况来确定。假如你的经济条件较好，可以选择三级甲等医院或市级妇幼保健院；条件稍差的去二级医院或县级妇幼保健院；经济捉襟见肘者选一级医院也可。但最好的选择是准妈妈经常去孕检的医院，因为这家医院最了解准妈妈的情况，对顺利分娩有好处。

其次，要根据准妈妈的身体状况来合理选择医院。如果准妈妈在妊娠期伴有异常或出现严重合并症，可以考虑选择大型综合性医院。这种医院，可以提供给孕妇更合理的妊娠指导，并能对其身体的并发症等进行密切关注，能提供可靠的医疗保障。所以，这些孕妇最好选择大型综合性医院。

另外，要根据家庭居住环境来选择分娩医院。最好选择离家近的医院，并且最好在怀孕前就确定好分娩的医院。因为怀孕后，准妈妈每月甚至每周都要进行产前检查，如果医院路途遥远，对准妈妈来说，无疑是一个很大的负担。所以，选择分娩医院时，最好选择离家较近的医院为好。

无论是综合性医院还是妇幼保健院，最好选择2级以上的医院产科。如果能按照这个标准来选择分娩医院，相信，准妈妈和宝宝都将受到来自医院的最佳照顾。

小贴士

确定分娩医院

选择分娩医院，最好始于孕前，同时选择好固定的妇产保健医生，这样，才能保证准妈妈在妊娠全程中能受到最合理的医疗照顾。

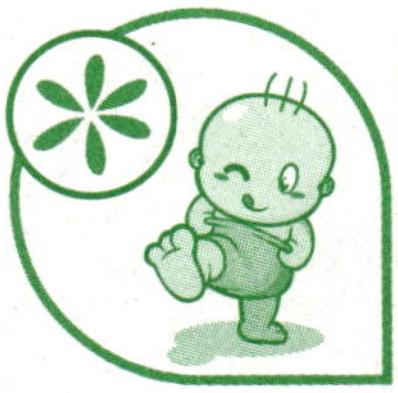

准爸爸对准妈妈的同步护理方案

在精神上支持孕妇

用语言进行暗示可消除准妈妈的恐惧心理。在马上要面临分娩时，准妈妈难免会感到紧张、担忧和期盼。这时作为准爸爸，你应该在精神上支持准妈妈。比如告诉准妈妈："没事儿，你的身体很健康，骨盆较宽，很适合分娩。"也可以给准妈妈买束鲜花，插上小卡片，写上："爱你，我的宝贝！阵痛的到来是幸福的开始，我会与你一起守候着我们的天使！"等。这样的行为，这样的语言，可以给准妈妈带来巨大的精神安抚和鼓励，相信她能顺利地度过分娩！

要学会"洗耳恭听"

准爸爸是此期准妈妈最可以依赖的对象。因为马上面临分娩，准妈妈难免焦虑。这时，准妈妈可能会拿准爸爸当"出气筒"，会通过向准爸爸诉说来排解内心焦虑与急躁的情绪，这需要准爸爸耐心地"洗耳恭听"，并给予及时的安慰！

怀孕第36周 准妈妈会出现轻微的宫缩

胎宝宝什么样

妊娠第36周的胎宝宝，身长约51厘米，体重约2 800克。他（她）的肾脏已发育完毕，肝脏也开始清理血液中的废物。脸蛋儿也变得圆润饱满。如果有胎记，那么这种标志也在此期完全形成了。你的宝宝从本周末起就已经可以称做是足月儿了(37～42周)。

准妈妈的幸“孕”表现

准妈妈的宫底在肚脐上约14厘米处，宫高36厘米。另外，准妈妈会感觉身体逐渐沉重，小便数频，阴道分泌物增多，有轻微的子宫收缩。从本周起，孕妇的体重不再会大幅增长，乳腺有时会分泌乳汁。

同步胎教进行时

可以继续沿用你们以前的胎教方式进行胎教。另外，告诉胎宝宝，父母会爱他，保护他，会给他以安全和保障，父母在热切地等待他的安全降生。给胎宝宝以信心，同时也可增强准妈妈自身的分娩信心，增加分娩的愉快心理。这是此期最好的胎教方式。

另外，如果准妈妈能再选择一些适当的活动，如听音乐或欣赏美术作品等，这些美好的情趣都有利于调节情绪，增进健康，陶冶情操，这对胎宝宝的身心健康非常重要。此时母亲的一言一行都将对胎宝宝产生潜移默化的影响。准妈妈应该适当丰富自己的精神活动，才能保持身心健康，才能保证此期的胎教有意义。

小贴士

练习分娩辅助动作不宜早

练习辅助动作，应从怀孕36周开始，在这以前就开始做的话，有时会导致早产。特别是用力的动作，其危险性更大。因此，要掌握好要领。

准妈妈的自我保健

本周生活保健指导

注意饮食营养

继续保持原来的良好的饮食方式和饮食习惯。也许你不是很饿，但你的胎宝宝需要吃东西。一日多餐，一餐少食对于此阶段大多数的准妈妈来说仍是最好的。

学习分娩时的辅助动作

为了分娩时减轻疼痛，准妈妈可锻炼学习分娩时的辅助动作，练习分娩过程中怎样用力、休息、呼吸这三大要素，为顺利分娩而运动。可从此周开始，在每天早上起床和晚上睡觉或午睡时开始学习和练习辅助分娩的方法。

腹式深呼吸：肩膀自然放平，仰卧在床上，两脚自然放松，把手轻轻地放在肚子上，不断地进行深呼吸。做法是：把气全部呼出；慢慢地吸气，使肚子膨胀起来；气吸足后，屏住呼吸，放松全身；然后将所有的气慢慢呼出。5~6秒一次。这种方法可在分娩开始时，准妈妈感到有子宫收缩及阵痛出现时进行。因为阵痛剧烈时就无法进行了。

胸式呼吸：姿势与前相同，方法是：吸气时，左右胸部要鼓起来，胸骨也向上突起；慢慢呼出气体。

腰部压迫：仰卧，两腿弯曲呈45°角；两手向腰的上部及背部方向揉捏；两手握拳，手背向上，放在背后用力压。当分娩第1阶段腰痛开始时，用这种方法可减轻腰部疼痛。

按摩：采用腹式呼吸的方法；两手放在腹部中间，也可放在下腹中间；吸气时，两手向上做半圆状按摩；呼气时，两手向下做半圆状按摩；练习此种方法，是为了在分娩第1阶段，子宫收缩越来越频繁时，做腹式呼吸的同时进行按摩。

学习产时用力：阵痛之后，分娩开始。这时因为直肠受到压迫，产妇可自然向下用力。如果用力得当，腹部受到强烈压力，从而将胎宝宝经产道推出。如果用力不当，力量集中在上半身就没有效果。身体仰卧，两膝弯曲，两腿分开；双手握住床栏杆，背贴着床；下巴低下；深深地吸气，又屏住气，然后向下用力；这时最重要的是不让背和腰抬起来，头歪或上身弯曲是不行的。用力，是全身肌肉都参与的激烈运动。为了在分娩时能正确使用用力方法，练习时应注意动作的准确性。

分娩时的短促呼吸：随着分娩的进程，当婴儿的头从产道露出来时，就使用短促呼吸的方法。姿势与腹式呼吸法相同；两手交叉放在胸前；口张大，一口接一口地呼吸。这样呼吸的特点是一遍又一遍地快速进行，呼吸时有无声音，是深呼吸或浅呼吸都无关紧要。这种呼吸方法可以消除会阴的紧张。在婴儿娩出阴道时，不致使阴道撕裂。产妇自身要放松，这样疼痛会减轻。

以上方法，可从现在开始每天练习，直到分娩，可对顺利分娩有一定的作用。

睡前要保持平静

准妈妈睡前不要看煽情小说，不看故事情节大起大落的电视剧，不要饮用刺激性饮料，也不要与人进行激烈的争论。上床后可以看一会儿当天的报纸和杂志；或是看一些闲书。这样，可以使自己的心情逐渐平静下来，更易于睡眠。

本周心理保健指导

我们一再强调妊娠后准妈妈必须保持平稳、乐观、温和的心境，只有这样，才能使胎宝宝的身心健康发展。但是，生活中难免有许多不顺，妊娠的不适、准妈妈身体的疲劳、对分娩的恐惧、对孩子健康的忧虑以及工作中的矛盾、生活中的烦恼等因素，常常影响着准妈妈的情绪，使她们忧虑不安，甚至变得爱发脾气，易于冲动。这些对胎宝宝来说都是十分不利的。建议你多听柔和、明快的轻音乐，或进行适当的散步、去看些美丽的绘画、雕塑等，这些对保持心态平和都有好处。

本周心理保健指导

巨大胎儿及早确定妊娠方式

准妈妈应适当限制饮食，防止身体过胖，可以减少巨大儿产生的概率。产前检查若发现胎宝宝较大，要听从医生的建议，医生会根据准妈妈骨盆大小、初产还是经产、羊水多少等情况，确定分娩方式。

警惕胎盘早期剥离

胎盘早期剥离是妊娠晚期严重的并发症，这种病发生在妊娠后期，对母体和胎宝宝有很大危险。胎盘早期剥离的原因主要有：妊娠高血压综合征合并心血管或肾脏疾患；创伤如摔倒、腹部被撞击；胎位不正，行倒转术时手法过重；重体力劳动时局部过度牵拉；严重咳嗽；胎宝宝脐带过短，胎头下降时被牵扯等；精神因素，如过多的恐惧、忧虑等神经精神上的剧烈变化。

发生胎盘早期剥离，如果处理不及时会导致严重后果。因此，如果发生阴道流血，必须立即去医院就诊。

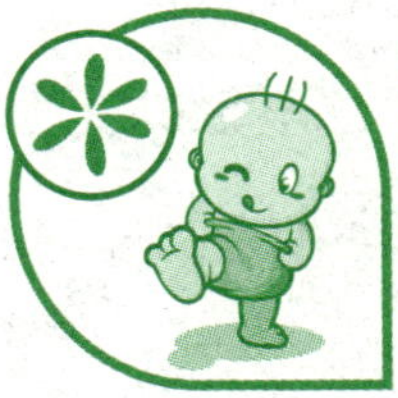

准爸爸对准妈妈的同步护理方案

要随时出现在准妈妈身边

妊娠分娩，最怕的就是孕妇一个人在家，家中无其他人时，突然发生阵痛或破水的情况，这是很危险的。所以，孕晚期这一阶段，孕妇跟前应该留人。如果准爸爸工作很忙，就要请亲友们来帮忙照顾，要随时跟着准妈妈，并且要保证准妈妈随时都能联系到自己，手机、呼叫器等，要24小时保持畅通无阻，并且要预留出租车的电话号码、120或医院产科电话等。总之，能想到的，都要考虑周全，以保证准妈妈突然分娩时，能在第一时间安全地被送往医院；而且准爸爸也要在准妈妈分娩的第一时间守候在她的身旁，给她以鼓励，两人共同迎接新生命的到来。

把你的焦虑藏起来

准妈妈着急分娩，害怕分娩，而作为准爸爸，其心里也不会轻松。但准爸爸还是记住，把你的焦虑心情藏起来。要知道，你是此期准妈妈唯一的依靠，如果你自乱阵脚，准妈妈也会更紧张。所以，做准爸爸的应该再勇敢些，做好妻子的工作，每日与妻子共同完成胎教的内容，并对妻子进行多方面照料，体贴入微，陪妻子一起愉快地度过分娩的时光。

妊娠9个月记事表	
身体方面	
体重和腰围	
身体自觉不适	
异常情况	
生活方面	
饮食情况	
睡眠情况	
性交情况	
运动情况	
工作情况	
外出情况	
心理情绪	
环境污染	
服用维生素情况	
用药情况	最近1个月是否用药：是（ ）否（ ） 用药名称： 服用剂量： 是否遵医嘱：
胎教情况	
其他	
孕期检查情况	
是否进行早孕检查	是（ ）否（ ）
检查项目	
检查结果	
异常情况	
医生建议	
异常处理	
心情寄语： 年　　月　　日	

怀孕第37周 准妈妈开始减少运动

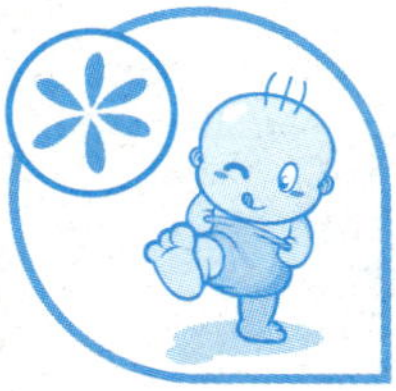

胎宝宝什么样

妊娠第37周的胎宝宝身长约51厘米，体重约3 000克。本周宝宝的头已经完全入盆，如果此时胎位不正常的话，那么胎宝宝自行转动胎位的机会就已经很小了，医生会建议你进行剖宫产。大部分的胎毛已褪去。头发不再仅仅是后脑上稀少的几绺，而是长成了浓密的头发。免疫系统也正在迅速发育，以便出生后对自己进行保护。

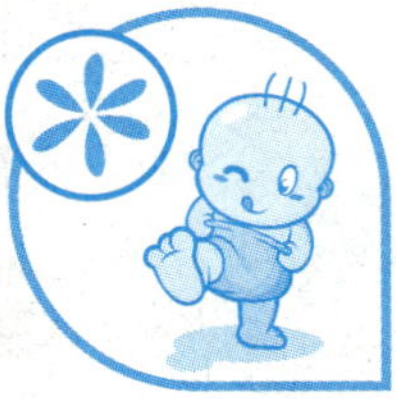

准妈妈的幸“孕”表现

第37周的时候，准妈妈会感到下腹部坠胀，这主要是宝宝在妈妈腹部的位置在逐渐下降的缘故。准妈妈前一阵子的呼吸困难和胃部不适等症状在本阶段开始缓解。但是随着体重的增加，准妈妈的行动越来越不方便，有的准妈妈甚至会时时有宝宝要出来的感觉。另外，有的准妈妈还会经常有尿意，阴道分泌物也增多。此时子宫有可能还会出现收缩现象。如果每日反复出现数次，就是临产的前兆。当子宫收缩时，把手放在肚子上，会感到肚子发硬。

同步胎教进行时

可以继续沿用你们以前的胎教方式进行胎教，并且要寄希望于未来，把美好的事物寄托于胎宝宝，把所见所想之美景都凝思于胎宝宝，以期内感外应、心旷神怡，这是本周最好的胎教方式。

准妈妈的自我保健

本周生活保健指导

注意饮食营养

“都是两个人了，当然要吃双份”，这大概是大多数家庭和孕妇对妊娠期间多吃的最佳诠释。其实不然。根据中国营养学会推荐的标准：一般女性每日的热量摄入为8786千焦；孕期的孕妇热量为9 623千焦，产妇的热量摄入每日为10878千焦。由此我们发现，准妈妈的营养需求并不是我们设想的那么多，所以没必要大吃大喝，尤其是对于油炸食品、高热量食品、含糖分高的食品等，准妈妈最好还是少吃为妙！

开始减少运动

妊娠已达足月，子宫已过度膨胀，宫腔内压力已较高，子宫口开始渐渐地变短，身体负担也较重。所以，从此时开始，应减少运动量，以休息和散步为主，还可进行一些辅助分娩的动作练习。

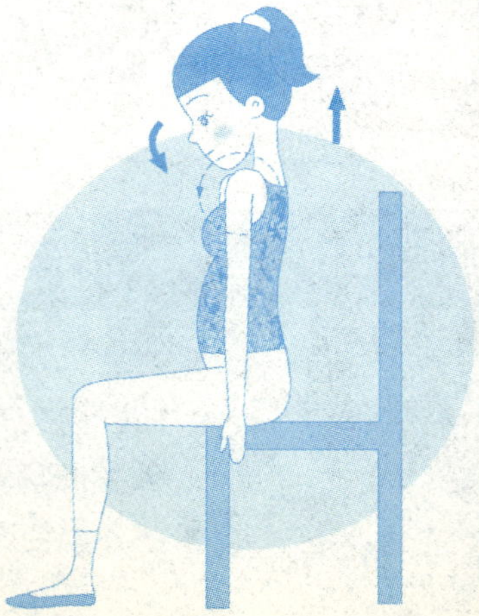

本周心理保健指导

到底有多么痛？我害怕分娩疼痛怎么办？估计产痛这个问题，是很多女性心目中永远抹不去的痛！到底有多痛，我们无法告诉你一个度！但是，你可以瞧瞧周围的许多亲朋好友，她们都经历过分娩的痛，不是照样活得好好的，照样不是都为有了宝宝而幸福吗？要知道，拥抱新生命的喜悦是远远胜过分娩时的阵痛的，所以不要再考虑这个恼人的问题！拿出勇气来，勇敢分娩！相信你只要心情放松，勇敢面对，其实，分娩的阵痛，并没有你想象的那么痛！并且现在很多医院有各种无痛分娩方式可选择，所以你不必担心，一定会受到很好的保护的，勇敢一些吧！

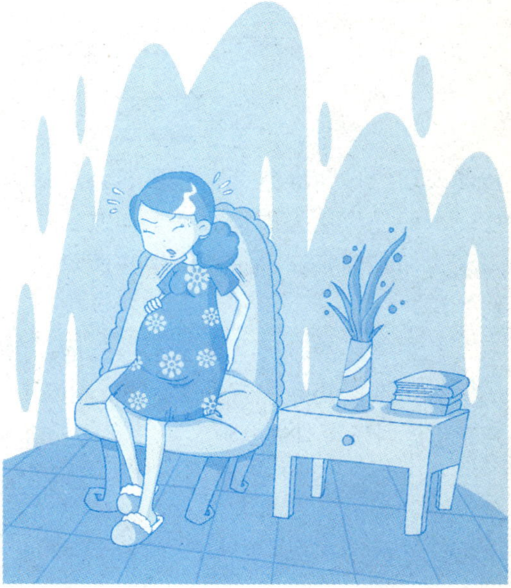

本周优生保健指导

有的准妈妈，虽然没有临产征兆，也要提前入院，如：妊娠合并其他疾病（如心脏病、糖尿病、肾脏病等），骨盆狭窄，胎位不正，妊娠高血压综合征，曾有过难产、急产、剖宫产的，有过新生儿溶血症史的，做过子宫手术（如畸形矫正、肌瘤切除、宫颈缝合等）、多胎妊娠、年龄超过35岁以及有其他异常情况的准妈妈，不要等到危险发生时再入院，只要产前检查时发现有意外情况，准妈妈及其家人都要听从医生的安排及早入院，以避免意外的发生。

注意 Attention

妊娠晚期注意按时检查

因为在妊娠晚期，尤其是最后一个月，随时可能分娩，因此每周要做一次产前检查，一定要坚持接受复查。

准爸爸对准妈妈的同步护理方案

学会急产的处理

急产比较危险，可是一旦来临，必须合理处理。作为准爸爸，你要学会对此的处理，即使你认为你绝对不可能遇到此类问题，但是最好还是跟我们学些面对急产的处理方法。

发生急产的原因有很多，关键因素就是没有对准妈妈监护好，太大意，以至于分娩临近时还没有去医院。

当急产发生时，要迅速拨打急救电话，并给准妈妈的主产医师打电话，请按医生的指导进行操作。

在母体方面：

让孕妇迅速半躺在床上，脱掉下身衣物，在床上和地上铺上干净的厚棉被，以防宝宝出生时滑落摔伤。

为避免胎头太快冲出来，导致产道和会阴严重裂伤，家人可尝试一手拿干净小毛巾压住会阴，另一手挡着胎头并稍微向上引导，让他能够慢慢地挤出阴道口。

接着胎盘自动娩出，伴随强烈宫缩，产妇可自行按摩缩小到肚脐下的子宫，通常就不会再有太多出血。

这时候，紧急处理的重点是在宝宝身上。

保护婴儿。要注意宝宝身体表面沾有胎脂和羊水，相当滑，分娩时避免婴儿头部碰撞或滑落到地上。

断脐。最简单的方法是将脐带对折用橡皮筋或绳子绑紧，阻断血流以免婴儿血液回流到母体。

保持呼吸顺畅。先把婴儿脸上的血渍擦拭干净后，放置成头低脚高的姿势，轻拍脚底或按摩背脊，有助于排出口鼻内的羊水，并且刺激宝宝哭出声音。

保温。胎宝宝一离开母体，马上承受环境温度急剧下降的变化，擦干后用大毛巾和包被覆盖身体，抱在怀中。然后，等待医生的救护。

开始考虑是否要陪产

现在很多医院开展了让准爸爸陪护准妈妈分娩。这是很人性化的，可是要不要陪，则要看准爸爸跟准妈妈的具体情况。

因为有些男性，在经历过宝宝从阴道分娩出来的场面以后，就再也不敢和妻子同房——准爸爸陪产时，如果他看到一个胎儿从阴道分娩出来后的血淋淋的场面，会产生不好的影响。甚至还有些人，因此患上性无能。所以，准爸爸要不要进产房陪准妈妈，还有待合理的考虑。如果进去，建议准爸爸不要看产道，只陪在妻子旁边，鼓励妻子即可。

怀孕第38周 把好心情传达给胎宝宝

胎宝宝什么样

妊娠第38周的胎宝宝，身长约52厘米，体重约3 200克。有的则可能与前一周无多大变化。此时胎宝宝的头已经完全入盆，会腾出更多的地方长他（她）的小屁股、小胳膊、小腿。现在，胎宝宝身上覆盖的一层细细的绒毛和大部分白色的胎脂逐渐脱落，胎宝宝的皮肤开始变得光滑。肠道中，积存着墨绿色的胎便，在他（她）出生后一两天内排出体外。

准妈妈的幸“孕”表现

准妈妈此期最大的问题可能就是紧张、心情烦躁、焦急，这都是正常现象，不要担心。但要学会调适。另外，身体会越来越感到沉重，由于胎头下降，孕妇的胃部压迫感减轻，食欲也好转了。

同步胎教进行时

可以继续沿用你们以前的胎教方式进行胎教。另外，准妈妈本人应用心领略一些美妙音乐的“语言”，一切美丽图画的“真谛”，有意识地产生联想。联想大自然充满生机的美，联想美好的明天，联想一切美好的事物，将对孩子未来的热诚盼望及亲切的祝福等以想象、意念的形式传达给胎宝宝，使胎宝宝接收人类语言声波的信息。既可训练胎宝宝，向空白大脑增加“音符”，又陶冶了准妈妈自身情趣，使其进入一个安静的精神状态。

准妈妈的自我保健

本周生活保健指导

注意饮食营养

此期胃口较好，可还是要合理地饮食，营养均衡，少吃多餐，适当地吃些坚果、巧克力之类的食物，可增加体力，以应付随时可能来临的分娩。

不要出远门

处于孕晚期的你不宜出远门，去太远的地方旅行。如必须外出，要有人陪同，并选择安全的交通工具，尤其不要乘车长时间颠簸，避免出入人多的地方。

准备必要的东西

预产期越来越近，你最好提前为入院生产做一些物质准备，如换洗的衣物、为宝宝准备的用品等。预产期随时都可能临产，所以，应该把需要的东西准备好，做到“（临产）来之能走”，免得手忙脚乱、丢东落西。

注意卫生

坚持每天用温水洗澡或擦身，还要注意洗浴安全。

注意休息

要注意休息，慢慢地做松弛训练，在平和的心态下，静静等待孩子的降临。

关于工作

建议提前请假，在预产期前半个月就跟上司打好招呼，做好休假准备，这样待在家中，既安全，又能休息好。如果非要上班，那么要避免上夜班、长期站立、抬重物及颠簸较大的工作。在工作中，要注意劳逸结合，一旦觉得劳累，停下来休息一会儿。

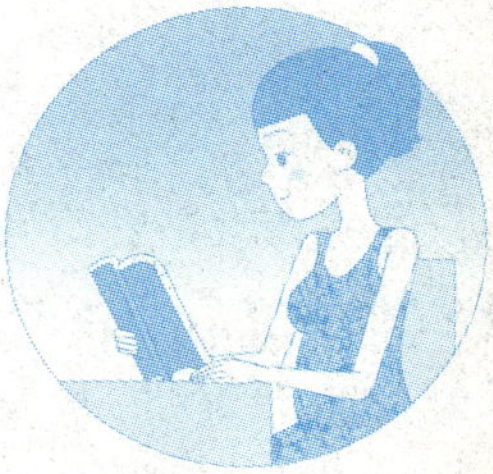

本周心理保健指导

分娩前期，准妈妈不可多思多虑，不要听别人说分娩如何可怕，临产前吃好，睡好，养足精神，要相信医生会帮自己处理好，使你顺利分娩。所以，要保持坦然的心态、平稳的情绪、冷静的头脑，以必胜的信心迎接分娩的来临。

本周优生保健指导

应对再次光临的尿频

此期，由于胎头下降，使得子宫再次回到骨盆腔内，尿频又重新变得明显。应对这一现象，不要难为情，有尿就尿，并注意卫生，避免泌尿道上行感染。如果出现尿急、尿痛逐渐加重，则需要及时去医院就诊，查明原因，及时治疗。

了解各种分娩方式

自然分娩：即胎儿经阴道自然娩出。这是最理想、最安全的分娩方式，也是医生对健康孕妇最常推荐的分娩方式。

剖宫产：即经腹部切开子宫，将胎宝宝取出的分娩方式。这种分娩方式只适于分娩存在意外风险的产妇选择，比如胎儿过大，母亲的骨盆无法容纳胎头；分娩过程中，胎儿出现缺氧，短时间内无法通过阴道顺利分娩；母亲患有严重的妊娠高血压综合征等疾病而无法承受自然分娩的，可行剖宫产。

产钳助产：这是借助于一种特殊的工具，即用产钳来帮助孕妇分娩。一般是在第二产程，当子宫收缩乏力，产程延长，或产妇患有某些疾病（不宜在第二产程过度用力时使用）。

无痛分娩：硬膜外麻醉，氧化亚氮（“笑气”）吸入等做法，也是十分有效的。是近年来医院产科逐渐尝试普及的一些无痛且自然分娩的方式。

水中分娩：这也是一种新兴的分娩方式，可用水的浮力帮助产妇肌肉放松，最终达到缓解分娩痛苦的作用，并且分娩速度较一般分娩更快。所以，水中分娩越来越多地受到人们的关注。

至于其他的分娩，各医院临床开展的方式不同，临产前，孕妇和家人可以根据医生的建议合理进行选择。

剖宫产的优缺点

生儿育女是繁衍后代的正常生理活动，从阴道娩出后代是人类的自然本能，也是分娩最可靠的方式。而如今很多人选择剖宫产，剖宫产甚至成为了一种流行时尚。下面我们就看看剖宫产的优缺点：

剖宫产的优点

❶ 剖宫产缩短了分娩时间，可避免因等待而发生的不利情况。

❷ 无法正常自然分娩，具有剖宫产的指征时，要选择剖宫产，如孕妇骨盆狭窄，胎位不正，或胎儿巨大等问题。

❸ 如果胎儿发生缺氧问题时，能够及时、有效地采取急救措施。

❹ 减少阴道松弛、子宫脱垂、尿失禁等的发生率。

剖宫产的缺点

❶ 手术及麻醉使妈妈不可避免地要承受一些可能出现的风险，如脏器损伤、麻醉意外等。

❷ 手术创伤大。无论是身体恢复或刀口恢复都需要一段时间。

❸ 分娩时胎儿未经阴道挤压，不利于新生儿呼吸的建立，其肺部发生病变的可能性略大。

❹ 出血较多，出血比自然分娩要多，产后恢复也较阴道分娩慢。

❺ 手术使产妇身体虚弱，发生感染的机会增多。

❻ 子宫在术后留有很大的瘢痕，如果再次怀孕，有发生子宫破裂的危险。

❼ 不利于妈妈生理功能的自然恢复。采用手术的方式结束分娩，无疑对母亲的精神和肉体上都是一次干扰、一个创伤，产后自然的生理恢复也会受到干扰。

小贴士

不提倡剖宫产

在有剖宫产指征的情况下，为了确保孕妇和胎儿的生命安全，最好进行剖宫产。如果胎位正常、胎儿大小适合和无产科并发症，最好尽量选择自然分娩。因为自然分娩的优越性远远大于剖宫产。但是准妈妈有自己的选择权力，可以多听听过来人及身边人的建议，然后和家人商量做出选择。

准爸爸对准妈妈的同步护理方案

禁止性生活

从妊娠第36周后，应该严禁性生活，因为性生活可能造成胎膜早破引发早产。所以，做准爸爸的要注意，此阶段应该避免和准妈妈同房，避免发生宫腔感染和胎膜早破。

别和准妈妈较劲

由于对分娩很紧张，所以准妈妈很烦闷，老是无端地找茬儿、挑剔和耍脾气。这时，准爸爸一定要耐住性子，不能和妻子“较劲”。要全身心地照顾她，在饮食和睡眠方面，一定要照顾好，不能马虎对付。另外，还要注意妻子的情绪变化，给予调节，让妻子保持良好的、乐观开朗的情绪。

妻子心情不好时，准爸爸应开导她，安慰她，鼓励她，不要惹妻子气上加气。应经常陪妻子散步，听音乐，不但可使准妈妈心情愉快，而且可以使胎宝宝十分惬意。相信，通过准爸爸和妻子的共同努力，一定能迎来一个可爱、健康、聪颖的孩子。

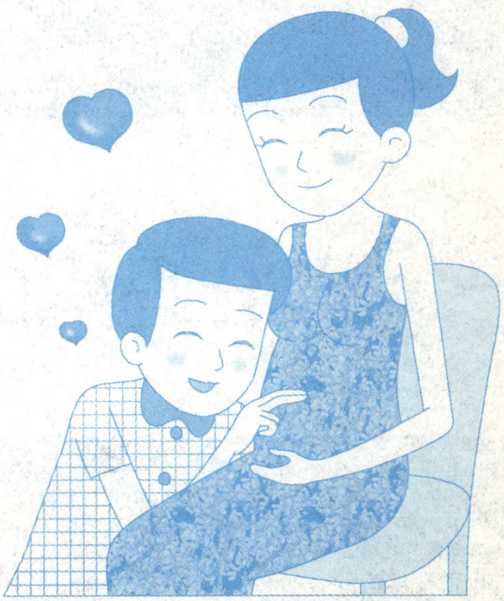

怀孕第39周 准妈妈要消除害怕心理

胎宝宝什么样

妊娠第39周的胎宝宝已属于足月儿，随着营养的给予，宝宝出生时体重越来越重，有的宝宝出生时体重可以达到4 000克以上。胎宝宝此时身体各器官都发育完成，在本周的活动越来越少了。因为胎宝宝的头部已经固定在骨盆中，随着头部的下降，宝宝便会来到这个世界上。当然，胎儿此时出生，正常新生儿完全可以存活。

准妈妈的幸“孕”表现

随着胎头的下降，孕妇的尿频、便频症状又加剧了。体重、宫高等也都基本稳定。子宫和阴道变得更加柔软，阴道分泌物更多。一般情况下，分泌物是白色的，一旦出现茶色或红色分泌物，就意味着要分娩了，应提高警惕！如还伴有其他情况，要及时去医院。

同步胎教进行时

可以继续沿用你们以前的胎教方式进行胎教。此时，即使不进行常规的胎教也可以，最主要的是做好准妈妈各方面的自我调适，应适当了解一些分娩知识，消除害怕心理，保持企盼、愉快的心态。要养精蓄锐，避免劳累，早晚练习仰卧用力、松弛的方法，为分娩做准备。能坚持做到以上几点，就是对此阶段胎宝宝最好的胎教方式。

准妈妈的自我保健

本周生活保健指导

注意饮食营养

充分摄取营养，此期准妈妈进餐的次数每日可增至5餐以上，以少食多餐为原则，应选择体积小、营养价值高的食物，如动物性食品等，减少营养价值低而体积大的食物，如土豆、红薯等。

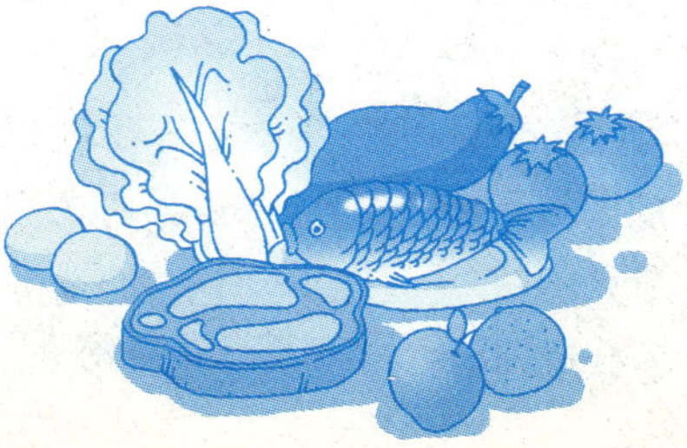

其他保健要点

注意休息，养足精神，迎接分娩。

调适心理状态，可以看看喜欢的书，玩玩喜欢的游戏。

坚持去做产前检查，有问题及时处理。

避免和准爸爸同房，以免发生宫腔感染和胎膜早破等不良情况。

要注意卫生，坚持每天用温水洗澡或擦身，还要注意洗浴安全等。

总之，生活中的一切方面都要注意安全，一切为分娩开“绿灯”！

本周心理保健指导

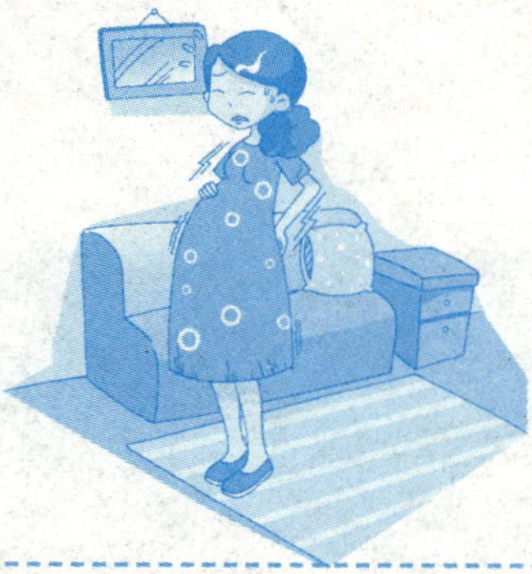

产痛是分娩过程中受注意的中心。在进行长时间的分娩心理准备时，应该让准妈妈真正了解产痛的意义，消除对母子的负面影响。这方面，我们可以去咨询妇产医生或相关的精神科医生，并且鼓励产妇在分娩过程中得到充分的体验，有利于调整随后的母子关系。分娩时使用药物止痛，不应该代替分娩的心理准备。从心理学观点来说，分娩体验对母子关系有积极的影响。

本周优生保健指导

预防难产

了解一些预防难产的知识，这对于保证孕妇顺产也有一定的作用。

选择合适年龄妊娠。初产妇，在25～29岁生育，顺产的可能性较大。

孕期营养要适当。避免在孕期吃得过多，又不运动，造成宝宝长得过胖、过大，这是导致难产的最大危险之一。

做好分娩前的心理准备。了解有关分娩的知识，进行必要的辅助分娩动作的练习。要对自己自然分娩有信心，这样，拥有良好的情绪、态度是保证顺利分娩的重要举措之一。

定时做孕期检查。这样可以早期发现问题，及早纠正和治疗，并能及早确定分娩方式，避免意外分娩的发生，以顺利地度过妊娠期和分娩期。

此外，还要在分娩前、后，注意让产妇保持正常的生活和睡眠，吃些营养丰富、容易消化的食物，为分娩准备充足的体力。

总之，做好了一些必要的准备，预防难产也不是什么问题！

正确选择分娩方式

随着剖宫产手术的进步，近年来有越来越多的产妇自己选择要剖宫分娩。这种自主性选择适应征的原因有很多，比如怕痛、高龄初产妇、为了保持身材、担心阴道松弛或已经接受过阴道整形手术等。

其实，从医学的角度来说，这些当然都不足以构成必须剖宫分娩的理由，但是基于“母婴平安”的产科原则，很多医院还是接受了产妇要求剖宫产的请求。

作为妇产科医生，一定要掌握好剖宫产的指征，对不具备指征而要求剖宫产的准妈妈及其家属要做说服工作。

当然，临床孕妇选择什么分娩方式，都有一定的自主性，即使是有些产科医生建议一些能自然分娩的产妇自己顺产，但是在产妇的坚持下，医生也会同意产妇的自主选择——剖宫产。但是我们还是建议，能顺产的产妇，最好还是顺产。因为这种分娩方式，是最人性化，且最能让人体味生命真谛的、最完美的分娩方式。

准爸爸对准妈妈的同步护理方案

和孕妇一起选择分娩方式

准妈妈要选择什么分娩方式，做准爸爸的也可以参与进来一起考虑，可以根据孕妇的情况，咨询医生，听从医生的建议，权衡利弊，合理地选择。

你打算让宝宝睡哪里

大多数婴儿和他们的父母睡在同一张床上。婴儿和父母睡在一起，父母离孩子近，便于母乳喂养，宝宝会睡得更安宁，因为他喜欢父母的声音和温暖。然而睡在一起的坏处是，睡觉易惊醒的父母不能很好地休息，宝宝的独立性也差。一些父母担心，如果宝宝在另一个房间，他们会听不到。除非你们睡觉不易醒，一般来说，母亲对宝宝的很小声音都能感觉到。所以，做准爸爸的要和准妈妈商量，你们要培养怎样的一个宝宝？你们想要为自己或宝宝创造一个什么样的睡眠环境？权衡利弊后，再进行合理的安排。

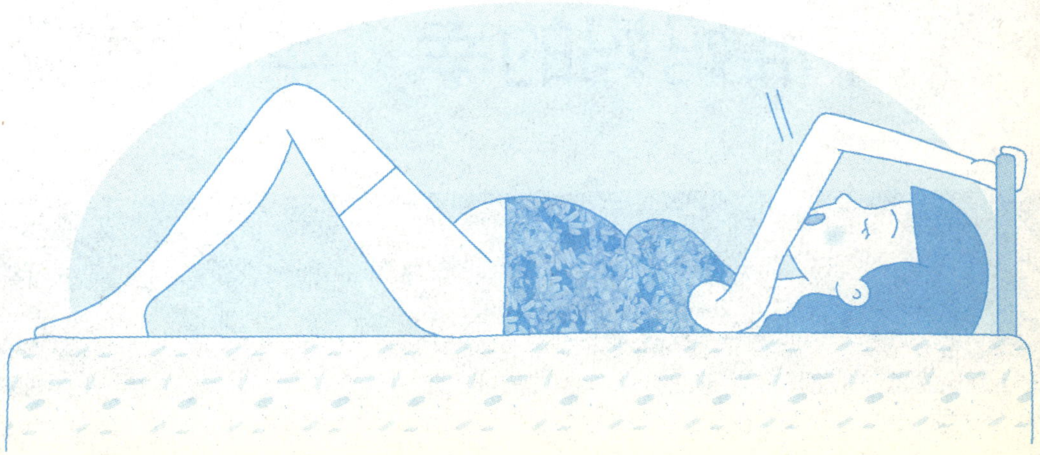

怀孕第40周 我们终于见面了

胎宝宝什么样

在这一周之内，宝宝发育完成，所有身体功能均达到了娩出的标准。在这一周中，宝宝基本都会出生。但是也有提前或错后2周的，这都是正常的。此时的羊水会由原来清澈透明变得混浊，同时胎盘功能也开始退化，到胎宝宝出生后胎盘即完成了使命。

准妈妈的幸“孕”表现

子宫底又回到第8月末的高度，但子宫较8月末时更宽（腹围亦变大），胎先露多半已入骨盆。胃部的压迫减轻，饭量有所增加。但下降的子宫压迫了膀胱，会越来越感到尿频。一旦出现“宫缩”“见红”“破水”等情况时，要迅速赶往医院分娩。

同步胎教进行时

可以继续沿用以前的胎教方式进行胎教，但是你们必须有心情才行。另外，就是一切都尽量按原来的方式进行，这样可以缓解分娩临近时对孕妇造成的紧张感，并且注意此期准妈妈的心理保健，避免焦虑、恐惧，若能做到这一点，就是此期最好的胎教。

准妈妈的自我保健

本周生活保健指导

就本周来说，其生活保健要点同以往（妊娠晚期）没有多大的区别。饮食、运动、休息、心理调适等，都可以按原来（妊娠晚期）的要求进行。这期最需要关注的生活要点就是保持良好的生活方式，注意对分娩紧张心理的调适，并留意分娩征兆，做好分娩的相关准备。

小贴士

阴道大量出血并非分娩征兆

若阴道出血量较多，超过月经量，不应简单地认为是分娩先兆，而要想到有无妊娠晚期出血性疾病，如前置胎盘、胎盘早剥等疾病，要及时去医院诊治。

本周心理保健指导

马上就要分娩了，准妈妈现在已经平静了许多，或许更忧虑了。但是无论如何，你都得面对这一关，不是吗？既然无论多么痛、多么勉强，也得面对，何不放松一些，抛开一切包袱，来个顺其自然。相信，你所面临的并不会像你想象的那么糟糕。相反，事情还有可能因你放下思想包袱，反而变得更简单、更顺利了。

本周优生保健指导

注意临产信号

要分娩了，一般的准妈妈会出现以下分娩的征兆：

腹部有轻松感： 可能在临产前1～2周，你就会由于胎儿先露部下降进入骨盆、子宫底部降低而感到上腹部较前舒适，呼吸较前轻快。

宫缩： 分娩初期，当孕妇感觉出现有规律的子宫收缩，每隔10～15分钟1次，每次收缩时间持续几十秒，即使卧床休息后宫缩也不消失，而且间隔时间逐渐缩短，每隔3～5分钟收缩一次，持续时间渐渐延长，收缩强度不断增强，这才是临产的开始，要立即准备分娩。

羊水流出： 在分娩前有羊水从阴道内流出，这是临产的一个征兆，应及时去医院待产。

见红： 在分娩前，阴道会流出一些混有血的黏液，即见红。此时，如没宫缩暂不用去医院。

要知道，除了在临产前1～2周就能感觉到有腹部轻松感外，像宫缩、破水、见红等这几种征兆并不是按一定的时间和规律来进行的，但破水及有规律宫缩应及时去医院。

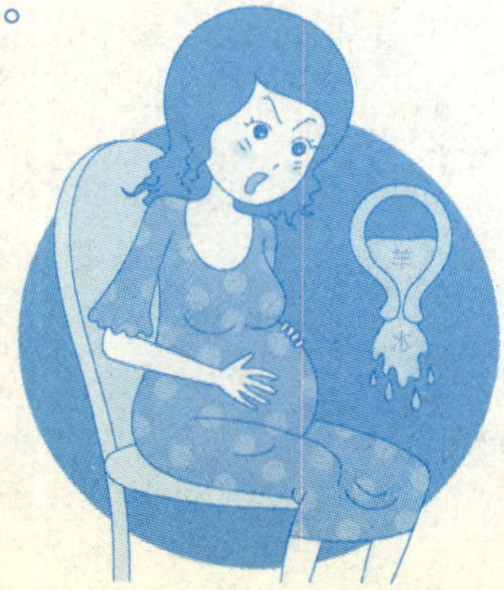

了解分娩的过程

按照产程进展的不同阶段，一般将分娩分为3个阶段：

第一产程，子宫收缩使得子宫口扩张至宫口开全；第二产程，胎儿出生；第三产程，胎盘娩出。

第一产程： 宫缩时感觉下腹痛，说明子宫颈口在逐渐扩大，宫缩越紧，间隔时间越短，子宫颈口则开得越快。

此时，准妈妈可以在子宫收缩间隙的时候，在房间内走走，吃些高热量的流质或半流质食物，如一些红糖水、鸡肉红枣汤等。保持安静，不要大喊大叫白白消耗体力，以免到后来精疲力尽，无法配合。也可以和助产士交换意见，取得助产士的指导。

第二产程： 宫口开全以后即进入第二产程，这时宫缩更强，每次子宫收缩的过程中，胎儿的头顶会从阴道口露出，子宫收缩停止，胎头即缩回，这样反复几次，胎儿的头慢慢地娩出直至胎儿身体全部娩出。初次分娩一般不超过2小时新生儿就诞生了。

这一时期是保障母子安全最紧张、最关键的时刻。此时，产妇会有一种急欲生下孩子的感觉，这完全是一种不由自主的行为。但这时，产妇要听从助产士的安排，呼吸、用力或停止，可以把你以前练习过的辅助分娩的方法派上用场，配合好助产士，一定会使你的分娩更顺利。

第三产程： 从胎儿娩出后到胎盘娩出称为分娩的第三个阶段。这时，第二产程结束后，子宫会有一段休息的时间，然后再度出现宫缩，宫腔内部面积不断缩小，胎盘无法继续存在下去，随着最后的几次宫缩，胎盘最终与子宫分离、娩出。第三产程一般不超过30分钟。当胎盘娩出后，医生会检查胎盘、胎膜是否完整，如果有胎盘残留物遗留在子宫内，会在日后引起出血。

胎盘娩出后，你就可以放松休息了。

减轻分娩疼痛的方法

分娩是女性特有的生理过程，当然，分娩时子宫收缩会引起阵痛，这是自然现象，与疾病、受伤引起的疼痛有本质上的区别，所以不要把分娩看得太可怕。

首先是要排除心理紧张。如果思想上对分娩怀着紧张、恐惧的心理，疼痛就会更厉害。所以，应做好此前的辅助分娩练习，了解分娩的相关知识，树立起对分娩的信心，保持平静的心态来迎接分娩的到来。相信，这就会让疼痛减轻许多！

其次，在宫缩间歇期间保持活动，这会帮助减轻身体的疼痛。

也可以尽可能保持直立，这样胎头能稳固地顶在子宫颈上，促使宫缩更有力，对子宫颈张开也更有效。

要尽量不去想宫缩，把注意力集中到自己的呼吸上，或借助呻吟、叹息等来减轻疼痛。还要经常排空小便，以使膀胱不致因涨满而占据应属于胎儿的空间。

当然，也可在分娩时选择无痛分娩(硬膜外镇痛和腰麻)进行分娩，不过有些孕妇可能不适应这种分娩，要征求医生的建议。

除此之外，也可以在分娩过程中，鼓励丈夫积极参与，因为丈夫进产房，给予产妇心理及精神上的支持，是其他人不能替代的，在缓解产妇疼痛方面有一定的积极意义。

不少医院实行导乐分娩、陪护分娩等人性化服务措施，会对减轻孕妇分娩疼痛有益。但不管怎么说，分娩总是会伴着疼痛的，紧张焦虑、大喊大叫是不能解决问题的。产妇应以勇敢的心情去面对，这才是最能解决问题的方式。

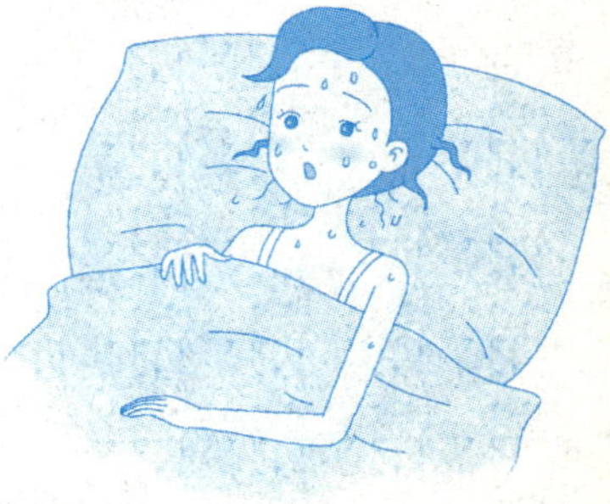

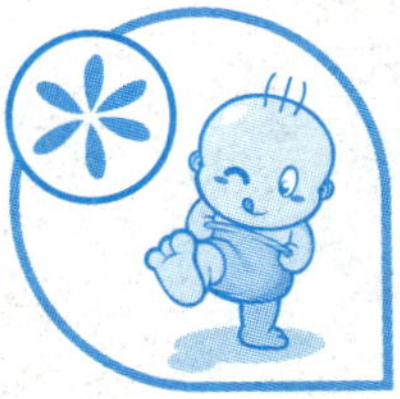

准爸爸对准妈妈的同步护理方案

帮孕妇做好记录

也许，这些记录算不上什么好记录，但是为了更加有纪念意义，或更有利于提供给产科医生一些准妈妈的分娩现象，可以进行下面的记录：

子宫收缩时间：　开始时间　　月　　日　　时　　分
宫缩间隔时间　　分　　秒
宫缩持续时间　　分　　秒

见红时间：　月　日　时　分，量

有无破水：　月　日　时　分，羊水量

准妈妈的精神状态：

意外情况：

给准妈妈一个拥抱

怀胎十月，历经280天，准妈妈、准爸爸、宝宝都经历了无数个不眠之夜。现在，经过顺利分娩，你和妻子都有了收获——得到你们可爱的宝宝。那么，现在，给你的妻子和宝宝一个热情的拥抱吧，或许，你该用相机记下这感人的一刻，作为你们爱情的见证，幸福的见证！好好地庆祝一下吧！

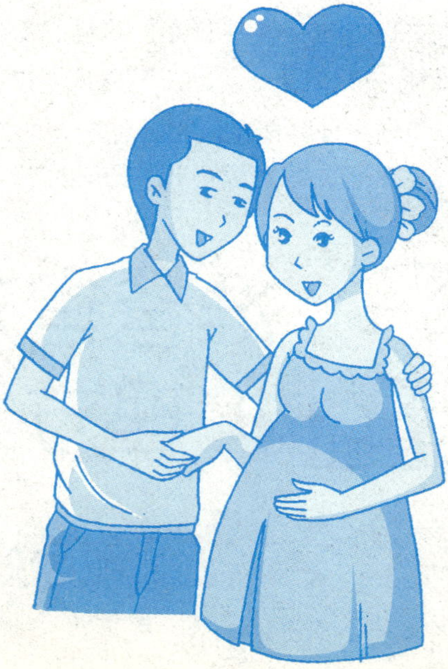

3

产后护理

漂亮妈咪100分

产妇分娩以后，全身各器官组织（除乳房以外）在生理上都要恢复到妊娠前的状态，这一段时间，即为产褥期，也就是我们平常所说的“坐月子”。这个恢复期一般为6周，虽然时间不长，但是在此阶段的养生保健很重要。如果保健不好，就会产生一些不良的后果，比如身体恢复得不好，容易落下老百姓常说的“月子病”，所以，产妇一定要注重此期的养生保健，还原你的健康和美丽！

新妈妈身体会发生什么变化

经历了一场孕育、分娩的洗礼，妈妈的身体在此时已经有了较大的变化。想必你也想知道，怎样才能让自己的身体机能、身体外形等，得到一个较好的恢复，那么，别急，先让我们一起来了解一下，产后身体会出现哪些变化，认识了这些变化，才好采取措施，让自己的身体早日恢复。

子宫会恢复到原来大小

子宫恢复是产后最主要的变化。到分娩时，产妇子宫的重量已经达到平常的15倍重（这还不包括里面的宝宝呢！），而且子宫的容纳量也达到了怀孕前的500倍以上。在生下宝宝后的几分钟内，你的子宫就开始剧烈地收缩，就像握紧拳头一样。子宫在产后的1～6周，要缩回到正常大小，其变化是：分娩后，妈妈的子宫底在脐下1～2横指，重1 000克；以后，子宫每日下降1～2厘米；到了产后10～14天，子宫缩入盆底；直至产后6周，子宫就恢复到正常大小，重约50克。而子宫颈的恢复过程是：在刚分娩后，子宫颈会呈现松弛、充血、水肿等状态，而产后1周左右，宫颈外形及内口即可恢复原形，2周左右内口关闭，4周时恢复正常大小。

小贴士

暖水袋有助于子宫恢复

在腹部放一个暖水袋，对子宫复原有帮助。但要注意，不要过烫。

排出恶露

在分娩后，子宫蜕膜即最靠子宫腔的一层开始脱落，以便修补胎盘剥离面的创面，再加上胎盘剥离时由于血管破裂引起的出血，也就是称之为恶露的阴道分泌物。分娩后的最初4～5天，恶露量较月经多，且呈红色，产后一两星期以后，量较少并褪为褐色；到两三星期后颜色更淡，为黄色或白色；到产后4～6星期，多数已干净。

注意 Attention

警惕异常恶露

若产后恶露过多，有大血块、恶臭、恶露时期过长或并有发烧、腹痛时，需立刻找原接生医师诊治。

乳房的变化很大

乳汁是孩子的"粮库"，乳房在分娩后即分泌少量黄而黏稠的初乳，产后3～4天，乳汁分泌逐渐增多。乳房分泌乳汁之前，较硬而且较胀，乳房皮下的静脉因充血扩张而清晰可见，随之就有灰白色或淡黄色的乳汁分泌，这是初乳。初乳营养极其丰富，且含有抗体，故母亲宜尽量哺喂母乳，以增强新生儿的抵抗力并可增加母子亲情、促进子宫恢复。

新妈妈乳汁分泌的多少，与乳腺的发育、健康营养状况、精神情绪等有关。另外，新妈妈的乳房可能有下垂现象，有些妈妈以为乳房下垂是由于哺乳而造成的。其实，乳房的变化是怀孕造成的，并不是哺乳的缘故，只要用合适乳罩支撑，并注意锻炼胸大肌是可以逐渐改善的。

按医院的规定，婴儿出生后半小时后就要进行喂奶。

小贴士

产后会阴保健

产后24小时内，在会阴、阴唇、肛门等处放置冰袋可以减少水肿；一些助产士认为蜂蜜和维生素E可帮助伤口愈合；也有人认为保持伤口干燥，定时用红外线照射有利于伤口愈合。你可以根据自己的条件，或听从医生的建议，合理地进行会阴部保健。

阴道的恢复有点儿难

在产后，妈妈的阴道腔逐渐缩小，阴道仍保持扩张状态，也会有肿胀和淤血现象发生。几天后，这种肿胀感会逐渐消失，阴道也会开始恢复肌肉弹性，黏膜皱襞重新出现，一般要42天才能较好恢复。但只要是生过孩子的妇女，阴道总会比第一次怀孕前稍松弛一些，达不到原先的紧张度。经常做盆底肌肉运动——凯格尔锻炼，做轻揉腹肌锻炼和抬腿，会有助于恢复肌肉张力，帮助你的阴道恢复弹性。

泌尿系统的变化

在分娩后的第一天里，新妈妈会感觉自己并不需要小便。尤其是一些产程时间较长，或采用了会阴侧切、产钳或胎头吸引器分娩，或者实施硬膜外镇痛的妈妈，这种情况很常见。这时，即使没有尿意，也要注意有意识地去排尿，这对你有好处。

如果你在产后数小时仍不能自主排尿，请告知你的医生或护士。医生会用各种办法诱导你排尿，如果不成功的话，会给你的膀胱插入导管，帮助你排出尿液（如果你采用剖宫产分娩，那么在手术进行中，一直到手术后12小时，你都要插着导尿管）。如果你的膀胱留存了过多的尿液，这会造成你排尿障碍问题。

孕期发生的输尿管显著扩张，在产后4~6周会逐渐恢复。

心脏的负担会加重

产后24小时内子宫收缩，使大量血液从子宫流出，这时，心脏负担加重。尤其是有心脏病的母亲，又要受到一次考验，需要受到格外的医疗监护。

皮肤有变化

爱美对于任何一个女人来说，都是其最关心的话题之一。妊娠、分娩后，许多女性的皮肤上都出现不同程度的色素沉淀——黄褐斑（又称妊娠斑，长在你的嘴唇、鼻子、面颊或前额皮肤上的暗色斑块），下腹部出现妊娠纹。有些人甚至会在分娩后几个月长出痘痘。另外，月子里的妈妈皮肤排泄功能旺盛，体内大量多余的液体通过皮肤排出，因此出汗特别多，有时真是“挥汗如雨”。所以，在分娩后的几个月里，你的皮肤真的是比较糟糕。不过没关系，随着时间的推移，你的皮肤上的黄褐斑、妊娠纹等会逐渐变得少些。

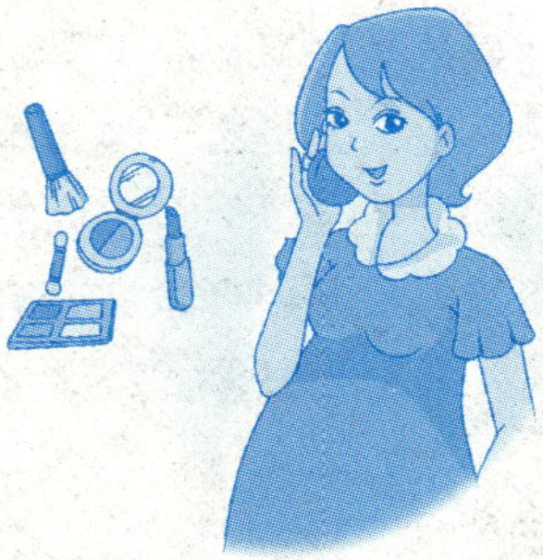

当然，如果你有条件，适当地吃一些去斑、美白的食品，或用一些天然、无不良反应的美容品等，也是可以缓解妊娠带给皮肤的种种不适的。不过，需要提醒的是，无论你多么想找回你的美丽，都不要在产褥期、哺乳期进行，避免给自己和宝宝带来危害。

产后头发也有变化

女性在怀孕时，由于体内雌激素的增加，头发会显得比以往更为细密柔软。可是，在产后，由于体内激素骤然恢复正常，刺激头发脱落，造成产后容易掉头发的现象。不过，在产后1年内，头发会逐渐恢复到正常状态。

体形会有变化

绝大多数女性的身体在生过孩子后会发生明显变化，臀部宽大、腹部隆起、腰部粗圆。你可能需要一段时间、花费一些工夫，比如进行运动锻炼和饮食调节，才可能让你的身材恢复到怀孕前的水平。不过，一般女性其产后的身材多少都会和孕前有些变化。可是，这是孕育带来的幸福结果，不必对此耿耿于怀。

总之，生育是一件幸福的事，如果说孕育后女性的身体一点儿变化都没有，是不可能的。所以，了解了上述这些变化，只要合理地进行锻炼，科学地养生保健，相信，你会恢复得比较快，还原你孕前的美丽和健康。

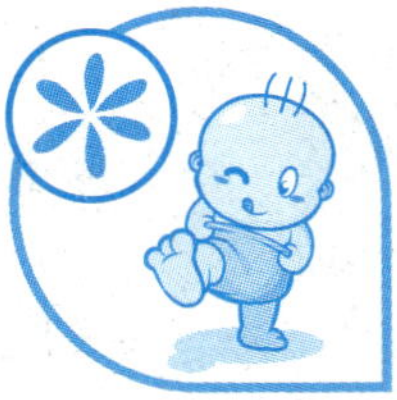

新妈妈的“月子”护理方案

女人在分娩时出现出血、出汗、产褥期排恶露、内分泌旺盛——挥汗如雨等情况，要知道，如果不注意卫生，很容易给产妇造成危害，影响健康，并且会殃及新生儿。所以我们现在单独讲讲产褥期的卫生保健，希望你能按照我们的建议，根据自己的生活条件，合理地进行自我卫生保健，避免因卫生问题导致自己得了“月子病”。

要洗澡

在我国，千百年来民间流传着月子里不能洗澡的习俗，这是不科学的。原因是，产后产妇会大量排汗，污染皮肤；下身产生的恶露及溢出的乳汁，也都会使皮肤变得脏兮兮；多种液体混合在一起会散出很难闻的气味，使产妇浑身不舒服，精神状态不好；皮肤黏膜上积累的大量病菌会乘虚而入，引起毛囊炎、子宫内膜炎、乳腺炎等，甚至发生败血症。所以，在产褥期，及时清洁身体对产妇很有益，既可活血、行气，帮助产妇解除分娩疲劳，加深睡眠；又可使皮肤清洁干净，避免皮肤和会阴伤口发生感染，增加食欲，保持舒畅的心情等。

当然，产褥期洗澡虽有很多好处，却要注意一些问题：

正常分娩后的产妇，阴部无伤口及切口，夏季产后2～3天，冬季产后5～7天即可淋浴，但不应早于24小时，以选用淋浴、擦浴为佳，切勿用盆浴，以免细菌随浴水进入子宫而引起发炎。

产妇洗澡，要为其提供良好的浴室及取暖设施，室温20℃最为适宜，洗澡水温宜保持在35℃～37℃，并要讲究“冬防寒、夏防暑、春秋防风”。即在夏天，浴室温度保持常温即可，天冷时浴室宜暖和、避风，并且要注意浴后保暖，在擦干身体后尽快穿上御寒的衣服后再走出浴室，避免身体着凉或被风吹着。

如果会阴伤口大或撕裂伤严重、腹部有刀口，须等待伤口愈合后再洗淋浴，可先进行擦浴。

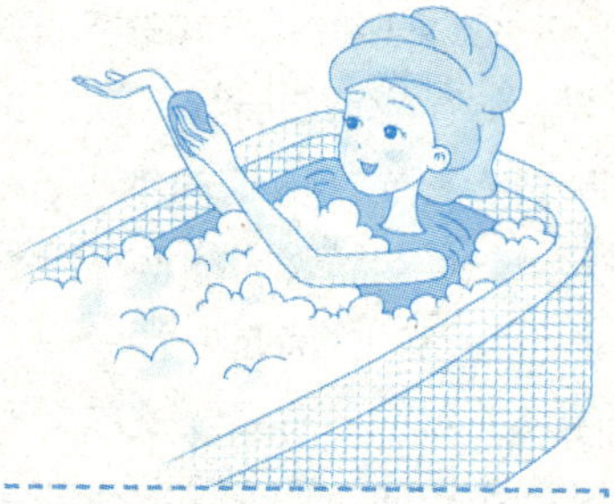

要洗头

因为分娩过程中大量出汗，加之产后汗液增多，会使妈妈的头皮及头发变得很脏，并且发出难闻的气味。这样可以通过洗头、梳头，去掉产妇头发中的灰尘、污物，保持卫生清洁，避免引起细菌感染。尤其能刺激头皮及头皮上运行的经络，促进头皮的血液循环，避免脱发、发丝断裂或分叉，避免给产妇带来头痛及头皮痛的病根，也可减少产后脱发。

虽然，在这里我们推翻了以前产妇不能洗头的说法，不过，为了避免不当的洗头方式带给妈妈们的一些不良后果，在这里，我们还要提醒各位妈妈们，月子里虽然可以洗头，但是洗头要有讲究：

洗头时的水温要适宜，最好保持在37℃左右。

洗完后立即用吹风机吹干，避免受冷气吹袭。

洗头时可用指腹按摩头皮，不要使用太刺激的洗发用品。

洗完头后，在头发未干时不要扎头发，也不可马上睡觉，避免湿邪侵入体内，引起头痛和脖子痛。

不要去美容院洗头，一是不卫生；二是产褥期产妇最好别出门；三是美容师也不一定立即给产妇吹干头发，容易受凉。

最后需要提醒的是，梳理头发时，最好用木梳，避免其他材质梳子产生静电刺激头皮。

总之，在产褥期，我们建议洗头，但是一定要注意上面的一些问题，不要盲目地乱洗，否则会给你带来不利的影响，应予注意。

要刷牙

现代医学认为，产妇在月子里一定要刷牙、漱口。如果不刷牙，口腔内细菌大量繁殖，食物的残渣再经过发酵、产酸、腐蚀牙齿，很容易导致各种牙病，如牙周炎、龋病、牙龈脓肿等，不仅产后不能很好地休息、进食，日后牙齿健康也会受到损害，所以产后一定要刷牙。刷牙时需要注意以下问题：

产后3天采用指漱，即把食指洗净或在食指上缠上纱布，把牙膏挤于手指上充当刷头，在牙齿上来回、上下擦拭，再用手指按压齿龈数遍。这种方法可活血通络，坚固牙齿，避免牙齿松动。另外，也可用些清洁、消毒作用较好的含漱液，每次15毫升左右，口含1～2分钟，每日1～5次，含漱15～30分钟后再漱口或进食，以充分发挥药液的清洁、消炎作用。

只要体力允许，产后第3天即可开始刷牙。

产妇身体较虚弱，对寒冷刺激比较敏感，所以，要用温水刷牙，并在刷牙前将牙刷用温水泡软，以防冷水对牙齿及牙龈过大刺激。

每天早、晚和睡前各刷一遍，如果有吃夜宵的习惯，吃完宵夜后再刷一遍。

在孕期注意摄取钙营养，保持口腔卫生，避免使牙齿受到损害。

注意 Attention

产后恶露较多怎么办

产后要排恶露。刚开始几天，可能恶露较多，此时，用普通的卫生巾可能不太保险，那么建议你，有条件的话，可以采用成人用的纸尿片，会比卫生巾好些，但是，要注意勤换。4～5天后，量少时，可再换成夜用卫生巾。

注意会阴部卫生

产后一定要注意会阴部清洁，每天要用温开水清洗2次，大便后应立即冲洗会阴和肛门，但要注意从前往后擦拭或清洗。卫生纸及卫生垫应买安全、卫生的，最好是知名品牌、口碑不错的，并且要勤换。不洗盆浴，避免产后6～8周内过性生活，以免发生月子病。

在哺乳之前，大小便之后，一定要用肥皂洗手。

如果有痔疮，产后痔疮常会加重，在医院可用硫酸镁湿热敷，回家后可用暖水袋，外包一两层毛巾，放在臀部长期干热敷，并且要避免便秘，否则可加重痔疮。便秘时可用开塞露、甘油栓或麻仁润肠丸等药，也可在医生的指导下使用一些治疗痔疮、便秘的栓剂，严重的痔疮栓塞需要手术治疗。

总之，在产褥期，产妇的会阴部卫生处理是一个很重要的问题，必须认真、谨慎对待，避免感染，给产妇带来健康危害。

要注意乳房卫生

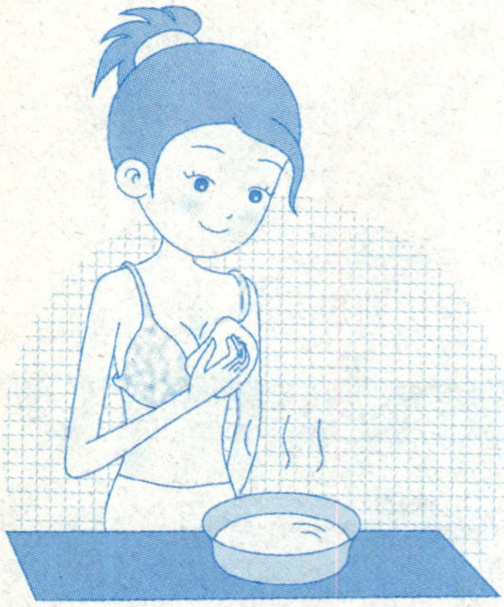

产后，乳汁开始分泌即可哺喂新生儿。喂奶前要洗手，要实行按需哺乳，每次哺乳不超过20分钟。要两侧乳房交替哺喂。每天要用温水清洗乳房；乳头有裂口，要停止授乳，并涂以铋剂、安息香酸酊或熬过的植物油，预防乳腺炎；若哺喂后，乳房仍胀痛，可先用挤奶器挤去残留的乳汁，防止过胀而引发炎症。

产后内衣选择及卫生注意事项

产后内衣裤应选择透气性好的布料，尤其是棉制品和丝制品为最佳。由于产后毛孔呈开放状，易出汗，每日应更换清洁的内衣裤。

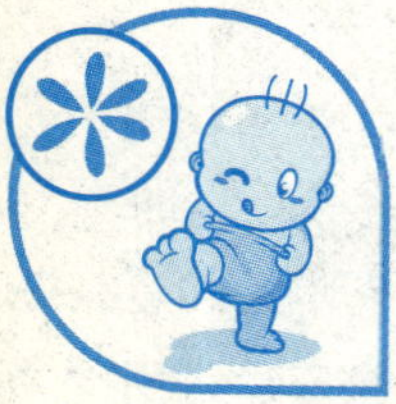

“月子”里的饮食进补要合理

产妇的营养摄入承载着两大任务：一是产妇本身身体恢复需要；二是分泌母乳喂养宝宝，要满足宝宝营养的需要。所以，注意产褥期的饮食营养，是这个阶段养生保健的重要任务之一。但要注意产褥期饮食调剂要合理，既不要不足，也不可过量。

注意饮食的原则

要有营养

饭菜应多样化，粗细粮搭配，荤素菜夹杂，以富含蛋白质、维生素及矿物质（钙、镁）等的食物为主。进食的品种越丰富，营养越平衡和全面。尤其是不要忌口，以保证营养的合理摄入。

增加餐次

在产褥期，产妇每日餐次应较一般人多，以5～6次为宜，但每次的量不宜过多，以吃七分饱为宜。这样做，可以有利于食物消化吸收，保证充足的营养。相反，如果一次摄食过多，会增加胃肠负担，从而减弱胃肠功能。

食物应干稀搭配

每餐食物应做到干稀搭配，干食，要保证营养的供给；而稀者，则要提供足够的水分，且要保证营养的摄入。比例为1∶1为好，即干食、稀食各一半。干食可供选择的有很多，这里不再进行过多的介绍。产褥期稀食，是指各种汤类（如鱼汤、排骨汤等）、粥类、果汁、牛奶等。只要能做到干湿搭配，就符合产褥期乳母的饮食结构。

荤素搭配

一般的习惯是，月子里提倡多吃鸡、鱼、蛋，而忽视其他食物的摄入，但从营养角度来看，不同食物所含的营养成分种类及数量不同，而人体需要的营养则是多方面的。所以，保证饮食全面对人体很有益。应摒弃过去坐月子只吃肉类的饮食误区，而是应该做到荤素搭配、广摄各类食物，既有利于营养摄入、促进食欲，又可防止疾病发生。

清淡适宜

一般认为，月子里的饮食以清（尽量不放调味料）淡（不放或少放食盐）为好。但从科学角度讲，月子里的饮食应清淡适宜，即在调味料上如葱、姜、大蒜、花椒、辣椒、酒等应少于一般人的量，食盐也以少放为宜，但并不是不放或过少。因为少添加些这样的食物，对产妇是有利的，比如食物中加用少量葱、姜、蒜、花椒粉及酒等性偏温的调味料，则有利血行，可促进淤血排出体外，对产妇有益。

除此之外，孕期饮食时还要注意调护脾胃、促进消化、食杂而量不多等，这样才能保证产妇此期的营养合理地摄入。

小贴士

产后补多少红糖合适

红糖是产妇必不可或缺的食物，适量地吃些红糖对产妇有益。但不要摄入过多，食用红糖的时间以半个月为宜，不要长时间食用红糖。

最适宜产妇的食物种类

炖汤类

各种汤，如鸡汤、排骨汤、猪蹄汤等替换着吃，营养丰富，易消化吸收，促进食欲及乳汁的分泌，帮助产妇身体恢复。尤其是猪蹄炖黄豆汤，是传统的下奶食品。

粥类

粥是用各种食物原料熬煮而成，尤其是不同的粥，其所含的营养成分也不相同，可以提供给产妇多方面的营养，且粥易消化易吸收，所以有很好的补养效果。家庭中，应该在产褥期多为产妇提供些粥类食物。

红色食品

红糖、大枣、红小豆等红色食品，富含铁、钙等，对血红蛋白的提高有利，能帮助产妇补血、祛寒，可适当地食用这些食品。

鱼类

鱼类营养丰富，味道鲜美，且可供烹饪的方法很多，所以产妇应多吃些这类食物，并且以鲫鱼和鲤鱼为首选，可清蒸、红烧或炖汤，汤肉一起吃。

蔬菜水果类

含有丰富的维生素C和各种矿物质，有助于消化吸收，并能促进排泄，增进食欲。各类水果都可以吃，有些水果较凉，尤其是在冬季，可先将水果放在热水里泡烫一下再食，会更好些。

鸡蛋

大多数的家庭都会在妊娠期给产妇吃鸡蛋，有的甚至一天吃十个八个。其实，鸡蛋对于产妇来说，的确是个好东西，可以补充蛋白质、氨基酸、矿物质等，且消化吸收率高，所以应适量地吃些，但不要过多，除产后第一天可多吃几个外，以后一般一天两三个就足够了。吃得太多，人体也无法吸收。

当然，还有其他食物，我们这里不再一一列举。总之，希望你能根据自己的生活条件，合理地选择产褥期的食物，以保证给自己和婴儿带来有益的影响。尤其是谷、肉、蛋、果、菜，凡能入馔者，无所不备，尤其别忘了新鲜蔬菜、水果、奶类、豆类和海产品。只有这样，才会母子健康，也不会在产后变成胖子。

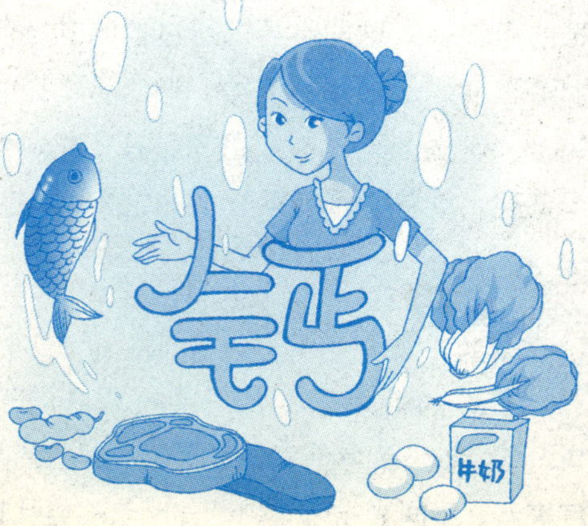

产妇在月子里的禁忌食品

辛辣食品

辛辣食品会加重气血虚弱，并且进入乳汁，对新生儿也不利，应忌食，此类代表食物有辣椒、胡椒等。

刺激性食品

刺激性食品会影响睡眠及肠胃功能，亦对婴儿不利。此类代表食物有浓茶、咖啡、酒精等。

寒凉生冷食物

产后进食生冷或寒凉食物，会不利于气血的充实，导致脾胃消化吸收功能障碍，不利于恶露的排出和淤血的去除。所以，应忌食。此类代表食物有雪糕、冰激凌、冰冻饮料等。

过咸食品

过多的盐分会导致水肿。

酸类食物

酸类食物会导致肌肉无力、下垂松弛。所以，要想早日恢复苗条及富有弹性的身段，便要谨慎选择食物及多做运动。

含咖啡因食物

茶叶，咖啡、可乐型饮料等都含咖啡因，使人精神振奋，不易入睡，影响产妇的休息和体力的恢复。同时咖啡因可通过乳汁进入婴儿体内，容易使婴儿发生肠痉挛和忽然无故啼哭现象。所以，产妇产后不宜喝含咖啡因的饮料和食物。

产褥期饮食，不仅要注意营养的摄入，也要注意摒弃一些不良饮食。上述的这些食物，一定要在产褥期尽量避免食用！

下面介绍几款可供产妇食用的药膳，你可以根据自己的条件，合理地进行选择。

有利于产妇食用的药膳

当归瘦肉汤

当归5克，用开水煮10分钟，除去当归，再放入100克瘦肉片，适当地用盐调味，即可食用。可以缓解产后倦怠乏力。

花生猪蹄汤

花生仁200克，猪蹄两只，洗净，剖成四半，入炖锅，加水、酒、姜、盐等煮沸后，转小火煮烂食用。对产后血虚少乳者有益。

杜仲腰花汤

杜仲5克，加水500毫升，熬至300毫升时，去药，再加入洗净泡水后的腰花片，煮熟后，加适量的盐调味食用。可改善产后腰酸。

有兴趣的家庭，可以参照上面的食谱，为自己家里的产妇烹饪食用，对产妇有一定的补益作用。

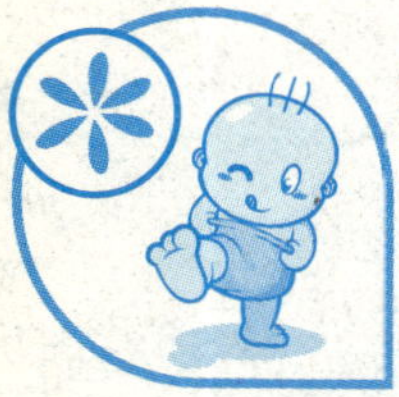

合理运动对产后恢复有益

有些产妇月子里不注意运动，吃饱了就睡，睡好了就吃，结果养得胖胖的，越来越不健康。所以，产褥期间除注意调整饮食起居外，还要加强锻炼，做些康复性运动，这样不但有益于健康，对体形的恢复也是大有好处的。

尽早下床活动

正常分娩后24小时内卧床休息，24小时后可起床活动，产后尽早站立可减少膀胱和肠道疾病，加快体力恢复，也可减少住院时间。不过需要注意的是，产褥期6周内，应避免过度运动和重体力劳动，以防子宫脱垂。

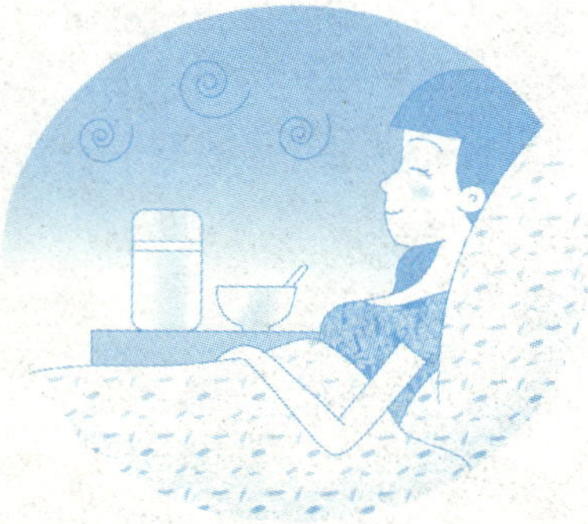

产褥期七日身材恢复活动计划

在产妇的体力恢复后，可根据自己的身体情况，任挑一周来进行下面的7日恢复运动，对产后恢复十分有益。

第1天

收缩阴道壁肌肉。练习时取坐、立、卧姿均可，腹肌、骨盆和臀部保持不动，有意识地收紧阴道肌肉后保持数秒，然后再慢慢放松，直至肌肉完全松弛后，再重复收缩、放松，每天进行数次，对于恢复子宫、膀胱、阴道壁肌肉和韧带的弹性有益。

胸式呼吸运动。仰卧，屈膝，脚掌平放在床上，双手轻轻放在胸口上。慢慢地深吸气，吸气时放在胸口上的双手要自然分开，呼气时，要把肺里的气排空。每天数次，每次5～6遍即可。可增加产妇的肺功能，促进消化，醒脑怡神等。

以上两组运动，可在第一天交替进行。

第2天

继续做第1天的运动，再做提肛肌运动。仰卧于床，双腿屈曲，双膝分开，双足平放床上，双臂放于身体两侧。用力将双腿向内合拢，同时收缩肛门，然后再将双腿分开，并放松肛门。

第3天

继续做第1和第2天的运动，还可进行背肌锻炼。左腿跪地，双臂撑地，头下垂，背屈呈弓形。右腿屈膝前收，膝近头部，同时收缩腹肌和阴道壁肌肉，然后右腿向上伸抬，同时头上抬，保持数秒。右腿放下，换左腿重复动作，交替做5～10次，可促进产妇的肌肉伸展，有益于缓解因久卧而致的腰酸背痛等不适症状。

第4天

继续做第1、2、3天的运动，再加上抬高臀部运动和腰部运动。

抬高臀部运动。仰卧于床，髋与膝稍屈，双脚平放在床上，两臂放在身体的两侧。深吸气后，尽力抬高臀部，使背部离开床面，然后慢慢呼气并放下臀部，归回原位。

腰部运动。仰卧于床，屈膝，两脚平放在床上，两臂平放于体侧，然后收腹，利用腰部的力量，将腰部以下的肢体，向头部方向举抬，双臂不动，保持3～5秒，重复10～15次。可锻炼腰部肌肉，对子宫等脏器能起到按摩的作用，有益于产妇的身体恢复。

第5天

继续做第1、2、3、4天的运动，再加上并腿挺伸运动。仰卧于床，双手置臀下，头、肩稍离床。双腿并拢，屈膝，小腿离地，稍停，然后双腿在不接触地面的情况下，用力向下挺伸，尽量伸直，重复12次为1组，每天做3～5组。稍强运动量的训练，可对产妇的全身进行锻炼。

第6天

继续做第1、2、3、4、5天的运动，再加上躯干扭转运动。仰卧于床，双腿弯曲，双手抱膝，做左右翻滚动作。每10次为1组，每天做数组。可缓解产妇的腰酸背痛症状。

第7天

继续做第1、2、3、4、5、6天的运动，再加上举腿抬下颌运动。仰卧，两腿并拢抬起，双脚指向屋顶，头部稍离地面。举腿的同时抬下颌，收紧腹肌，下颌抵住胸部。头部还原，然后再抬起，抵住胸部，动作进行时宜屏住呼吸，重复20次为1组，每天做1～2组，可有助于阴部、腹部、颈部等肌肉的收缩，有利于缓解疲劳症状。

以上这7天的运动方法，可以弥补产褥早期活动的不足，并能促进腹壁及盆底肌肉张力的恢复，缓解产后一些不适的症状，如食欲不佳、腰酸背痛、胸口发闷等。如果你愿意，可以学习上面的这些运动方法，并根据自己体力恢复的情况，自由选择几种适合你的方法进行锻炼，也可以按上面列举的方法自由选择，交替进行。当你进行完一个周期后，可再循环一个周期，也可以将此运动长期进行下去。

需要提醒的是，不要运动过度，如果你对上述运动不能胜任，建议你先别勉强自己，等身体恢复后再尝试。你在进行上面任何一种运动时，如果感到不舒服，请停止此项运动，注意休息，必要时可以请教医生。

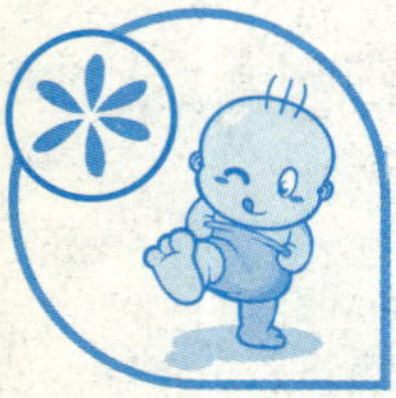

“坐月子”休息要合理，不可完全卧床

产妇分娩后，要注重休息，这是很有必要的。我国民俗非常重视产妇的休息情况，几千年来都有“坐月子”的习惯。但有的产妇在坐月子期间长时间卧床不起，这种产后休养法，并不科学。虽然坐月子休息很重要，但不可完全卧床休息，要讲究科学的方法。

保证充足的睡眠

产妇要保证每天有10小时左右的睡眠。另外，要避免站立过久，切忌从事任何重体力劳动。因为分娩时消耗体力过多，加之出血、出汗，因此产后必须多休息。

避免完全卧床休息

虽然产妇要加强休息，但是要注意不能完全卧床休息。

一般产后第1天，产妇较为疲劳，应当充分睡眠和休息，以使精神和体力得以恢复。

24小时后，正常分娩的产妇就可以下床活动，并逐渐增加活动量。这样可以增加食欲，减少大小便的困难，促进腹壁、骨盆底部的肌肉恢复，预防产后容易发生的尿失禁、子宫脱垂等并发症。

1周后，可选择上面介绍的“7日身材恢复活动计划”中的一些运动方法，自行进行锻炼。

半个月后，可加选上述的运动方法进行训练，且可以做些扫地、烧饭等轻便家务，以利于肌肉收缩，减少腹部、臀部等处脂肪堆积，避免产后肥胖症，保持体态美。

小贴士

产后不宜睡弹簧床

前面我们已经提到过准妈妈不宜睡弹簧床，其实，产妇也不宜睡弹簧床，因为也会造成骨盆损伤，这对产后恢复是不利的，应予警惕。

注意床铺卫生

产妇的床铺要保持清洁，最好1周更换一次。如果母婴同床，更要注意床铺卫生，避免产妇和新生儿发生产褥期感染。最好还是母婴分床睡。

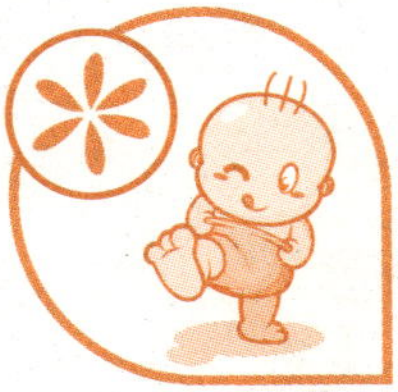

全家动员，打造产后休养好环境

产后为产妇和新生宝宝营造一个良好的休养环境，这对于保证产妇和新生宝宝顺利度过产褥期，保证大人小孩的健康有着很重要的作用和意义。但是在生活中，一些家庭在产妇坐月子时，在休养环境的营造上有很多的误区。下面我们来告诉你一个科学的、全新的产后休养环境的营造方法，有兴趣的家庭，不妨尝试一下这些科学的做法。

注意房间的采光效果

尽量选择朝阳的居室，但要注意用床幔、窗帘来阻挡阳光，因为在此期，有的家庭会让宝宝和产妇同住一屋，所以应保护宝宝的眼睛。宝宝的视网膜还没有发育完善，要避免宝宝的眼睛受到强光的刺激，带来不利的影响。房间灯光照明也要讲究，强调有光无源，可以这样做，不要在房间里安装光线特别强的灯，可用光槽加磨砂吸顶灯，也可用几盏壁灯共同照明，避免给宝宝的视力造成损害。

注意 ❤ Attention

为产妇创设休养环境，也要考虑宝宝的健康

在此期为产妇营造良好的休息环境的同时，也要兼顾考虑到新生儿的需要。所以，此期休养环境的创设，不单单只是为产妇创设的。当然，除非你有单独的育儿房，否则，一定要慎重。

在格局上要下工夫

对于房间最好的建议是，面积不宜过大，以不超过20平方米为宜。不过，也不要小于10平方米。产妇和宝宝最好分开睡（新生儿睡婴儿床或车，母亲睡床），这样互不干扰，更有利于产妇的睡眠。另外，需要强调的是，产妇毕竟还是要照顾宝宝的，所以在格局上，让父母的卧室和婴儿房成为套房关系最佳。相连的“墙”可用柜子或帘子隔开，方便随时照看。

保证适宜的温度和湿度

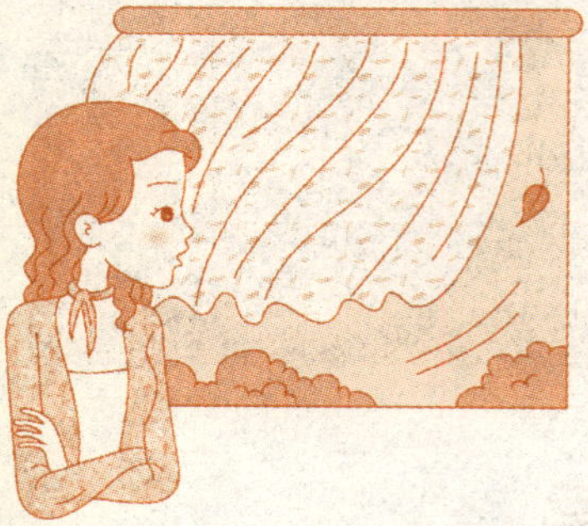

产妇居住的房间室温应在18℃～22℃，房间湿度以在50%～60%为佳。在寒冷的冬季要注意居室保暖。如果室温过低，可用暖气取暖，也可用热水袋取暖。但使用热水袋取暖时一定要用布袋包好，切忌烫伤产妇和宝宝。

夏季天气炎热时，注意室内通风，但要记住不要让风直接吹在产妇和宝宝身上。空调、电风扇，不建议使用，如果非要使用电风扇，注意不要直接对着产妇和宝宝吹。

如果居室的空气过于干燥，会使产妇和宝宝感到不舒服。这时，可在地面上洒些水，或是使用空气加湿器，也可以在室内摆两盆不会引起产妇和宝宝过敏的绿色植物。

如果房间湿度过大，一定要注意通风，接受阳光照射。

房间色彩选择要合理

色彩可以选产妇喜欢的颜色来布置，但要注意，不可大面积使用。可选择天然的浅色系配小面积的鲜艳色彩进行搭配，这对愉悦妈妈的情绪、保证宝宝的视觉刺激以及智能发展都很有益。

一定要注意清洁卫生

房间应有充足的阳光，因为阳光中的紫外线有杀菌的作用。居室的门窗宜加上纱门、纱窗和窗帘，以避免蚊蝇侵扰。居室应禁止吸烟，道喜和探视者请勿在此时打扰，不要让产妇和宝宝接触感冒、腹泻、皮肤病患者。

要注意居室通风，没有空气对流时，可以半开门或窗，只要不直接对着吹就可以。

要保持安静

卧室要保持安静，避免噪声污染。如果产妇休养的居室难以避免噪声的污染，建议使用一些隔音装置，如隔音门窗、吸声器等。

家具、物品的放置与选择

产后，妈妈要避免久蹲、久站、频繁大幅度弯腰及增加腹压的活动。但产妇也要进行一些必要的活动，比如给宝宝喂奶、洗澡、入厕等。所以在产褥期，家居物品的放置就颇有讲究。

热水瓶

热水瓶应放在茶几、矮桌柜上，避免放在地上。这样摆设的原因是，热水瓶是妈妈最常用的物品，如果放在地上，会使产妇频繁地下蹲取放，这对产妇来说很吃力，对身体恢复也不利。

宝宝用品

宝宝的用品要放在产妇随手可以够得到的地方，避免放在过高的位置，或是放在过低的位置，应该放在产妇站或坐时伸手可取的地方，最好放在专用的抽屉里。

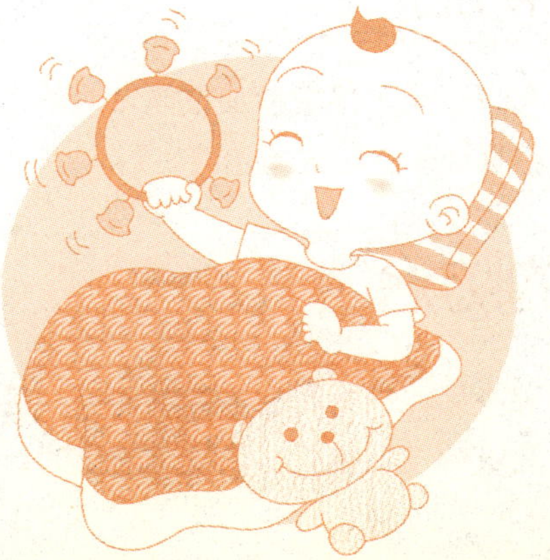

童床

童床要选有升降功能的，这样抱起和放下宝宝时，产妇的动作幅度不会过大，不会对产妇的身体造成损伤。

清洁工具

要选择长把扫帚、簸箕和拖把等。因为产妇在休养调整一段时间后，是可以做些简单的清扫工作的，但是如果清洁工具不合理，比如太短、太重等都对产妇不利，所以要考虑到产妇的特殊身体情况，选择合适的清洁工具。此外，产妇做家务不能太过于弯腰、登高、下蹲，或做时间过长、过重的活儿。

马桶

产后最好选择坐式马桶，这样可以避免久蹲，增加对腹部的压力，对子宫恢复不利。没有条件的可购买移动式坐式马桶（市场有售），避免蹲式的便器。

以上这些家居物品的摆放，只是我们提出的几个常见的问题，当然，在你的生活中，肯定还存在很多不符合产妇日常活动需求的物品摆设，所以你一定要遵循“避免久蹲、久站、频繁大幅度弯腰及增加腹压的活动”这个原则，给产妇的家居物品做一次重新的摆设定位，这对产妇是很有益的！

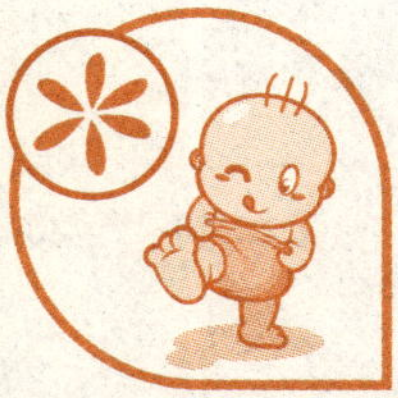

常见“月子病”的防治

“月子病”含义很广，概括了一切在产褥期中可能发生的疾病。“月子病”是否发生，主要取决于产妇局部和全身的防御能力。当然，还有环境的影响、饮食的影响、情绪的影响等问题。“月子病”给女性带来的危害是很大的，所以积极地做好“月子病”的预防，别让疾病因“育”而生，这是产褥期保健重中之重的问题。

产褥感染的防治

产褥感染，是因为产程中消毒不严或产后不讲卫生等引起的子宫内的感染，危害很大，不仅会引发产妇生殖系统的炎症，如果感染进一步加重，则可以感染到周围的组织器官，如果感染的细菌进入血液中，可引起败血症、中毒性休克等，威胁产妇的生命健康。

产褥感染的防治要从可能引起感染的各种因素进行。妊娠末期不要同房，注意会阴部卫生；早破水的产妇，超过12小时的要口服抗生素，尽量在24小时内分娩；阴道助产，侧切伤口要够大，产后对伤口加强护理，每天冲洗外阴两次；如果破膜时间长，或宫口开全做剖宫产，术后要静脉用抗生素，预防产褥期感染的发生。另外，要注意加强营养，保证床铺的干净卫生，积极进行身体锻炼，这样可以有效地防止产褥感染的发生。

子宫脱垂的防治

“月子”里子宫尚未复原时，产妇要多卧床休息，不要过早地参加重体力劳动，不要过早地走远路或跑步。如果子宫已经发生脱垂，要积极地去医院进行治疗。

急性乳腺炎的防治

乳汁淤积是发生急性乳腺炎的根本原因。患乳腺炎后，产妇有乳房红肿疼痛，甚至化脓、伴有寒战、发热等症状。预防的关键是让婴儿勤吸吮，保持乳头清洁。治疗时，去医院进行处理，不可拖延。

产后腹痛的防治

产妇分娩后可能会发生腹部阵发性疼痛，这是正常的，一般在产后1～4天消失。如果疼痛现象超过1周，并有连续腹痛，或伴有恶露量多、色暗红、多血块、有臭味等，这些多属于盆腔有炎症，应尽快上医院求治。

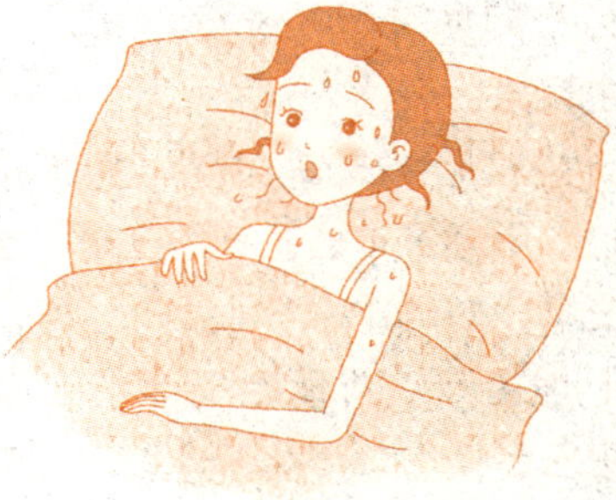

产后长期出血的防治

有些产妇分娩后20多天甚至更长一段时间内阴道还在不时地流血，这不是正常的现象！在正常情况下，红色的恶露应该在10天，最迟两周内干净。要是两周以后恶露还是红色的，就是不正常的现象，应及时去医院处理，不可延误。

避免关节痛

不少女性在产后常出现腕部、手指关节及足跟部疼痛。很多人认为是在“月子”里受了风寒所致。其实，这种说法是错误的。

腕部、手指关节痛，是由于产后产妇的体内内分泌改变，使产妇的手部肌肉及肌腱的力量、弹性出现不同程度的下降，关节囊及关节附近的韧带张力减弱等原因导致了关节的松弛和功能的减弱造成的。当产妇在产后过早、过多地从事家务劳动，或接触冷水等时，就会使关节、肌腱和韧带负担过重，引起手腕部及手指关节痛，且经久不愈。

足跟部痛的原因是产妇在“坐月子”期间，由于活动减少，甚至很少下床行走，致使足跟部的脂肪垫发生废用性退化而变得薄弱。当月子过后，产妇下床活动时，足跟部脂肪垫的薄弱就使之对体重的支持和运动时震动的缓冲作用大为减弱，脂肪垫也会因此而产生充血、水肿等非特异性炎症，以致造成足跟部的疼痛。

预防手足关节疼痛，关键在于产后要注意休息，不要过早、过多地干重活儿。尤其是手、足不要长时间地接触冷水，以免使手、足部受凉、受寒。

另外，产妇在休养的同时应适当地下床活动，特别是“坐月子”后期和出满月后，要经常下地走动。一旦不慎患上产后关节痛，可以采用一些自我温灸、热敷、按摩等方法进行处理，如果不能缓解，则要求助于医生。

尿潴留的防治

初产妇尿潴留的发病率还是比较高的，主要原因有：

分娩时胎头先露部分对膀胱和尿道的压迫，引起了这些器官的充血、水肿，尿道变窄，妨碍排尿。

心理因素。排尿时需要增加腹压，增加腹压会使伤口疼痛，产妇因而产生畏惧心理，怕排小便，从而发生尿潴留。

尿潴留的另一个发病原因是产妇分娩后身体虚弱，需要卧床休息。尤其是剖宫产后需要在床上解小便，产妇不能适应，便发生了尿潴留。

尿潴留的防治方法主要是产后要适量饮水，产后4小时即使无尿意也要主动排尿。也可以通过一些条件反射来应对尿潴留，如让产妇听流水声，或用热水袋热敷等方法。如果使用上述方法仍无法解决这种症状，那么还是要请医生导尿或采取其他措施，以便及时纠正尿潴留。

结核病的防治

近年来，结核的发病率在全球都呈回升态势，尤其是产后结核病不易诊断。防治方法是产妇要通过饮食、运动等提高抵抗力。另外，当出现体力不佳、全身虚弱，有时还有低热、夜间多汗、进食差、奶水减少等现象时，一定要及时去医院进行检查。

肛疾的防治

痔疮、肛裂等肛门疾患是产妇高发的疾病。防治方法是产后尽早起床活动。初起床时可进行一些轻微的活动，如抬腿、仰卧起坐、缩肛（像忍大便那样）等。另外，要多吃新鲜果蔬，多喝汤类食物，补充足够的水分，润滑肠道以防止便秘。对已患肛疾者，应及时去医院进行诊治，不可在家擅自用药治疗。

剖宫产的护理

为了保证母子安全，很多新妈妈选择了剖宫产。剖宫产后的新妈妈需要怎样的护理呢？

❶ 卧床要取半卧位。剖宫产者会发生恶露不易排出的情况，要采用半卧位，配合多翻身，就可以促使恶露排出，避免恶露淤积在子宫腔内，引起感染而影响子宫复位，也利于子宫切口的愈合。

❷ 手术后要多翻身。麻醉药物可抑制肠蠕动，引起腹胀。剖宫产要多做翻身动作，促进肠肌蠕动功能及早恢复，术后12小时，可以泡番泻叶水喝，以减轻腹胀。

❸ 保持切口清洁。剖宫产术后2周内，应避免腹部切口沾水，全身的清洁宜采用擦浴，在此之后可以淋浴，但恶露未排干净之前一定要禁止盆浴。如果伤口出现红肿、发热

或疼痛，不可自己随意挤压敷贴，应该及时就医，以免伤口感染不愈。

4 不要进食过多。剖宫产产妇术后6小时内因麻醉药药效尚未消失，全身反应低下，为避免引起呛咳、呕吐等，而且胃肠道正常功能被抑制，肠蠕动相对减慢，肠腔内有积气，如进食过多，肠道负担加重，会造成便秘，腹压增高，不利于康复。因此要暂时禁食，一般手术后6小时内应禁食，6小时后也要少进食，逐步增加进食量。

5 食物要清淡。手术后，如果确实口渴，可间隔一定时间喂少量温水。术后6小时，可进食流食，如熬得很浓的鸡、鸭、鱼、骨头汤等。进食之前可用少量温水润喉，每次大约50毫升，若有腹胀或呕吐应多下床活动，或者用薄荷油涂抹肚脐周围。第一餐以清淡简单为宜，例如稀饭、清汤，并要少量。不宜进食产气多的食物，如黄豆、豆制品、白薯、牛奶等。

6 要注意排尿。剖宫产术前要放置导尿管，术后24～48小时，麻醉药物的影响消失，膀胱肌肉才恢复排尿功能，此时可拔掉导尿管，只要一有尿意，产妇就要努力自行解尿，降低导尿管保留时间过长而引起尿道细菌感染的危险性。

7 尽早下床活动。只要体力允许，一般在术后第二天拔去排尿管后即可下床活动，并逐渐增加活动量。这样不仅可增加肠蠕动，促进子宫复旧，而且可避免发生肠粘连、血栓性静脉炎。以后还要多运动，做做体操。

8 禁止性生活。剖宫产术后100天，如果阴道不再出血，经医生检查伤口愈合情况良好，可以恢复性生活。性生活时，一定要采取严格的避孕措施，避免怀孕。否则，有疤痕的子宫容易在做刮宫术时而发生穿孔，甚至破裂。

9 避免使用止痛药。剖宫产术后麻醉药作用逐渐消失，一般在术后数小时，伤口较为疼痛，可请医生在手术当天使用止痛药物。在此之后，最好不要再使用药物止痛，以免影响肠蠕动功能的恢复。一般在3天后伤口疼痛便会自行消失。

会阴侧切新妈妈的护理

为了避免产妇的会阴撕裂，医生会选择会阴侧切，对于会阴侧切产妇的护理，一般应注意以下几方面：

1 坚持每天冲洗。拆线前，每天可用10%的新洁尔灭等消毒液冲洗两次，大便后也要冲洗1 次，并应避免大便等脏物的污染；拆线后，多数产妇此时已回到家中，如恶露还没有干净，仍应坚持每天用温开水洗外阴两次。如感到外阴伤口肿胀、疼痛，要及时就医，一般可用95%酒精纱布湿敷或50%硫酸镁热敷。

2 及时更换卫生巾，保持大小便通畅，采用坐式大便，避免如厕时间太长。必要时可服些轻泻剂。还要勤换卫生垫，勤换内衣。

3 睡眠或卧床时，最好侧卧，侧卧于无会阴伤口的一侧，以减少恶露流入会阴伤口的机会。

最后提醒的是，采用会阴侧切的新妈妈产后不宜过多走动，性生活一般在产后2个月左右恢复，会阴侧切的产妇，饮食调护大致同一般产妇。

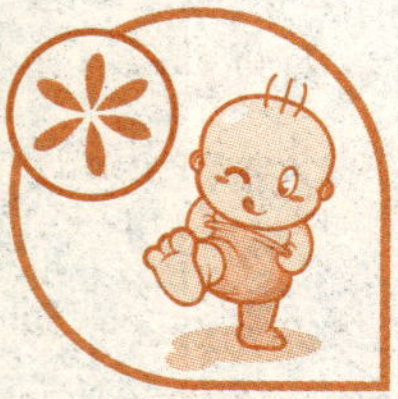

将美丽恢复进行到底

有些女性朋友，生儿育女后身材便逐渐肥胖起来，失去了往日的曼妙身姿；或是发生皮肤的各种问题，如妊娠斑、苍白、晦暗等随之而来，失去了原有的白皙、细腻的肌肤；还有的女性朋友失去了以前挺拔、圆润的乳房等。总之，对于所有产后给女性带来的不美的情况，都会令年轻的妈妈们烦恼不已。下面让我们一起来学习一下，如何尽可能地让自己的身材、容颜等恢复到产前的状态，将你的美丽恢复进行到底！

肥胖的防治

肥胖是曼妙身姿的大忌，所以，产后防治肥胖很重要。关键要做到以下几点：

营养要合理

产后应增加营养，但要注意饮食均衡，不可偏食鸡、鱼、肉类，应荤素搭配，这样既能满足身体对蛋白质、矿物质、维生素的需要，又可防止肥胖。另外，产后对糖和含糖的食品也要有节制。

情绪畅快

不良情绪会使人体内分泌系统功能失调，影响其新陈代谢，造成肥胖等疾病。所以，要避免烦躁、生气、忧愁、愤怒等不良情绪的刺激。

勤于活动

产褥期应早下地做些轻微的活动，并且随着身体的恢复，可坚持每天做体操或适当的家务劳动（家务劳动，是指力所能及的活动，不要过于劳累，更不可进行弯腰、压迫腹部等活动），也可以减少皮下脂肪堆积。

要注意睡眠

产后夜晚睡8小时，午睡1～2小时即可，避免睡得太多，以防人体新陈代谢降低，糖类等营养物质就会以脂肪形式在体内积聚，造成肥胖。

坚持母乳喂养

哺乳的女性体内大量的葡萄糖转化为乳糖进入乳汁内，喂哺婴儿，使得体内的相当一部分热量得以消耗，不会因热量过剩而发胖。

乳房的复原

很多女性怕哺乳影响自己的乳房美观。其实不然，只要讲究哺乳期的乳房保健，就可以保持乳房的健美。

哺乳时要讲究方法

每次哺乳，先让宝宝吸一侧乳房，吸空后，再吸另一侧，反复轮换。并且，哺乳时不要让宝宝过度牵拉乳头。每次哺乳后，用手轻轻托起乳房按摩10分钟。这样，断乳后乳房仍旧能保持丰满，并能保持两个乳房一样大。

注意 ❤ Attention

孕育后乳房变形不可避免

凡是经过妊娠的女性，由于体内激素变化的影响，不管哺乳与否，乳房均会发生变化，不必对此耿耿于怀，只需在停止哺乳后佩戴上合适的乳罩即可。

给孩子断奶的时间不宜太迟

最好在孩子1岁左右给他（她）断奶。要知道，过分延长哺乳时间，乳房分泌量减少，会使乳房变得干瘪，断奶后乳房会失去丰满，影响曲线美。

进行适当的锻炼

运动能增强神经分泌系统的功能，促进新陈代谢，消耗体内过多的营养素和脂肪，有效地防止肥胖，并能使产妇的身材变得更健美。坚持做俯卧撑等扩胸运动，可促使胸肌发达有力，增强对乳房的支撑作用。

注意乳房卫生

每日用温水洗浴乳房两次，并进行适当的按摩，可以保证乳房的清洁卫生，并能防止乳房下垂，对乳房的健美有作用。

只要你能坚持按上面的建议去做，相信你会在孕育后，依然拥有一对骄人的乳房。

产后皮肤护理

爱美女性，皮肤当然是不可忽略的护理重点。可是产后，女性往往会因为妊娠斑、妊娠纹、苍白、晦暗等，对自己的肌肤大失所望。其实，没有必要丧气，要知道，恰当的皮肤护理，同样可以还原你的美丽。

要注意休息

产后3个月左右，如果困了，不能只用冷水洗洗脸，提提神，而应该去休息。

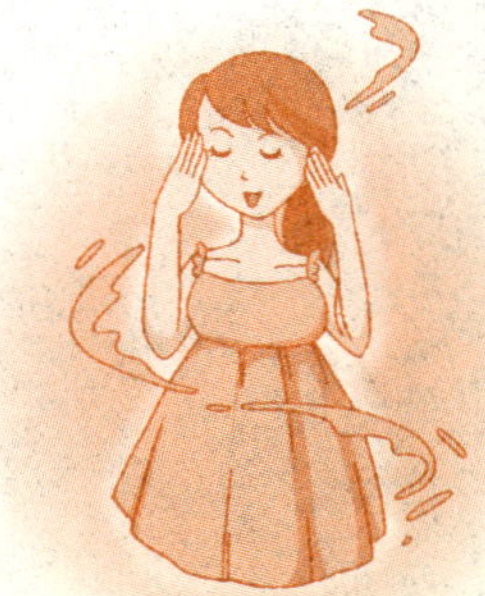

要使用营养霜

保养皮肤要用适合你的洗面奶进行充分的洁面。洗完后，要使用适合于自己的营养霜。

不要化妆

有些产妇，会因为妊娠后脸上出现斑纹，变得苍白、晦暗等而使用化妆品遮掩。其实，这样做不但改变不了皮肤的状况，相反，还会增加皮肤负担，对皮肤健美不利。

坚持做按摩和美容

平常洗完脸后要在脸上涂一些按摩膏，或营养霜进行按摩。也可以选一款适合自己的面膜进行敷面，一周2次即可。

注意防晒

有妊娠斑的女性，尤其应该注意防晒，出门涂防晒霜，还要打伞，这样可以避免加重妊娠斑。

注意饮食调节

可以多吃些含丰富维生素的食物，并且要多吃含胶原类的食物，这些对人体肌肤的健美有一定的好处，可起到美白、延缓衰老等作用。

注意头发的护理

最好不要烫发、染发。可对头发进行一些营养护理，比如焗营养油、使用润发膜等。这些营养物质的护理，比烫发、染发更安全、健康，并能保持你的秀发更加健康、美丽。必须提醒的是，如果你非要烫发、染发，那么，建议你最好告诉理发师，自己是产后第一次烫发，听听理发师的建议，再做决定。

总之，产后，虽然美丽的外表会损失一些，但是只要进行合理的保健，还是可以找回美丽的。这里不再进行过多的讲述。需要提醒的是，拥抱新生命的喜悦，完全可以抵消失去的些许美丽。尤其是当你怀抱着自己的宝宝，从你身上散发出的母爱光辉，会让你看起来更加迷人和可爱。

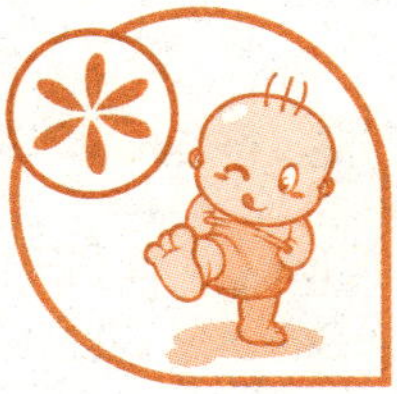

避免产后不良心理

在妊娠、分娩、产后这几个阶段，体内激素水平的升升降降随时影响着你的情绪。并且，在产后由于分娩带来的不适感仍如影随形，对宝宝养育的担心、对工作难以胜任的恐惧等，都会影响产妇的情绪。要知道，产后不良情绪对女性的危害很大，所以，一定要想办法，避免产后不良心理，别让坏情绪找上你。

产褥期精神障碍有何特征

近年来，患有妊娠和产后精神障碍者呈上升趋势，因此，女性生殖过程中的精神上的疾病日益受到人们的关注。

产褥期精神障碍的特征为：在产后发病，发病急骤，持续失眠，以抑郁、忧郁为主的不愉快状态，易激怒。另外，还可能伴有疲劳、头痛、食欲不振等情况。

产褥期精神障碍的分类

产后忧郁综合征

这是产褥早期最常见的精神障碍，主要表现为睡眠不好、感觉疲劳、容易激动、不安，以及不明原因的阵发性哭泣和忧郁等，但没有感觉障碍。

产后抑郁症

发病率较高，其症状及危险程度较产后忧郁综合征为重，较产后精神病为轻。主要表现为悲观厌世、心理不适、睡眠不足，患者感到疲乏无力、烦躁、易怒、有犯罪感，严重者不能照料婴儿，甚至有伤害婴儿行为等。一般在产后2周内发病，至产后4～6周内逐渐明显。

产后精神病

这是产后最严重的一种精神疾病，原因是由妊娠和分娩的不良因素诱发而致的。主要表现为行为紊乱、情感不适、缄默少语、消极观念、意识障碍、情绪高涨、自罪自责等。

防范对策

产后不良心理和不良精神状态，对产妇的危害很大。所以，一定要注意加强防范，避免产后不良心理。

加强心理护理

丈夫要当好妻子的“心理医生”，强化心理护理，做好分娩前后的思想工作，一旦出现抑郁苗头应及时给予帮助，必要时在医生指导下服用抗抑郁的药物。

在心理上给予帮助

分娩前学习一些育儿知识，如通过读书、听讲座、观摩等方式学习各种育儿知识，如喂奶、为婴儿洗澡、正确抱孩子的姿势、了解一些婴儿常见病等。这样，产妇有一定的知识储备，可以从容应对养育宝宝的问题。

物质上给予保证

家庭应该为产妇提供坚强的经济后盾，让她无后顾之忧，这样更有利于良好心态的维持。

要营造良好的家庭氛围

月子里，丈夫最好能陪伴在产妇身边，协助产妇护理婴儿，如帮助产妇给婴儿洗澡、换尿布等。另外，家人不能对生男生女抱怨、指责，无论是生男生女都是自己的骨肉，要愉快地接受孩子和产妇，给产妇营造一个良好和谐的家庭环境。只有家庭和谐，给予产妇和新生儿更多的帮助，才有利于产妇良好的心态和稳定的情绪。

要多运动

产妇要注意孕期的体育锻炼，以提高身体素质。这样，使机体能够在产后尽早恢复健康，适应繁忙的母亲角色，也有利于良好心理和情绪的建立。

饮食要合理

多吃水果和粗纤维蔬菜，不要吃巧克力和甜食，少吃多餐等，可以使身体保持在一个较健康的状态，可使情绪更加的稳定。

总之，不管是哪种原因造成的坏情绪，你都可以很轻松地排解，关键是看你愿不愿意排解，或是有没有意识到自己的心理出现了问题。只要你能正视坏情绪，善于用一些方法来进行自我心理调节，如闲暇时听一些轻柔、舒缓的音乐，或看一些图文并茂的杂志，或读一些幽默故事等，这些都可以调节你的身心，避免产后不良心理产生。当然，你实在排解不了坏情绪时，也不要避讳就医，让医生化解你的烦恼。

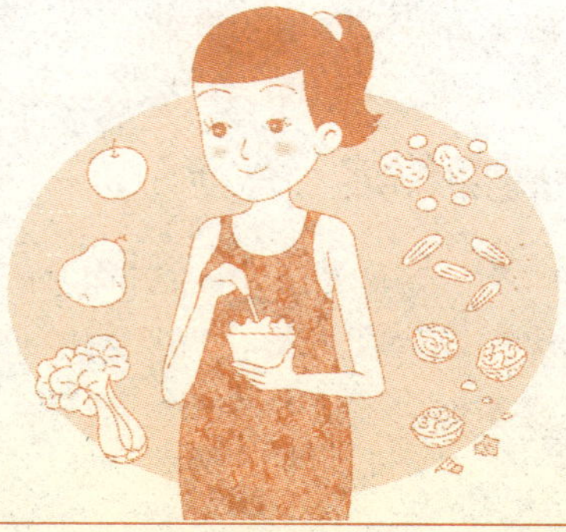

产后第一次“亲密接触”要小心

经历了妊娠、分娩、产褥这一系列的“重大事件”，现在，你们终于又可以寻找夫妻间的“性福”了。不过，这毕竟是产后的第一次“亲密接触”，所以还是有很多讲究。下面我们就一起来了解一下，产后第一次“亲密接触”都要注意哪些问题。

正视自己“性趣”的变化

产妇产后“性趣”会改变，主要是性欲降低。原因是，历经了漫长的孕期和分娩时的疼痛，女性的身体完全改变了。尤其是女性会为产后肥胖的身材、下垂的胸部而苦恼，她们觉得这样的自己与“曼妙”“玲珑”画不上等号，自然也与“性感”不相干，难以激发丈夫的“性趣”。所以，产妇对性生活没兴趣，这是自卑感在作祟。

其他的原因还有：产妇担心会有腹痛、担心宝宝会突然吵闹等，这种种顾虑，也让妈妈们对产后性生活缺乏激情。

这时候，就要请妈妈们进行自我心理调节。不要担心你的身材，其实，丈夫是爱你的，他并不会因为你的身材变化而嫌弃你，你的担心都是多余的。相反，你和丈夫现在拥有了爱情的结晶，这让你跟他的关系有了更深一层的联系。所以，要放下思想包袱，大胆地享受你的性爱。

另外，在这里必须提醒丈夫的是，应该多理解妻子，给她一些积极的暗示：“我最喜欢现在的你！”“你是我孩子的妈，我们是亲人，我们要相守一辈子，这是谁也改变不了的事实”等。你也可以多采取主动姿态，并不一定要给她实质性的“性爱”，可以从别的方面给她一些抚慰。总之，要让妻子逐渐地被你打动，慢慢回归到正常的性生活中来。

什么时候恢复性生活最好

一般来说，在产后6周即42天后，新妈咪要到医院的妇产科进行全面检查，特别是对生殖系统进行较为细致的检查。如果医师认为生殖器官复原得很好，也就是说恶露全部干净，会阴部、阴道及宫颈的伤口已经完全愈合；同时新妈咪也做好了享受性爱的心理准备，那么，这时就可以恢复性生活了。不过，需要提醒的是，从分娩至分娩后6周内，最好不要同房，以免引起感染，对产妇健康不利。

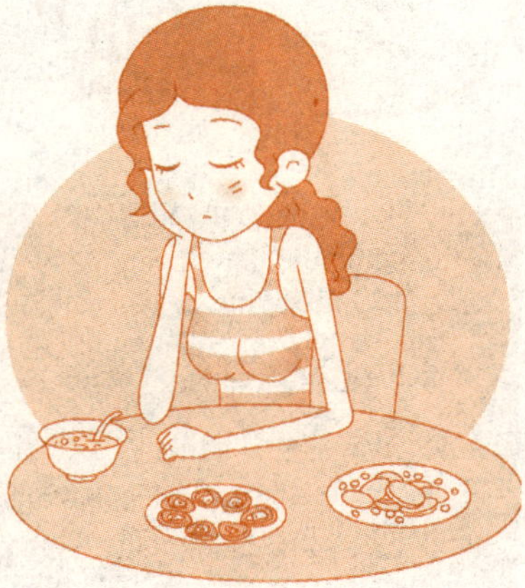

产后性生活更要注重质量

注重前戏

产后，新妈妈的子宫颈及阴道口分泌的润滑液比较少。因此，产后第一次“亲密接触”前，丈夫要多为妻子准备一些前戏诱导，如耳语、亲吻及爱抚等。

动作要轻柔

行房时，要注意动作轻柔，不可动作激烈，以免引起会阴组织损伤、出血，甚至引起继发感染。这对产妇的健康不利，应予注意。

夫妻间要互相体谅

毕竟夫妻间很久没有了性活动，再加上受生育的影响，产后最初一段时间的性生活肯定会有不如意的情况，这时夫妻间要注意互相安慰、鼓励、互相体谅，不能因此而吵架、多虑，更不能强迫，否则会适得其反，影响夫妻感情，使性生活更不和谐，继而影响家庭的稳定和幸福。

尤其要提醒丈夫的是，不要因为产后妻子的性兴趣改变，或是妻子的身体真的不如以前，就在外掂花惹草，这是一种不道德的行为，你所应该做的，就是引导妻子，给予妻子帮助，多采用一些浪漫方法，重新找到你俩的“性福”，这才是值得我们推崇和赞美的。同时，这也是丈夫应尽的责任和义务。

产后安全避孕

哺乳期的女性，一般在半年至一年内没有排卵功能，也不会受孕怀胎。但女性月经周期和卵巢功能的恢复是不同的，无论早晚，总是先排卵，后来月经。如果产后第一次排卵时未采取任何避孕措施就同房，很可能会怀孕。所以，产后，自从第一次亲密接触后，就应该重视避孕。

避孕措施最好是使用避孕套。在产后6个月内，女性体内处于激素水平不稳定、子宫恢复不完全的状态，最好使用避孕套。

另外，也可以使用宫内节育器（长效、简单，一次放置于宫腔，可避孕数年，有效期内避孕效果可靠）、节育手术等。总之，避孕方法有很多，可以根据自己的需要进行合理的选择。

小贴士

性生活不和谐，要及时地求助于医生

如果产后，你和妻子的性爱经过磨合期后仍无法找回怀孕前的感觉，或难以达到性高潮，不要因为羞于启齿就逃避，你们可以一起去寻求妻子的保健医生的帮助，根据医生的诊治、建议加以执行，尽快让你们的“性趣”之火重燃。

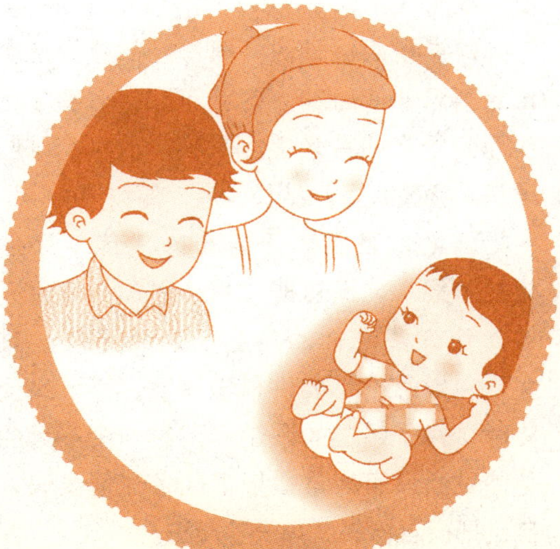

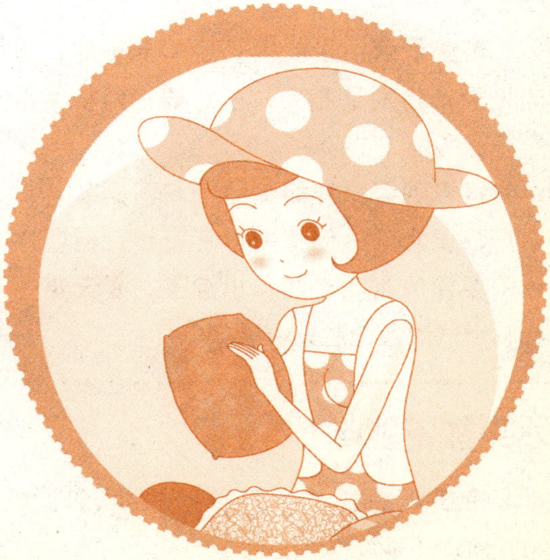

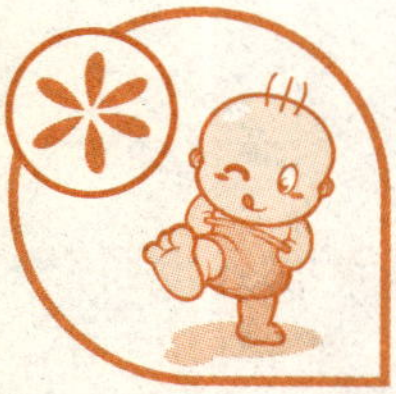

“坐月子”新旧观念大PK：究竟孰是孰非

媳妇在家“坐月子”，“过来人”婆婆（妈妈或奶奶等）是权威，但医生也会指导你怎样进行保健，那么，“坐月子”到底是听婆婆（妈妈或奶奶等）的还是听医生的呢？让我们一起来分析一下。

“坐月子”新旧观念大PK

“月子”是30天吗

传统观点：“坐月子”自然是生完孩子后的一个月，30天，这是老规矩。

科学观点：实际上，经过一个月的调整，身体许多器官并不能得到完全的复原。现代医学上把“月子”称为“产褥期”，指分娩后的42天。

门窗关得严实才好吗

传统观点：生完孩子后，身子虚，不能见风，特别是冬天，一定要把门窗关得严严实实的。

科学观点：产妇睡的房间不论冬夏，窗户都要常开，使室内空气新鲜，但要注意不要让风直吹产妇和小宝宝。夏天更要注意空气流通，避免中暑。

水果能不能吃

传统观点：“坐月子”忌生、冷食物，所以不能吃水果。

科学观点：营养补充最重要的是均衡，水果含丰富的维生素，这是其他许多食物所不及的。所以，也应适当地吃些这类食物，但要注意量，每天以100克左右为宜。

“坐月子”要卧床休息

传统观点：生孩子很辛苦，要多休息，一个月内最好别下地，多躺多睡，才能恢复元气。

科学观点：身体好的产妇如感觉疲劳已经消除，产后24小时就可下床。睡多了反而会给产妇带来负面影响，如导致脂肪堆积、腰酸背痛，易长痔疮、便秘等。

总之，我国有千百年来流传下来的“月子经”，而这些“月子经”的忌讳之多，让许多现代的产妇们避之不及。其实，“做月子”要讲科学保健，不要太受传统“月子经”的限制，而影响了产后的身体健康。可以掌握以下几条保健要诀，自己把握自己的“月子”过法。

坐月子的科学要诀

保证吃好、睡好

吃好：“月子”里和哺乳期都应吃高营养、高热量、易消化的食物，以促使身体迅速恢复及保证乳量充足。

睡好：由于分娩会给产妇的身心造成极度劳累，所以分娩后的第一件事就是让产妇美美地睡上一觉，家属不要轻易去打扰她。睡足之后，再起来吃些营养高且易消化的食物。

尽早下床活动

我们在前面已经反复强调过，这里再说一遍。经阴道正常分娩的产妇在产后第二天就应当下床走动，但应注意不要受凉并避免冷风直吹。也可以在医护人员指导下，每天做一些简单的锻炼或做产后体操，有利于恢复，并保持良好的体形。产后1个星期，产妇可以做些轻微的家务活，如抹抹桌子、扫扫地等，但持续时间不宜过长。主要目的是活动身体，不应产生疲劳感，更不可干较重的体力活，否则易诱发子宫出血及子宫脱垂。

注意个人卫生

同样，这也是我们前面反复强调的，这里不再多说，可以参考前面的相关内容。

按时产后检查

在产后42天左右，产妇应到医院做一次产后检查，以了解身体的恢复状况。万一有异常情况，可以及时得到医生的指导和治疗。

总之，中国传统的“坐月子”有很多禁忌，好的指导，我们应该遵循。而一些不良的习惯，我们则应该摒弃，以保证产妇在科学、健康的生活状态下科学地“坐月子”。

小贴士

坐月子腰腿疼怎么办

坐月子期间腰腿痛，要多卧床休息，少活动，可采取热敷、按摩、理疗等方法，还要注意增加营养，不要过多过早地用手干重活，不要过早地持久站立和坐，更不要负重。同时不要用冷水洗澡或者泡手脚，注意手足部保暖，不要受凉，不要穿拖鞋或者赤脚穿凉鞋，最好穿袜子和布鞋。

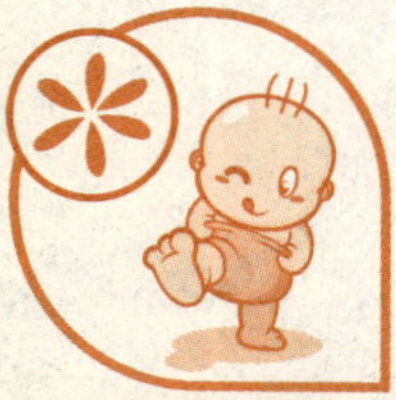

新妈妈重回工作岗位

经过十月怀胎和艰难的分娩，你终于为人母了。你的产假马上就要结束了，即将回到单位上班，可能对于重回职场，你还有所顾忌。其实，没有什么好担心的，只要你有所准备，分娩后，重新走上工作岗位并不是一件很难的事情。

及时“充电”

休产假期间，新妈妈要有身离岗、心不离岗的心态，多关注外界的事物，尤其是关注自己工作的相关资讯，并及时“充电”，利用这段时间，学习一些与自己工作相关的新知识。这样，才可能让你在产后更自信地去应对自己的工作，甚至由于新知识的获得，会让你在自己原来的工作基础上更胜一筹。

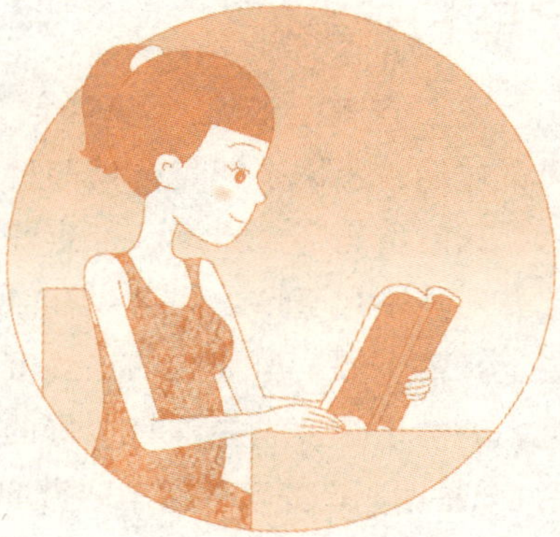

要与单位（同事）保持联系

经常和单位及同事保持联络，了解单位的近况，以保证你重新上班时，不会因为对单位的新变化感到陌生，而无所适从。

安排好家务和孩子

上班前，至少半个月到1个月，一定要安排好孩子的看护问题，比如请自己和丈夫双方的父母来带小孩，或是请有经验的保姆来带。无论谁带，都要注意安全问题，并且在你没有上班前，就让其试带，以便你发现情况及时换人。总之，要在上班前，把家务和孩子的看护安排好，这样，才能让你在上班时，不用过多地担忧孩子，而是更认真地去工作。

要有一颗平常心

除了客观因素，社会普遍认为刚生完小孩的女性全部心思都在孩子上，一般也不敢委以重任。如果你也遭遇此种情况，那么请记住，要随缘而遇、随遇而安，放下架子，把自己当做新人，从头努力，相信你的努力和工作业绩，绝对会让你“东山再起”！

产后何时可以恢复正常的工作和生活

经过8周的产褥期生活，大部分母亲的身体已恢复到原来状态，在得到医生许可后可以恢复工作。

回到工作岗位后，不要急于参加观光旅游及海外旅行等外出活动，这些活动最好在工作2个月以后进行。

在生活、工作中，做事情，要注意循序渐进，让身体逐渐适应。遇到比较累且压力很大的情况，则建议你要及时进行自我调节，不要太勉强自己。毕竟，刚度过妊娠、分娩期，你还需要一段时间来恢复，不要给自己太大或太多的压力，以平常心去对待工作，则更可能收到意想不到的效果。

关于孕产的一些法律条文

我们之所以要介绍一些有关孕育的法律条文，目的就是，当你的合法权益在受到侵害时，可以依据下面的法律条文，维护自己的合法权益。

《中华人民共和国妇女权益保障法》明确规定：“任何单位不得以结婚、怀孕、产假、哺乳等为由，辞退女职工或单方解除劳动合同。”

《中华人民共和国劳动法》（以下简称《劳动法》）第26条规定：“有下列情形之一的，用人单位可以解除劳动合同，但是应当提前30日以书面形式通知劳动者本人。

❶ 劳动者患病或者非因工负伤，医疗期满后，不能从事原工作也不能从事用人单位另行安排的工作的；

❷ 劳动者不能胜任工作，经过培训或者调整工作岗位，仍不能胜任工作的；

❸ 劳动合同订立时所依据的客观情况发生重大变化，致使原劳动合同无法履行，经当事人协商不能变更劳动合同达成协议的。”

《劳动法》第27条规定：“用人单位濒临破产进行法定整顿期间或者生产经营状况发生严重困难，确需要裁减人员的，应当提前30日向工会或者全体职工说明情况，听取工会或者职工的意见，经向劳动行政部门报告后，可以裁减人员。”

《劳动法》第29条规定："女职工在孕期、产期、哺乳期内的，用人单位不得依据《劳动法》第26、27条的规定(见上)解除劳动合同。"

《女职工劳动保护规定》第7条规定："女职工在怀孕期间，所在单位不得安排其从事国家规定的第三级体力劳动强度的劳动和孕期禁忌从事的劳动，不得在正常劳动日以外延长劳动时间；对不能胜任原劳动的，应当根据医务部门的证明，予以减轻劳动量或者安排其他劳动。怀孕7个月以上(含7个月)的女职工，一般不得安排其从事夜班劳动；在劳动时间内应当安排一定的休息时间。"

《女职工劳动保护规定》第8条第1款规定："女职工产假为90天，其中产前休假15天。难产的，增加产假15天。多胞胎生育的，每多生育一个婴儿，增加产假15天。"

《女职工劳动保护规定》第9条规定："有不满一周岁婴儿的女职工，其所在单位应当在每班劳动时间内给予其两次哺乳(含人工喂养)时间，每次30分钟。多胞胎生育的，每多哺乳一个婴儿，每次哺乳时间增加30分钟。女职工每班劳动时间内的两次哺乳时间，可合并使用。哺乳时间和在本单位内哺乳往返途中时间，算做劳动时间。"

《中华人民共和国人口与计划生育法》第25条规定："公民晚婚晚育，可以获得延长婚假、生育假的奖励或者其他福利待遇。"各地规定不一，具体参照所在省份的《人口与计划生育管理条例》。

除了上述的这些法律条款外，当然，你可能还会遇到其他可能因妊娠分娩而导致的一些工作纠纷问题，为了维护自己的合法权益，建议你主动去咨询律师，寻求法律的保护。

小贴士

不要在工作中大谈特谈自己的宝宝

生孩子对你来说，是人生中的大事，可工作单位不可能因为这个喜讯而暂停运作。虽然，刚回到工作岗位的你，总忙于接受同事们的问候和祝贺，不能完全进入工作状况，这也正常。不过从工作的第二天起，就应该正式进入工作状态。不要在工作场合大谈特谈自己的宝宝，可在工作休息时给同事们做个简单的介绍就可以了。育儿和工作应该分清楚。

4 0~1岁宝宝

居家护养一点通

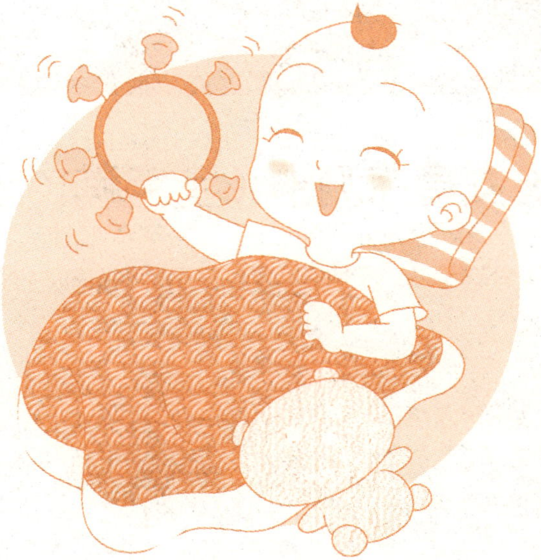

护养 第1月 0～1个月宝宝的护养

护养要点

◎母子直接的皮肤接触要早、要多。
◎母亲要早开奶，让宝宝多吸吮。
◎学逗笑，练抬头。
◎吃完奶不要马上给宝宝洗澡。
◎不要过早让宝宝俯卧着睡觉。
◎精心呵护宝宝的肚脐，预防脐炎。
◎注意观察宝宝的大小便。
◎为宝宝做抚触。

生长发育监测卡（宝宝满1个月）

生长发育

男

体重_______千克（参考范围3.8～6.4千克）

身长_______厘米（参考范围52.3～61.5厘米）

头围_______厘米（参考范围35.5～40.7厘米）

女

体重_______千克（参考范围3.6～5.9千克）

身长_______厘米（参考范围51.7～60.5厘米）

头围_______厘米（参考范围35.0～39.8厘米）

智能发育

类别	测试内容	测试方法	合格标准	出现时间
大动作	俯卧抬头	宝宝趴在床上，脸朝下，双臂放在头两侧，大人在前面用发声的玩具逗引	自己能抬头，下颌离床2秒钟	第__月 第___天
精细动作	握笔杆	宝宝仰卧，将笔杆放在他的手里	能握2～3秒钟	第__月 第___天
语言能力	发音	宝宝仰卧清醒时，观察其发音	能发出细小、柔和的喉音	第__月 第___天
适应能力	听声音用眼睛寻找声源	宝宝仰卧，距其9厘米处摇铃	眼睛向发声处移动	第__月 第___天
	追视	宝宝仰卧，距其20厘米内将一鲜艳玩具吸引其注视并缓慢移动	能追随着玩具看	第__月 第___天
社交能力	与父母对视	宝宝清醒时与父母对视	超过3秒钟	第__月 第___天
	逗引会做出微笑反应	宝宝仰卧，大人用语言或表情逗他，但不要用手碰他	有微笑等愉快反应	第__月 第___天

综合评价：____

新生儿生长发育总述

体重

新生儿出生时的平均体重为3～3.5千克。最新统计表明，新生儿平均体重已达3.5千克，目前还有继续增长的趋势，巨大儿出生率同样有所提高。生后1个月，体重平均每天增加30～40克，平均每周可增加200～300克。

身长

新生儿出生时的平均身长为50厘米，男、女婴有0.2～0.5厘米的差别。正常新生儿之间，身长也略有差异，但差异很小。生后1个月，身长可增加3～5厘米。

头围

新生儿诞生时平均头围在33～35厘米之间。由于新生儿平均体重在增加，平均头围也相应增加，最新统计显示，新生儿平均头围已达35厘米。生后1个月可增加2～3厘米。

皮下脂肪厚度

皮下脂肪的厚度是观察营养状况的重要指标之一。通常在锁骨中线与脐部水平线的交界处，用拇指、食指将皮下脂肪轻轻提起、对捏，若之间厚度在2厘米左右，即属正常范围。宝宝刚出生时，皮下脂肪相对较薄，通常达不到1厘米，若哺喂得当，满月时即可达到上述标准。

大动作

◇不能随意运动，不能改变自己身体的姿势和位置，其动作多为无规则、不协调的动作。

◇趴着时，宝宝的小屁股高高耸起，两膝屈曲，两腿蜷缩在下方，头转向一侧，脸贴在床上。如将宝宝的头摆正，再逗引宝宝抬头，宝宝的面部有时能稍离开床面。如果将宝宝的手臂放在胸下，两腿有时会做交替运动。

◇平躺时，以颈直反射姿势为主，头大多转向一侧，同一侧的上下肢伸直，另一侧的上下肢屈曲。安静时，会出现不对称的颈紧张等反射。

◇拉着手腕坐起来，宝宝的头会向前倾，下颏靠近胸部，背部弯曲，就像英文字母C一样。如握住宝宝双手，一边逗引一边轻拉着手腕坐起，宝宝的头会明显后垂。

◇大人扶住宝宝的腋下让宝宝直立起来，并让宝宝踩在硬平面上，宝宝的下肢会做出类似迈步的动作，即踏步反射，但当宝宝向前迈步时，两只脚会经常相互绊住。

◇大人用手托起宝宝的胸腹部，使宝宝面向下悬空，则宝宝的头和下肢会下垂，低于躯干。

精细动作

◇宝宝的手经常握成小拳头，如果用玩具触碰宝宝的手掌，宝宝的手还会紧紧地握成小拳头。

◇宝宝握成拳头的小手，其拇指放在其他手指的外面。

◇如果把大小合适的物体强行放在宝宝手中，宝宝会将手中的物体短时间地握住。

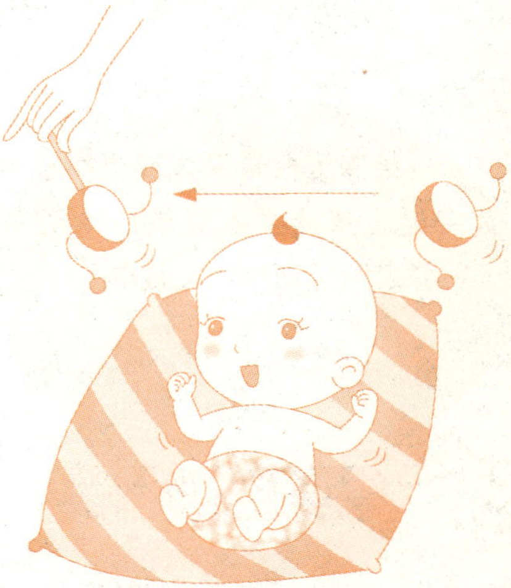

语言能力

◇能自动发出各种细小的喉音。

◇当妈妈与宝宝说话时，宝宝会注视妈妈的面孔。

◇当宝宝啼哭时，妈妈过来安慰，并与宝宝说话，宝宝会停止啼哭，甚至能上下点头。

适应能力

◇宝宝能看见距离脸部约25厘米以内的物体。平躺时，能注意并追随视线范围内的物体。

◇将物体从宝宝头的一侧慢慢转移180°到头的另一侧，当物体移到中央位置时，宝宝会用两眼追视，但眼的追视范围小于90°。

◇听到不同的声音会有不同的反应。当听到平缓的声音时，会睁大眼睛，微笑，活动减少，比较安静；当听到突然出现的较大、较刺激的声音时，宝宝会有颤抖等受到惊吓的动作。

◇当光线照射到眼睛时，宝宝的瞳孔会缩小，会眨眼或眯眼，眼睛出现不协调的运动等。

社交能力

◇会用眼睛跟踪追看他身边的人。

◇给宝宝检查身体或更换尿布时，宝宝能注意检查人员或给他换尿布的人，并且脸部动作也会减少。

◇醒着时，大部分时间会不明确地呆视周围。当出现目标时，能短时间注视。

睡眠

新生儿期是人一生中睡眠时间最多的时期，每天要睡16～17个小时。

小贴士

宝宝身高、体重、头围等的测量方法

★身高。让宝宝平躺，头部顶住固定物体，轻轻压直膝盖，使脚掌直立，然后用尺测量。

★体重。在空腹和排大小便之后进行，要除去宝宝身上衣物的重量。将宝宝放进盘秤里测量，即为宝宝的体重。

★头围。用软尺绕宝宝头部一周，前面通过眉毛，后面通过枕部最突出的地方。

★坐高。让宝宝平躺，大腿屈起与床面垂直，小腿与床面平行，头部顶住固定物体。测量头部到臀部尾骨之间的距离。

★胸围。以肩胛骨下方和乳头为基准点，绕一圈测量。

★前囟。新生儿前囟呈菱形，测量时，要分别测出菱形两对边垂直线的长度。比如一垂直线长为2厘米，另一垂直线长为1.5厘米，那么宝宝的前囟数值就是2厘米×1.5厘米。

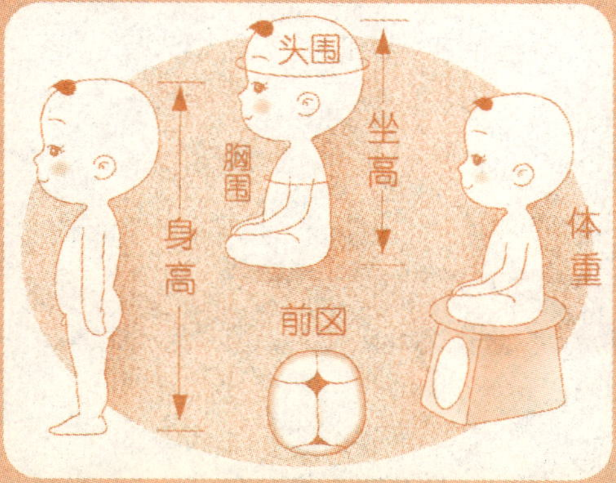

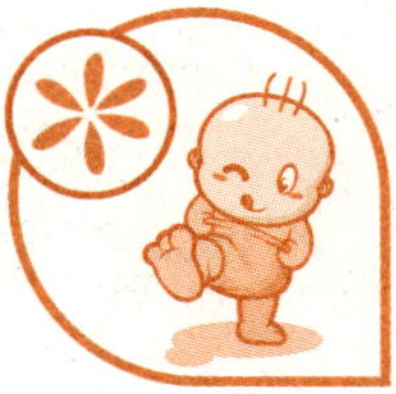

第一周

生长发育监测

生长发育状况

头：头比例较大，约占身体的1/4。一般头围为34厘米左右。头部最上面有5块骨骼，刚出生时尚未完全连接，就是我们所说的囟门。后囟门出生后不久就会关闭，前囟门则需1年半左右。

头发：大部分新生儿出生时已有头发，可能是黑色，可能是浅褐色，或是别的颜色。

脸：脸部有些水肿，甚至眼睑发肿，都是正常现象。

眼：有眼屎。可以区别明暗。

鼻：鼻翼有黄白色突起，鼻孔窄小，有很多分泌物，呼吸可能有呼噜声。

耳：刚出生时一般是瘪的，然后会慢慢舒展开。左右耳大小、形态都不一样。在最初几周里，宝宝所听到的声音大多像是回音，而不是清楚的声音。不过，他可以听得到人的声音。在出生时或出生后不久宝宝就认得妈妈的声音，而且不久就会认得他周围其他人的声音。

嘴：舌面和牙龈都可能有白色物体，称为“上皮珠”，俗称“马牙”，会自行消失 。

乳房：由于妈妈激素的影响，无论男婴女婴，乳房都可能微微隆起，有时甚至分泌乳汁，这时不要挤压乳头，否则易引起感染。可以先不处理，几周内就会正常。

皮肤：刚出生的宝宝全身覆盖有胎脂，这是一种油状物质。肤色是淡青色，渐渐变成红色。出生后三四天，胎脂逐渐干燥、起皮，然后脱落。1～2周以后，皮肤就会变得清洁、松软。

指甲：指甲呈半透明状。

身躯：刚出生的宝宝身躯比头部小。6个月大小，头围和胸围差不多大，周岁以后，胸围就大过头围。腹部全部隆起，一般为腹式呼吸。

肚脐：刚开始脐带是湿的，8天左右会干燥变黑脱落。注意不能让脐带接触水。如果脐带脱落后依然有脓水，就要去医院检查。

生殖器：无论男婴、女婴，刚出生时生殖器一般都稍微有点肿胀，过两三天才恢复正常。女婴由于受到妈妈的激素影响，阴道可能会出血。

腿：膝盖弯曲，髋关节张开。

体温：刚分娩时热气腾腾，然后体温逐渐降低，比在母亲体内要低1℃～2℃，而且随环境温度而变化，所以要注意保暖。

动作发育

◇受惊吓时，会拱背和腿，并伸出手臂。

◇可将头由一侧移向另一侧。

◇手掌被压时，会张开嘴并稍微抬起头。

◇扶坐时，头会向前或向后垂。

◇从足跟沿足底向脚趾轻抚时，大踇指会往上翘，其余脚趾会伸展开来。

◇俯卧或趴在某人肩部时能抬起头。

语言能力

◇发出小动物似的声音。

◇哭的能力是新生儿特殊的语言能力。

听觉发育

◇能分辨声音的大小与音调；偏好音调高的声音。

◇对声音的来源方向敏感。

亲子听觉小测验

妈妈拿一个小方盒，里面放上黄豆，当宝宝安静觉醒时，在距离宝宝右耳朵20厘米处轻轻摇动小盒，这时宝宝会警觉起来，向声音发出的方向先转动眼，接着转动头。在宝宝左耳重复同样的动作时，宝宝会把头转向左侧。不仅如此，宝宝还会用眼睛寻找发出声音的东西。

味觉发育

◇能分辨味道，已经喜爱甜味。

◇能辨别妈妈的气味。

亲子味觉小测验

把妈妈的奶垫和其他妈妈的奶垫（或者牛乳奶垫）分别放在宝宝头部两侧。宝宝总是会把头转向妈妈奶垫的一边。现在更换两种奶垫的位置，宝宝仍然会追随妈妈的奶垫。

视觉发育

◇对强光眨眼。

◇看物有点模糊，最佳的视力范围是20～25厘米。

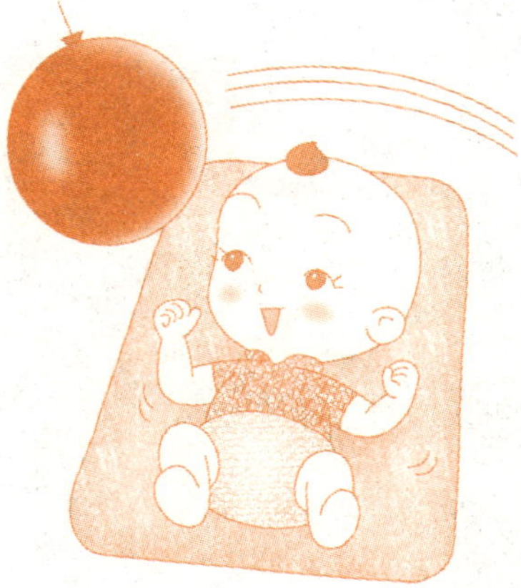

适应能力

◇每10个小时中约有1小时的警觉时间。

◇由反射来控制吞咽及寻找的动作。

◇经反射控制手臂及手的动作。

◇手无意中碰到东西会抓取或紧握。

◇停止吸吮的动作去注视某个东西。

◇靠睡眠阻挡纷扰刺激。

◇学会在特定时间期待食物。

◇听到过响的声音或噪声，会把头转到相反的方向，甚至用哭声来抗议这种干扰。

◇轻轻地触动他的口唇，他的小嘴就会跟着你的手指移动，出现吮吸的动作。

社交能力

◇会短暂注视人。

◇被抱起或感受到平稳、沉着的压力时会安静。

◇似乎会积极响应柔和的人声。

◇开始留意并试图专注在人的面孔和声音上。

◇会表现出兴奋和悲伤。

睡眠

一天睡19～20个小时。

发育异常早知道

新生儿黄疸

新生儿普遍会出现黄疸现象，基中绝大部分为生理性黄疸，极少数为病理性黄疸。产生黄疸的原因是，新生儿的肝功能还没有发育成熟，肝脏无法完全分解从红细胞中产生的胆红素，以致血液中胆红素的浓度过高，浸染皮肤，使皮肤与眼白等处发黄。黄疸多发生于出生后2～3天，到4～5天的时候达到高峰，从出生后第7天起就会自行消退，不会留下后遗症，且在此过程中不用停止哺乳。病理性黄疸的发生概率极小，是由于血型不合或者感染等因素引起。假如新生儿出生后24小时内出现黄疸、嗜睡、食欲下降、抽搐，并且胆红素数值高于1.2～1.4毫克/dl（12～14毫克/毫升）时，应立即接受治疗。

还有一种是母乳性黄疸，一般出现在用母乳喂养的新生儿身上，发生黄疸的时间较长，往往是7～8天到达高峰，20天后甚至更长时间才能消退。只要中断哺乳3天左右，黄疸症状就会有所好转，可以继续母乳喂养了。

筛查克汀病

克汀病又名“呆小病”，是由于宝宝体内缺少甲状腺素，影响脑细胞和骨骼的发育而引起的疾病。甲状腺素是人体生长发育中必不可少的内分泌激素。引起克汀病的原因：一是孕期供给胎儿的碘不足，胎儿期就缺乏甲状腺素；二是宝宝先天甲状腺功能发育不良。在新生儿期，如果发现宝宝黄疸持续不退，食欲不好，反应迟钝，爱睡觉，很少哭闹，经常便秘，声音嘶哑，要立即请医生检查。如果延误，到3个月大时，会出现舌头常伸出口外，鼻梁塌平，脖子短，头发干黄，皮肤干燥粗糙。

如果在出生后到1岁内不能早期发现与治疗，会导致宝宝终身智力低下或身材矮小。治疗克汀病必须抓紧时间，早一天给宝宝用上甲状腺素治疗，就对宝宝的智力发育更好一些。

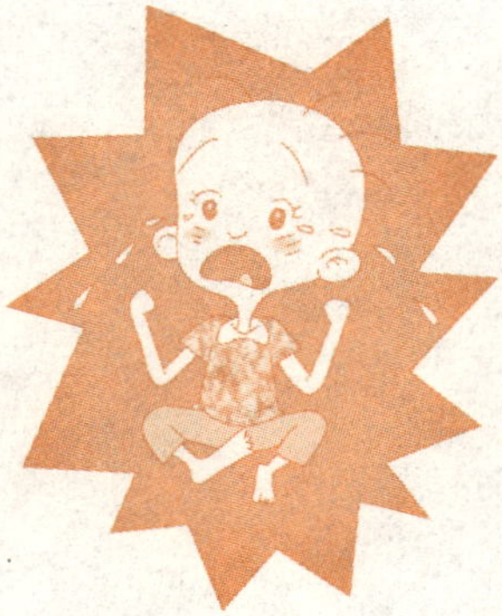

母乳与辅食喂养

坚持母乳喂养

母乳中的各种营养素含量非常高，且各种营养素的比例搭配适宜，对宝宝来说，母乳是不可替代的食物。

⊙母乳中的蛋白质以乳清蛋白为主，乳清蛋白易被宝宝吸收，乳铁蛋白也是母乳中特有的蛋白质，它能与需要铁的细菌竞争铁，从而抑制肠道中的某些依赖铁生存的细菌，防止发生腹泻。

⊙母乳中的乳糖在消化道中经微生物作用可以生成乳酸，对宝宝的消化道亦可起到调节和保护作用。母乳中的脂肪颗粒小，不饱和脂肪酸含量多，均有利于消化吸收。

⊙母乳中的钙、磷含量虽不高，但比例合适易于吸收，因此母乳喂养发生缺钙的情况较人工喂养的少。母乳中含有多种抗感染因子，使得母乳喂养的宝宝抵抗力强，呼吸道及肠道感染明显低于人工喂养的宝宝。

⊙母乳中还含有丰富的牛磺酸，对宝宝脑神经系统发育起着重要作用。

⊙母乳近乎无菌，而且卫生、方便、经济。

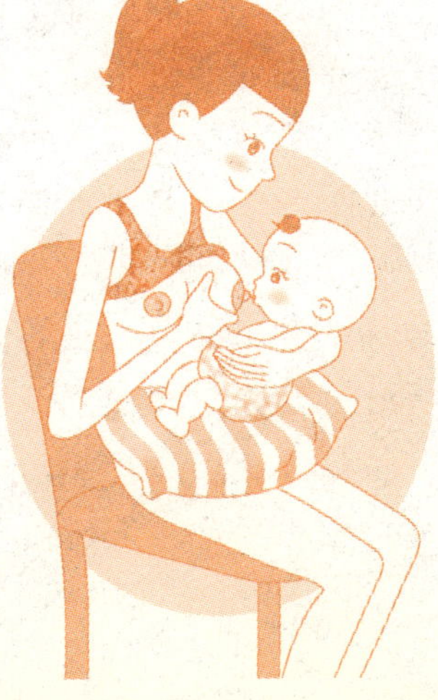

小贴士

妈妈暂不宜哺乳的几种情况

◆妈妈患有传染病时，从体力和安全角度考虑，都不宜哺乳。

◆妈妈患有精神疾病或癫痫时，不宜哺乳。

◆妈妈生气时，体内会产生一种毒素，影响乳汁质量。所以生气时或刚生完气，不宜哺乳。

◆妈妈刚运动完，体内会产生乳酸，使乳汁变味，此时也不宜哺乳。

◆妈妈酒后不宜哺乳。至少要2小时以后，乳汁中的乙醇（酒精）才能代谢完。

◆妈妈化妆后，化妆品的气味会掩盖宝宝天生就熟悉的妈妈体味，导致宝宝情绪低落，妨碍进食，更可能因宝宝对化妆品过敏而产生不良反应，因此不宜哺乳。

母乳喂养的注意事项

⊙每次喂奶结束后，妈妈应抱起宝宝，把宝宝的头靠在自己的肩上，轻轻拍打宝宝的背部，约5分钟让宝宝打几个嗝，直到宝宝把喂奶时吞入的空气排出后，再将宝宝放到床上。

⊙0～3个月的宝宝在哺乳时很容易疲劳，常在哺乳时睡着，此时应把宝宝弄醒，继续哺乳，不要让宝宝养成含着乳头睡觉的习惯。

⊙哺乳时母亲也不能睡觉，否则可能会出现乳房堵住宝宝的口、鼻等现象，导致宝宝呼吸困难，窒息缺氧，甚至会造成生命危险。

⊙给宝宝哺乳时要注意卫生，保持乳头的清洁，哺乳前应将手洗干净，用温水擦洗乳头。

⊙为了保持两侧乳房都有排空的机会，可先喂一侧乳房，吸空后再喂另一侧，哺乳结束后以软布擦洗乳头。

小贴士

初生宝宝应按需哺乳。初生宝宝的胃容量小，胃排空时间短，因此喂奶的间隔就短。按需哺乳，可以使宝宝获得充足的乳汁，并且还能有效地刺激泌乳。当宝宝睡眠时间长而母亲乳房胀时，可用湿毛巾擦宝宝额头，以唤醒宝宝并喂奶。新生儿期，夜间不应停止哺乳，只要妈妈与宝宝同吃同睡，就不会感到累。

如何判断宝宝喝到了足够的母乳

◆体重增加是宝宝健康成长的最明显标志。对正常宝宝来说，哺乳期间平均每周应增加110～200克，或每月增加450克，需要特别提醒的是，宝宝出生后3～4天里，可能会有“生理性体重下降”，主要是因为水分的自然丢失，无须过虑。

◆吃奶时间是判断宝宝是否吃够奶的直接依据。此时的宝宝一般连续吮吸10分钟以上就饱了（但要保证是有效吮吸，即可听到宝宝连续几次到10几次的吞咽奶水的声音）；也可以根据宝宝吮吸后安静入睡或自己放开乳头玩耍等现象来进行判断。

◆排泄状况也是一个重要指标。吃奶足够的宝宝每天尿布起码会湿4～6次，每次排尿量约相当于2汤匙水，浅色或水色尿液是正常的，尿液颜色较深或呈苹果汁颜色则说明奶水不足；大便反映乳汁的质量，刚出生几天时的青黑色胎便过后，正常的大便应是金黄色，呈糊状。

小贴士

母乳不足时不要马上添加配方奶粉。一方面，要找到乳汁少的原因，并多吃营养丰富的流质饮食或催奶食物或验方。坚持让宝宝吸吮乳房，乳汁很快就会增多。另一方面，由于橡皮奶嘴长，奶嘴开口大，会使宝宝不用费劲就吸得很痛快，当再吸吮妈妈的乳头时，他会觉得费劲，容易烦躁不安，拒绝吸吮或过于用力吸吮妈妈的乳头，从而导致乳头破损。

母乳不足时——混合喂养

当出现以下情况时，就表明母乳不足：感觉乳房空；宝宝吃奶时间长，用力吸吮听不到连续的吞咽声，有时突然放开奶头啼哭不止；宝宝睡不香甜，吃完奶不久就哭闹，来回转头寻找奶头；宝宝的大小便次数少，量也少；体重不增加或增加缓慢。

这时就要加配方奶或其他代乳品等进行混合喂养。每次先喂母乳，将乳房吸空后，再给宝宝补充代乳品。每次按时哺乳吸空乳房，有利于刺激乳汁的再分泌，否则会使母乳量逐渐减少。补授的乳汁量要按宝宝的食欲情况与母乳分泌量多少而定，原则是宝宝吃饱为宜。

喂养拓展：催乳验方推荐。

■生麦芽30克，王不留行6克，穿山甲4克，黄精8克。水煎服，每剂煎2次，每日分2次服。

■猪蹄1只，加入通草2克，炖汤食用。

■王不留行6克，穿山甲6克，猪蹄2只，炖汤食用。

■枸杞子鲜虾汤：新鲜大虾100克，枸杞子20克，黄酒20克。大虾去足须，洗干净，放入锅内，加枸杞子和适量水共煮汤，待虾熟倒入黄酒，搅匀即可食用。

■乌骨鸡汤：乌骨鸡1只，洗净切碎，用葱、姜、盐、黄酒拌匀，加黄芪20克、枸杞子15克、党参15克，隔水蒸20分钟即可。

混合喂养的注意事项

⊙每天按时母乳喂养，这样可以保持母乳分泌。缺点是因母乳量少，宝宝吸吮时间长，易疲劳，可能没吃饱就睡着了，或者总是不停地哭闹，这样每次喂奶量就不易掌握。除了定时母乳喂养外，每次哺乳时间不应过长，然后喂其他乳品。注意观察宝宝能否坚持到下一次喂奶时间，是否真正达到定时喂养。

⊙如不能白天哺乳，又因母乳不足，可在每日特定时间哺喂，要不少于3次，这样既能使母乳充分分泌，又可满足宝宝的需要。其余的几次可给予其他乳品，这样每次喂奶量较易掌握。

⊙应注意不要造成乳头错觉。

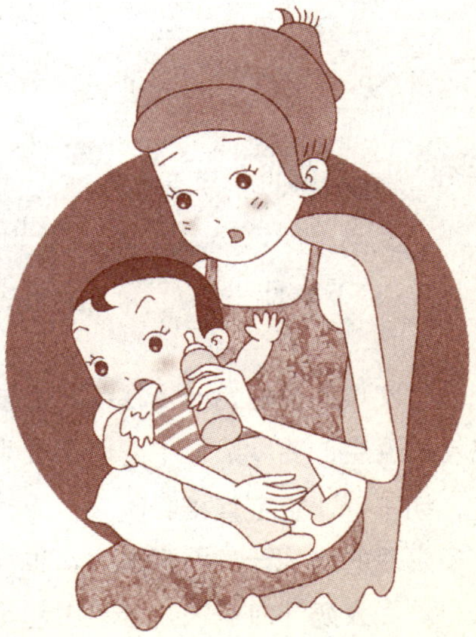

人工喂养的方法

少数妈妈在实在没有奶或患某些疾病不适合哺乳的情况下，需要人工喂养，即完全使用其他乳类或代乳品进行哺喂。配方奶是人工喂养的首选代乳品，根据月龄，参考配方说明给量，就能保证宝宝营养和水的需要。除非宝宝不适应牛奶，否则不要改用其他食物。

喂养拓展：哪些妈妈不宜哺乳。

患有严重的心脏病、心功能不全、肾脏疾病、肝脏疾病、精神病、癫痫等均不宜哺乳。另外，乙型肝炎、艾滋病等病毒感染或携带者也不能进行哺乳，以免引起宝宝感染。

人工喂养的注意事项

⊙要定时定量喂奶，养成良好的生活习惯。每日喂奶次数及奶量可参考下表。

月龄	每日喂奶次数（次）	每次喂奶量（毫升）
0～7天	7	40～60
8～14天	7	60～90
15～28天	6	90～120
1～2个月	5～6	120～150
3～6个月	5	150～200

⊙每次喂奶前把奶汁滴在手背上试试奶汁的温度，要冷热适中，以不烫手为宜，切不可让宝宝直接吸吮。

⊙奶瓶的奶头开口不宜过大，也不宜太小。太大奶汁流得快，容易引起呛咳；太小吸吮时费力。

⊙喂奶时要斜竖奶瓶，使奶汁充满奶头，以避免同时吸入空气引起溢奶或腹胀。

⊙奶具要每次用完后消毒，方法是用冷水将奶瓶、杯子、碗、奶头、小匙等洗净，然后再煮沸消毒15分钟，或是用微波炉加热消毒10分钟，用消毒巾盖好，备用。

注意 ❤ Attention

冲配方奶时，奶粉的量及水量应按包装上的指示，不要自己任意加减，奶过浓或过稀都会影响宝宝的健康。人工喂养宝宝不可长时过量喂养，以免产生脂肪的堆积，造成肥胖，使心、肝、肾受累。但也应注意，每个宝宝哺喂量的个体差异是存在的，可以进行调整，以宝宝能吃饱并消化良好为度。

健康护理

宝宝应选用哪种睡姿

出生4～5个月时，宝宝才会翻身，在此之前，宝宝并不能选择自己喜欢的睡姿，必须由爸爸妈妈来摆弄。良好的睡姿不仅可以使宝宝睡得安稳，而且可以塑造颅骨优美的曲线。最常见的睡姿是仰卧和俯卧。仰卧有益于血液循环，但宝宝往往脑袋偏向一侧，容易造成后脑勺两侧不对称；俯卧有益于胸廓和肺的扩张，但时间过长可能会导致宝宝窒息；侧卧可避免呛奶导致的窒息，但易造成脸部不对称。可以仰卧、侧卧、短时间俯卧结合，入睡一段时间后，帮宝宝换一下姿势，让其左、右侧相互交替，颅骨、脊椎两侧骨骼均匀发育。另外，宝宝睡觉时，脑袋喜欢侧向有门窗的地方，所以每隔一段时间，就要调整一下宝宝睡觉时头脚的位置，让其有个好的头形。在宝宝俯卧时，一定要有专人照看，且俯卧时间不宜太长。

误区警示：

误区一：蜡烛包睡得稳。把新生儿像蜡烛一样包起来，认为这样睡得稳，其实使不使用蜡烛包，新生儿对外界的反应都是泛化的，只是把新生儿包裹在襁褓里，我们看不见而已。蜡烛包会影响新生儿运动功能的正常发育，有研究证实，使用蜡烛包的新生儿，发育的各项指标普遍低于未使用蜡烛包的新生儿。

误区二：睡硬枕头。认为这样能够睡出好头形。这同样没有科学依据。新生儿是不宜睡硬枕头的。这是因为：①易使骨缝重叠或分离而使头形发生变化；②易导致头皮血液循环不畅；③还可能出现枕秃。

新生儿头部相对较大，可以不用睡枕头。但为了固定新生儿的头位，也可以睡马鞍形的枕头，软硬要适中。

使用尿布时应注意什么

新生宝宝虽然大小便的量不多，次数却很频繁。使用70厘米见方的尿布，会很方便，可以一下使用到出生后2个月为止。布尿布的通气性能强于纸尿布，但是每次大小便后都必须更换、清洗；纸尿布吸水性强，小便2～3次都可以不换，且不用清洗，比较省心。新生儿一昼夜大约需要20～30块尿布。

包尿布时，为了更好地吸收尿水，男宝宝使用的尿布脐部以下要折叠得厚一些，女宝宝则臀部叠得厚一些。尿布不能系得太紧，以免影响宝宝呼吸。在脐带脱落前，包在前面的尿布应该在肚脐以下，不要遮盖住肚脐。换尿布时，一手轻轻提起宝宝的双踝处，使臀部稍离床面，另一只手撤出脏尿布，用温水和脱脂棉或者湿纸巾将宝宝的臀部和生殖器官周围擦洗干净，不留下污渍和水汽，防止尿布疹的发生。如果用布尿布的话，将干净尿布放在臀部中央，尿布的前端要到达宝宝的肚脐下。男宝宝应反折在肚脐下，女宝宝应反折在腰下。将尿布套粘好，与腹部留出2指空间，以免妨碍宝宝呼吸。整理好大腿部分的尿布套，使尿布不会轻易掉落。如果用纸尿布的话，抓住尿布的中间部分，不要把粘连的部分弄皱，把粘连带整理平坦。粘合后，把两腿之间的部分铺平，不要卷曲。

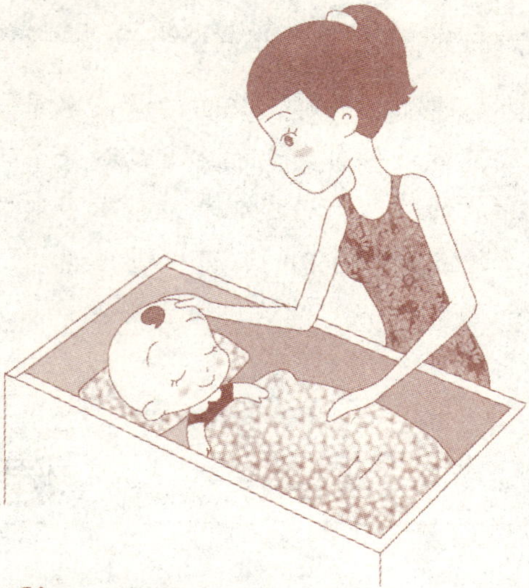

小贴士

要经常替换尿布，否则容易使宝宝臀部的皮肤出现红肿或斑疹等。用过的尿布要及时清洗，并用开水消毒，以去除剩余的细菌。小便尿布可以2天消毒1次，大便尿布则要每天消毒。不要用碱性肥皂或漂白粉洗尿布，一定要漂洗干净，不能残留清洁剂。洗净的尿布必须曝晒晾干后方可使用，冬天或难以接触阳光的日子里，用熨烫和烘干的方法同样可以达到干燥及杀菌的目的。

护理拓展：巧洗尿布

将干蛋壳包在纱布里，与洗净的尿布一起用清水漂洗，可使洗过的尿布雪白如初。在2～3升水中加入2～3勺食醋，混匀后浸泡尿布5分钟左右，然后晾干，可使变硬的尿布恢复柔软。

使用纸尿裤时应注意什么

⊙**不要长时间使用。**不要24个小时不停地使用纸尿裤，要定时让宝宝的小屁股在空气中晾一晾。可在白天使用几次传统尿布，与纸尿裤交替使用。

⊙**接头要粘牢。**不要让油、粉或沐浴露等婴儿护理品弄到接头上，以免附着力降低。

⊙**适时更换。**由于每个宝宝的月龄、排尿次数、尿量不尽相同，难以统一规定多长时间更换一次尿布。建议在每次喂奶前、或大便后、或睡觉前、或醒来时，判断是否需要更换纸尿裤。

⊙**夏季减少用量。**夏季高温炎热，容易发生尿布疹。最高温时，多给宝宝洗澡、翻身、多裸露身体。白天尽量减少纸尿裤的使用量。

护理拓展：纸尿裤的选购要点

⊙吸收尿液力强、速度快。

⊙透气性能好、不闷热。

⊙表层干爽，尿液不回渗、不外漏。

⊙触感舒服，品质好。

⊙有护肤保护层。

⊙适合宝宝的尺码。

⊙价格适中。

怎样为宝宝洗澡

在洗澡前，先将宝宝脱去外套，用浴巾包裹。

洗脸：将毛巾蘸湿，拧干。用毛巾的一角由内向外轻轻擦拭宝宝的眼睛，然后换另一角擦鼻子，不要深入到鼻内，接着是耳郭、耳后，最后是面部。

洗头：左手托住宝宝的头颈部，左臂和腋部夹稳宝宝身体，左手大拇指和食指捂住宝宝两侧耳朵，防止水进入耳朵；右手将洗发水擦洗宝宝头部。用清水缓缓地洗净后，立即用柔软的干毛巾擦干。

洗澡：将沐浴露倒入浴盆中。一只手托住宝宝的头颈部，另一只手托住大腿，轻柔地将宝宝放入水中。清洗时要特别注意擦洗颈下、腋下、关节、腹股沟、屁股等处。洗后背和臀部时，将宝宝翻转过来，用手托住宝宝的胸脯。清洗生殖器官时，要将男孩的包皮往上推，露出尿道口，用棉签做环状清洁；女孩的话，则由前往后清洗阴部。最后，在温水中轻轻地漂洗一下，把宝宝抱出浴盆，用干毛巾轻轻擦干，喷上爽身粉，包上尿布，穿上衣服。

小贴士

在给宝宝洗澡前，请先准备好浴盆、准备穿的衣服、尿布、浴巾、洗澡毛巾、洗脸毛巾、婴儿用洗发水、沐浴露或香皂、爽身粉、棉签。这些准备物品最好是放在妈妈顺手的地方，沐浴露等要提前打开盖子，避免手忙脚乱导致宝宝着凉。在宝宝脐带脱落之前，应该上下身分开来洗，不要把宝宝整体放入水中，以免脐部被脏水污染，发生脐炎。沐浴时间以哺乳前后1小时为佳，时长为3～5分钟，室温最好是25℃左右。水温以30℃左右为好。

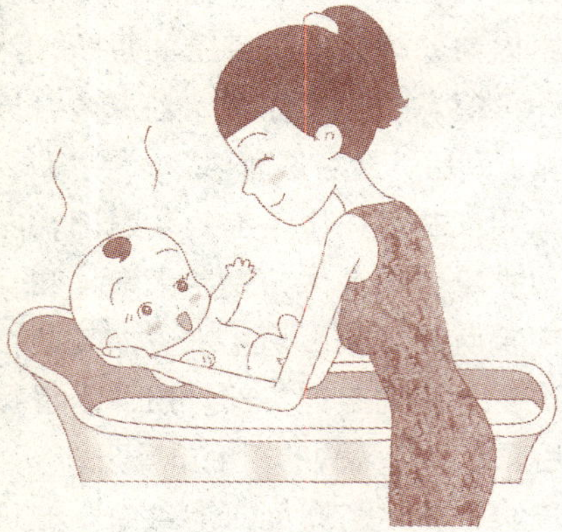

宝宝先锋头和头颅血肿怎么办

先锋头：胎儿在分娩过程中随着阵阵宫缩，头部受到产道的挤压，使颅骨发生顺应性变形，被挤长。同时，头皮也由于挤压而发生先露部头皮水肿，用手指压上去呈可凹陷性鼓包，临床称产瘤，一般在出生后1～2天会自然消退。对新生儿健康无影响，不需要处理。

头颅血肿：部分新生儿的一侧头顶或双侧头顶凸起一个鼓包，其大小不等。摸上去有波动感，宝宝不痛。鼓包不跨过骨缝，这是由于在分娩出产道过程中，颅骨骨膜下血管破裂出血之故。积血一般在40天左右钙化，形成硬壳，3～4个月才能渐渐吸收。在此期间，要注意头部清洁，可以洗头、洗澡，勿用手揉搓，更不能用空针穿刺抽血，以免引起细菌侵袭，形成脓肿。如果血肿突然增大或头部出现红肿，伴有发热，这可能是继发感染，应立即请医生诊治。

宝宝脐带怎样护理

脐带在宝宝出生后7～10天才干燥脱落。在脱落前，要小心护理，千万不能接触到水。平时不宜用纱布或者尿布盖住，应保持干燥与通风。在给宝宝护理脐带前，妈妈一定先要把自己的双手洗干净，避免宝宝受到细菌感染。护理时，先将棉签蘸满医用75%乙醇（酒精），由上而下轻擦整条脐带，然后再涂擦脐带根部（肚脐底部），最后是肚脐周围。脐带护理并不是等到脐带脱落就停止，而是要持续到肚脐眼完全干燥、收口。如果脐带超过9～10天还未脱落或者脐带脱落后肚脐渗血、脐周皮肤变红，应带宝宝去医院治疗。

护理拓展：测体温

新生宝宝皮肤娇嫩、体温易变，洗澡水、奶瓶等温度过高或过低都会对宝宝造成伤害。体温高低也是宝宝是否患病的一个重要表现，所以准备一支温度计很有必要。目前常用的温度计有耳温计、水银温度计和数字温度计。

耳温计只需在耳朵上打一下即可，不会干扰宝宝的活动，测出的体温与肛温非常接近，快速而准确，但是价格较贵。为保证测量的准确，应将耳温计在同一只耳朵上测3次。

水银温度计在使用前要用力甩几下，让水银柱回复到35℃以下，才可测量，一般是在腋下夹紧5分钟。测肛温前，先在肛表涂上凡士林等润滑液，再轻轻插入宝宝肛门1～2厘米，测试1分钟。

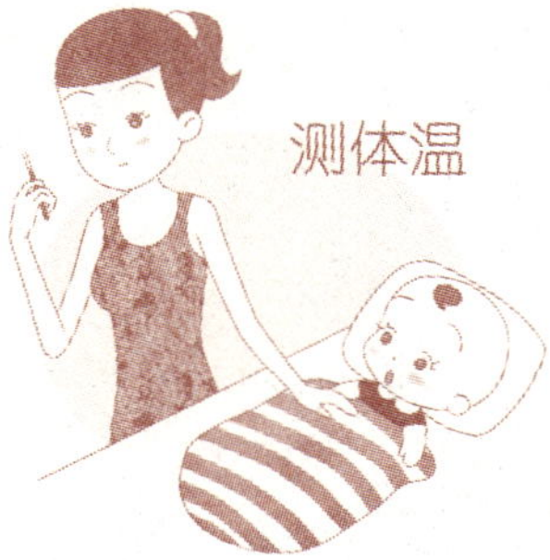

数字温度计可准确清晰地显示宝宝的体温，几乎不会被摔坏，0～1个月的宝宝测量腋温或肛温。6岁以下儿童不适合使用口腔测量法。

正常的腋温为36℃～37℃，肛温为36.5℃～37.5℃。

智力与潜能开发

动作能力训练

翻翻身：给宝宝换好尿布，然后让宝宝躺在松软的地方，再慢慢将宝宝翻过来。在帮宝宝翻身之后，可以顺便为宝宝按摩一下，宝宝会更舒服。

竖抱抬头：喂奶后，竖抱宝宝使头部靠在父母肩上，轻拍几下背部，使其打个嗝以防吐奶，然后不要扶住头部，让头部自然立直片刻，每日4～5次，以促进颈部肌肉张力的发展。

语言能力训练

和宝宝说话：当宝宝哭时，妈妈要用温和亲切的语调哄他，如“哎呀，宝宝怎么了？别哭了，妈妈在这儿呢”，并观察宝宝的反应；在喂奶时，可轻轻呼唤他的乳名，反复对他说：“××饿了，妈妈来喂你了！”无论给宝宝做什么事，都要用柔和亲切的声音、富于变化的语调与宝宝讲些“悄悄话”。

适应能力训练

听音乐：妈妈在给宝宝喂奶时，将录音机或音响的音量调小，播放一段旋律优美、舒缓的乐曲（胎教音乐更好），此活动可促进宝宝的听觉能力的发展，并训练宝宝的韵律感。

听人声：父母或其他亲近的人，在不同方位、不同距离向宝宝发出亲切的呼唤，以此来锻炼宝宝的反应能力。可持续3分钟。

看一看：妈妈轻轻抱着宝宝，让宝宝看着妈妈的脸，在和他说话的同时，将脸转动，宝宝的眼睛会随着转动，做3次即可。

社交能力训练

在宝宝情绪好时，母子面对面，相距约20厘米，宝宝会紧盯着你的脸和眼睛。当你们的目光碰在一起时，即和宝宝对视进行无声的语言交流，并做出多种面部表情，如张嘴、伸舌、鼓腮、微笑等。此时，宝宝会把头转向妈妈，脸上露出舒畅和安详的神态。宝宝经常听到妈妈亲切的声音，会使他感到安全、宁静，为日后良好的心境打下基础。

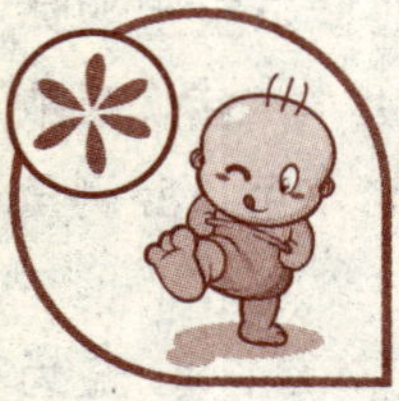

第二周

生长发育监测

生长发育状况

呼吸特点

新生儿肋间肌薄弱，呼吸主要靠膈肌的升降；呼吸运动比较浅表，但呼吸频率较快，每分钟40次。出生后头两周呼吸频率波动较大，这是新生儿正常的生理现象。但是每分钟呼吸次数超过了80次，或者少于20次，就应引起重视，应及时看医生。

睡眠特点

新生儿每天要睡20个小时左右，但因个体之间的差异，有的新生儿睡眠时间可能比平均值多几个小时或少几个小时，都是正常的。

泌尿特点

新生儿膀胱小，肾脏功能尚不成熟，每天排尿次数多，尿量少。正常新生儿每天排尿20次左右，有的宝宝甚至半小时或十几分钟就尿一次。尿液的正常颜色应该是呈微黄色，如果尿液较黄，染尿布，不易洗净，就要做尿液检查，以便确定胆红素代谢是否异常。

循环特点

出生后最初几天，宝宝心脏有杂音，这完全有可能是新生儿动脉导管暂时没有关闭，血液流动发出的声音。新生儿心率波动范围较大，生后24小时内，心率可能会在每分钟85～145次之间波动；生后1周内，可在每分钟100～175次之间；生后2～4周内，可在每分钟115～190次之间波动。

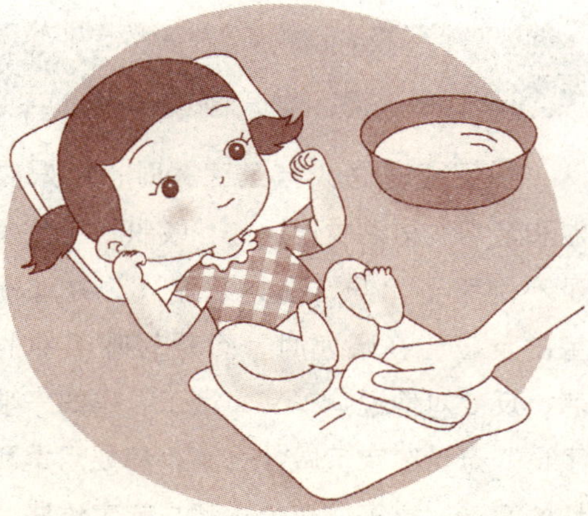

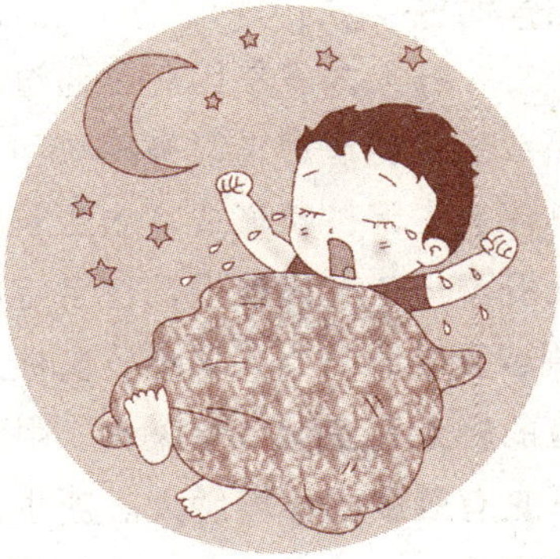

动作发育

◇手臂、腿及手的动作仍然是反射的动作。

◇双手通常呈握拳状或只是稍微张开。

语言能力

◇会哭着寻求帮助。

听觉发育

◇能把看到的和听到的联系起来。

亲子视听小测验

让宝宝只看着妈妈的脸，但让宝宝听到别人说话的声音；再反过来，让宝宝看着别人的脸，但听到妈妈说话的声音。在这两种情况下，宝宝都会出现慌乱、苦恼的样子。最后，让宝宝看着妈妈的脸，并听到妈妈说话的声音，宝宝就会眼睛发亮，神情兴奋，面露安然、舒畅的样子。

视觉发育

◇可以看清45厘米远的物体。

◇能保持长达10秒的眼神接触。

◇转头追踪物品的情形增多，但由于缺乏良好的肌肉控制，当他注视某个东西时，可能会出现斗鸡眼。这种情形很快就会消失。

◇色彩视力还未发育完全，对于黑白的颜色看得最清楚。

适应能力

◇音调较高的女性声音比男性声音更易于安抚宝宝。

◇朝他所看到的东西的方向挥动手臂。

◇每10个小时中约有1小时的警觉时间。

◇寻找乳房，即使不在喂食母乳时。

◇注视20～45厘米远的物体。

社交能力

◇被抱或看到人脸时会安静。

◇会注视脸孔。

◇会盯着妈妈的脸响应她的微笑。

发育异常早知道

什么是新生儿败血症

新生儿败血症是由于分娩前孕妇感染病菌，或分娩时受感染，或宝宝出生后发生脐炎、中耳炎等病症，导致细菌进入宝宝体内，引起中毒或全身感染而发病。早产儿因免疫能力弱，发病率比足月儿高3～4倍以上。其表现为：全身无力，呼吸困难。吃奶较少或拒绝吃奶，哭声低沉而不响亮，体温不稳定，恶寒，发高热等。伴随着突发性的恶寒，还会出现脉搏微弱、呼吸急促等症状，且在血液化验中可以发现细菌。此病为严重病症，必须尽快确认是由于何种病症的细菌感染所引起，并及时治疗。

什么是新生儿肝炎

新生儿肝炎大多是因病毒通过胎盘传给宝宝或宝宝通过产道时被感染引起的，该病常伴有先天性畸形或宫内生长障碍。新生儿肝炎一般起病较慢，在宝宝出生后1～3周或更晚时常出现黄疸；粪便颜色会随黄疸的轻重而变化；有厌食、呕吐等症状；肝脏有轻度到中度肿大。新生儿肝炎以保肝治疗为主，供给充分的热量及维生素，禁用对肝脏有损害的药物。

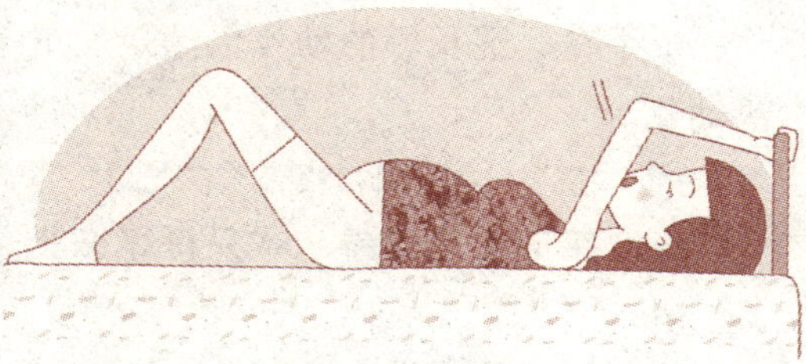

母乳与辅食喂养

初乳——新生宝宝最珍贵的食物

初乳是指产后1周以内的母乳，呈黄色、黏稠、含糖少、含蛋白质较多，营养价值极高。它具有以下七大优点：

◇分娩后1～2天，初乳分泌量少且稀，脂肪和乳糖也较少，而蛋白质是成熟乳的数倍，适宜新生儿的消化吸收。

◇初乳中含抗体多，抗体中分泌型IgA（免疫球蛋白）在新生儿体内不会被消化、吸收和分解，它们覆盖在初生儿呼吸道和消化道黏膜上，以防止细菌和病毒入侵而造成的感染；同时阻止异种蛋白作为抗原进入体内引起过敏。

◇初乳具有轻微的通便作用，可帮助胎粪排出。

◇初乳有利于胆红素的清除，从而减轻黄疸。

◇初乳中维生素A含量较高，有利于减轻感染。

◇初乳中还含有防止细菌繁殖的乳酸，能预防多种细菌引起的疾病。

◇初乳中含生长因子，可促进小肠的发育，有利于新生儿的生长发育。

母乳喂养的关键

⊙**早开奶，勤吸吮：**新生宝宝出生半小时后就可接触母乳。为了保证足够的泌乳刺激，至少2～3个小时喂宝宝一次奶。通常是吃得越早奶水下得越早，吃得越勤奶水下得越足。

⊙**随饿随吃，按需哺乳：**2个月内的宝宝，每次吃到的奶量不同，吃奶的时间间隔也有很大差异。因此，只要宝宝想吃，妈妈就可以随时哺喂；如果妈妈感到奶胀满了，而宝宝肯吃，也可以喂。

⊙**营养充足，心情愉快：**哺乳妈妈的膳食营养也很重要，可多喝些鱼汤、猪蹄汤等。多食营养丰富、易消化吸收的食品，保持心情愉快，保证充足的睡眠，都会使宝宝获得足够的奶水。

增加母乳的方法

⊙产后母婴保持接触，就会使产妇的乳量平均增加约40%。

⊙让宝宝吮吸乳头，吮吸的刺激，可以引起反射性乳汁分泌。

⊙完全无奶或部分无奶的妈妈，应当坚持保持让宝宝吮吸的适当频率，以达到最终正常排乳的效果。

⊙每次喂奶应尽量把奶吸空。

⊙妈妈的生活要有规律，精神要保持开朗愉快。情绪不稳定和心情沮丧都会使母乳减少。

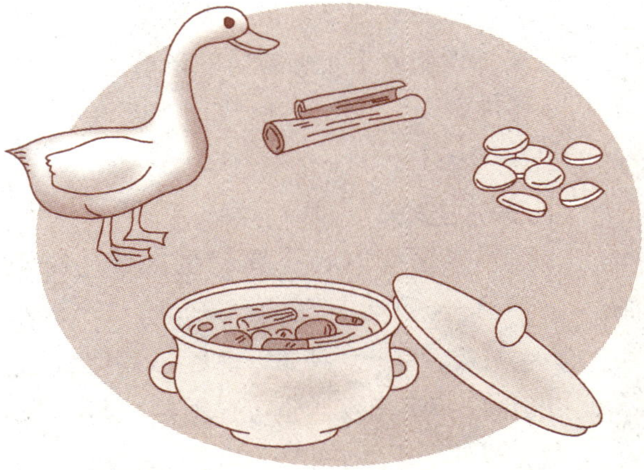

小贴士

对母乳喂养的宝宝来说，不需要橡皮奶头，因为橡皮奶头易使宝宝产生“乳头错觉”，习惯于人工奶头而拒绝吸吮妈妈的奶头。

母乳喂养的姿势

侧卧位法

产后的最初几天，妈妈的身体较虚弱，可采用侧卧位哺喂。方法是：妈妈侧卧，一手搂住宝宝，并稍稍垫高宝宝的头部，使宝宝的嘴与妈妈的乳头呈水平状，以方便宝宝吸吮乳头，但要注意睡着后不要压住宝宝的嘴、鼻，以免发生窒息。

坐位法

妈妈坐在较低的椅子上，把宝宝放在大腿上，前臂弯曲，托住宝宝的颈部，手托住宝宝的后背，与宝宝胸贴胸，腹贴腹，乳头贴近宝宝的嘴，另一只手的四指放于乳下，拇指放在乳房上方，呈“C”字形托起乳房。用乳头轻碰宝宝的嘴唇，他会自动寻觅乳头，并张大嘴，此时快速将乳头及乳晕送入宝宝口中。

取出乳头时，可让宝宝自己张口或用手指放到宝宝的上下牙龈之间让他松口，吐出乳头。喂完奶后，要把宝宝抱直轻拍后背，让宝宝打嗝，把咽下去的空气排出来，以免溢奶。

小贴士

喂奶时先喂一侧乳房，吸空后再换另一侧乳房。宝宝光靠叼住乳头吸吮是不可能吸到乳汁的。所以妈妈在喂奶的时候，要用食指和中指将乳房托起一些，并将乳头向里压平些，帮助宝宝含住乳头和大部分乳晕。

如何应对宝宝的“粮袋”问题

乳头凹陷

纠正乳头凹陷简便易行的方法如下：

⊙让丈夫帮着把凹陷的乳头吸出来，并把奶水挤空（挤出的奶水给宝宝吃），然后接着让丈夫吸吮凹陷的乳头。每天4次，每次3～5分钟。

⊙使用吸奶器抽吸，每次1分钟，每天4次。

⊙妈妈一手托住乳房下方，另一只手的示指、中指和拇指捏住凹陷的乳头，向外牵拉，拉到长位，坚持30秒。重复牵拉数次，做满10分钟。每天进行4次，共做满40分钟。

注意：纠正乳头凹陷的同时，必须坚持给宝宝喂奶，以免回奶。

乳头皲裂

防止乳头皲裂，最简便的办法是让宝宝完全含住奶头。如果皲裂处有感染迹象，要涂用红霉素等抗生素软膏，也可涂甲紫（龙胆紫），但宝宝吃奶前要把药物洗干净。

乳头湿疹

妈妈漏奶时，不要制止；喂一侧奶时，另一侧奶也同时露出来，自行流出乳汁。乳罩下垫一块纱布，勤更换，并定时露出乳房，风干乳头。也可在乳头上涂抹鞣酸软膏或凡士林，使乳汁不易侵袭乳头，防止乳头湿疹。一旦患了乳头湿疹，要及时治疗，可使用皮炎平软膏涂抹患处。

乳腺炎

预防乳腺炎的发生需注意以下几点：

⊙不要长时间压迫乳房，睡觉时要仰卧。

⊙一定要定时排空乳房不要攒奶。

⊙有乳核时要及时揉开，也可用硫酸镁湿敷或热敷。

⊙保持心情愉快，不要着急上火。

⊙乳房疼痛时要及时看医生。

⊙按需喂哺，宝宝饿了就喂，奶胀了就喂；吃不了，就要挤出来。

⊙晚上宝宝会较长时间不吃奶，妈妈一定要定时起来挤奶，消除乳胀。

⊙乳头有感染趋势时，及时使用抗生素。一旦发生乳腺炎，要及时静脉注射抗生素，以免形成化脓性乳腺炎。若已发展到了化脓性乳腺炎，就要及时切开引流。

怎样喂养早产宝宝

早产宝宝的生理功能发育不完善，要尽可能用母乳（特别是初乳）来喂养。无法进行母乳喂养的，一定要选择专门设计的早产儿配方奶粉，这属于医学上的治疗奶粉，不在市场上销售，必须在医生指导下使用。早产宝宝的吸吮能力和胃容量均有限，摄入量的足够与否需根据宝宝的体重给予适当的喂养量。可采用少量多餐的方法喂养早产宝宝。如果采用人工喂养，一般体重1500～2000克的早产宝宝一天喂哺12次，每2小时喂一次；2000～2500克体重的宝宝一天喂8次，每3小时喂1次。不过不同宝宝每日的喂奶量差别较大，应根据具体情况区别对待。

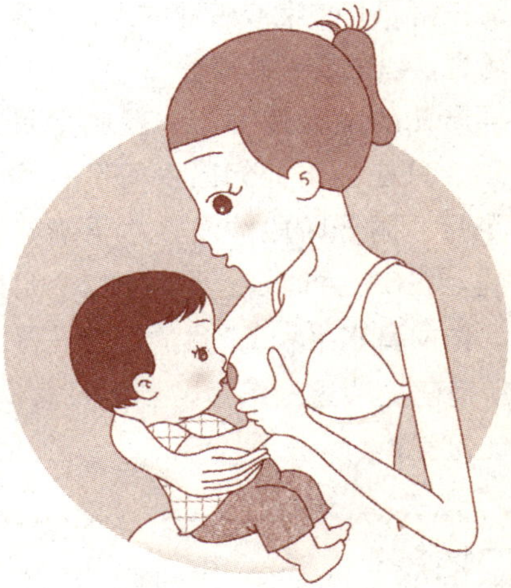

健康护理

如何照料早产宝宝

早产儿是指怀孕36周之前出生的胎儿，其体重一般在2 500克以下，身长在47厘米以下。多数情况下，早产儿必须在被视为“人造子宫”的医院暖箱中住一段时间。在怀孕9个月时出生，或者出生体重在1500～2500克之间的早产儿，只要无并发症，均发育良好，就不用担心。在检查身体和智力发育情况时，要减去提前出生的天数，才能与足月儿的发育标准相比较。在早产儿出院时，其体重应该达到1 800～2 000克，还具有基本的吸吮能力，生理状况与足月儿并没有太大的差异。

在最初的1～2个月里，需要给早产宝宝更多的照料与关心。要频繁地喂奶，按需哺乳，以使其成长；在给宝宝洗澡时，特别要注意房间的温度。出生后1年内，早产儿的抵抗力很弱，极其容易患感冒等病。为了预防感染，在护理和喂奶前要先用肥皂洗手，有传染病时及时隔离。尽量减少成人探视的人数和次数，不要让别人随便触摸宝宝。在长到稍大且体重稍有增加以前，一定要远离任何患有咳嗽或感冒的人，不要带去公共场合，以免受到感染。

早产儿的发育速度与一般的足月儿没有差别，只是由于他们出生得早一些，要达到足月儿同一阶段的发育水平需要更长的时间。在6个月时，一个早产3个月的宝宝的动作发育水平和3个月的足月儿是一样的。所有差距会逐渐缩短，到2岁时，几乎没有任何差距。

护理拓展：怎样布置宝宝的房间

⊙宝宝的房间要光线充足，通风好，最好有窗户。房间里充满阳光，有助于宝宝的情绪发育。但是窗户上应该挂上窗帘，不要让阳光直射宝宝的眼睛。

⊙婴儿床不要放在暖气旁边和日光可以直射到的地方，也不要放在窗户旁边或者开窗后会直接受风的地方，大约距墙壁50厘米远。

⊙要注意保持室内安静与清洁，还要调节房间的温度与湿度，温度以25℃为宜，相对湿度要维持在50%～60%，而且在宝宝的房间里不能抽烟。

⊙为了给宝宝以适度的视觉刺激，墙壁、窗帘、家具的颜色尽量不要全部是黑色或者白色。采用和谐、丰富、活泼的色彩，会让宝宝感觉温馨快乐，也有利于其智力发展。

⊙在出生后几个月内，宝宝一般是躺在床上看世界的，所以可在宝宝看得到的地方，挂一些彩条或有色彩的图画，刺激宝宝的视觉发育。

宝宝的哭声你可懂

肚子饿了，需要吃奶

开始时缓慢，慢慢哭声洪亮短促而又有节奏，若将手指放在宝宝的嘴边，宝宝会立即去吮吸手指。把宝宝抱在胸前时，宝宝会主动将脑袋朝向妈妈胸脯一侧。喂奶后，会停止哭泣。如果喂奶后仍然哭泣，表示宝宝口渴了，可以再喂一点温开水。

尿布湿了，需要换尿布

湿乎乎的尿布贴在身上，宝宝会不舒服。给宝宝换块尿布，清洁一下小屁股，宝宝就会不哭啦。

要求抚爱，需要怀抱

受到突然的光线、声音的刺激时，宝宝失去了安全感，会放声大哭；需要大人的抚爱时，也会哭闹。听到父母的声音，闻到他们的气味，宝宝就会安定下来。可以把宝宝抱在胸前，轻轻地摇晃或来回走动，边抱边和宝宝说话或者哼歌。宝宝感受到父母的关爱，自然就不会哭了。

出汗

衣服穿得太暖和了，宝宝可能因出汗感到不舒服而哭。看到宝宝面部发红，领口处皮肤潮热的话，可以考虑减少一两件衣服。

表示不喜欢的情感

在穿衣服、洗澡、喂药或洗脸时，宝宝可能会哭闹，这是他表达自己不喜欢做这些事情的方式。妈妈最好动作迅速一点，尽快完成，然后抱着宝宝，安抚一下。

肚子疼痛或其他病症

患腹绞痛的宝宝多在傍晚哭闹，且双腿弓向腹部；患肠套叠，哭声尖锐且断断续续，伴有呕吐等情况；患中耳炎，会边哭边抓耳朵。还可能是感冒、佝偻病、败血症等疾病，要采取相应措施或送医院诊治。

小贴士

新生儿肌肉发育尚不完善，尤其是支撑头部和脊椎的肌肉未发育完善，不能支撑头部，也不能使脊椎保持垂直位。所以，新生儿不宜竖立着抱。如果需要竖立着抱，一定要注意托住新生儿头部和脊椎。

怎样预防宝宝溢乳

溢乳与新生儿的消化系统尚未发育成熟及解剖特点有关。正常成人的胃都是斜立着的，并且贲门的肌肉与幽门一样发达。而新生儿的胃容积小，胃呈水平位，幽门（下口）肌肉发达，关闭紧，贲门（上口）肌肉不发达，关闭松。这样，当宝宝吃得过饱或吞咽的空气较多时就容易发生溢乳，它对宝宝的成长无影响，可以采取以下措施预防或减轻溢乳：

⊙每次喂完奶后，竖抱起宝宝轻拍后背几下，把咽下的空气拍出来，拍不出来气，也不必紧着拍。

⊙睡觉时尽量采取头稍高右侧卧位，就会减轻溢乳的发生。侧卧位也可预防乳汁被误吸入呼吸道引起的窒息。为了防止宝宝头脸睡歪，应采取交替侧卧位，这次哺乳后右侧卧位，下次哺乳后左侧卧位，这样要比仰卧位好，可避免误吸奶汁的危险。

小贴士

一旦发生呛奶，立即取头俯侧身位，并轻拍背，将吸入的奶汁拍出。

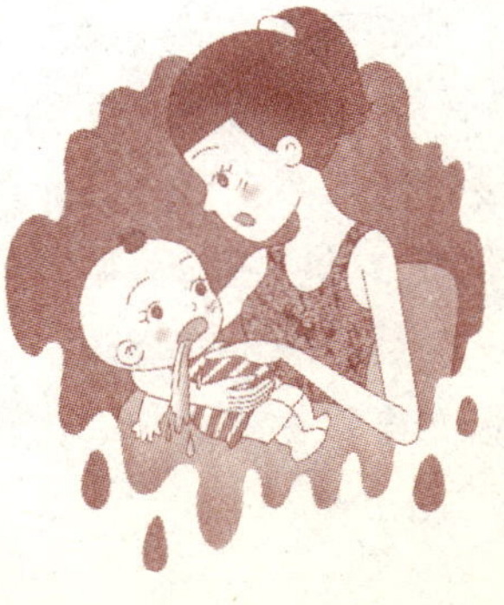

如何区别生理性溢乳和病理性呕吐

生理性溢乳的特点

⊙溢乳前后宝宝没有任何不适表现。

⊙每次溢乳量不多。

⊙虽然溢乳，但没有因为溢乳而增加吃奶量和次数。

⊙没有因为溢乳而影响体重增长，宝宝还是胖胖的。

⊙大小便正常。

病理性呕吐的特点

⊙呕吐前宝宝有不适感觉，表情不快，脸憋得通红，有时哭闹、哼哼，给奶不吃，难以用奶头制止宝宝的哭闹。

⊙呕吐的奶量往往比较多，有时成喷射状，除了有奶液外，有时有胆汁样物、胃液及奶块等，气味发酸，甚至酸臭。

⊙吃奶量显著减少或增加。

⊙体重增长缓慢，宝宝显得有些干瘦，缺乏精神，大便不正常或次数少而每次的量多，或次数增多，大便性质不正常，往往伴有腹胀。

护理拓展：宝宝的床

如果条件允许的话，宝宝需要一张单独的婴儿床，最好是木制的。可以将婴儿床放在宝宝自己的房间里，也可以放在爸爸妈妈的大床旁。在选购婴儿床时，一定要选择有护栏的，要检查床身是否平稳，床板是否平整牢固，是否使用了安全环保的油漆。如果使用木床，还要检查床身和护栏是否光滑，有无毛刺、突出的钉子等。栏杆的高度最好在60厘米以上，要保证宝宝爬不出来；护栏之间的间隙最好是7～7.5厘米，防止宝宝的头被卡住；床垫的大小要与婴儿床适合，与床围的间隔不要超过3厘米，避免宝宝的手脚被卡在床垫和床之间。

不要将玩具系在床栏上，以免被宝宝扯下来，缠住手指和脑袋或被吸入口鼻中。如果要放玩具的话，要确保系玩具的绳子短于25厘米。可以在护栏上搭一条毛巾或者用厚棉布把栏杆蒙起来，防止宝宝撞到护栏上或脑袋被夹住。

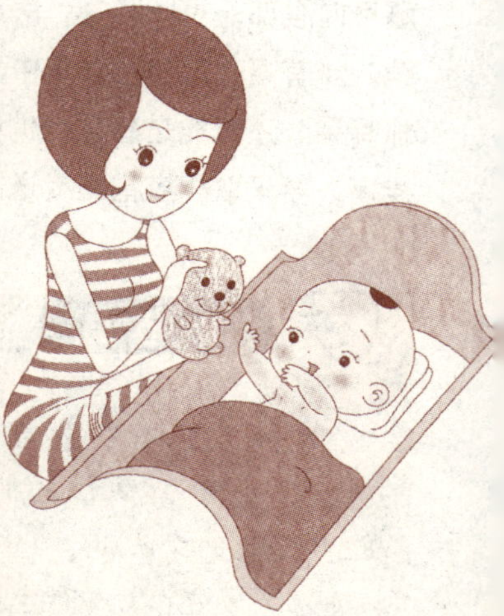

宝宝窒息怎么办

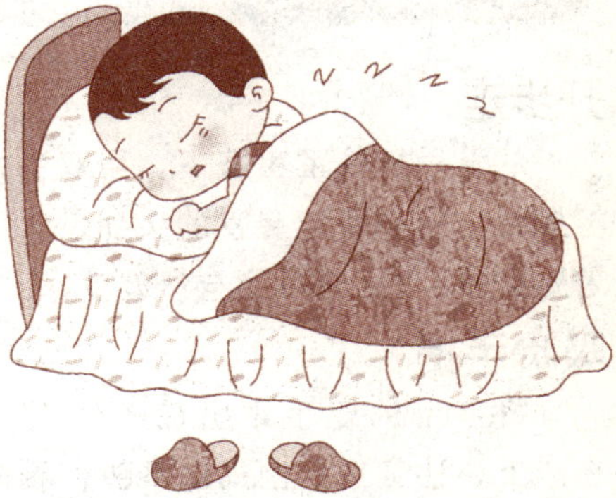

⊙在给宝宝喂奶、喂药或宝宝溢乳误吸时，有可能会突然出现呛咳、气急、面色发绀、烦躁不安等情况。此时应立即将宝宝倒提起来，轻拍背部，使其呕吐、咳嗽，将气管内的异物排出。

⊙当宝宝因为蒙被睡觉，或因襁褓包得太紧而发生窒息，甚至呼吸暂停时，应立即确定宝宝是否还有脉搏，如未闻及心音或心音很弱很慢，则应立即进行口对口人工呼吸，还要加上胸外按压。具体做法是：将宝宝放于硬板床上，用左手托起宝宝颈后，使宝宝头15°向后倾，口张开，右手置于宝宝两侧乳头连线的中间，然后开始心肺复苏。用上下口唇将宝宝口鼻全部含住，以每分钟20次的速度吹气，以每分钟120～140次的速度按压胸部，按下的深度为1.5～2.0厘米。如果呼吸、心跳恢复，应把宝宝转向侧卧位的恢复姿势，保持呼吸道通畅，防止胃内容物误吸入气管，并迅速送医院采取进一步处理。

宝宝的乳房肿胀怎么办

在胎儿时期，胎儿体内存在着来自母体的一定量的雌激素、孕激素和泌乳素。出生后，来自母体的雌激素和孕激素被骤然切断，使泌乳素作用释放，刺激乳腺增生，引起乳房肿胀，这种现象只在出生后3～5天出现，一般在2～3周会自行消退，不需要处理，也不能挤压乳头，以免细菌侵入。

宝宝出现“阴道流血”和“白带”怎么办

胎儿在母体内受到雌激素的影响，使新生儿的阴道上皮增生，阴道分泌物增多。胎儿娩出后，雌激素水平下降，子宫内膜脱落，阴道就会流出少量血性分泌物和白色分泌物，这一般发生在出生后3～7天，持续1周左右。无论是“假月经”还是“白带”，都属于正常生理现象，不需要做任何治疗。

智力与潜能开发

动作能力训练

开步走

从背后托住宝宝腋下，用双手大拇指控制住宝宝尚不能竖直的头部，让宝宝光着脚接触床面，他就会自然迈步。

吸吮手指

将宝宝的双手拿出被子外面，平放在床上，让宝宝自由挥动拳头，看自己的手，或把手放到嘴里吸吮（一定要把宝宝的手洗干净）。

语言能力训练

给宝宝唱歌

大人两手抱平宝宝，摇一摇，动一动，使宝宝有坐摇篮的感觉，边摇边给宝宝唱儿歌："摇啊摇，摇摇我的乖宝宝。乖宝宝，快长大，长大当个科学家。"刺激和促进宝宝语言技能的发展。

宝宝，你听见了吗

当宝宝躺在摇篮里或你的怀抱中时，把你正在做的事情告诉他。眼睛看着他，让他明白你是在和他说话。不时改变你的音调，可以用高音、低音、平板的声音，但一定要轻柔而有爱意。

适应能力训练

看妈妈的脸

照料宝宝时，妈妈故意把脸贴在宝宝的左右活动，以促使宝宝的视线适应妈妈的移动。妈妈的脸距离宝宝的脸不应超过20厘米。用温和亲切的语调哄他，如"宝宝怎么了？妈妈在这儿呢"，并注意观察宝宝的反应。此活动可促进宝宝的追视能力，促进其眼肌和周边视力的发展。

听铃声

在宝宝头的两侧摇铃，节奏时快时慢，音量时大时小，不让宝宝看到摇铃，注意观察他对铃声有无反应，是否用眼睛寻找声源。此游戏可每天进行2～3次。

看图片

将爸爸妈妈的大幅彩照放在距离宝宝眼睛20厘米处，边指边说"爸爸""妈妈"，观察宝宝目光注视的神态，记录持续的时间。此游戏可持续2分钟。还可购买或自制一些图片，色彩要鲜艳，物品均为日常生活中常见的东西，简单的图片多一些，复杂的图片有几张即可。这种训练可发展宝宝的形状知觉和注意力，培养宝宝的愉快情绪。

社交能力训练

逗笑

父母要经常逗宝宝笑，这种被大人逗乐时发出的微笑，与自己在睡觉时脸部肌肉收缩的笑不同。大人逗乐是一种外界刺激，宝宝以笑来回答，是宝宝学习的第一个条件反射。越早逗笑的宝宝越聪明。父母要尽早逗宝宝笑，给宝宝创造模仿学习的条件。宝宝在快乐的情绪中，各感官（眼、耳、口、鼻、舌、身等）灵敏，接受能力也最好。

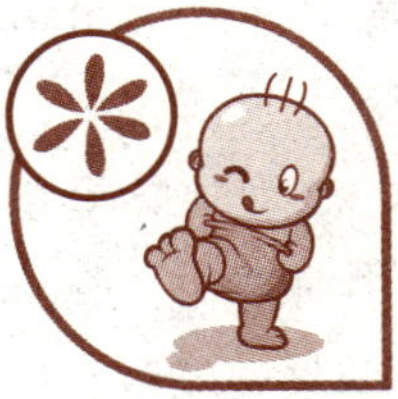

第三周

生长发育监测

生长发育状况

生理性脱皮

新生儿皮肤的最外层表皮，不断新陈代谢，旧的上皮细胞脱落，新的上皮细胞生成。出生时附着在新生儿皮肤上的胎脂，随着上皮细胞的脱落而脱落，这就形成了新生儿生理性脱皮的现象。这通常在出生后2周左右开始出现。

生理性脱发

有些新生儿在出生后几周内出现脱发，多数是隐袭性脱发，即原本浓密黑亮的头发，逐渐变得绵细、色淡、稀疏；极少数是突发性脱发——几乎一夜之间就脱发了。新生儿生理性脱发，大多数会逐渐复原，属正常现象。

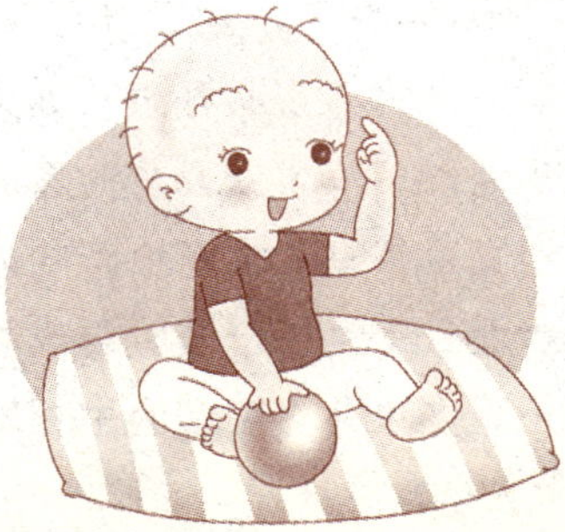

动作发育

◇会伸出手臂、双腿嬉戏。

◇俯卧时会短暂抬起头。

◇可能会将后脚跟压入睡垫然后用力伸腿。

语言能力

◇对他温和地说话或将他抱直贴着肩膀时，会做眼睛的接触。

适应能力

◇注视光或某个物体时会将双眼向侧面调整。

◇喜欢图案。

◇触其手心就会立即紧紧握住；哭闹时将其抱起便会立即安静下来。

社交能力

◇会调整姿势贴着抱他的人的身体。

◇醒着时会有茫然、平静的表情。

发育异常早知道

脑瘫——早发现，早治疗

脑瘫即脑性瘫痪，是常见的脑损伤后遗症。常见病因有：

⊙**窒息**：这里所说的窒息，并不单单指的是新生儿出生时的窒息，还包括胎儿宫内窒息（胎儿呼吸窘迫综合征）、胎儿宫内发育迟缓引起的慢性缺氧。

⊙**宫内感染**：如巨细胞病毒、风疹病毒、弓形虫感染等。

⊙**脑先天发育畸形**：如小头畸形（狭颅症）、脑积水、脑贯通畸形等。

⊙**遗传因素**：家族中有类似病人，出生过畸形的孩子等。

⊙**围生期异常**：如分娩过程中发生的缺血缺氧性脑病后遗症、脑出血后遗症、核黄疸后遗症等。

⊙高龄产妇、有习惯性流产史、孕早期接受X光照射、接受过有毒物质等。

脑瘫的早期表现有：莫名其妙哭闹和入睡困难；过度敏感，易激怒；喂养困难，吸吮吞咽不协调；常常吐沫、呛奶，体重增长不理想；护理困难，穿衣换尿布时上肢、下肢伸展困难，手掰不开，背僵硬成弓形；双下肢常呈交叉状，同时运动发育落后，原始反射消失，肌张力异常等。

脑瘫的发病率虽然很低，一旦被确诊，就会给全家人蒙上阴影。关键在于早期发现、早期干预、早期治疗，可使患儿通过治疗接近正常智力，能够胜任日常生活，甚至能参加体力劳动，具备自己养活自己的能力。

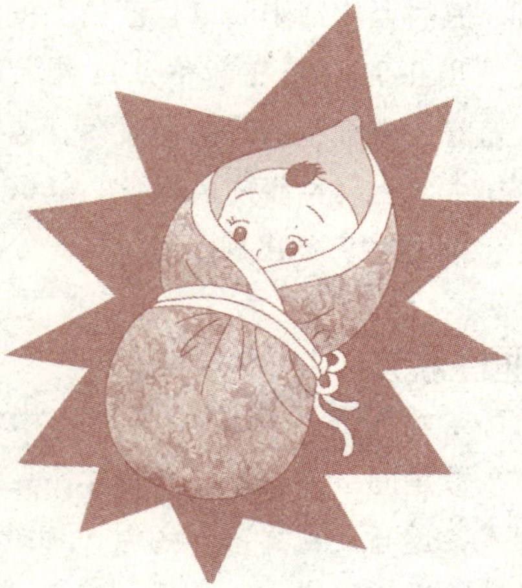

隐睾

大多数足月新生儿，出生时睾丸就已经下降到阴囊中了，如果还没降到阴囊中，妈妈要注意多观察几天。如果挺长一段时间了还没下降，就要及时看医生，以免影响了宝宝睾丸的发育，影响以后的生育能力。而且睾丸位于腹腔内或腹股沟管内持续不降，也会对宝宝的生长发育造成很多不利影响。

⊙隐睾是一种生理缺陷，在宝宝长大后往往有自卑感。

⊙单侧隐睾有10%～15%，双侧约50%以上影响以后的生育能力。

⊙隐睾的睾丸较易发生恶性肿瘤，约为正常的20～40倍。

⊙睾丸和附睾因位置表浅，比较容易受伤。

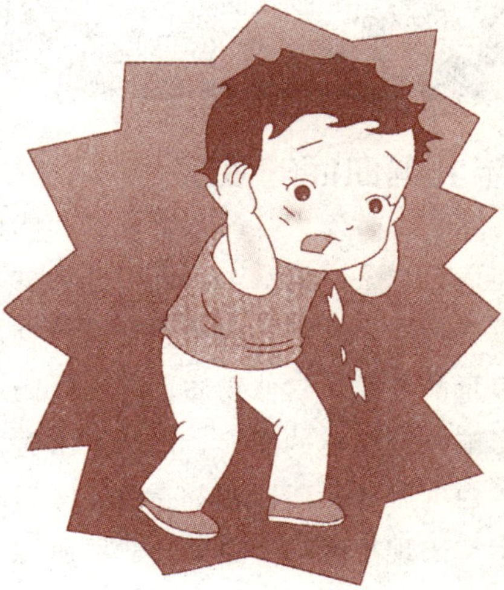

小贴士

部分有隐睾的宝宝在出生后1年内睾丸会自行下降，不会影响发育。若未能自行痊愈，须在出生后1～2岁进行手术治疗，以减少对生育能力的影响。

母乳与辅食喂养

怎样喂养唇腭裂的宝宝

对于第一次以母乳喂养唇腭裂宝宝的妈妈可能会觉得很困难，因为宝宝缺少腭部的密封性，使得吸吮过程中口腔内部难以建立有效的内部压力而吮奶。而且宝宝的口腔与鼻腔相通，吸吮过程中不但容易吞咽过多的空气，而且易于把乳汁通过腭部裂隙自鼻中呛出。因此，母乳喂养时，应把宝宝斜抱至与地面成35°～45°，用手指轻压乳晕，以使乳头翘起，易于被宝宝含住。在喂养过程中，应间隔4～5分钟予以拍背，以帮助吞咽进胃内的空气排出。

人工喂养时，建议选用横切开口的奶嘴配以可挤压的塑料奶瓶使用。喂奶时，调整奶嘴，使其位于非裂隙侧的颊部内侧，而并非位于咽喉处。轻柔地按压瓶身，配合着宝宝吸吮奶嘴的动作，使牛奶易于到达舌部，这样吞咽反射就会自然而然地发生。

哪些宝宝不宜母乳喂养

患半乳糖血症的宝宝

这是一种先天性酶缺乏而引起的代谢性疾病，由于缺乏酶，人乳中的乳糖不能很好地代谢。乳糖代谢不完全的产物是一些有毒的物质，这些物质聚集在体内，就会影响神经中枢的发育，造成宝宝智力低下、白内障等。所以在对新生儿喂奶时，如宝宝出现拒乳、严重呕吐、肝脏肿大等表现时应当及时请儿科医师诊治。宝宝有白内障时，要高度怀疑此病。一旦怀疑是半乳糖血症，就要停止喂奶类食品，改用大豆制品喂养。

患苯丙酮尿症和枫糖尿症的宝宝

这两种病都是氨基酸代谢异常引发的疾病，如果全部用母乳或动物乳汁喂养宝宝，宝宝也会出现智力障碍。预防智力障碍的方法就是调整饮食中的氨基酸含量，减少母乳喂养，给予治疗食品，患这两种病的宝宝，小便中有很特殊的气味，宝宝还会出现喂养困难、反应差等表现。

怎样给宝宝喂维生素D胶丸

维生素D胶丸，是国际卫生组织推荐的预防婴幼儿佝偻病的药物，出生后半个月开始服用。有些妈妈把维生素D胶丸中的液体挤出来，放到水中喂宝宝。这样做，药物会部分浪费，致使药量不足。最好是整颗喂下去。把胶丸放在小勺中，用温水浸泡5分钟，用筷子轻轻按压胶丸，如果胶丸发软，能够被压变形，就可以把胶丸放入宝宝口中，用奶瓶喂水或用乳头喂奶，胶丸会顺利进入宝宝胃中，不会噎着宝宝的。

新生儿能喝鲜牛奶吗

鲜牛奶含有丰富的钙质，是很好的乳品，但不适宜喂养新生儿。鲜牛奶中的蛋白质比母乳高出约3倍，但其中有80%是酪蛋白。酪蛋白在胃中遇到酸性胃液后，很容易结成较大的乳凝块。鲜牛奶含有的大量钙质，也使酪蛋白沉淀，不易消化吸收。新生儿消化吸收功能原本比较弱，因此很难消化鲜牛奶，容易溢乳。选择新生儿代乳品，鲜牛奶不是首选。

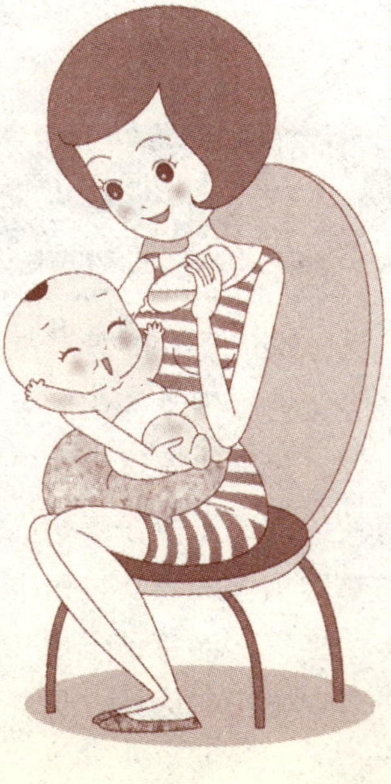

母乳喂养的新生儿需要喂水吗

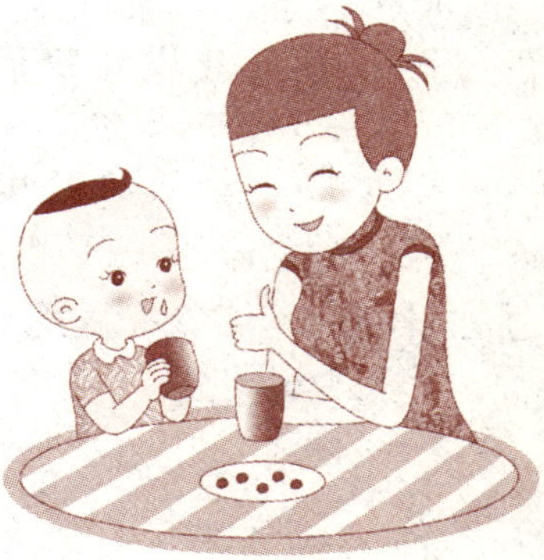

一般情况下，母乳喂养的婴儿，在4个月内不必增加任何食物和饮料，包括水。母乳含有婴儿从出生到6月龄所需要的蛋白质、脂肪、乳糖、维生素、水分、铁、钙、磷等全部营养物质和微量元素。母乳的主要成分是水，这些水分能够满足婴儿新陈代谢的全部需要，不需额外喂水。额外喂水，可能会增加婴儿心脏与消化道的负担，不利于婴儿的生长发育。但在特殊情况下，如高热、腹泻或服用某些药物、天气炎热、婴儿出汗多，就需要额外喂些温开水，以补充体内水分的不足。

健康护理

如何护理新生宝宝的眼、耳、鼻、口

眼

分娩过程中胎儿通过产道时，眼睛易被细菌污染，有些新生儿眼部分泌物很多，所以出生后要注意眼部护理，预防性地用0.25%氯霉素眼药水滴眼，每日2～3次。如有分泌物可用干净小毛巾或棉签蘸温开水，从内眼角向外轻轻擦拭。

小贴士

对出生即有脓性分泌物者，应将分泌物涂片，检查淋球菌，同时培养淋球菌，如阳性，应按淋病性结膜炎治疗。

耳

洗澡时注意勿将污水灌入新生儿耳内，洗澡后以棉签拭干外耳道及外耳。注意耳背后的清洁，有时会发生湿疹及皲裂，可涂些食用植物油，一旦发生耳后湿疹可涂婴儿湿疹膏。

鼻

鼻腔经常会有分泌物堵塞鼻孔影响呼吸，可用棉签或小毛巾角蘸水后湿润鼻腔内干痂，再轻轻按压鼻根部，然后用棉签取出。

口

口腔黏膜薄嫩，不宜擦拭。如果发现口腔黏膜有白色豆腐渣样物附着，以棉签轻轻擦拭时，不易脱落而且黏膜充血，则可能患了鹅口疮。

小贴士

宝宝止哭小窍门

⊙把新生儿的两只小手放在他的胸腹部，爸爸妈妈握着宝宝的手，轻轻地摇晃，宝宝会停止哭闹，安静下来。

⊙用左手掌腕部托住宝宝颈背部，五指托住宝宝头枕部；右手掌腕部托住宝宝臀与大腿交界部位，五指分开托住臀部。宝宝膝盖以下贴在妈妈上腹部，与宝宝面面相对，轻轻哼唱摇篮曲，宝宝会停止哭闹，安静下来。

⊙2个月以后的小婴儿，可放在爸爸一侧肩上，妈妈面朝宝宝，轻轻呼唤宝宝，宝宝会停止哭闹。但要注意观察宝宝是否呼吸通畅，因为宝宝还不能竖头，宝宝伏在肩膀上有发生呼吸道堵塞的可能，如果没有妈妈在后面看着宝宝，不要使用此方法哄宝宝。

新生宝宝的口腔不能擦

有的新生儿口腔硬腭上，可见一些白色小珠，医学上称为上皮珠。上皮珠是细胞脱落不完全所致，对宝宝没有任何影响，几天后就会自行消失，不必处理。有一种错误的观念，认为上皮珠要用干净的白布蹭掉。这是很危险的，因为新生儿口腔黏膜非常娇嫩，即使是轻轻摩擦，也会使黏膜受损，引起细菌感染，严重者可引起新生儿败血症。

新生儿牙龈上也可能有白色小珠，看起来像刚刚萌出的牙齿，有的就像小马驹口中的小牙齿，这种现象俗称“马牙”。新生儿口腔内两颊部，会堆积一小堆脂肪垫，俗称“螳螂嘴”。和上皮珠一样，“马牙”“螳螂嘴”也不需要处理，它们会自行消失的。

宝宝患脐茸怎么办

宝宝的脐带被剪断，一般几个小时后脐带的残端就会变成棕色，逐渐干枯、发黑，至3～7天后从脐根部自然脱落。若脐带脱落以后，脐部仍然很湿润，仔细观察呈粉红色，一般约绿豆粒大小，犹如葡萄串，表面常有渗液，甚至有脓液，这就是脐肉芽肿，又叫脐茸。这是由于脐断端长期不干燥受到细菌感染，有慢性炎症刺激的结果。如遇到这种情况，应当尽快请医生诊治。一般都需要清除肉芽，并用1%硝酸银溶液灼烧创面，用硝酸银处理时，注意勿烧伤周围皮肤。

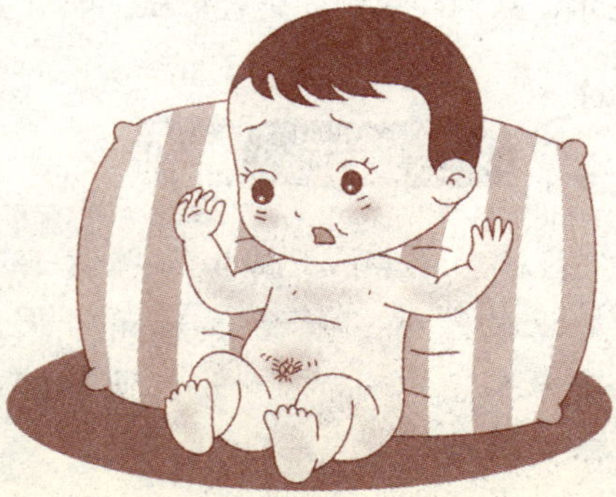

怎样给宝宝剪指甲

1. 宝宝躺卧床上，妈妈跪坐在宝宝一旁，再将胳膊支撑在大腿上，这样可以让手部动作稳固。

2. 握住宝宝的小手，将宝宝的手指分开，用婴儿专用指甲刀靠着指甲剪。

3. 要把指甲剪成圆弧状，不要尖，剪完后，妈妈用自己的拇指肚摸一摸有无不光滑的部分。

护理拓展：指甲刀的选购

可以选购在头部设计了放大镜的，方便妈妈看清宝宝细小的指甲；在手柄上设计手指圈位的，防止滑脱；在指甲钳外加有一个塑料套子的，其安全挡板可限制宝宝手指过度伸进指甲钳内，避免弄伤小手指。

怎样给新生宝宝排痰

新生宝宝没有清理呼吸道的能力，分泌物积留在咽喉部，出气呼噜呼噜的，好像喉咙中有很多痰。如果新生儿其他方面都正常，只是喉咙中有痰，这是新生儿正常的状态。如果分泌物过多，可以帮助清理一下，简便的办法是轻轻拍背。

妈妈用胳膊托住宝宝的胸部，让宝宝向前稍微倾斜，另一只手呈空拳状，轻轻拍打宝宝背部，等分泌物移到咽部并咳入口腔时，妈妈用套有纱布的手指，把分泌物清理出来；如果宝宝把分泌物咽到消化道中，可能引发呕吐，这是排出痰液的正常办法，妈妈不必紧张。另外，妈妈应适当给宝宝补充水分，稀释呼吸道中的分泌物，使其容易排出。

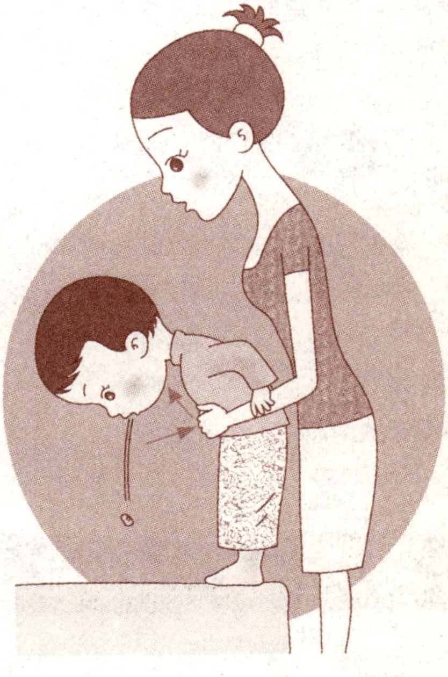

怎样应对尿布疹

尿布疹是由尿布问题所引起的一种皮肤疾病。大小便中的氨（阿摩尼亚）成分持续刺激、细菌感染、尿布的透气性不佳等均可引起。症状表现为：包括生殖器官在内，凡是被尿布覆盖住的皮肤都发红、逐渐肿胀、发痒。如果听之任之不进行治疗的话，严重时会糜烂或溃疡，流出大量脓水，令瘙痒加剧。症状一般持续1个月以上。若症状严重，宝宝臀部皮肤出现溃烂，就要去医院接受治疗，不要随便用药。

发现宝宝臀部皮肤发红时，就要警惕了。保持臀部皮肤干燥、勤换尿布是预防与治疗的好方法。在温度适宜的情况下，每次擦洗或换尿布后，可将宝宝的臀部暴露在空气中或阳光下数分钟，并涂上凡士林等润肤霜或护臀霜。宝宝大小便后，一定要用温水将臀部擦洗干净并擦干，避免大便残留在皮肤上。

小贴士

涂了药膏后不要再涂爽身粉，以免药膏和爽身粉凝结成块，影响药效。用过香皂或沐浴液的话，一定要清洗干净。尿布洗干净后，一定要在太阳下晾干或者烘干。

什么是新生儿脐疝

宝宝脐带脱落后，肚脐一天天地鼓起来，用手指轻压时，会发出咕唧咕唧的响声。慢慢地增大了，整个肚脐部都向外鼓，有时看着发亮。孩子哭闹时、竖立着抱起来时、排大便时都可以使肚脐明显增大，安静状态或睡着时可变得小一些。这就是新生儿脐疝。引起新生儿脐疝的常见原因是先天性发育缺陷。新生儿脐疝一般预后良好，多数有自愈倾向。女婴发生率高于男婴2～3倍。如果脐疝过大，可在医生指导下，施行胶布粘贴或钱币加压等措施。

给宝宝剃“满月头”好吗

我国某些地区流行着满月时给宝宝剃胎毛的习俗，认为这可以让宝宝的毛发更密更黑。可这并没有科学依据，只能是“好心办坏事”。满月宝宝的头皮娇嫩，而且抵抗力差。用锋利的剃刀给小宝宝剃头，常常会在娇嫩的头皮上留下许许多多肉眼看不见的伤痕，细菌可能会乘虚而入，造成宝宝头皮感染，严重的甚至可能引起败血症、脑膜炎等重症。其实，宝宝以后的头发长得多不多、黑不黑跟剃不剃胎毛没有关系。毛发与个人的体质、遗传、营养密切相关。当然，胎毛也会随着宝宝的成长而长长，这并不是说不能给宝宝剪胎毛了，而是说不要用剃刀。如果要给宝宝理发的话，最好用剪刀。

护理拓展：如何为新生宝宝选购玩具

选购要点：宝宝出生后1～2个月内，对眼前悬挂的物件或会发出声响的东西十分注意。宝宝尤其能以颜色明亮、对比鲜明、设计简单、轮廓明显的物体做出较快的反应。因此，最好挑选那些能使宝宝充分利用视觉的玩具。

宝宝出生后1个月，还不能分辨颜色，而对几何形的花纹或黑白挂件等会产生一定的兴趣。1个月以后，能逐渐分辨颜色，喜欢黄、绿等颜色，可以把挂件等换成花花绿绿的。

代表性玩具

活动挂件：熊猫、蝴蝶、金鱼等图形，不仅有助于宝宝的视觉活动，而且在移动中还能发出悦耳的声音来刺激听觉。挑选的时候要注意平衡，移动速度要适宜，使宝宝的眼睛能跟上；经过反射压膜处理或发出荧光色的挂件会造成视觉障碍，不宜选购。还要挑选那些宝宝躺在那里也能看清楚图形的挂件。悬挂的距离要符合宝宝眼睛的焦距，大约能在20～35厘米以内缓缓移动即可；同时要在45° 的角度上不时变换位置。

捏捏响：按压时发出声响，会使对外部世界尚不能积极探索的宝宝产生兴趣。只要用手轻轻按动，就能发出声音，同时刺激宝宝的视觉和听觉。这些玩具大部分都是用胶皮制成，因此在选购的时候，要仔细考虑对宝宝是否安全，是否检查出环境激素等问题。另外，可能会被宝宝放在嘴里咬啮或吸吮，因此还要确认是否染上了色素。

摇铃：这个时期的宝宝喜欢清亮的声音。摇铃能够引发宝宝认识外部世界的兴趣，有助于眼睛和手的协调能力，使视觉和听觉均衡活动。即使把摇铃放在嘴里也无害处，但是颜色、模样一定要能够吸引宝宝注意，还要考虑大小和重量能否使宝宝容易抓在手里。挑选摇铃时，还要确认材料是否结实，端部是否圆滑，抓在手里摇动时声音是否太响等情况。

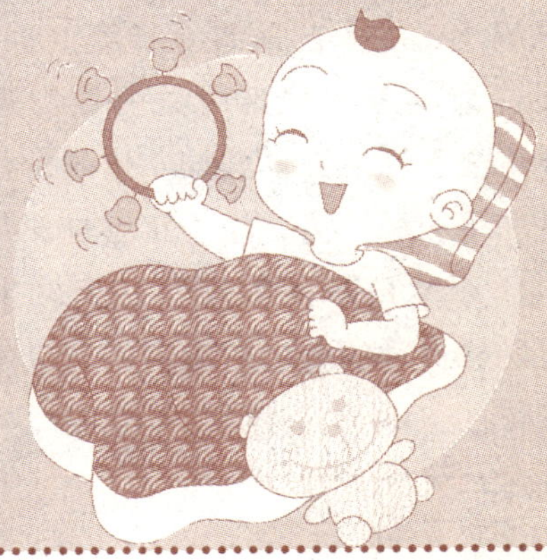

智力与潜能开发

动作能力训练

窜动

让宝宝俯卧在大床上，大人用手掌轻轻一推宝宝的双脚，宝宝会向前窜动1米左右。

小贴士

窜动是一种先天的反射，如同爬行那样，但比爬行还快，每次只窜动一步。这种窜动会渐渐减弱，到2个月时就会消失。剖宫产的宝宝窜动能力较弱，可能因为他们没有经过在产道3次的转动、全身肌肉未能得到锻炼的原因。

转侧练习

用宝宝感兴趣的发声玩具，在宝宝头部左右侧逗引宝宝，使宝宝头部侧转注意玩具。每次训练2～3分钟，每日数次。这项活动可促进颈肌的灵活性和协调性，为侧翻身做准备。

语言能力训练

说悄悄话

妈妈轻柔地对宝宝讲悄悄话，如“宝宝睡得好甜”“宝宝喜欢妈妈吗”“宝宝和妈妈永远在一起”等。持续3分钟，每天多次。与宝宝谈话时语言要简短，内容要重复多次，如“娃娃、娃娃、娃娃”“手、手、手”等。由于宝宝是先听后说的，所以父母应用普通话反复和宝宝讲话，这样良性的刺激对宝宝的语言发展非常有利。

听儿歌

播放一段发音准确、节奏欢快的儿歌给宝宝听，妈妈可以同时小声对着宝宝哼唱。

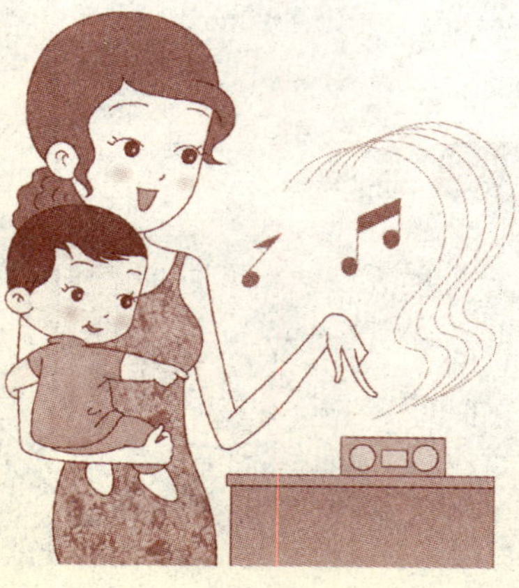

适应能力训练

挂个小铃铛

将铃铛系在宝宝的手上或脚上，当宝宝自己动手或动脚时，铃铛就会响起。或者妈妈一边轻轻摇动宝宝的手和脚，使铃铛轻响，一边说：“宝宝听，什么响？宝宝听，铃铛响。铃儿铃……”注意：铃铛不能太响，以免刺激宝宝的耳膜。这一游戏可以训练宝宝的听觉记忆能力。

眼睛寻物

将大一点的玩具放在宝宝眼睛的正上方，举到宝宝的视线之内（距宝宝30厘米左右）。把玩具先晃动一下，然后向左移动，再向右移动，这时你会看到宝宝的眼珠随着玩具移动，如宝宝的视线不追踪玩具，可将玩具再向宝宝眼前移几厘米。这一游戏可促进宝宝的观察能力和眼珠的灵活性。

社交能力训练

同宝宝说话

大人一边照料宝宝，一边和他说话：“啊，又尿湿了。”“不要紧，妈妈来换干净的。”“啊哟，饿啦，哭得真伤心，妈妈马上来啦……”当大人对宝宝说话时，宝宝的小嘴会又张又合地模仿着，虽然没有声音，但是宝宝在心里模仿着。只要在宝宝醒着时，就要有人同他玩、和他对话，使他感受到有需要时，有人在关爱他，使他有安全感。

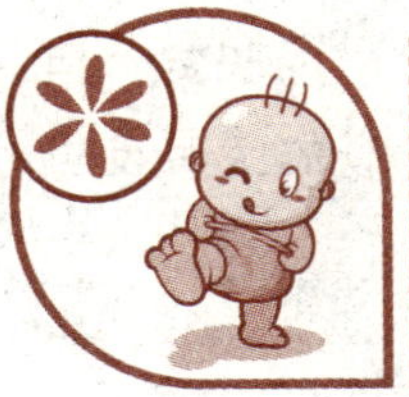

第四周

生长发育监测

生长发育状况

呼吸时快时慢

新生儿胸腔小，气体交换量少，主要靠呼吸次数的增加，维持气体交换。新生儿正常的呼吸频率是每分钟40～50次。新生儿中枢神经系统的发育，还不成熟，呼吸节律有时会不规则，特别是在睡梦中，会出现呼吸快慢不均、屏气等现象，这些都是正常的。

抖动

新生儿神经发育尚未完善，对外界的刺激容易做出泛化反应。当听到外来的声响时，往往是全身抖动，四肢伸开，呈拥抱状，这就是对刺激的泛化反应。

面部怪表情

新生儿会出现一些令妈妈难以理解的怪表情，如皱眉、咧嘴、空吸吮、咂嘴、屈鼻等，这些都是新生儿的正常表情，与疾病无关。但长时间重复出现一种表情动作时，就应该及时看医生了，以排除抽搐的可能。

憋红脸

新生儿有时憋红脸，那是在伸懒腰，是活动筋骨的一种运动。

动作发育

◇会从平躺半转向侧面。

◇被拉起成坐姿时，可保持头部与背部成一直线。

◇当手指被扳开时，会抓取东西，但很快就会掉落。

◇颈部力量已有所加强，可以趴在床上或大人的胸前，以腹部为支撑，把头稍稍抬起一会儿，而且还能左右转动他的小脑袋。

◇宝宝胳膊和腿的动作也协调了一些，控制肌肉的能力有所加强。

听觉、嗅觉发育

◇这时的宝宝已能辨别妈妈的声音和气味，即使妈妈不在眼前，只要听到妈妈的声音，宝宝就会表现出兴奋的样子，如果宝宝正因寂寞无聊而啼哭，听到妈妈的声音，宝宝也会很快安静下来。

◇现在宝宝已能判断声音的来源，听到不同方向传来的声音，宝宝的头就会转向这个方向。但声音的距离不能太远，应在50厘米以内。

视觉发育

◇宝宝的眼睛现在已能看清近距离的人和物，目光也会跟随眼前的物体水平移动，特别喜欢看线条较粗，图案简单，颜色鲜明的图画，尤其是人脸的图案。

语言能力

◇会发出喉音。

◇看到爸爸妈妈或听到爸爸妈妈的声音时，可能会发出“呀”的声音。

社交能力

◇会紧抓抱着的人。

睡眠

现在宝宝已初步形成了自己的睡眠、吃奶和排便规律及习惯，有的宝宝夜里已能睡4～6个小时的长觉，但宝宝之间的差异很大，有的宝宝夜里还需要妈妈喂2～3次奶。

发育异常早知道

什么是先天性幽门狭窄

先天性幽门狭窄是新生儿常见病，男孩患此病的概率高于女孩。幽门是指从胃通向十二指肠连续的部分，如果幽门壁的肌肉非正常肥厚的话，会导致幽门极其狭窄，而使新生儿吃的食物难以通过幽门而到达十二指肠。主要症状表现为：出生后7天之内几乎没有任何症状，出生后3～6周就出现呕吐，开始仅仅是吃奶后呕吐，继而发展为喷射性的呕吐。呕吐物为黏液或乳汁或乳凝块，不含有胆汁，有的还会掺有少量的血。持续呕吐的话，会导致新生儿营养不足，体重下降，大便量减少，且腹部有枣核状的肿块。

新生儿硬肿症

新生儿硬肿症多发生于早产儿，以出生后1周内的宝宝为多见，病因多与寒冷的刺激有关系，有早产、产伤、窒息、感染等因素的高危儿，如果保暖不好和喂养不足，都可能会发生此病。其主要症状表现为全身皮下脂肪聚集的任何部位发生硬肿，摸上去如硬橡皮般，常见于四肢、臀部、肩部、面颊等。还表现为体温不升（在35℃以下），全身冰凉，反应差，哭声弱，重症患儿不能吸吮，心率、呼吸减慢，易发生肺与消化道出血、感染及各器官功能衰竭等，如不及时治疗将会危及生命。

母乳与辅食喂养

怎样选购配方奶粉

◆根据喂食效果来选择，食后无便秘、无腹泻，体重和身高等指标正常增长，睡得香，食欲也正常，食后无口气、眼屎少、无皮疹的奶粉就是好奶粉。

◆根据奶粉的成分来选择，越接近母乳成分的奶粉越好。配方奶粉成分大多接近母乳成分，只是在个别成分和数量上有所不同。α-乳清蛋白能提供最接近母乳的氨基酸组合，提高蛋白质的生物利用度，降低氮质总量，从而有效减轻肾脏负担。α-乳清蛋白还能促进大脑发育。因此，在选择配方奶粉时，应选择α-乳清蛋白接近母乳的配方奶粉。

◆根据婴幼儿的月龄和健康状况来选择。市售的奶粉，说明书上一般都会介绍适合多少月龄或年龄的婴幼儿，可按此进行选择。对缺乏乳糖酶的婴幼儿、患有慢性腹泻导致肠黏膜表层乳糖酶流失的婴幼儿、有哮喘和皮肤疾病的婴幼儿，可选择脱敏奶粉，又称为黄豆配方奶粉；急性或长期慢性腹泻的婴幼儿，由于肠道黏膜受损，多种消化酶缺乏，可用水解蛋白配方奶粉；缺铁的婴幼儿，可补充高铁奶粉。如果不能确定选用何种奶粉，最好还是在临床医生的指导下进行选购。

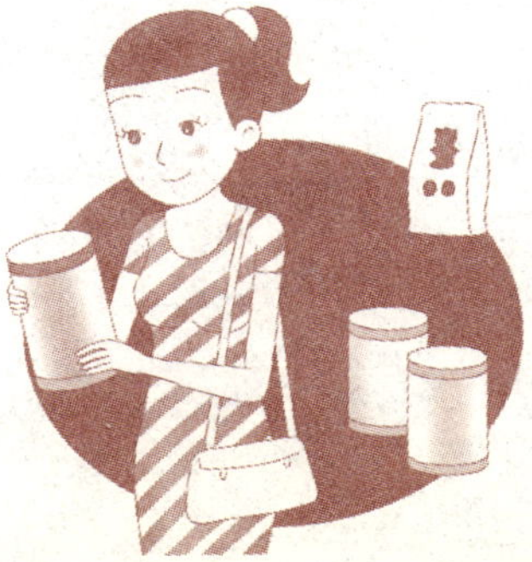

怎样喂养对牛奶过敏的宝宝

患有牛奶过敏症状的宝宝，主要有乳糖耐受不良和牛奶蛋白过敏两种状况。其中乳糖耐受不良是由于宝宝的肠道中缺乏乳糖酶，对牛奶中的乳糖无法吸收导致消化不良。此类患儿只有胃肠方面的不适，大便稀糊如腹泻般，如果停止喂牛奶，症状很快会改善。

牛奶蛋白过敏是因为部分宝宝对牛奶中的蛋白质产生变态（过敏）反应，每当接触到牛奶后，尤其是胃肠道最多，身体就会发生不适症状；各个年龄段都会有，因为婴幼儿多以牛奶为主食，所以是最容易发生牛奶过敏的人群。

如确定宝宝为牛奶过敏，最好的治疗方法就是避免接触任何牛奶制品。目前市场上有一些特别配方的奶粉，又名“医泻奶粉”，可供对牛奶过敏或长期腹泻的宝宝食用。这种奶粉以植物性蛋白质或经过分解处理后的蛋白质取代牛奶中的蛋白质，以葡萄糖替代乳糖，以短链及中链的脂肪酸替代一般奶粉中的长链脂肪酸。其成分虽与牛奶不同，但仍具有宝宝成长所需的营养及相同的热量，也可避免宝宝出现过敏等不适症状。

小贴士

应对"直肠子"——一吃就拉的有效方法

⊙妈妈不要吃辛辣的食物。

⊙如果宝宝同时有湿疹，妈妈还要少吃鱼、虾等容易过敏的食物。

⊙不用总给宝宝把便，这会造成宝宝排便次数更多。

⊙尽管边吃边拉，妈妈也不要急着给宝宝换尿布，因为打开尿布，宝宝腹部受凉，肠蠕动可能会更强。

新生儿发热时能喂母乳吗

发热是小儿常见的临床症状，可由多种疾病引起。发热时机体要消耗较多的能量及水分，退热时往往因大量出汗而致体内水分消耗增加。而母乳中含有较多的免疫物质，可使新生儿受感染的机会相对减少，发热的发生率亦相对减低，发热的程度也相对减轻。另外，母乳中还含有大量的水分及多种微量元素，可供给因发热而丢失的液体和电解质，同时也供给了足够的热量。因此，当新生儿发热时，不但可以正常喂养母乳，而且还要增加喂奶次数。如做到了这一点，新生儿不但不会因发热而致虚脱，同时还能促进身体健康的恢复。

怎样给奶具消毒

宝宝的奶瓶、奶嘴、餐具等仅仅用常规的清洗方法是不够的，还要进行消毒。消毒的方法有多种，耐用又有效的方法就是煮沸消毒，将奶具放入沸水中煮开10分钟，冷却后即可取出使用。最简单的方法就是用消毒剂消毒，将所有奶具放入一个大容器中，加水浸过奶具的高度，放入消毒剂（固体或液体均可），浸泡30分钟，然后清洗干净。

也可用放入微波炉的蒸汽装置，消毒大约5分钟。但使用前必须先确定奶瓶和其他用具是否可以用微波加热。还可以采用蒸汽消毒机消毒，只需加入水就可产生足够的蒸汽为奶具消毒，大约需要10分钟。

小贴士

消毒完毕的奶具应妥善收放，以防二次污染，前功尽弃。把消毒后的奶具放在清洁的地方，并用消毒巾蒙盖好以备用。

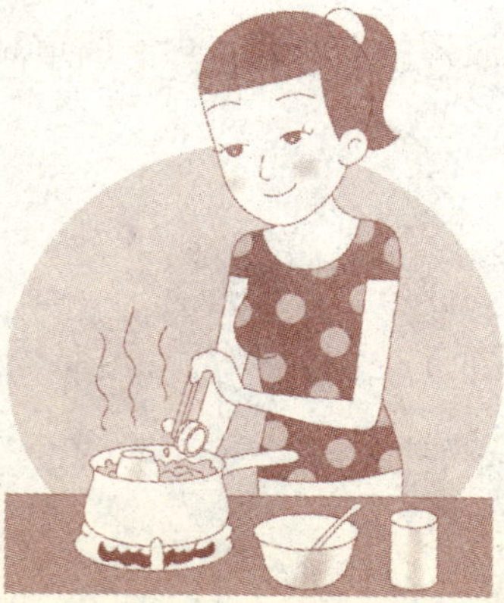

健康护理

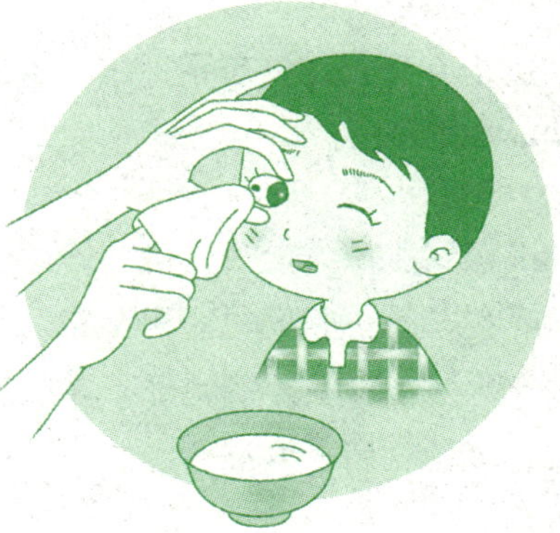

宝宝眼眵过多怎么办

造成眼眵过多的原因

一是鼻泪管闭塞，即新生儿的部分泪腺被堵塞，无法顺利分泌眼泪，造成泪水积存在眼睛里，所以经常会形成眼眵；二是因为发生结膜炎或睫毛刺扎眼睛。由于生理性因素如倒睫造成的眼眵，一般呈白色黏液状；由细菌感染而引起的眼眵，多呈黄色黏稠状。假如是鼻泪管闭塞的话，可以通过按压眼睛和鼻子之间的泪囊来缓解。如果发现宝宝两眼泪汪汪，甚至不时流泪，内眼角下方鼻根处又红又肿，当天气寒冷或刮风时症状更为明显，可能是患上了急性泪囊炎，必须去医院治疗。新生儿有结膜炎，大部分是因为在出生的过程中，感染了细菌而造成的，症状为出生后2～5天内，眼眵多，眼球充血。适当地使用抗生素，会有所帮助。若采取上述措施，依然有过多眼眵产生的话，最好是向医生咨询。

宝宝患鹅口疮怎么办

鹅口疮俗称“白口糊”，是由白念珠菌（真菌）引起的口腔黏膜炎症，是新生儿常见病。如果父母忽略给刚喝完奶的宝宝清洁口腔，或者奶瓶没有消毒干净，母亲乳头不洁，都可能导致感染白念珠菌，出现鹅口疮。母亲患有真菌性阴道炎，胎儿在出生的过程中也可能受感染。症状是口腔内壁出现了白色斑点，严重的甚至融合成片，无法用柔软的纱巾或湿棉花擦去。患处无疼痛感，不影响宝宝喝奶，不引起发热。如果鹅口疮扩展到咽喉，可引发呼吸困难；斑点脱落时会流血，若白念珠菌进入肠子，还会引起腹泻。

发现宝宝患上鹅口疮后，不需使用抗生素，可用消毒药棉蘸2%的小苏打水或1%甲紫（龙胆紫）、5%的生理盐水轻轻擦拭口腔。注意，不要用力擦拭患处，以免损伤黏膜引起出血和继发细菌感染。如果发现白色斑点扩展至咽部，应该立即去医院接受治疗。

预防的方法是，宝宝喝完奶后，父母用沾了水的纱巾轻轻擦拭宝宝的口腔内壁和牙床。或者给宝宝喂完奶后，再喂几口温开水，以清洁口腔。另外，宝宝的洗漱用具如脸盆、毛巾等，奶瓶等餐具，在开水中煮20～30分钟，进行彻底消毒。妈妈在喂奶前要将奶头擦洗干净，手也要保持清洁。

护理拓展：鹅口疮的饮食疗法

萝卜橄榄汁

白萝卜汁3～5毫升，生橄榄汁2～3毫升，混合后放碗内置锅中蒸熟。待凉分2次服用，每日1～2剂，连服3～5日。

苦瓜汁

新鲜苦瓜洗净、榨汁，将苦瓜汁60毫升放入沙锅内煮开，加入适量冰糖搅匀，即可服用。

观察大小便

在母乳充足的情况下，宝宝每天的小便应在6次以上。

正常新生儿在出生后2～3天内，排泄黑绿色大便，即胎便，3～4天以后就应逐渐变为正常新生儿的黄色便。

纯母乳喂养的新生儿大便是金黄色、稀糊糊的软便，每天5～6次。配方奶喂养儿大便呈浅黄色，每天1～2次。如果持续出现异常大便，如水样便、蛋花样便、脓血便、柏油便等，则表示宝宝有病，应及时治疗。

误区警示：越治越重的腹泻

新生儿腹泻越治越重，许多情况下不是宝宝病况严重，而是新手父母护理不当。

⊙腹泻病因不清，自行使用止泻药，尤其是使用抗生素。新生儿肠道内生态平衡尚未建立，正常菌群数目少，使用抗生素后，使生态平衡进一步受到干扰，加重腹泻。

⊙药物服用方法不正确。如微生态制剂不能与抗生素同时服用，必须间隔2小时以上，许多新手父母不知道这个道理，就给宝宝一同服用，结果治疗效果不佳。

⊙没有注意饮食。宝宝腹泻头1～2天，可以适当拉长喂奶间隔，但不能长时间减少喂奶量次。腹泻已经使宝宝丢失了营养和水、电解质，消化功能降低，食欲降低，营养吸收也差。如果再控制奶量，宝宝就会出现营养不良，水、电解质紊乱，肠蠕动加快，结果会使腹泻越来越重。

⊙乳糖不耐受，尤其是人工喂养的宝宝更容易出现。按一般的肠炎治疗，不但没有效果，还会越治越重。

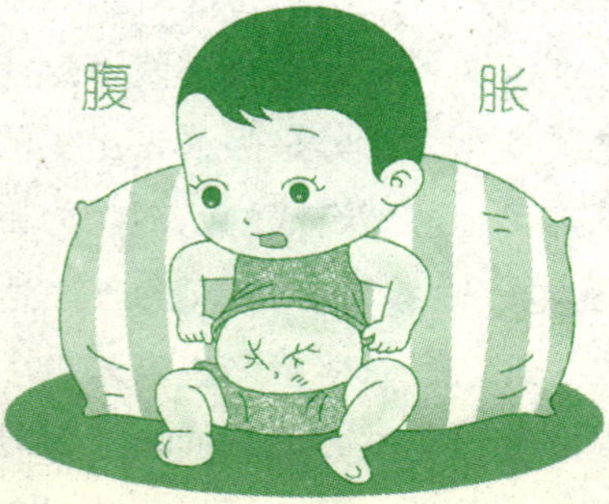

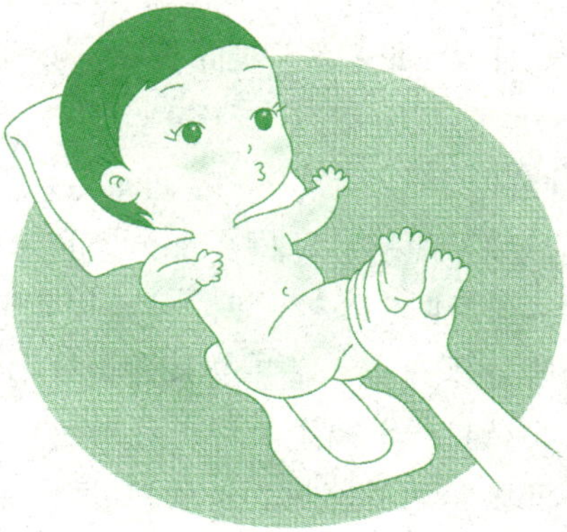

新生儿红臀怎么办

红臀主要是由于新生儿柔嫩的皮肤受尿液的刺激而致，严重时可致臀部破溃。因此，新生儿使用的尿布应具有清洁、柔软、吸水力强等特点，而且不能在尿布下放塑料布，因为塑料布与橡皮布均不透气，使用后可使小儿臀部始终处于湿热的环境中，而更易发生红臀。洗尿布时应将尿布中的皂液或碱性成分洗净，用开水烫洗后在阳光下晒干，以备再用。

如出现红臀，则应采取相应措施，除勤换尿布及每次换尿布后用温热水将臀部皮肤洗净外，尚须涂以治疗红臀的红臀膏（用鱼肝油滴剂与凡士林混合配制的软膏）或涂以经过消毒的植物油。还可用灯泡或电吹风局部烘烤，以促使红臀部位的皮肤干燥、局部血管扩张，促进局部血液供应，加快红臀的愈合，每天2～4次，每次10～15分钟。但须注意，烘烤应离臀部皮肤有一定的距离，以防烫伤。

新生儿抚触操

抚触作用

系统的抚触，有利于宝宝的生长发育，增加免疫力，增进食物的吸收和利用，减少哭闹，增加睡眠，促进宝宝健康成长，同时能增进父母与宝宝之间的感情交流，促进宝宝心理健康地成长。

抚触方法

⊙头部抚触

用两手拇指从前额中央向两侧滑动。

用两手拇指从下颌中央向两侧滑动，让上下颌形成微笑状。

两手从前额发际抚向脑后，最后两中指停在耳后，像梳头样动作。

⊙胸部抚触

双手在胸部两侧从中线开始弧形抚触。

⊙腹部抚触

两手依次从宝宝右下腹向上再向左到左下腹移动，呈顺时针方向画圆。

⊙四肢抚触

两手抓住宝宝一个胳膊，交替从上臂至手腕，轻轻挤捏，然后从上到下搓滚。对侧及双手做法相同。

⊙手足抚触

用两拇指交替从宝宝掌心向手指方向推进，从脚跟向脚趾方向推进，并捏搓每个手指和足趾。

⊙背部抚触

以脊椎为中线，双手与脊椎成直角，往相反方向移动双手，从背部上端开始移向臀部，再回到上端，用食指和中指从尾骨部位沿脊椎向上抚触到颈椎部位。

抚触注意事项

抚触不必拘泥于某些刻板固定的形式，但基本的抚触程序是先从头部开始，接着是脸、手臂、胸部、腹部、腿、脚、背部。每个部位抚触2～3遍。开始要轻，以后适当增加压力。

⊙最好在两次喂奶之间进行抚触，洗澡后也可以，室温在22℃～26℃。

⊙抚触前用热水洗手，可用润肤油倒在手心作为润滑剂。

⊙抚触时可播放优美的音乐，和宝宝轻轻地交谈。

⊙密切注意宝宝的反应，出现哭闹、肌张力增高、活动兴奋性增加、肤色出现变化、呕吐等情况时应停止抚触。

⊙对早产儿的抚触应该在30℃环境温度下进行。

预防接种

乙型肝炎疫苗

预防乙型病毒性肝炎，须接种3次，在出生24小时后，注射第一针；满1个月后，注射第二针；满6个月时，注射第三针。以肌内注射的方式接种，早产儿须体重达到2 500克时接种。接种后，宝宝易哭闹、喝奶量减少，有的宝宝会在接种部位出现红肿或全身发热，通常在2天内消退。

卡介苗

预防结核病，皮内注射在手臂上三角肌处。出生即可接种，早产儿在出生6个月后接种。接种后1～2周在接种部位出现红色的小结，稍微痛痒，但不会发热；4～6周后变为脓包或溃烂，不用包扎、涂药，但不要弄破脓包；2～3个月后开始痊愈，痂皮脱落会留下一个永久性的浅红色的小疤。为了判断卡介苗接种是否成功，一般在接种后8～14周做结核菌素（OT）试验，呈阳性者说明接种效果良好，2～3个月后可产生免疫力，免疫期2～5年。大概在小学一年级时，再做一次OT试验，呈阴性者再接种一次卡介苗。

小贴士

有活动性结核病、烫伤、皮肤病、发热、免疫功能低下或接种部位有湿疹的宝宝不宜接种卡介苗或需要延期接种。生后超过3个月接种，需要做OT试验，呈阴性者才能接种。

智力与潜能开发

动作能力训练

拉腕坐起

先将宝宝置于仰卧位，家长握住宝宝的手腕，轻轻地缓慢拉起。宝宝的头一般是前倾和下垂，有时宝宝的头可竖起片刻。每天可练习2～3次，以此锻炼其颈部和背部肌力。

俯腹抬头

宝宝空腹时，将他放在大人胸腹前，并使其自然地俯卧在大人的腹部，把双手放在宝宝脊部按摩，逗引宝宝抬头。

抓握

轻轻抚摩宝宝的双手，按摩其手指，不断引起其抓握反射，输入刺激信息。当你用手指（或玩具细柄）接触宝宝的手掌时，他的小手能握住不放。

语言能力训练

拉长发音

让宝宝仰卧于妈妈怀里或躺在床上，妈妈做出各种表情，并发出简单欢快的声音，引起宝宝的反应。当宝宝喃喃自语，发出“O——O——O”这样的音时，妈妈可以重复并拉长其发音“O——O——O”。这种相互交流有助于宝宝语音的形成，延长发音可以强化宝宝正在形成的语音。

逗引发音

在宝宝啼哭之后，父母发出与宝宝哭声相同的声音，这时宝宝会试着再发声。通过几次回声对答后，宝宝会喜欢上这种游戏似的叫声，渐渐地学会了叫而不是哭。这时父母可以把嘴张大一点，用“啊”来代替哭声诱导宝宝对答，渐渐地宝宝发出第一个元音。如果宝宝无意中发出另一个元音，无论是“噢”或“咿”都应以肯定、赞扬的语气用回声给以巩固强化。

适应能力训练

扫掌心

将宝宝放在妈妈腿上，摊开宝宝的小手，用手指在其手掌心轻轻扫，并从手掌的末端扫至指尖，并在扫的时候对宝宝说话或唱儿歌。双手轮流做5次。这一游戏可刺激宝宝的触觉系统。

视力集中训练

在宝宝卧位的上方，挂一些使之感兴趣的能动的物体，如彩色的气球、花环等。每次一件，定时更换，最好是红色、绿色或能发出响声的玩具。触动这些玩具，能引起宝宝的兴趣，使他的视力集中到这些玩具上，每次几分钟，每日数次。

动一动，听一听

将绳子一端系在能发出响声的玩具上，另一端套在宝宝踝部或手腕上。在宝宝眼前20厘米处，用玩具逗引其腿动或手动，眼前的玩具被带动并发出声响。经过多次重复后，会使宝宝本能地体会到自己的动作，可以带来环境的某种变化。这种训练有利于激发宝宝的好奇心，促进自我意识的觉醒和主动性探索的愿望。

社交能力训练

爱抚宝宝

大人一边看一边用手指轻轻点着，并说：“这是宝宝的眼睛（鼻子、耳朵、嘴巴）。”同时说明各个部位的特点，比如“宝宝的眼睛像宝石一样，好明亮呀”等。虽然宝宝现在还听不懂，但他从大人的语气、表情中感受到了赞美和关爱。然后，可以让宝宝看着大人的脸，大人用手在自己的脸上指指点点，边指边说。

护养 第2月 1~2个月宝宝的护养

护养要点

◎日常生活规律化。
◎视、听、触觉神经系统的训练。
◎形成规律的哺乳时间。
◎让宝宝轮番左右侧卧，有人照顾的情况下俯卧。
◎经常抱宝宝到户外活动。
◎逗引、培养宝宝发音。

生长发育监测卡（宝宝满2个月）

生长发育

男

体重_______千克（参考范围4.7～7.6千克）

身长_______厘米（参考范围55.6～65.2厘米）

头围_______厘米（参考范围37.0～42.2厘米）

女

体重_______千克（参考范围4.4～7.0千克）

身长_______厘米（参考范围54.6～63.8厘米）

头围_______厘米（参考范围36.2～41.0厘米）

智能发育

类别	测试内容	测试方法	合格标准	出现时间
大动作	俯卧抬头	宝宝俯卧，双手放在头的两侧，大人在前面用玩具逗引。	能抬头离开床面，脸与床呈45°。	第__月 第___天
精细动作	小手放到嘴里	宝宝仰卧，让手臂随便活动。	主动将小手放进嘴里。	第__月 第___天
语言能力	发音	用亲切、动听语言逗引他。	会发“a”、“o”、“e”等元音。	第__月 第___天
适应能力	追着玩具看	宝宝仰卧，大人在距眼20厘米处摇动一红线球（直径10厘米），然后慢慢将球移向头的一侧，再由一侧经过眼前移向另一侧。	眼或头随红球转动的角度超过90°。	第__月 第___天
社交能力	发出笑声	用玩具或语言逗引宝宝，但不要接触其身体。	能发出“咯咯”的清脆笑声	第__月 第___天
	自然、欢快	宝宝仰卧，大人站在宝宝面前，不要逗引宝宝。	能自动微笑、发声或招手蹬脚、表现出天真快乐的神情。	第__月 第___天

生长发育监测

生长发育状况

体重

体重是儿童发育的重要指标。正常婴儿，满月时的体重比出生时增加约1千克，到第8周时，又增加约1千克，每天大约增加30克。

身长

宝宝满月时比出生时增加3厘米左右，因为从比例上看，体重发展更快些，所以显得宝宝长得胖了。到第8周，还要增加3～4厘米。有的宝宝长得稍快些，有的宝宝长得稍慢些，只要宝宝精神好、身体健康，小的差异不必在意。

头围

这个月宝宝头围可达36厘米。前半年头围平均月增长9厘米，但每月实际增长并不是平均的。所以，只要头围在逐渐增长，即使某个月增长稍微少了，也不必着急，要看总的趋势。总的趋势呈增长势头就是正常的，并不是这个月必须增长3～4厘米。

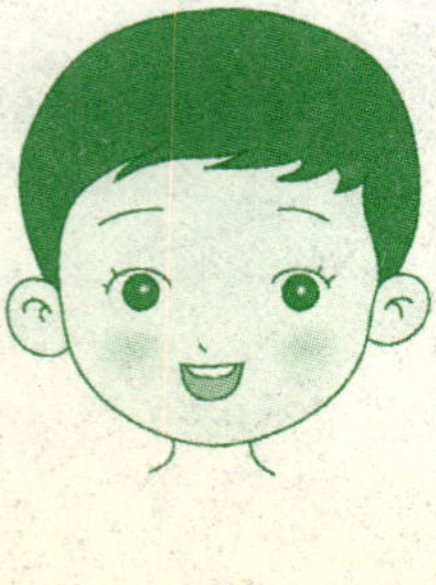

大动作

◇平躺时，宝宝整个身体的姿势基本处于对称状态。

◇趴着时，宝宝可以挣扎着抬起头并向四周张望，下颌能逐渐离开床面5～7厘米，但抬头时间只有1～2秒钟，之后头就会垂下来。

◇轻轻拉着宝宝的手腕坐起，与第1个月相比，宝宝的头不会马上前倾，能竖直2～5秒钟，但很快又会垂下去。

◇扶住肩部让宝宝坐着，宝宝的头仍会前倾下垂，但却能使头反复地抬起来。

◇托着胸腹部让宝宝面朝下悬空，宝宝的头能举到与躯干同一高度，但腿仍会垂下去。

精细动作

◇用带柄的玩具碰手掌时，宝宝能握住玩具柄2～3秒钟。

◇把环状的玩具放在宝宝手中，宝宝的小手能短暂地举起环状玩具。

语言能力

◇宝宝偶尔能发出类似“a”、“o”、“e”等元音，有时还能发出咕咕声或嘟嘟声。

◇当和宝宝讲话时，如果大人升高音调、减慢发音速度、加重某些音节或眼睛和嘴比平时大，都会引起宝宝的注意，甚至能够使宝宝微笑。

◇大人对宝宝讲话时，宝宝能集中注意力，有时还能发音回应。

听觉发育

◇宝宝刚一出生就有了听觉，听到妈妈对着宝宝说话的声音能做出反应，表现为眨眼、注视、手足活动或张口，显现要和妈妈对话的样子。

◇宝宝对高音、太响的声音不喜欢，表现出烦躁、惊恐、哭吵等反应，而对温柔、低沉和慢节奏的声音表现出安静、高兴的反应。

◇出生不久的宝宝对声音就有分辨能力，对妈妈及经常接触宝宝的人的声音与对陌生人的声音有完全不同的反应，说明宝宝的听觉已经非常灵敏了。

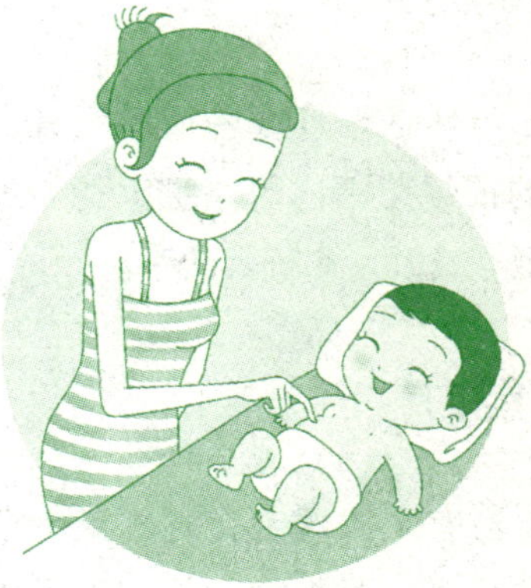

感觉发育

◇1个多月的宝宝，皮肤感觉能力比成人敏感得多，有时家长不注意，把一丝头发或其他东西弄到宝宝的身上刺激了皮肤，他就会全身左右乱动或者哭闹表示很不舒服。

◇对过冷、过热都比较敏感。

◇不喜欢苦味与酸味的食品，如果给他吃，他会表示拒绝。

视觉发育

◇宝宝能看见活动的物体和大人的脸。

◇将物体靠近他眼前，他会眨眼，这叫做“眨眼反射”，一般出现在1个半月到2个月。

◇有些斜视的宝宝在8周前可自行矫正，双眼能一致活动。

适应能力

◇当环状玩具或带柄的玩具出现在宝宝的视线范围内时，宝宝能转过头来注视玩具或大人拿玩具的手。

社交能力

◇当有大人逗宝宝时，宝宝会做出一定的反应，如发声、微笑、手脚胡乱挥动等。

◇宝宝有时能短暂看着妈妈的脸。

◇除了妈妈外，宝宝会对其他人，如爸爸或兄、姐微笑。

情绪反应

◇自己会表示苦恼、兴奋、高兴，并能以吸吮方式使自己安静下来。

◇会清醒地直视人，而兴奋时摆动手、腿、喘气、发出声音。

◇宝宝视线随着移动的人转，开始较喜欢看立体的而不是平面（如图画）人的头部。

◇被抱、听到人声、看到人脸的时候，会安静下来，整个身体状态有进步。

◇最重要的刺激仍是抚摸宝宝，与宝宝说话。如果有人和宝宝玩，会醒得久些，可能会为人“表演一番”。

◇喜爱洗澡，给宝宝洗澡可使其保持良好的情绪。

睡眠

每天能睡18～20个小时。

发育异常早知道

枕秃是宝宝缺钙吗

大多数父母知道枕秃是缺钙引起的，有的医务人员也这样解释孩子的枕秃，而实际上，并不是所有的枕秃都是由缺钙引起的。小宝宝爱出汗，基本都是仰卧着睡觉，而且一天24小时大多数时间是躺着度过的，如果枕头过硬（有的父母为了给孩子睡头形用黄豆、玉米粒装枕头），孩子整天在枕头上蹭来蹭去的，就会把枕后的头发磨掉了，现在出现枕秃更多的原因是后一种，由缺钙引起的倒少见了。另外，缺铁性贫血、其他营养不良性疾病，都有可能导致枕秃。父母不要一看到孩子有枕秃，就盲目给孩子增加钙的摄入量。

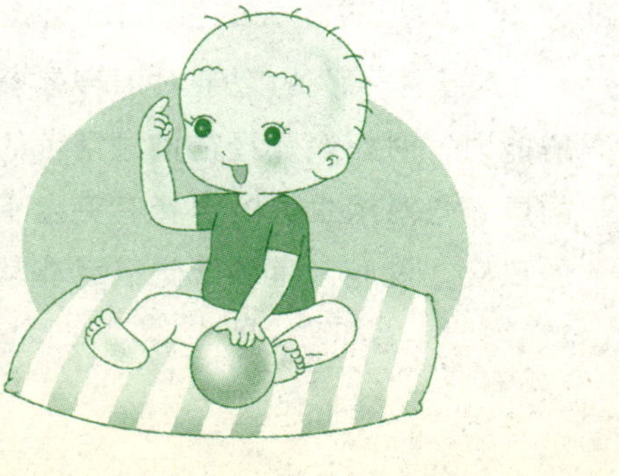

检查宝宝视力是否异常

3个月以内的宝宝只能检查是否有视力，而不能判断其确切的视力情况。下面有3种简易方法供父母来检查宝宝是否有视力。

⊙让宝宝仰卧，拿一支铅笔突然移向宝宝面部。宝宝会眨眼，就说明能看到东西。

⊙准备一只瓦数较低的灯泡的小手电筒，注意观察宝宝的眼睛瞳孔。用手电筒照宝宝的眼睛，看到宝宝眼睛的黑瞳孔突然缩小，就说明有瞳孔对光反射，有视力。

⊙让宝宝仰卧，用一根线悬挂一红色物体（毛线球、玩具等）在宝宝眼睛上方20厘米处。如果宝宝盯着看，并且眼睛随着物体的左右摆动而进行跟踪，则说明宝宝有视力。

警惕宝宝的囟门发生异常

宝宝有前后两个囟门。前囟门位于头顶前方，是由顶骨和额骨边缘形成的菱形空隙，只有头皮覆盖，一般1.5厘米×2厘米大小，较易被发现，手摸时会有轻微鼓动。随着颅骨的发育，前囟门距离会有所增大，6个月时可达2.5厘米×3厘米，最迟在1岁半时闭合。后囟门在脑后方，是顶骨与枕骨边缘形成的三角形空隙，正常为0.5厘米×1厘米，最迟于6～8周闭合。囟门是反映宝宝头部发育和身体健康状况的一个重要窗口。父母若是对它了解得多一些，平时多加观察，便可通过它透视到宝宝身体里，如有异常情况，也可尽早得知，从而让宝宝及早得到诊治。

⊙囟门大小

囟门过大一般是指宝宝出生后不久，前囟门就达到4厘米×5厘米大小。囟门过大，首先可能是宝宝存在先天性脑积水，其次可能是先天性佝偻病。

囟门过小主要是指囟门仅有手指尖大，很可能是存在头小畸形，也可能是颅骨早闭造成的。

⊙饱满情况

宝宝的前囟门原本是平的，如果突然之间鼓了起来，说明宝宝的颅内压力增高。通常颅内压力增高是由于颅内感染引起的，宝宝可能是患了脑膜炎、脑炎等疾病。

囟门凹陷主要是因为宝宝的身体内缺了水。此时妈妈应该及时给宝宝补充水分，因为脱水过度会造成体内代谢紊乱。

⊙闭合时间

囟门早闭时必须测量宝宝的头围，如果头围低于正常值，可能为脑发育不良。

囟门迟闭主要是指宝宝已经过了18个月，但前囟门还未关闭，多见于佝偻病、呆小病，仅有少数为脑积水或其他原因所致的颅内压增高，应去医院做进一步的检查。

小贴士

在囟门闭合前，必须注意保护，不要碰撞硬物或压迫囟门处，避免寒冷气流直吹，避免阳光直射。在检查宝宝的囟门时千万不要用指尖按压，以免发生意外。应以指腹放在头顶，从顶部轻按，滑向额部，触出囟门边缘，测量其大小。

母乳与辅食喂养

本月喂养指导

从这个月起，最好能够规律宝宝吃奶的时间。一般间隔3～4小时，增加每次的哺乳量，每天喂5～6次，并且在大致相同的时间里喂。在此时期，每次哺乳量可在120～160毫升之间，一次要花费15～20分钟。如果宝宝吸吮半小时以上不松口，或才吃完奶不到1小时又闹着要吃奶的话，应该怀疑是否母乳不足。母乳不足的话，可以采用混合喂养的方式，但是在早上、中午、睡觉前以及夜间最好是让宝宝喝母乳。采用混合喂养的宝宝，还有那些不喜欢喝牛奶、奶粉的宝宝，不要用硬灌的方法让其把奶瓶里的奶喝光。可以在宝宝十分饥饿的时候先喂奶粉，这样宝宝就会慢慢接受奶粉了。混合喂养和人工喂养的宝宝可以喂菜汤和少许与温开水以1：1的比例稀释过的鲜榨果汁，品种和量可以适当地增加，以满足宝宝对维生素和矿物质的需要，一般每日2次，在两次哺乳间喂。

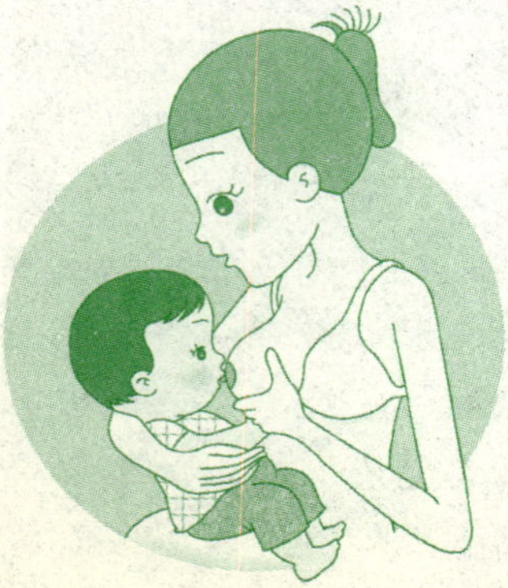

给宝宝添加果汁和菜水有什么讲究

最好先添加菜水，因为果汁的味道比较甜，而宝宝们都喜欢甜味。先加果汁的话，宝宝很可能因为菜水的味道比较淡而不接受。另外，1～4个月的宝宝消化系统还没有发育完全，消化功能很弱，太浓的果蔬汁不利于宝宝消化和吸收，所以要加水稀释。

喂养拓展：新鲜果汁、菜汁的做法

鲜果汁的做法：如果家里有榨汁机的话，可将橘子、广柑等水果洗净去皮，加工后去渣加水和少量白糖，放入奶瓶中喂宝宝。

菜水的做法：取少许新鲜蔬菜，如菠菜、油菜、胡萝卜、白菜等，洗净切碎，放入小锅中，放少量水煮沸，再煮3～5分钟，菠菜可少煮一会，胡萝卜可多煮一会，放置到不烫手时，将汁倒出，加少量白糖，放入奶瓶给宝宝食用。

小贴士

给宝宝饮用果汁、菜水时，开始时量要小，加水要多，宝宝适应以后，逐渐增加浓度。

注意乳头保护

出了满月，妈妈仍然要注意保护好宝宝的“粮袋”：由于宝宝吸吮能力增强，乳头皲裂仍可能会发生。所以，每次喂奶后，还要在乳头上涂一点奶液，晾干后再放下乳罩，乳罩不要过紧，以免对乳头过分摩擦。乳腺炎的发生率降低，但仍然有罹患的可能，要及时处理乳核。乳房疼痛要及时看医生。如发热仍然要首先考虑是否患了乳腺炎，而不要仅仅认为是感冒。

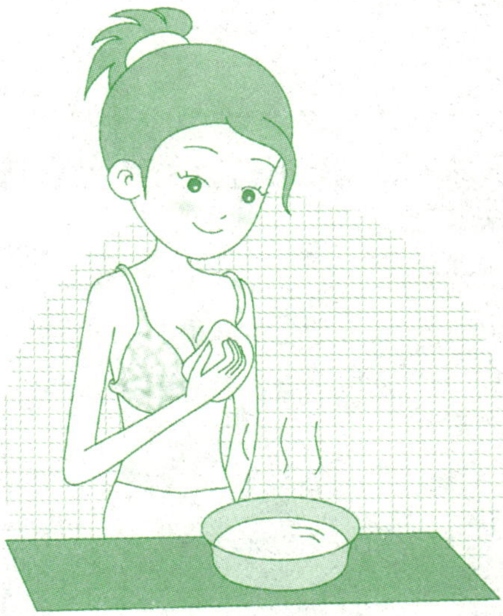

这个时期的宝宝对外界事物感觉增强了，有时突然听到声响，会迅速把头掉转过来，还没有来得及吐出奶头，结果把妈妈的奶头拽得很长，妈妈会感觉到乳头疼痛。所以，喂奶时要注意不要让宝宝头部架空，要把宝宝头放在臂窝内，用前臂稍微挡住宝宝的后枕部，使得宝宝突然回头时，幅度不会太大，不会伤及乳头。

混合喂养：不允许母乳、牛乳混合喂

混合喂养最重要的一点是不要一顿既吃母乳，又吃牛乳，这样是不好的。一顿喂母乳就全部喂母乳，即使没吃饱，也不要马上喂牛乳，可以提前下一次喂奶时间。如果上一顿没有喂饱母乳，下一顿一定要喂牛乳；如果上一顿宝宝吃得很饱，到下一顿喂奶时间了，感觉到乳房很胀，挤一下奶，也比较多，这顿就仍然喂母乳。这是因为，母乳不能攒，如果奶受憋了，就会减少乳汁的分泌，母乳是吃得越空，分泌得越多。所以，不要攒母乳，有了就喂，慢慢或许会够宝宝吃了，不再需要添加牛乳，因为这个月的宝宝仍然是以母乳为最佳食品，不要放弃。

注意 Attention

大多数母乳喂养的宝宝，一过2个月，会因为讨厌奶嘴而不愿意用奶瓶。但如果妈妈休完产假去上班，就不能准时亲自给宝宝喂母乳了，只能通过奶瓶来喂。为了应对这种情况，可以在宝宝2个月时，训练他每天吸吮两三次奶嘴。可以把温开水或者果汁装在奶瓶里让宝宝喝，培养宝宝对奶嘴的感觉。奶嘴最好选择和妈妈的乳头形状相似的，一般为硅胶质地。3个月以下的宝宝应该选择奶嘴开口为圆形的，十字形和Y形孔适合于3个月以上的宝宝。

宝宝腹泻时怎样喂养

在宝宝腹泻时，要适当地改变乳量。母乳喂养的宝宝，不用停止喂奶，略微减少喂奶量即可。每次喂养5～7分钟，将剩余的乳汁挤去。宝宝病情好转时，逐渐恢复喂奶量。同时，妈妈也要避免吃多脂肪类食物，以免乳汁中脂肪量增加。人工喂养的宝宝，可用稀释奶粉喂。第一天按平常奶粉用量的1/4，第二天为平常奶粉用量的1/2，第三天为3/4，第四天为正常用量。

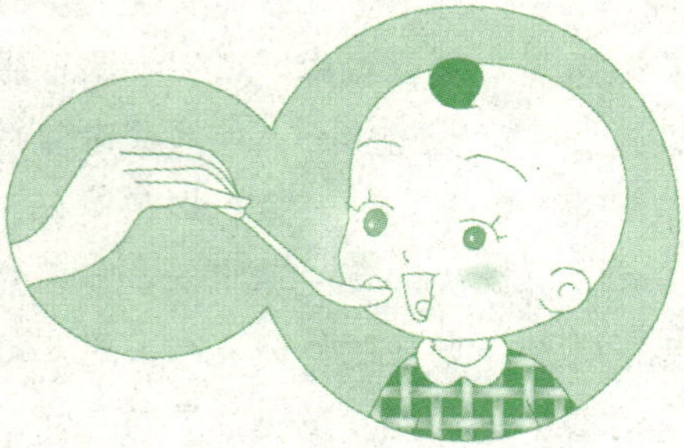

健康护理

如何清洗宝宝的衣服

宝宝经常吐奶、溢奶，出汗多，很容易就弄脏了衣服。加之宝宝皮肤娇嫩，衣服必须保持清洁、柔软，所以要经常给宝宝换衣服。内衣最好天天换洗，而且内衣和外衣最好不要一起洗，要先洗内衣，再洗外衣。为了防止感染细菌，宝宝换下来的衣服必须与大人的衣服分开洗。市场上有宝宝专用的洗衣用品供选购，洗涤成分中不能含有磷、铝、荧光增白剂等有害物质，尽量不要使用刺激性强的漂白剂、洗衣粉、柔化剂等化学品，以免宝宝皮肤过敏。漂洗干净后，用开水烫一下，既可以避免白色内衣变黄，又可去除奶味，起到杀菌作用，还能恢复衣物的柔软度。洗净后一定要在太阳下晾干或者烘干。

护理拓展：如何去除宝宝衣服上的各种污渍

牛奶渍：新沾上的奶渍，可以放少许食盐，立即用冷水搓，然后用清水漂净。

果汁渍：把醋滴在污渍处浸泡几分钟，然后按照正常的程序清洗。

蛋黄渍：把衣服浸泡在冷水中，不要搅动，一个小时后，再按照正常方法洗涤。

呕吐物：先除去呕吐物，再用加酶洗衣粉洗涤。

泥渍：待衣服上的泥渍干后，用刷子将泥粉轻轻刷除，再用洗涤剂洗，最后用清水漂洗即可。

油渍：把牙膏抹在污处，停留一段时间，然后搓洗。

西瓜汁或草莓渍：用苏打水浸泡一段时间，再用手搓，直到消除污迹，最后再按正常的方法洗涤。

护理好宝宝的皮肤褶皱部位

每天洗澡时，将皮肤褶缝扒开，清洗干净，特别是对肥胖、皮肤褶缝深的宝宝，更应注意。并且用柔软的干毛巾将水分吸干。在清洁皮肤后，可以在脖子、腋下、大腿根部等褶皱处扑些婴儿专用的爽身粉，保持皮肤柔嫩。扑爽身粉的时候，大人可以将手挡在宝宝脸旁，以免爽身粉喷入宝宝口鼻。如果是女孩的话，最好不要在身体下部如阴部、大腿根部使用爽身粉，因为科学研究表明，这会增加其成年后患卵巢疾病的概率。

小贴士

爽身粉不宜扑得过多，否则易遇湿结块，更刺激皮肤，而且扑粉过多易使宝宝吸收过多，有损健康。

怎样发现宝宝生病了

食欲不振、不愿吃东西

宝宝吃奶不好，有时伴有呕吐，呕吐剧烈者甚至进食、进水均困难。

大便异常

大便次数增加，带有不消化的食物，并有酸味、泡沫或有脓血便。

发热

体温稍高，为37.5℃～38.5℃，手心发热；也许24小时高热不退，并有感冒、呕吐或腹泻症状；发热3天以上而不退热也常会见到，应请医生诊治。

睡眠不好

易惊醒、烦躁，严重者入睡后不易被叫醒。

啼哭

无病啼哭多表现饥饿、寒冷、尿湿等，只要这些问题解决了，可停止啼哭；而有病啼哭，不论大人用什么方式引逗都效果不大。

其他症状

抽风、颈部僵硬、鼻塞、流涕，严重者气喘、口周围发绀，疼痛又不愿别人触摸痛处，皮肤出现暗红色或紫红色的斑点状疹。

如何给宝宝喂药

调药

喂药水时应首先摇匀；给粉剂、片剂时，可将药用温开水调匀后再喂。

喂药方法

最好抱起宝宝，取半卧位，防止药物呛入气管内。如果宝宝一直是又哭又闹，不肯吃药，只好采取灌药的方法。一人用手将宝宝的头固定，另一人左手轻捏住宝宝的下巴，右手拿一小匙，沿着宝宝的嘴角灌入，待其完全咽下后，固定的手才能放开。不要从嘴中间沿着舌头往里灌，因舌尖是味觉最敏感的地方，易拒绝下咽，哭闹时容易呛着，也不要捏着鼻子灌药，这样容易引起窒息。

小贴士

喂宝宝药水时，可以用温开水进行稀释，以减轻药的味道，但是要把它调匀。将所有药液都喂完后，再用小勺加喂几勺温开水，尽量帮助宝宝将口腔内的余药咽下。

宝宝鼻塞怎么办

⊙可以用医用吸耳球帮宝宝吸出鼻腔中的黏液，年龄稍大的可以自己轻擤鼻子。

⊙晚间在房间内使用加湿器，加大房间湿度，防止鼻腔干燥引起咽鼓管肿大。

⊙鼻塞严重者可用热毛巾（不要太烫）覆盖在宝宝的口鼻上，热气会促使鼻道通畅，呼吸杂音减少。

⊙可以利用浴室放热水时弥漫的热气，吸3～5分钟后，再清除鼻涕。这种解除鼻塞的效果，会比光用热毛巾敷鼻子好很多，并且有化痰作用。

⊙在宝宝睡觉时，可以将头部垫得稍高一些。

⊙如果鼻塞严重影响宝宝的睡眠或食欲时，可以请小儿科医师开一瓶含有轻微血管收缩成分的鼻滴剂，在睡前或喂食前15～20分钟，滴一下宝宝的鼻子，使用不要超过4～5天。

宝宝便秘怎么办

一般来说，大便受所喝奶的影响极大。喝牛奶的宝宝便秘的概率大于母乳喂养的宝宝。如果宝宝2天以上不排便，且大便干燥、硬而坚实，排便困难，体重增加减缓，这就是便秘了。有的宝宝3～4天才解一次大便，而且仍是软便，排便时不吃力，这并非便秘。只要宝宝无腹胀、不哭闹，且便量正常的话，就不用担心。如果是便秘的话，可以在肛温计上涂上凡士林、婴儿霜等润滑油，放入肛门内1～2厘米，轻轻旋转，以刺激排便。还可在每晚睡前以顺时针方向抚摸宝宝腹部10～15分钟或每日2次添加稀释过的鲜榨果汁给宝宝饮用。灌肠或者用肥皂条、开塞露通便的方法有效，但不能经常使用，否则宝宝会形成依赖性。

预防接种

乙型肝炎疫苗在宝宝满1个月时，注射第二针。

有下列情况的，暂时或终身不能进行预防接种：

⊙接种时有发热、腹泻等状况的，须查明病因并治愈后方可接种。

⊙有过敏历史或患变态反应性疾病如哮喘、荨麻疹，曾发生接种疫苗过敏的，不宜接种。

⊙有急性传染病接触史尚在检疫期或患急性传染病且恢复期未满1个月的，暂时不能接种。

⊙有肝、肾、心、肺等慢性疾病的，如肾病、心脏病等，不宜接种。

⊙接种部位有湿疹、化脓性皮炎等皮肤病的，病愈后方可接种。

⊙患有重度营养不良、严重佝偻病、先天性免疫缺陷的，不宜接种。

智力与潜能开发

大动作能力训练

俯卧抬头

让宝宝趴在大床上，妈妈拿一个玩具放在离宝宝的头上方10厘米处，一面叫他的名字一面动玩具，诱导他来拿。这时宝宝就会伸长脖子尽量抬高头来看玩具，可锻炼其颈部的肌肉。

“爬行”练习

在俯卧练习抬头的同时，可用手抵住宝宝的足底。虽然此时的宝宝头和四肢还不能离开床面，但他会用全身力量向头方窜行，做出“爬行”的动作。一般来说，宝宝真正的爬行是从7个月才开始练习的，直到9个月才能会随意地爬。这里的“爬”只是表示宝宝俯卧时有向前窜行的动作，并非真正的爬。

被动健身操

从2个月左右开始，父母握着宝宝的肢体和躯干并带动他一起来做被动体操，可以提高宝宝肌肉的收缩力，改善血液循环和促进动作的发展。

第1节 两臂胸前运动

准备：仰卧，大人轻轻握牢宝宝手腕，用力适中，宝宝握着大人的拇指。

步骤：两臂左右分开向两侧平展，稍停几秒钟；两臂合拢在胸前交叉。

第2节 上肢伸展运动

准备：同“第1节”。

步骤：大人缓缓用力，带动宝宝左臂肘关节弯曲，稍停片刻；伸直缓缓恢复原状。左右臂交换做。

第3节 下肢伸展运动

准备：宝宝仰卧，让他的两腿伸直，大人两手轻轻握着宝宝踝部。

步骤：大人缓缓用力，带动宝宝左膝关节屈曲，膝部靠近腹部；再伸直慢慢恢复。两腿交换做。

第4节 双腿上举运动

准备：同“第3节”。

步骤：两腿向上伸直，与腹部成90°，臀部不要离开床面，停留数秒钟；缓缓恢复原状。

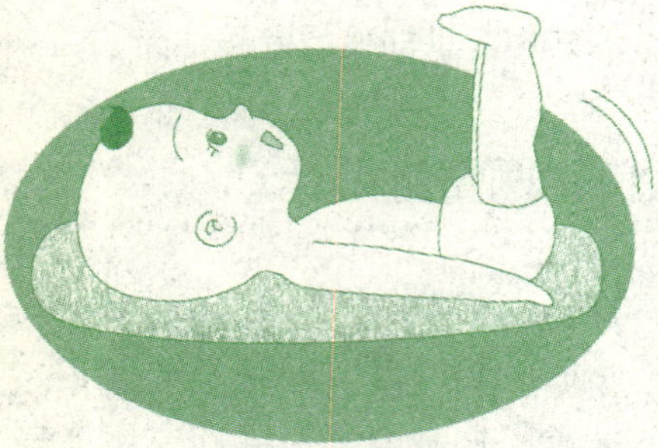

精细动作能力训练

抓玩具

分别把不同质地的玩具放在宝宝手中停留片刻。如果他不会抓握，父母可以轻轻抚摸他的手背，这时他会张开小手。可顺势将玩具放到他手里，帮助他抓握。

抓手指

把食指放在宝宝的手心让他抓，并轻摇他的手呼唤他，逗他高兴。待他会抓后，再把手指移到宝宝手掌边，轻轻触摸，看他有没有反应，能否抓握。

看、玩小手

2个月的宝宝特别喜欢看自己的手、玩自己的手、吸吮自己的手。这时，父母要给他创造条件，协助宝宝玩手。比如在宝宝的手上拴个红布，戴个哗啦作响的手镯等，激发宝宝看手和玩手。

语言能力训练

教发音

经常用亲切温柔的声音与宝宝说笑，口形要准确，说话的速度可慢一些，同时表情要生动、慈祥，以此逗引宝宝发出单个韵母a（啊）、o（喔）、u（呜）、e（呃）等，或应答发音，有时宝宝会发出“kuku”音。

教说话

将宝宝抱在怀里，让他的脸对着某个人（爸爸、妈妈、哥哥等），清晰地向他发出“爸——”、“妈——”、“哥——”等字的音，并让宝宝看见发音的口型，有意识地让宝宝模仿发音。

念歌谣

妈妈将宝宝抱在怀中，一边轻轻地摇动，一边口中念儿歌。所选儿歌要短小、节奏感强，如果妈妈发音不够准确，可播放儿歌录音带，但语感的培养效果不如前者。

适应能力训练

看看旋转音乐玩具

在宝宝床的上方悬挂一个色彩鲜艳的旋转音乐玩具，让宝宝在听动听音乐的同时可以看到玩具在旋转。一天进行数次即可。

到外面看看

在天气较暖时，妈妈可以把宝宝抱到室外，让他看看新鲜的人和物，并把眼前的事物一一讲给宝宝听，可反复几次。这时的宝宝会很高兴，眼睛东张西望，目不暇接。开始时，每次3分钟左右，以后可增至15分钟左右。家长要注意天气和宝宝的身体状况，不要让宝宝受凉。

听来自不同方向的声音

大人可在宝宝眼前、背后、左侧、右侧发出声音，接下来可在宝宝看不到的地方发出声音。也可一人在前摇铃，另一人在宝宝身后同时发出声音。

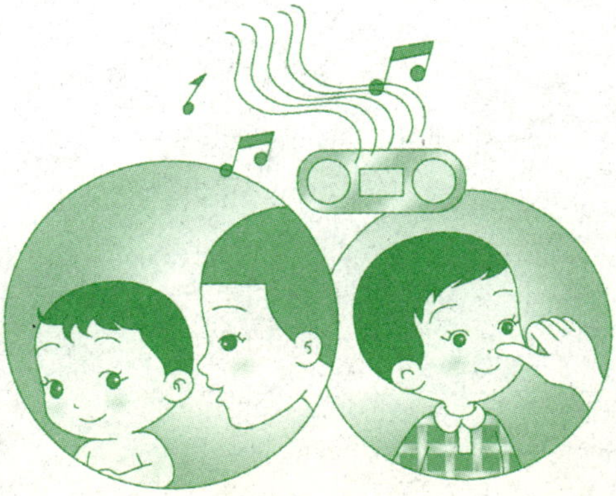

社交能力训练

转呀转

抓住宝宝的一只手，并让他的手张开，用另一只手在他掌心画圆圈，接着用两根手指顺着宝宝的手臂往上移，边做动作边唱下面的儿歌：“一只胖胖毛毛熊，围着花园转呀转。一步、两步、三四步，就在这儿蹭痒痒！”当儿歌唱完时，在他下巴下挠痒痒。通过伴有歌声的训练，培养宝宝与人交往的能力。

和宝宝跳双人舞

妈妈抱着宝宝随四三拍的乐曲跳双人舞，前跨步、后跨步、旋转，仰抱、竖抱或让宝宝俯趴在妈妈的怀抱里。变换姿势继续跳，还可以说：“宝宝真棒。”这样有背景音乐的伴随，既可以培养宝宝的节奏感，又有助于宝宝专注力的提升，同时增强宝宝对爸爸妈妈的安全感和信任感。

建立亲子依恋关系

不管是喂母乳，还是喂婴儿奶粉，喂奶时都要摇哄，安抚宝宝，新生儿爸爸也要加入这个亲密的行列。经常和宝宝说话，不管他能不能听懂，都必须以充满爱的口吻，轻声细语地和宝宝说话，这样会增加你们之间共处的机会，促进爸爸妈妈与宝宝之间的情感亲密性。

护养 第3月

2~3个月宝宝的护养

护养要点

◎提高母乳质量，保证宝宝的营养摄入。

◎与宝宝说话，对宝宝发出的声音做出回应，进行眼神交流。

◎加强皮肤护理，注意皮肤清洁。

◎注意防治佝偻病。

◎增加手部精细动作能力训练。

◎训练宝宝翻身。

生长发育监测卡（宝宝满3个月）

生长发育

男

体重_______千克（参考范围5.4~8.5千克）

身长_______厘米（参考范围58.4~67.6厘米）

头围_______厘米（参考范围38.4~43.6厘米）

女

体重_______千克（参考范围5.0~7.8千克）

身长_______厘米（参考范围57.2~66.0厘米）

头围_______厘米（参考范围37.7~42.5厘米）

智能发育

类别	测试内容	测试方法	合格标准	出现时间
大动作	俯卧抬头	宝宝俯卧，两臂放在头两侧，大人在前面用玩具逗引。	抬头，与床面呈90°。	第__月 第___天
	翻身	宝宝仰卧在床上，大人用玩具在一侧逗引。	不用帮助，自己能从仰卧翻成侧卧。	第__月 第___天
精细动作	抓握	宝宝仰卧，将拨浪鼓或带细柄玩具放入宝宝的手中。	抓握30秒钟。	第__月 第___天
语言能力	与人“对话”	宝宝仰卧，大人用丰富的表情和亲切的语言逗引。	能“咿呀”对答。	第__月 第___天
适应能力	随玩具追视	宝宝仰卧，大人拿拨浪鼓引起其注意，然后慢慢将拨浪鼓移到头的一侧，再由一侧经过面部移向另一侧。	眼或头随拨浪鼓移动180°。	第__月 第___天
社交能力	认母	宝宝见到妈妈时，观察其是否有特殊表现。	表露出愉快的表情。	第__月 第___天

综合评价：______________________________

生长发育监测

生长发育状况

体重

这个月体重可增加0.9～1.25千克，平均体重可增加1千克。这个月应该是宝宝体重增长比较迅速的1个月。平均每天可增长40克，1周可增长250克左右。

身长

前3个月宝宝身长每月增加3.5厘米。满2个月时身长可达57厘米左右。虽然身长是逐渐增长的，但并不一定都是逐日增长的，也会呈跳跃性。有的宝宝半个月都不见长，但又过了1周，却长了将近3周的水平。生长是个连续的动态过程。

头围

月龄越小头围增长速度越快，这个月宝宝头围可增长约1.9厘米。

大动作

◇平躺时，头部大多数时候正中位置，也可以自由地转向两侧；双臂或者同时外展，或者把双手合在一起放在中线位置；两腿有时弯曲，有时会伸直。

◇让宝宝趴在床上，宝宝会抬头，头能保持在中线位置；宝宝抬头时，与床面呈90°；抬头后能控制自己的头，能自己将头低下。

◇趴着时，能自动地屈曲双肘，将前臂试着撑起，抬起胸部；大腿在床面上能伸直，髋部不外展。

◇扶坐时，头能竖起，但不够稳定，微微有些摇动，并向前倾。

◇用双手扶宝宝腋下使之站立，然后手松开，呈保护姿势，宝宝能在短时间内站立，然后小屁股和双膝就会弯下来。

精细动作

◇取带柄的玩具，如拨浪鼓，用鼓柄触碰宝宝手掌，宝宝能握住鼓柄并举起，拨浪鼓留在手中达30秒钟；如将拨浪鼓换成悬环，宝宝同样能主动抓住悬环并将其举起。

◇平躺时，会用小手抓自己的衣服和头发。

◇双手不再握拳，当给他玩具时，不需强行撬开手再放进去。

◇喜欢将手里的东西放进口中。

语言能力

◇除元音和哭声外，有时还能自由地发出两个音节的音。

◇当有人逗引时，在短时间内宝宝会出声地笑。

◇看到喜欢的物体时，会很兴奋，如呼吸加重、四肢用力等。

听觉发育

◇宝宝头转向音响一侧，眼睛也能朝声音方向看。

◇喜欢听悦耳的声音和音乐，对强烈而有刺激的声音会感到不安，当他听到突然的或陌生的声音时，就会扭过头去寻找声源。

小贴士

父母应该了解宝宝听力发展的规律和具备的能力，不要在宝宝面前吵架，这种吵架的语气宝宝能够辨别出来，会表现出厌烦的情绪，对宝宝的情感发育是不利的。多给宝宝听优美的音乐，和宝宝交谈时要用不同的语气、语速，提高宝宝的听力水平。

视觉发育

◇这个月，宝宝开始按照物体的不同距离来调节视焦距，这是宝宝看的能力的一次质的飞跃。当宝宝觉醒时，要通过变化物体的距离，锻炼宝宝调节视焦距的能力。

◇近3个月的宝宝，颜色视觉基本功能已经距离成人很近了。对颜色的偏爱程度依次是：红、黄、绿、橙、蓝。父母要利用不同的颜色，锻炼宝宝色觉能力。

适应能力

◇抱着宝宝来到桌边，然后把醒目的玩具放在桌上，很快宝宝就会注意到玩具；把桌上的玩具拿走，再抱宝宝来到桌边，宝宝能注视桌面。

◇平躺时，宝宝的头偏向一侧，大人拿拨浪鼓给他看，当宝宝注意到拨浪鼓后，再慢慢地把拨浪鼓从一侧移到另一侧，宝宝的双眼能跟随拨浪鼓转动180°；将拨浪鼓在宝宝面前上下移动，宝宝的双眼能跟随拨浪鼓上下移动；如果让宝宝握住拨浪鼓，宝宝能注意手中的拨浪鼓，但还不能举起来看。

◇平躺时，如果拿着悬环围绕宝宝面部转圈，宝宝注意到后，目光有时能跟随悬环旋转，但目光并不随意、连贯。

◇平躺时，大人拿着玩具在宝宝上方时，宝宝很快就能注意到。

◇把醒目的物体放在宝宝视线内，宝宝能持续地注视。

社交能力

◇看见熟悉的面孔时，会兴奋地全身“扭动”。

◇当别人和他“对话”时，他的整个身体将参与“对话”，手会张开，一只或两只手臂上举，而且上下肢可以随别人说话的音调进行有节奏的应和。

◇宝宝有时会模仿别人的面部表情，如别人说话时他会张开嘴巴，并睁开眼睛；别人伸出舌头，他也会做同样的动作。

情绪反应

◇对外界的好奇心与反应不断增长，开始用咿呀的发音与你对话。

睡眠

3个月的宝宝比上个月时睡眠时间要短些，一般在18个小时左右，白天一般睡3～4觉，每觉睡1.5～2小时，夜晚睡10～12小时，白天睡醒一觉后可以持续活动1.5～2小时。

发育异常早知道

排查佝偻病

佝偻病俗称软骨病，主要是因为维生素D缺乏，导致食物中的钙、磷不能充分被身体吸收利用，进而发生钙、磷代谢紊乱所引起的一种营养缺乏病。

此病早期会出现某些神经症状，如易受惊、爱哭闹、睡眠不安、多汗、枕秃、颅骨软化等。如不及时治疗，后期则会出现一系列骨骼病症，如方颅、肋骨串珠、脊柱后突、“X”形腿、“O”形腿、骨盆畸形等，从而严重影响宝宝的生长发育。

因此，如果宝宝出现多汗、睡眠不安、枕秃等症状时就要及早找医生诊治，不要等出现骨骼变化才引起重视。

宝宝睡觉打鼾是怎么回事

如果宝宝在入睡后偶尔发出鼻鼾声，并不一定就是异常现象。但若每天都在入睡后发出鼾声，且声音较大，那就应该引起重视了。因为，这有可能是增殖体增大所引起的。增殖体是位于人体鼻咽部的淋巴组织，当它出现异常增生时，入睡后就会引起鼻鼾声，张口呼吸，严重时还会引起硬腭高拱、牙齿外突、牙列不齐、唇厚、上唇翘、表情痴呆、体虚消瘦等表现。如果宝宝经常在入睡后打鼾，要及早带宝宝去医院五官科就诊，判断是否是增殖体增大引起的。如果是，应该在适当时机进行手术治疗。

母乳与辅食喂养

本月喂养要点

母乳充足的话，仍应继续坚持母乳喂养，不必添加其他食品。如果出现了母乳逐渐减少的情况，且宝宝体重平均每天只增加10克左右时，或夜间经常因饥饿而哭闹时，可以加喂一次牛奶试试，如果效果不明显就再增加一次牛奶。混合喂养和人工喂养的宝宝，应每隔3～4小时喂奶1次，每次约150毫升，每天6次。即使吃得再多的宝宝，全天总奶量也不能超过1000毫升。对混合喂养和人工喂养的宝宝，应适量添加蔬菜汁和鲜榨果汁，以补充牛奶加工过程中损失的维生素C。一般每日2次，在喂奶间歇喂入。

职业女性怎样用母乳喂养宝宝

产假休完在即将上班的前几天，妈妈应该根据上班时间适当调整宝宝的喂奶时间。上班后，条件允许的话，可以携带消毒奶瓶设法将乳汁挤出储存起来。回来带给宝宝食用或放冰箱内存到第2天。如果妈妈上班地点远，要离开宝宝8个小时以上的，可以早晨喂奶一次，下班时一次，晚上宝宝临睡前一次。一般来说，乳汁的分泌在早晨是最多的，可以挤出一些装在严格消毒过的容器里冷藏保存。最好是尽最大努力坚持母乳喂养，压缩牛奶或其他代乳品的喂养次数。上班时不方便挤乳，又不想停止母乳喂养的话，可以在白天喂配方奶，回家后再喂母乳。由于工作忙碌和压力增大，妈妈可能会忽略自身营养，容易疲劳，使奶量减少。记得注意营养的摄取,且每天补充的水分应该在1500毫升左右。

如果不想坚持母乳喂养的话，应该在上班前半个月或2周开始，慢慢减少母乳喂养次数，让宝宝学会吸吮奶嘴，逐渐用牛奶或其他代乳品来补充。在1周前就基本上停止母乳喂养。这样慢慢减少母乳喂养次数，不至于突然停止哺乳造成宝宝的不适应，也不会让乳房肿胀不舒服，能让身体慢慢适应，泌乳量也能逐渐减少。

小贴士

挤出来的母乳，在室温中可以存放6个小时，冰箱中冷藏48个小时，冷冻3～6个月。保存前，最好在容器外注明时间，利于分辨是否过期。

冷藏过的母乳，不能直接加热或者用微波炉加热，应该隔水加热。具体方法是，将装有母乳的奶瓶置于温度低于60℃的温水中加热。复温的奶最好一次喂完，不可留到下次再喂。

要给早产儿及时补铁

足月婴儿体内储存的铁是出生前就从妈妈的身体中“掠夺”而来的，尤其在妊娠后期得到更多一些。这些铁可以维持婴儿出生后4个月的生长发育所需，但早产儿失去了从妈妈体内获取更多储备铁的机会，所以其体内储蓄的铁只够出生后2个月的生长发育所需。一般的早产儿从出生后的第6周就应开始补充铁剂。

◆早产儿母亲所分泌的母乳在营养成分上与足月儿母亲所分泌的母乳有所不同，它更适合早产儿生长之所需，应当让婴儿吃母乳。宝宝的月龄大一点时，身体对铁的吸收能力有所增强，可以选择含铁量高的断乳食品。

◆如果早产儿的母亲因为某些原因而没有办法哺乳，应选用专为早产儿特别制备的奶粉，这种奶粉在制备时已考虑到早产儿的特点，在所需要的营养素上也给予了强化。

如何提高母乳的质量

第3个月是宝宝脑发育的黄金时期，为了宝宝的聪明，每位哺乳的妈妈都要提高母乳的质量：

⊙饮食多样化，不要偏食；多食含有丰富蛋白质的食物，如牛奶、豆制品、鱼、鸡肉、蛋、瘦肉等；尽量多吃各种新鲜蔬菜、水果；多喝汤。不要吃刺激性的食物，也不要吃寒凉生冷的食物。过冷、过热都会影响乳汁分泌，对母子健康不利。

⊙要保证充足的睡眠和休息。哺乳期要坚持做好避孕，以免影响妈妈的身体和情绪，最终影响乳汁的质量。口服避孕药含有抑制乳汁分泌的成分，哺乳妈妈不宜服用。

⊙要保持情绪稳定、精神愉快。任何精神因素的刺激，都会影响泌乳激素的分泌，使乳汁减少。

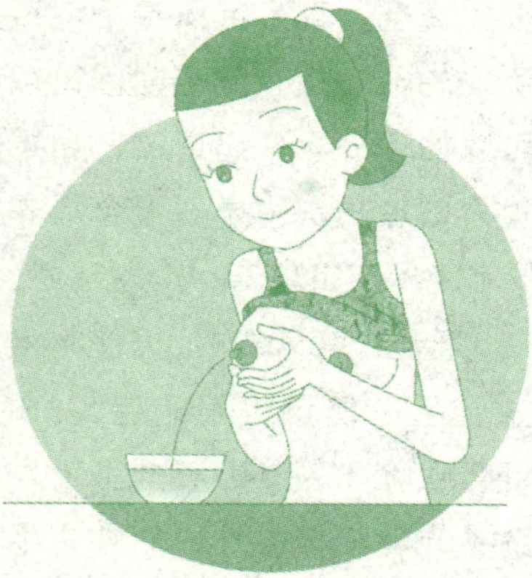

给宝宝添加辅食要及时

很多妈妈认为，自己的奶水多，宝宝吃不完，就不用添加其他食物了。其实，这是不正确的。随着宝宝逐渐长大，奶水中的营养素和奶水量会跟不上宝宝的生长速度，一般到1岁时就要断掉母乳，改喂混合饮食，不然会影响宝宝的生长发育速度。

从完全吃母乳转变到吃饭菜是一个复杂的离乳过程，需要几个月的时间逐渐让宝宝习惯吃半固体食物。因此，一般从4～6个月起就要让宝宝慢慢接受这些食物，这就是添加辅食的过程。到了3～6个月时，即使妈妈的奶水再多，也要给宝宝尝试其他食物。

不宜过早给宝宝吃米粉

在母乳不足的情况下，有些家长开始添加米粉来喂食宝宝，但3个月以内的宝宝是不宜添加米粉的。因为此时宝宝唾液中的淀粉酶尚未分泌，而胰肠淀粉酶要在宝宝4个月时才能达到成人水平。

4个月以后的宝宝可以适量添加米粉，但不能完全用米粉代替母乳或配方奶粉。因为米粉的营养成分根本无法满足宝宝生长发育的需要。市场上销售的米粉主要原料是大米，其营养成分有：糖79%、蛋白质5.6%、脂肪与维生素B族5.1%。

如果只用米粉代替母乳或其他奶制品长时间喂养宝宝，极有可能导致宝宝患蛋白质缺乏症。这样会严重影响宝宝的神经系统、血液系统及肌肉的发育，使宝宝的生长发育变得缓慢。另外，由于蛋白质的缺乏，宝宝体内的免疫球蛋白不足，宝宝容易患各种疾病。

胖宝宝怎样喂养

如果宝宝体重增长过快，每天超过45克，1周超过300克，就必须采取“节食措施”了。人工喂养的宝宝可以把奶粉冲稍稀些，或吃奶前喂20毫升水；母乳喂养的，如果每次吃两侧的乳房，可以这样喂奶：这一次先吃右侧一半，就换过来，让宝宝吃左侧的，吃空，下一次就吃左侧的一半，然后换过来吃右侧的，吃空。这样就减少了后奶的摄入，后奶含脂肪较多，适当减少脂肪的摄入，可以使过胖的宝宝体重增长速度减慢些。

宝宝需要补钙和维生素D吗

根据世界卫生组织的规定，纯母乳喂养的宝宝在3个月内是不需要补充钙剂的，母乳中所含的钙完全可以满足他们的需要。但是，母乳中含维生素D量极少，所以出生后2周开始应每日补充维生素D（鱼肝油丸），尤其是在寒冷季节或日照不足地区出生的宝宝，更应注意，并要注意给新妈妈补钙或喝牛奶。

人工喂养的宝宝，应在出生后2周就开始补充维生素D和钙剂。

小贴士

补钙时，不和牛奶一起用，因为钙在牛奶中易形成钙盐沉淀。和维生素D一起用，能促进钙的吸收。多进行日光浴，也能促进钙的吸收。维生素D的补充量每日不能超过800国际单位，否则长期过量补充会发生中毒反应。

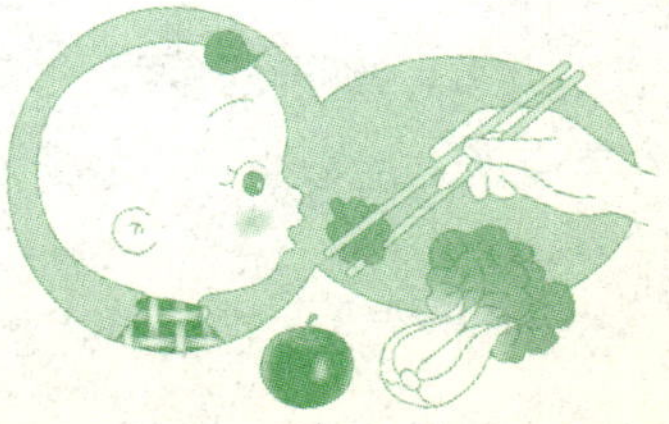

健康护理

调整宝宝的生物钟

1~3个月的宝宝，有时睡觉虽然不少，可是白天睡得很沉，时间很长，一到晚上9~10点钟后就开始兴奋，一直坚持到凌晨2~3点才肯入睡，这就是人常说的睡“倒觉”，妈妈要予以纠正，不然会影响宝宝的生物钟的形成，进而影响生长发育。可以这样做：早晨或下午尽量让宝宝醒着，尤其是下午5点以后最好不要让宝宝睡觉。白天居室里的光线一定要明亮，不要太黑，宝宝醒来后多逗着玩。到了晚上7~8点钟时，先给宝宝洗个澡，再喂一次奶，尽量让宝宝疲劳。这样，宝宝会很快入睡。

如何安抚哭闹的宝宝

⊙查看是尿布湿了还是宝宝饿了，针对情况换尿布或喂奶喂水。

⊙把宝宝抱在怀里，有节奏地轻拍背部，还可以轻轻地前后摇晃。

⊙握着宝宝的小手，温柔地与宝宝说话，或者唱儿歌。放一些轻柔的节奏舒缓的音乐给宝宝听，胎教中用过的最好。

⊙给宝宝洗个舒舒服服的热水澡，换一身干干净净的衣服。

⊙天气允许的话，抱着宝宝去户外走一走。

⊙如果安抚许久，宝宝依然哭闹不停，且伴有呕吐、腹泻、发热等其他异常状况时，则可能患有疾病，必须及时去医院。

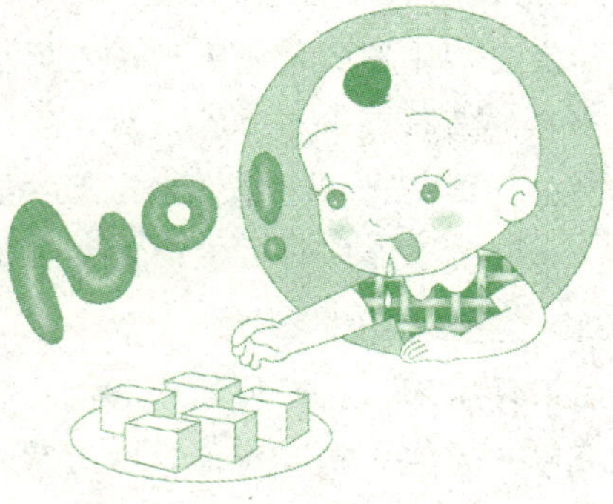

护理拓展：
制作生长曲线图

婴儿生长检测是世界卫生组织推荐家长们对宝宝开展生长检测的方法，通过定期连续地测量体重等来衡量婴儿近期的营养和体格生长状况。动态观察宝宝的生长发育指标，并与正常标准比较，从而能较准确及时地反映宝宝的健康状况和营养水平。而通过测量宝宝的身高、体重、坐高、头围和胸围来制作生长曲线图，是考量宝宝是否健康成长的最佳指标。每个月对宝宝进行测量与评价，可以连续观察宝宝生长发育状况，及时注意宝宝有无异常状况，便于适时采取措施。

具体做法是：

依性别选择男孩或女孩的生长曲线图，在横轴上找出宝宝相应的月龄，在竖轴上找到所测出的身高，在交叉处画上点，再与前1个月的点用直线连起来。体重、坐高、胸围、头围的生长曲线与此同。

外出时如何为宝宝做好防晒

经常让宝宝晒晒太阳，可以获取更多的维生素D，有利于宝宝的健康成长。但阳光中的紫外线会伤害宝宝娇嫩的肌肤，因此带宝宝外出时要做好防晒。

⊙夏天带宝宝外出时应选择上午10点之前和下午4点之后。

⊙每天晒太阳的次数不宜过多，婴幼儿每天晒太阳2～3次，每次10分钟即可满足宝宝全天对维生素D的需要。

⊙夏天带宝宝外出时，应该涂抹婴幼儿专用的防晒品，不要给宝宝使用成人的防晒产品。

⊙为宝宝准备好防晒用具。

⊙为宝宝选择轻薄、吸汗、透气性好的外出服装。

⊙给宝宝使用防晒品时，要在干爽的皮肤上使用。

⊙阴天外出时也要给宝宝使用防晒品。

⊙宝宝的活动场所要选择在有遮挡或有树荫的阴凉处。

痱子的预防与治疗

夏天是易生痱子的季节。由于天气炎热，非常容易出汗，宝宝皮肤又娇嫩，体温调节能力较弱，毛孔和汗腺易被堵住，造成汗水分泌不畅，很容易生痱子。痱子通常生在经常出汗的部位，如脖子、额头、鼻子、胸口等处。可形成小脓包，稍许瘙痒，如能注意皮肤清洁，就能使症状好转。

预防方法

⊙做好必要的降温措施。如果家中有空调，室温最好保持在26℃左右；使用电风扇时，不要对着宝宝吹；还可以在地面洒水降温。

⊙保持室内空气流通。

⊙要勤用温水给宝宝洗澡，每天最好洗2次以上。

⊙选择宽大、吸汗、棉质衣物给宝宝穿。

治疗方法

⊙在洗澡时，在洗澡水中加入几滴花露水。将10滴花露水与温开水以1：10的比例稀释，用棉签涂在长痱子处。

⊙可将新鲜黄瓜切片，擦拭患处，每日数次。

⊙不要经常使用痱子粉，也不要给宝宝涂成人用的痱子粉。

⊙如果宝宝头部生痱子，可将头发剪短。

⊙已经长了痱子且形成小脓包的，及时去医院治疗，不要用手挤压以免感染。

婴儿患湿疹怎么办

湿疹是一种过敏性疾病，有遗传倾向。多见于对牛奶过敏的婴儿。人工喂养的宝宝患湿疹的就比母乳喂养儿多。常见的湿疹是以2～3个月的宝宝最严重。主要分布在面部、额部眉毛、耳郭周围，面颊部也有，严重的可蔓延到全身，尤以皮肤皱褶处多，如肘窝、腋下等处。初起时为红色的小丘疹，有渗液，最后可结痂、脱屑。反反复复，长期不愈。宝宝会感到瘙痒难受。一般不严重的湿疹，可不做特别的治疗，只是要注意保持皮肤的清洁，不要用香皂、浴液等给宝宝洗脸、洗澡，只用清水洗就行了。到了宝宝4个月以后，开始逐步给宝宝添加辅食，减少牛奶的摄入量，直到宝宝完全脱离以牛奶为主食，代之以饭食后，皮肤湿疹常常不治自愈。全身治疗可口服抗过敏的药物如氯苯那敏（扑尔敏）、维生素C，同时吃一些钙剂；较重的湿疹可用硼酸水湿敷。患湿疹的宝宝，长大后可能对某些食物过敏，如鱼、虾等。

宝宝头睡偏了，还能正过来吗

如果宝宝已经睡偏了头，可以这样纠正：

① 注意宝宝睡眠时的头部位置，保持枕部两侧受力均匀。

② 宝宝睡觉时习惯于面向母亲，在喂奶时也会把头转向母亲一侧，所以要经常和宝宝调换睡眠位置。如果超过了1岁半，偏头就不易被纠正了。

宝宝腹绞痛怎么办

腹绞痛多发于4个月以下的宝宝，突然发生不明原因的阵发痉挛性腹痛。疼痛特点是不发作时宝宝吃、玩、睡都正常，一旦发作就莫名其妙地突然哭闹不休。如果宝宝在1个星期的3天里有超过3小时啼哭，并且这种现象持续3周，那么就可被认为是腹绞痛。腹绞痛在3个月时最为突出，一般是宝宝开始吃牛奶代替品后，由于肠道里气体过多所引起的。宝宝过了4个月后，就很少出现这种现象了。宝宝腹绞痛发作时，妈妈可以这样做：

⊙有规律、轻柔、顺时针进行腹部按摩10～20分钟，观察是否能够较明显地平息哭闹。

⊙试着用各种方法安抚宝宝，如把宝宝的腹部贴在妈妈怀抱里；给宝宝哺乳等，观察能否使腹痛缓解。

⊙给宝宝喂一点温水，然后抱着宝宝或让宝宝趴着睡，让气体排出或促进打嗝，有助于减轻腹痛或使腹痛消失。

⊙如果宝宝已经吃饱了但还是哭闹不休，可以试着给宝宝吸吮安抚奶嘴，观察是否停止哭闹。

如果采取了以上多种方法后，仍不见腹痛有所缓解，加之宝宝已经哭闹很长时间，最好带宝宝去医院小儿内科，向医生详细描述宝宝的腹痛特点，请医生明确原因，切不可随意给宝宝服用任何止痛药物。

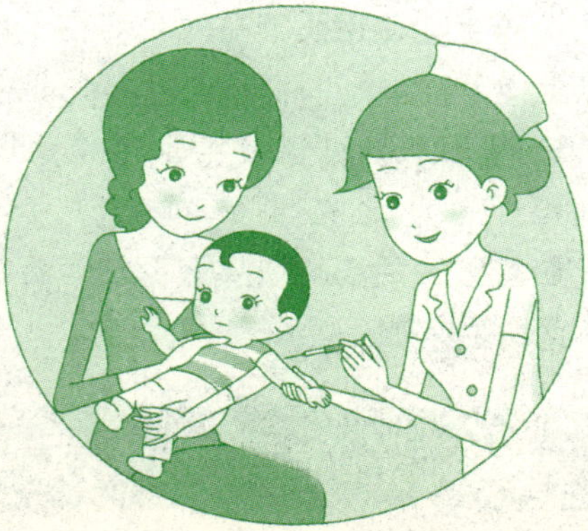

预防接种

宝宝满2个月后，应该服用小儿麻痹糖丸1粒，预防可导致肢体瘫痪的小儿麻痹症。糖丸需要分3次服用，才能使宝宝产生相应的抗病能力。满2个月时，第一次；满3个月时，第二次；满4个月时，第三次。在2～4岁时服用加强疫苗1次。

服用时，将糖丸放在小勺内，加少许凉开水浸泡片刻，再用一个干净的小勺轻轻一按，立刻可以将糖丸碾碎，然后直接用小勺喂服。小儿麻痹糖丸是一种减毒活疫苗，用热开水或其他饮料送服，会使糖丸失去效力，所以不要用母乳喂服，服药时和服药后1小时内不要喂热开水。少数宝宝服用糖丸后会出现低热、腹泻、皮疹等症状，2～3天后会自然消退，不用进行特别处理。

智力与潜能开发

大动作能力训练

俯卧抬头

当宝宝用双臂支撑前身抬头时，父母将玩具举在宝宝的头前，左右摇动，使他向前、左、右3个方向看。进一步引导其用肘部支撑，并使头抬得更高些，以此锻炼颈椎和胸背肌肉。

翻身训练

宝宝仰卧时，将其左腿放在右腿上，大人托牢他的腰部，使腹部侧转逐渐加大幅度使他的肩也随着侧转，直到宝宝变成俯卧姿势。把玩具放在宝宝眼前，引逗他俯卧片刻，再将他翻回来。继续把玩具放在宝宝身体一侧，逗引他翻身，并适当加以帮助。成功后给他一些奖励，如抱抱他，或给个新玩具。

“骑自行车”

让宝宝仰卧，大人握着宝宝的小腿，向上做骑自行车的动作，做6～8次即可。可锻炼宝宝腿部的力量和灵活性。注意训练时大人不可硬扳宝宝的腿。

精细动作能力训练

摇手

妈妈将手指放在宝宝手心，让他握住，然后轻轻摇动，并说些问候语或儿歌，可以锻炼小手的抓握触摸能力。

拍打玩具

使玩具晃动或发出声响，来引起宝宝的注意，再抓着的他的手臂来击打、钩取、抓握、触摸玩具，家长在旁用自然而丰富的表情和手势，轻快、欣喜的语调给予表扬和鼓励。

拉玩具

将绳的一端系在玩具上，另一端上系个环，妈妈先拉着玩具，表现得非常高兴，这一切都要让宝宝看到，然后将环放在宝宝手里，让他拉住玩具，宝宝也会表现出愉快的情绪，小手会使劲地拉。此训练可锻炼宝宝手的抓握及触摸能力。

语言能力训练

说笑逗引

抱起宝宝，与他面对面，用愉快的口气和表情与他说笑、逗乐，使他发出“呃、啊”声或笑声。

玩具逗引

用宝宝喜欢的玩具、图片逗引他发音，一旦他兴奋地手舞足蹈时，就会发出“咿、啊”之声。

室外活动逗引

抱宝宝进行阳光浴、空气浴时，可在户外与宝宝交谈，向他介绍他感兴趣的人和物，他也会高兴地咿呀作语。

适应能力训练

找声音

妈妈左右手各拿一个会响的玩具，一会左手的玩具发出声音，一会右手的玩具发出声音，让宝宝专心听，分辨不同方向的声音。

寻声

妈妈拿小拨浪鼓跟宝宝玩，然后拿着玩具走到他看不见的地方，摇响玩具，宝宝会转头寻找。

寻光

室内灯不要太亮，并离宝宝远些，这时家长可在每次开灯的时候说“灯”，几天后，再说“灯”时，宝宝会用眼睛看灯。

和宝宝对视

大人和宝宝相距30厘米对视。大人的脸上下、左右地动（继续保持30厘米的距离），这样宝宝的眼睛会随着大人移动而发生移动，他的视野会逐渐变得广阔。

听音乐按皮肤

大人抱着宝宝，跟着音乐节奏用手指头轻轻按压宝宝的腿、胳膊，还可发出“嘟嘟”的声音。大人手指接触宝宝的皮肤时，要把音乐的高低、轻重表示出来，让宝宝感觉音乐的起伏变化。此训练可以激活宝宝的神经细胞，培养宝宝的感觉综合能力。

社交能力训练

跳舞

在宝宝情绪较好时，可选择一些轻柔而节奏舒缓的音乐，或放录音或自己哼唱，把宝宝抱在温暖的怀里，轻轻地和着音乐的节拍，从一边走向另一边，或向左或向右或转身。宝宝会在音乐声中或妈妈的歌声中，感觉到温暖和爱抚，他的情绪会更愉快。另外，两人同时运动，会刺激宝宝的感觉器官和小脑，发展他的听觉、方位感和平衡感，这些感觉能力都是他试图学会坐、站和开步走时所必需的。

认识爸爸妈妈

爸爸或妈妈依偎在宝宝旁边，将脸缓缓贴近宝宝的脸，让小宝宝的手摸脸上各部位，并对宝宝微笑、拍手，轻轻唤他的名字，并有节奏地说：“看看我的嘴巴，听听我的声音，认识我是谁？我是你的爸爸（妈妈）！”

护养 第4月 3～4个月宝宝的护养

护养要点

◎可尝试给宝宝添加辅食。
◎有意识地经常让宝宝用手抓东西。
◎给宝宝选择合适的枕头。
◎丰富视听训练内容，如儿歌、童谣、音乐及母子舞蹈等。
◎宝宝已经会翻身并够取玩具，要注意别摔伤。
◎在干燥的季节里，防止皮肤干裂。

生长发育监测卡（宝宝满4个月）

生长发育

男

体重______千克（参考范围5.9～9.1千克）

身长______厘米（参考范围59.7～69.5厘米）

头围______厘米（参考范围39.7～44.5厘米）

女

体重______千克（参考范围5.5～8.5千克）

身长______厘米（参考范围58.6～68.2厘米）

头围______厘米（参考范围38.8～43.6厘米）

智能发育

类别	测试内容	测试方法	合格标准	出现时间
大动作	翻身	宝宝仰卧，大人用玩具在一侧逗引。	能从仰卧翻成侧卧再翻成俯卧。	第__月 第___天
精细动作	主动抓握玩具	大人让宝宝坐在腿上，将玩具放在桌面上距手2.5厘米处。	宝宝能主动够取玩具并紧握在手里。	第__月 第___天
语言能力	大声发笑	逗引宝宝。	能大声发笑。	第__月 第___天
适应能力	头转向声源	抱坐，在距宝宝耳侧水平方向15厘米处摇铃。	头转向发声处。	第__月 第___天
社交能力	见食物（妈妈的乳房或奶瓶）兴奋	观察宝宝看见妈妈的乳房或奶瓶时的表情。	盯着看，表情兴奋、期待。	第__月 第___天
	认生	观察宝宝看见生人时的反应。	见生人会盯着看、哭叫等。	第__月 第___天

综合评价：______________________________

生长发育监测

生长发育状况

体重

这个月的宝宝体重可以增加 0.9～1.25千克。并不是所有的宝宝都是有规律渐进性增长，有的呈跳跃性，前两周可能几乎没有怎么长，下两周快速增长近200克，出现了对前一个阶段的补长趋势。

身长

这个月宝宝身长增长速度与前3个月相比，开始减慢，1个月增长约2厘米。但与1岁以后相比还是很快的。

头围

这个月宝宝头围可增长1.4厘米。

大动作

◇当宝宝平躺在床上时，宝宝的双手会自动在胸前合拢，双手相握，有时还会抬腿。

◇让宝宝趴着，胳膊朝前放，然后在宝宝前方放置一个铃铛或醒目的玩具吸引他的注意力，宝宝能抬头向上并看着你。

◇仰卧时，能够把身体侧过来，甚至变成俯卧位，但不会从俯卧位变成侧卧或仰卧位。

◇将宝宝脸朝下悬空托起胸腹部，宝宝的头、腿和躯干能保持在同一高度。

◇扶宝宝坐起，宝宝的头会向前倾；当移动身躯或转头时，头偶尔会有晃动，但基本稳定；宝宝的躯干上部挺直时，只有腰部会弯曲。

精细动作

◇当用带柄的玩具接触宝宝的手时，他的手会主动地张开来抓住玩具，并能握住玩具的柄。宝宝能握住玩具约1分钟。

◇宝宝会把他感兴趣的东西放进嘴中。

◇视线可由物体转移到手，再回到物体上。

◇能主动够取手边的玩具并紧握。

◇如果有支撑，宝宝能坐直10～15分钟，且头部稳定，背部坚实。

语言能力

◇能自发地发出笑声或对大人的逗弄做出反应。

◇开始咿呀学语，发出一连串不同的语音。

◇开始学会用各种各样的笑声来表达他内心的喜悦和对周围事物的好奇。会用声音表达不高兴。

听觉发育

◇能够静听音乐，并且能够区分音色了，更喜欢优美抒情的音乐。

视觉发育

◇颜色视觉功能已接近成人。

◇具备了较强的远近焦距的调节能力，可以看到远处比较鲜艳或移动的物体。

◇变化快的影像会使宝宝感兴趣，开始注视电视中的画面。

适应能力

◇当有物体出现在视线范围内时，宝宝就会立刻去看；当听到摇响玩具的响声时，会立刻明确地注意到发出响声的物体。

◇让宝宝平躺，当有玩具进入宝宝视野时，宝宝就会注意到；如果将带柄的玩具放在宝宝手中，他会握住玩具的柄，并举起来看。

◇当宝宝手里拿着一个玩具时，如果大人拿来另一个玩具，宝宝也会明确地看着另一个玩具。

社交能力

◇见到熟悉的面孔，能自发地微笑，并发声较多，但见到生人时并不如此。

◇照镜子时，会注意到镜子中自己的影像，还会对着镜中的自己微笑、说话。

◇让宝宝平躺，大人将他拉着坐起，他会微笑，有时还会出声。

◇看见妈妈的乳房或奶瓶时，会很高兴，并流露出期待的表情。

◇喂奶时，宝宝会将双手放在母亲的乳房或奶瓶上吃奶。

睡眠

每日睡眠时间是17～18小时，白天睡3次，每次2～2.5小时；夜里可睡10个小时左右。

发育异常早知道

先天性髋脱位

先天性髋脱位是新生儿四肢畸形中较为常见的一种，它的病因目前还不十分清楚，医学认为可能与遗传、内分泌因素及臀位分娩有关。此病发现得越早，治疗方法就越简单，预后越好。本病的主要表现有：

⊙宝宝双腿不等长，患肢比健肢略短。

⊙宝宝双侧臀部皮纹不对称，患侧皮纹增多或皮纹升高。

⊙将宝宝平放床上，使其双下肢并拢，屈髋屈膝，双脚平放于床面，双膝不一样高。

⊙将宝宝平卧、屈髋屈膝，正常情况下将双膝外展时，肢体可触及床面，而有髋关节脱位时，不能触及。

⊙待宝宝开始学走路，单侧髋关节脱位的就会出现跛行；如果是双侧髋关节脱位，则走路时如同鸭子一样，上身晃动，臀部后撅，称为“鸭步”。

一旦出现上述症状，应尽早去医院就诊，最终确诊还需拍X光片。

治疗方面，在1岁以内可用手法复位或铝板支架固定，1～3岁的宝宝除上述方法外，还需加石膏固定，3岁以上者可能要采取手术治疗了。护理方面需注意做好臀部清洁护理，防止大小便污染。如果是石膏固定的，应注意双脚的颜色、温度及有无肿痛，有异常情况及时请医生处置。

检查宝宝是否斜视

宝宝刚出生时双眼总是不能准确地一起工作，所以间歇性的斜视是常见的。当宝宝3个月左右的时候，可以测试他是否斜视了。把一个玩具放在离宝宝面部20厘米远的地方，慢慢地由一边移向另一边，观察宝宝的双眼视线是否随着玩具的移动而移动。如果两只眼睛不能一起移动的话，就可能是患有斜视。

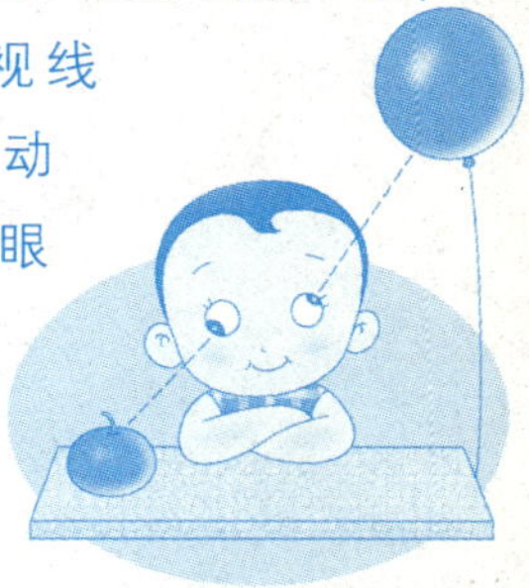

检查舌系带是否过短

舌系带是指舌下正中联系舌头与口底的薄膜，在舌头向上卷起时就可以看到。舌系带过短，会使宝宝发生吸吮困难，长大后出现发音不准等障碍。发现宝宝出现下列表现时，就应考虑是否舌系带过短：吃奶时因裹不住奶头而出现漏奶；舌系带短而厚，舌头无法上卷，或不易舔到上嘴唇；舌头伸出时，像被东西牵住似的，舌尖不容易超出下牙龈，不能伸过上唇，且舌尖呈V形中间凹入（W形）。

小贴士

对于舌系带过短、可能影响发音的宝宝来说，可以通过手术矫正。新生儿不需要麻醉，让医生简单地划一刀，再压迫止血即可，几十分钟内就能完成手术。年龄较大的儿童也可以做手术，但是手术后要进行语音训练，学习正确的发音方式。

宝宝的头发又稀又黄，是营养不良吗

宝宝的头发又稀又黄，这是一种普遍现象，有人称之为“童秃”。胎儿在妈妈子宫内发育到5~6个月时，全身都长满了柔软浓密的胎毛，头部长出了头发，以后逐渐脱落。到10个月时，胎儿的胎毛几乎已经脱落，只有肩膀和手脚以及身体的褶皱处尚有残存。如果胎毛脱落过多，出生时，宝宝的头发就非常稀疏。这只不过是宝宝在生长发育过程中的一种暂时的正常现象。出生后快到百日时，胎发开始脱落；在1岁后，胎发会全部脱落。宝宝正常的头发就会生长出来。宝宝以后头发的颜色、粗细等均是由遗传因素决定的。

母乳与辅食喂养

本月喂养要点

规定哺乳时间，为逐渐断奶做准备。每次哺乳180毫升左右，中断夜间哺乳，每日喂奶5次，可延长宝宝夜间睡眠时间。食量大的宝宝可以增加100毫升左右的鲜豆浆，调入牛奶中饮用。在此期间，宝宝可能会“厌食牛奶”，减少食量或不愿喝奶。这是由于宝宝的肠子活动过于频繁而导致疲劳，在自行调节食物需求量，只要身体无碍，情绪好就不用担心。如果强行让宝宝喝奶，反而会使宝宝没有饥饿感，不想喝奶。可以间隔3~4小时，让宝宝随意吃，除了母乳和牛奶以外，还可以加喂半流质的蔬菜汤，以补充宝宝成长发育所需要的营养成分。如果有特殊情况必须提早断奶的话，一定要记得给予宝宝更多的爱和温暖。

何时添加辅食

⊙体重已达到出生时体重的2倍，通常为6千克。早产儿或出生体重2.5千克以下的低体重儿，添加辅食时，体重也应达到6千克。

⊙每天喂奶多达8次以上，或一天吃奶粉达1千毫升，宝宝仍然饿着或有较强的求食欲。

⊙宝宝会对别人吃东西很有兴趣，眼睛看着食物从盘子到嘴里的过程。

⊙当小勺碰到嘴唇时，宝宝表现出吸吮动作，能将食物向口腔后送，并吞下去；当触及食物或喂食者的手时，宝宝会表现出笑容并张嘴，有进食愿望。

⊙通常生长速度快又较活泼好动的宝宝要比长得慢又文静的宝宝需要早一点添加辅食。人工喂养较混合喂养及母乳喂养的宝宝添加辅食为早。

⊙有过敏症状的宝宝，应该在出生6个月后再开始喂辅食。

小贴士

过早或过晚添加辅食对宝宝都不利。过早添加辅食，宝宝的肠胃功能还没有发育好，不仅无法吸收，甚至会增加肠胃负担，带来不必要的痛苦；过晚添加辅食，可导致宝宝营养吸收不全面，造成生长发育迟缓，还影响宝宝以后的咀嚼能力。

给宝宝喝豆浆一定要煮透

豆浆是由黄豆制作而成的。黄豆中的胰蛋白酶抑制物会降低人体对蛋白质的消化能力；黄豆中含有的皂角素，会引起恶心、呕吐、消化不良；黄豆中的脲酶物质会妨碍碘的代谢，抑制甲状腺素的合成，引起代偿性甲状腺肿。因此，一些宝宝喝了未煮开的豆浆后，就会引起食物中毒。

但经过烧熟煮透后，这些有害物质都会被破坏，使豆浆对人体没有害处。因此，必须将豆浆煮沸后再给宝宝喝，绝不能给宝宝喝生的或未完全煮沸的豆浆。注意，在烧煮豆浆时，常会出现“假沸”现象，必须用汤匙充分搅拌，直到真正煮沸。

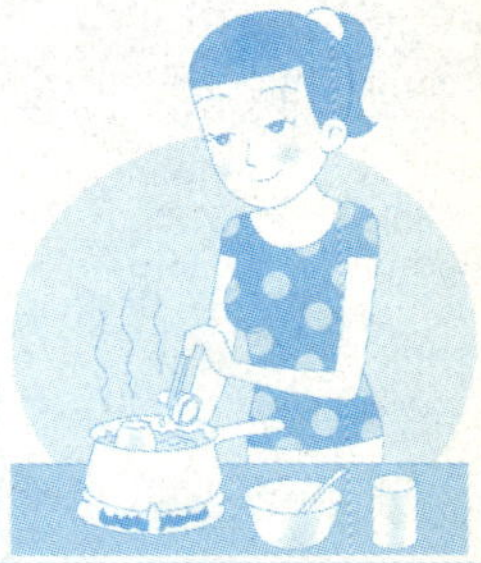

喂养拓展：几种蔬菜汤的做法。

青菜汤

新鲜青菜洗净、切碎，放入锅中加少量水煮45分钟。滤渣取汁，待温装入杯或瓶中，喂给宝宝吃。

南瓜汤

新鲜南瓜100克，牛奶100毫升 。南瓜洗净、削皮、去瓤，放入锅内蒸熟，捣碎成泥。将牛奶加入南瓜泥中，武火煮沸后，文火煮至稠状即可。

宝宝能喝豆奶吗

人们都认为豆奶是健康饮品，成年人经常食用大豆是极为有益的。然而喝豆奶长大的宝宝，成年后引发甲状腺或生殖系统疾病的风险系数较大。大豆可以降低体内的胆固醇含量，保持激素平衡。但是宝宝对大豆中高含量抗病植物雌激素的反应与成人相比完全不同。成年人所摄入的一般植物激素可以在血液中与雌激素受体结合，从而防止乳腺癌的发生。宝宝摄入体内的植物雌激素只有5%能与雌激素受体结合，而其他未能吸收的植物雌激素在体内积聚，有可能对宝宝将来的性发育产生危害。与豆奶相比，营养素齐全的牛奶无疑是更好的选择。

宝宝饮水应注意什么

⊙不要给宝宝喂过甜的水。

⊙白开水是宝宝的最好饮料。

⊙不要给宝宝喝冰水。

⊙宝宝吃饭前不要喝水。

⊙睡觉前不要给宝宝喝水。

⊙存放1天以上的开水不要给宝宝喝。

⊙宝宝不要喝水过快，不要一下喝得过多，不要喝生水，养成良好的喝水习惯。

⊙不要强迫宝宝多喝水。

宝宝不爱喝水怎么办

宝宝每天摄取的水分，一是直接从饮用水中获得，二是从饮食中获得。应从小培养宝宝养成喝白开水的好习惯，如果宝宝一时不接受白开水，可以试试以下办法：

⊙在水中添加一点点糖。

⊙用水果或蔬菜煮成水。

⊙在水中加入一点口感好的补钙冲剂。

⊙多吃一些多汁水的水果或果汁，如西瓜、梨、橘子等。

⊙在每顿饭中为宝宝制作一份可口的汤。

小贴士

宝宝拒绝喝水，不要强迫他，如果引起他对水的反感，以后更难喂了。不妨换一种形式或换一个时间再喂。

如何第一次给宝宝喂辅食

第一次给宝宝添加辅食，最理想的时间是上午。通常这时候宝宝比较活跃和清醒，并且不是很饿，会有足够的精力去体验母乳以外的食物的口感和味道。可以用小勺挑上一点点食物喂宝宝，让宝宝先尝尝味道，同时注意观察宝宝的反应：如果宝宝看到食物，兴奋得手舞足蹈、身体前倾并张开嘴，说明宝宝很愿意尝试你给他的食物；如果宝宝闭上嘴巴、把头转开或闭上眼睛睡觉，说明宝宝不饿或不愿意吃你喂给他的食物，这时就不要强喂，换个时间，等他有兴趣了再进行尝试。喂的时候，先在小勺的前部放上一点点食物，轻轻地放入宝宝的舌中部，再轻轻地把小勺撤出来。食物的温度不能太高，以免烫到宝宝。保持和室温一样，或比室温稍微高一点（1℃～2℃），是最恰当的温度。

小贴士

这个月的宝宝如果仅吃乳类食品，对辅食不感兴趣，父母无须着急。强迫宝宝吃辅食是不对的，乳类食品能够满足宝宝所需的营养。添加一些辅食对宝宝牙齿萌发、肠胃功能锻炼是有好处的，但是如果强迫宝宝吃他不喜欢吃的辅食会给以后添加辅食增加难度。

健康护理

宝宝为什么流口水

俗话说“十个宝宝十个流”，流口水是正常的生理现象。3～4个月大的宝宝，中枢神经系统和唾液腺的发育趋于成熟，同时添加的辅食中含有淀粉等营养成分，唾液腺受到刺激后，唾液分泌会明显增多。而且到4～6个月开始长牙时，牙龈会轻度肿胀，刺激牙龈神经，也会导致唾液分泌过多。此时宝宝的吞咽功能还不完善，口腔容量尚小，分泌的唾液来不及咽下就会流向嘴角。如果在2周岁后，宝宝依然经常流口水，就要怀疑是否发生胃消化功能不良等疾病，要去医院咨询。

小贴士

唾液是酸性物质，含有消化酶，当口水流到皮肤上时，容易腐蚀角质层，引起皮肤发炎。要在宝宝衣服外系个柔软的小毛巾或者围个围嘴，经常给宝宝擦去嘴边的口水。擦口水的毛巾或围嘴要经常换洗，否则容易滋生细菌。发现宝宝嘴边发红的话，可以涂抹一些宝宝用护肤霜。用温水清洗下巴和颈部的皮肤，保持皮肤干燥，预防炎症的发生。

如何哄宝宝睡觉

宝宝吃饱后，会心满意足地入睡，但有时候需要大人哄他睡觉。

⊙把宝宝抱在怀里前后来回轻轻晃动，持续一段时间。待宝宝似有睡意时，再轻轻地把他放到小床上。可能一放在床上，宝宝就睁开眼睛，像醒了似的，可以再抱起，轻摇一阵子。

⊙让宝宝躺在大人的怀里，有节奏地上下抚摸宝宝的腹部或轻拍背部，动作不要剧烈而急骤。要一直抚摸到宝宝的眼睛闭上。

⊙在安抚宝宝睡觉的过程中，声音刺激也是一个重要因素。妈妈可以轻唱一些摇篮曲、催眠曲或者儿歌。宝宝听到大人轻柔的声音，便会产生依赖感，并不会介意你是不是走调了。还可以小声地播放一些柔和的音乐，让宝宝在音乐的环绕中入睡。

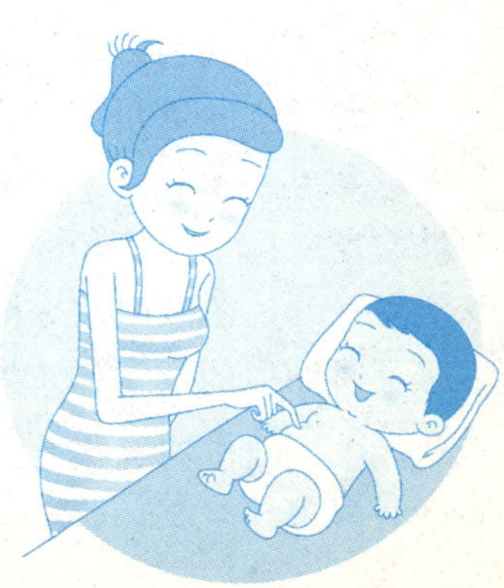

小贴士

在哄宝宝睡觉或者逗宝宝玩时，不要用力摇晃宝宝或把宝宝抛向高空。这是因为：在婴儿期，宝宝的脑袋较大较重，脖子软而无力，尤其是在前3个月，脑袋还不能自由抬起，脖子支撑不起脑袋。而且在1周岁前，宝宝还不能自我保护。宝宝的大脑体积是小于颅腔体积的，猛烈地摇动会使宝宝的脑内形成巨大的冲击力量，使脑组织与颅骨之间以及脑组织互相之间发生撞击。受撞击的部位可能引发水肿，严重的甚至导致血管破裂颅内出血，从而造成脑震荡、智力滞后、脑水肿等。

乳汁能给宝宝“美容”吗

有些新手妈妈乳汁多，以为母乳营养成分多，有益无害，所以哺乳后喜欢将乳汁涂在宝宝的脸上，想让宝宝的皮肤白白嫩嫩。其实这样做会适得其反。母乳营养丰富，是细菌成长繁殖的良好培养基。宝宝的皮肤娇嫩，脸部皮肤更是如此，而且血管极其丰富。如果涂上乳汁，细菌容易随之繁殖，乘虚侵入毛孔。开始时会使宝宝面部皮肤产生红晕，不久变成小疱，还会化脓。没有及时治疗的话，会溃烂甚至形成瘢痕，影响宝宝将来的容貌。所以，为宝宝着想，妈妈不可随意将乳汁涂在宝宝的脸上。

宝宝被烫伤了怎么办

宝宝身体小，抵抗力差，烫伤后容易继发感染，因此遇到烫伤应该立即采取措施。不管是何种程度的烫伤，被烫后要立即脱掉被热水打湿的衣服。在脱衣服之前，先要用干净的冷水冲洗15～30分钟。如果衣裤紧紧地粘住身体，应用剪刀小心地剪开再一片片慢慢揭掉，不要强行撕脱，以免将烫伤的皮肤一起撕落，加重创面损伤。轻度烫伤可以将伤处立即泡在干净的凉水中或用自来水冲洗15分钟左右，待皮肤冷却以后变成浅红色，再涂点干净的动物油脂或烫伤膏，用干净的纱布包好。烫出水泡时，要小心护理，不要弄破，听从医生指导。若烫伤面积大的话，脱去衣服后，用消毒纱布或者干净的手帕垫在患处，把宝宝包在床单或毛毯里立即送医院治疗。

小贴士

平时不要将热水、未包毛巾的热水袋、热汤等放在宝宝身边，以免被打翻。洗澡时要先放冷水，再放热水。点蚊香时，要放在离宝宝睡觉较远处，避免宝宝滚落在蚊香上。

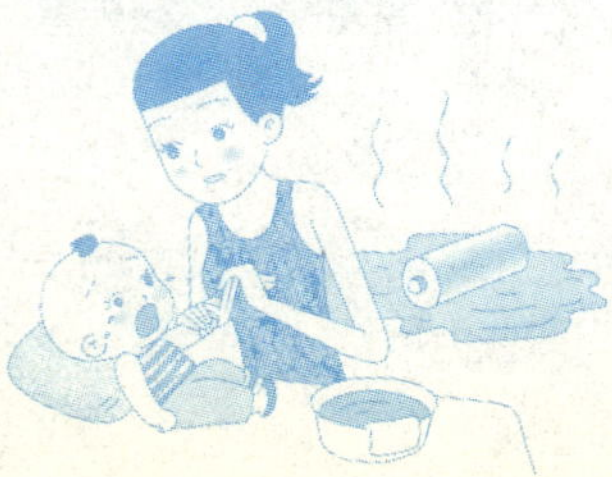

宝宝感冒了怎么办

这个月的宝宝身上还带着从母体中获得的免疫力，即使感冒一般也不会发热，表现为鼻塞、流鼻涕、打喷嚏、喉咙痛、咳嗽等。咳嗽和鼻塞严重的话，可以这样做：

⊙用加湿器或挂湿衣服（湿毛巾）使室内相对湿度保持在50%～70%，随时给宝宝喂水。

⊙可以将宝宝头部的垫子或枕头稍微垫高一点，让他呼吸顺畅一点。

⊙用柔软的纸巾擦鼻涕，注意避免频繁擦拭使鼻子疼痛发红。

⊙在宝宝感冒时，不要经常洗澡，不要去人多的地方，谢绝感冒患者探视以免引起交叉感染，外出回来后要将全身清洁干净。

小贴士

如果除了感冒症状，还出现皮疹的话，可能是患上了风疹或麻疹，需要去医院治疗。

如何防止宝宝皮肤干裂

宝宝皮肤干裂的情形很常见，尤其是在秋天和冬天。宝宝的皮肤看起来干燥、皲裂而且有点红，也可能会痒。要减轻宝宝的不适，可试试以下办法：

⊙不要常洗澡。

⊙沐浴时用温水，少用肥皂。

⊙将皮肤拍干，不要用擦干的方式。

⊙在干燥皮肤上抹润肤油以免皲裂部位发炎。

⊙室内空气干燥时使用凉雾加湿器。

⊙如果所住地方气候干燥，在暖气系统中添加加湿器，或在房间中放加湿器。

小贴士

如果只是轻微不适，可用非处方的皮肤润滑剂，例如，凡士林软膏、矿物油，或不含乙醇（酒精）、无香料的乳液。严重不适时就要就医了。

护理拓展：如何给宝宝选枕头

⊙刚出生的婴儿平躺睡觉时，背和后脑勺在同一水平面，颈、背部肌肉自然松弛，而且婴儿头偏大，几乎与肩同宽，侧卧时也很自然，因此，3个月以内的宝宝不用使用枕头。如使用过早，反而容易影响宝宝的头颈发育。

⊙婴儿出生后3个月开始学习抬头，脊柱颈段出现向前的生理弯曲，这时应开始使用高度在1～2厘米的枕头；当孩子长到7～8个月时，肩部开始增宽，应使用高度在3～4厘米、长度与婴儿肩宽相同的枕头。

⊙在给宝宝挑选枕头时，应选择荞麦皮、灯芯草、蒲绒等材料填充，这些材料透气、吸湿性好，软硬适中。如枕头过软，容易导致宝宝窒息，而过硬又不适合小儿颅骨柔软的特点，容易导致孩子头颅变形。枕套应以纯棉布的为最优。

⊙宝宝头部出汗较多，睡觉时汗液和口水也会浸湿枕头。而这些汗液和灰尘混合易使致病微生物黏附在枕头表面，导致宝宝头皮感染。因此，宝宝的枕头要经常在太阳底下晾晒，定期更换，枕套也要经常换洗，保持干爽。

预防接种

百白破三联疫苗，出生满3个月时第一次接种，预防百日咳、白喉、破伤风3种疾病。以后每月1次，连续接种3次；1岁半到2岁时加强接种1次；到7岁时，再加强接种1次。接种后注射部位可能红肿疼痛，全身可能轻微发热，通常这些症状在2～3天后消失。小儿麻痹糖丸，满3个月时，第二次服用。

问：正好到了预防接种时间，宝宝患病了怎么办?

答：如果宝宝仅仅是轻微的感冒，体温正常，不需要服用药物，特别是不需要服用抗生素，可以按时接种，接种后1～2周内不吃抗生素类药物。如果必须使用，要向预防接种的医生说明，是否需要补种。如果发热，或感冒病情较重，必须使用药物，可暂缓接种，向后推迟，直到病情稳定。如果服用抗生素，要在停止使用1周后接种。

问：如果向后推迟了某种疫苗接种，以后的接种是否推迟?

答：以后的接种可顺延向后推迟，但只需向后推迟那个被推迟的疫苗，其他疫苗可继续按照接种时间进行接种。如果和某种疫苗碰到一起了，预防接种医生会根据相碰的疫苗的种类，判断是否可以同时接种；或是要间隔一段时间，间隔多长时间，先接种哪一种，也由预防接种医生根据具体情况决定。

问：吃药对预防接种效果有影响吗?

答：原则上讲，药物对预防接种效果是有影响的，所有的药物都可能会有不同程度的影响，所以都不应该使用，尤其是抗生素对预防接种疫苗影响最大。如果是口服疫苗，微生态制剂对疫苗影响也不小。在接种疫苗前后2周，最好不使用任何药物。

问：接种疫苗后发热，如何鉴别是疫苗所致，还是疾病所致?

答：首先要排除疾病所致的发热，疾病可以是接种前就感染的，也可以是接种后感染的。如果是疾病所致，检查可见阳性体征，如咽部充血、扁桃体增大充血化脓、咳嗽、流涕等症状。疫苗所致发热没有任何症状和体征，如果既有疫苗反应，也有感冒发热，那症状就会比较重，体温也比较高。接种多长时间发热，与接种的疫苗种类有关，疫苗接种后的发热一般不需要治疗，会自行消退。

问：为了避免疫苗反应，就不接种疫苗，对吗?

答：这个决定是错误的。接种疫苗造成的反应是比较轻的，对婴儿没有什么伤害，严重的疫苗反应，是罕见的，比起对传染病的预防作用，几乎可以忽略不计。一定不能因此拒绝给孩子接种疫苗。

智力与潜能开发

大动作能力训练

俯卧抬头

将宝宝以俯卧位放在床上，家长用色彩鲜艳带响的玩具引起宝宝的注意，然后慢慢将玩具向上移动，逗引宝宝抬头。

翻身

将宝宝以仰卧位放在床上，家长用玩具或拍手逗引宝宝，使其脸转向侧面，此时家长用手轻扶其背，帮助宝宝向侧面转动，转至侧卧位。让宝宝稍微休息一下，同时家长以言语称赞他，使宝宝情绪愉快，再从侧边帮助他转向俯卧，再休息片刻后使其返回侧边仰卧。

拉坐

将宝宝仰卧位放在床上，家长握住宝宝双手，将其缓慢拉起。此时应让宝宝自己用力，家长仅用很小的力气引导帮助。数次以后，可逐渐减力，这样可锻炼宝宝颈部和背部的肌肉。

前臂支撑

当宝宝俯卧位时，家长站在宝宝头前和他讲话，促使宝宝用前臂支撑全身，将胸部抬起，抬头看家长。同时，还可在宝宝的前方用玩具逗引，前后左右地移动玩具，锻炼宝宝抬头和转头动作。

蹬腿

家长采取坐位，双手从宝宝腋下扶抱宝宝，使宝宝的腿支撑身体保持直立的姿势，家长扶抱着宝宝做蹬腿动作。开始家长可将宝宝抱起，再落下。当宝宝的脚踏在家长腿上时，再将宝宝抱起，再落下，来训练宝宝蹬腿。蹬腿练习可促进宝宝双下肢骨骼和肌肉的充分发育。大人应注意的是，举落的动作应轻柔缓慢，力度不宜过大，时间也不应太长，一般每日2次，每次1～3分钟左右。

精细动作能力训练

抓握

妈妈拿一个会发声响、色彩鲜艳的塑料环，放在宝宝手中，让他抓握。有时他不抓，只握住他的小拳头，妈妈可抚摸他的手背到手指。这样宝宝张开手，再把玩具放在他手中让他握住。

够取玩具

将用绳子系住的玩具拿到宝宝面前晃动，引起他的注意。然后将玩具先放在宝宝用手可以摸到的地方，若宝宝够到，可再将其推远一点，让宝宝再伸手够取。经过多次努力，宝宝终于可以用两只手一前一后地将玩具抱住。

拉玩具

让宝宝坐在桌旁，妈妈把一件鲜艳玩具放在他够不到的地方，逗引他来拿。看他拿不到，妈妈可用一根布条或绳系在玩具上，把布条或绳的另一端交到宝宝的手里让他拉。妈妈也可事先做个示范。

拍拍打打

将能发声、色彩鲜艳的玩具挂在宝宝胸上方伸手能抓到的地方，让他拍打、抓握。

语言能力训练

看口形

妈妈向宝宝发出各种各样的声音，让他看到口形，宝宝会模仿做出相应的表现，逐渐发出声音，促进了语言的发展。妈妈示范时，声音要响，速度要慢，可拖长音，让宝宝听清楚并看准口形。

听自己的声音

在宝宝“咿咿呀呀”时，用录音机或摄像机录下来，合适的时候给他播放，这样可以培养宝宝发声的兴趣。

见到什么说什么

家长在平时要养成与宝宝说话的习惯，平时也要见到什么就说什么、干什么就讲什么，语言要规范简洁。如见到熊猫玩具，就对宝宝大声说“熊猫”两个字，不要说“这是熊猫”，更不要用“儿语”，说汽车是“嘀嘀”，青蛙是“呱呱”。

听不同声音的歌

妈妈用高的声音、低的声音及特别的声音唱歌，并随着声音的高低做出各种表情，然后观察宝宝的表情。随着声音的高低起伏，宝宝的表情也会有些微小的变化，以此来锻炼宝宝对语言的感受力。

“点点飞”

把宝宝抱在怀里，妈妈双手握住他的双手，让他双手握拳伸出食指，将他的两个食指相碰后再分开，嘴里同时说：“点——点——飞——”反复进行练习，直到宝宝一听到妈妈说“点点飞”，就会自动把两个手指碰在一起。

适应能力训练

照镜子

家长抱着宝宝坐在镜子前，照一会再拿走镜子。如此反复几次，使他对镜子产生兴趣。在照镜子的同时可以对宝宝说些话，比如：“你看镜子里的是谁呀？是××（宝宝名字）吧！”

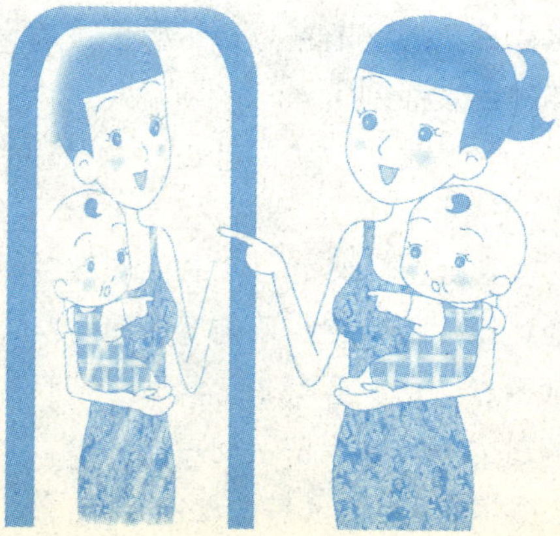

升降机

让宝宝在父母两个人之间，每人握住他的一只胳膊，并小心托住宝宝的腋下，反复举起和放下。随着动作，父母可以同时说："上、上、上，下、下、下。"这样可以帮宝宝适应自己位置的变化，从而提高宝宝的适应能力。

与宝宝共舞

选取数首轻柔、舒缓的音乐，如华尔兹、民谣，播放录音或大人自己哼唱。将宝宝轻抱，伴着音乐轻轻地从一边向另一边摇摆，向前、向后迈着舞步，合着音乐的节拍转身或旋转。这样的动力会刺激宝宝的感觉器官和小脑，发展其听觉、方位感和平衡感，促进宝宝早日学会坐、站立和行走。在大人随着音乐哼唱时，宝宝会感受到来自大人胸部振动的刺激，这温暖的爱抚和拥抱，对培养宝宝的愉快情绪大有益处。

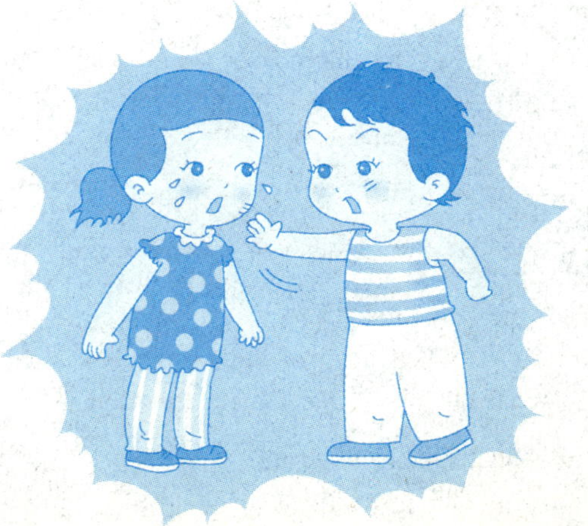

社交能力训练

叫名字

家长用亲切的声音在宝宝身后叫他的名字，当宝宝回头转向家长时，家长要亲切和蔼地向宝宝笑笑，并说："啊，是在叫你呀！宝宝真乖。"同时逗引宝宝发声。

跟妈妈"聊天"

妈妈用亲切柔和的声音、富有变化的语调跟宝宝"聊天"，多讲一些与宝宝密切相关的事情，可以告诉他正在玩的玩具的名字，可以把宝宝不同的照片、爸爸妈妈的照片一一指给他看，边看边讲。这样可以训练宝宝视听觉及理解语言的能力，引发宝宝愉快的情绪，培养宝宝爱说话的良好习惯。

和小朋友玩耍

爸爸妈妈应该经常把宝宝抱到户外，让宝宝观看其他小朋友玩。天气寒冷不宜外出的时候，可抱着宝宝到有小孩的邻居家串门，或者请邻居家的小孩子来家里玩。宝宝看其他小朋友玩耍的时候，父母应当不断地和宝宝说话："看，这是小哥哥，他们在踢球玩呢。"通过让宝宝接触与他年龄相仿的小朋友，有利于发展良好的伙伴关系。

护养 第5月 4~5个月宝宝的护养

护养要点

◎添加辅食，为逐步断奶做准备。
◎进行感官训练。
◎反复教宝宝物品的名称。
◎学会模仿大人简单的发音。
◎带宝宝去户外活动，多晒太阳。
◎扶坐、扶站、扶蹦，引导宝宝抓悬吊的玩具。

生长发育监测卡（宝宝满5个月）

生长发育

男

体重______千克（参考范围6.2～9.7千克）
身长______厘米（参考范围62.4～71.6厘米）
头围______厘米（参考范围40.6～45.4厘米）

女

体重______千克（参考范围5.9～9.0千克）
身长______厘米（参考范围60.9～70.1厘米）
头围______厘米（参考范围39.7～44.5厘米）

智能发育

类别	测试内容	测试方法	合格标准	出现时间
大动作	扶站	双手扶宝宝腋下，让宝宝站在床或大人腿上。	能站立2秒钟以上。	第__月 第___天
精细动作	伸手抓握	大人先递一块积木让宝宝抓，再向另一手递一块积木。	能先后用两手抓住两块积木。	第__月 第___天
语言能力	听名回头	大人在宝宝背后或侧面呼唤宝宝的名字。	能转头注视并笑。	第__月 第___天
	模仿重复音节	宝宝高兴时，让其重复“baba”“mama”等音节。	能模仿重复音节。	第__月 第___天
适应能力	找失落玩具	抱坐，将玩具掉落在地上，大人手仍保持原姿势，观察宝宝的反应。	玩具落地后，宝宝立即低头寻找。	第__月 第___天
社交能力	望着镜子里的人微笑	大人抱着宝宝观看镜子里的人。	宝宝会对镜子里的人微笑。	第__月 第___天

综合评价：____

____

____

生长发育监测

生长发育状况

体重

从这个月开始，宝宝体重增长速度开始下降，这是规律性的过程。4个月以前，宝宝每月平均体重增加0.9～1.25千克；从第4个月开始，体重平均每月增加0.45～0.75千克。

身长

这个月宝宝身长平均可增长2.0厘米。宝宝身长是受种族、遗传、性别等诸多方面影响的。个体间的差异，会随着年龄的增大逐渐变得明显起来。一般来说，3岁以前身长更多的受种族、性别影响，3岁以后遗传影响越来越显现出来。

头围

从这个月开始，宝宝头围的增长速度也开始放缓，平均每个月可增长1.0厘米。头围的增长也存在着个体差异，宝宝头围增长曲线呈现规律性逐渐上升的趋势。

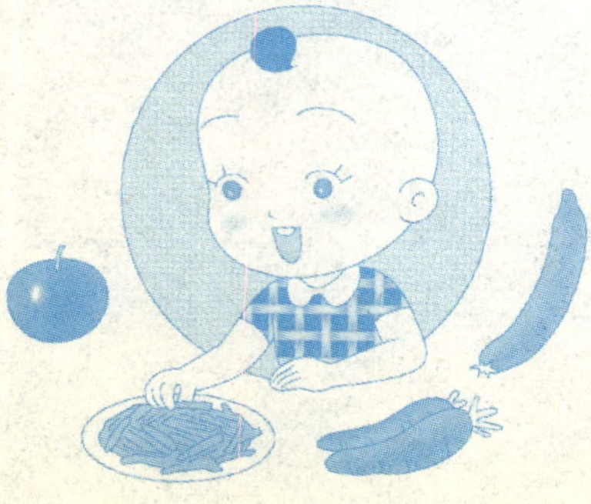

大动作

◇躺着时，四肢伸展；可抬起头与肩膀；能拉脚至嘴边，吸吮大脚趾；会自然踢腿来移动身体。

◇趴着时，身体会像飞机状摇摆，四肢伸展，背部挺起和弯曲；头和胸抬得很高；双手用力推，膝盖会向前缩起；可从俯卧翻转成仰卧。

◇大人用双手托住宝宝胸背部，向上举起，再落下，宝宝的双臂能向前伸直，做出自我保护的动作。

◇被人从腋窝抱住时，会站，而且身体会上下动，两脚做轮流踏步动作。

◇扶起时，宝宝能坐30分钟，头部、背脊挺直，且头和躯干能保持在一条线上，关节可以自由活动，身体不摇晃；如果不扶着宝宝，他能独坐5秒钟以上，但头部和身体向前倾。

◇扶住腰部让宝宝站立，宝宝的臀部伸展，两膝虽然略微弯曲，但已能支持大部分体重。

精细动作

◇将拨浪鼓放在宝宝手能触及并方便抓取的位置，这时鼓励宝宝抓取，宝宝能一手或双手抓取拨浪鼓。

◇稍稍显示出大拇指与手掌的相对位置，常用大拇指与食指抓物，手掌能稍微翻转。

◇如果将摇铃放在宝宝的手上，宝宝会握住玩耍。

◇能先后用两手抓住两块积木。

语言能力

◇会用不同的节律咿呀学语，听起来仍像胡乱发出的音调，但如果仔细听，会发现宝宝会升高和降低声音，好像在发言或询问一些问题。

◇当宝宝看到熟悉的事物时，能发出咿咿呀呀的声音，还会对自己或玩具“说话”。

◇当宝宝听到父母叫自己的名字时，会注视对方并微笑。

◇宝宝高兴时，有时会发出baba、mama、dada、nana等声音，但还没有具体的指向。

听觉发育

◇会积极地倾听音乐，并会随着音乐的旋律摇晃身体，虽然还不能与旋律完全吻合，但已经有节律感了。

◇听觉已很灵敏，当宝宝听到声音时，会转头寻找声音的来源。

视觉发育

◇能够对远的和近的目标聚焦，眼睛视焦距的调节能力和成人差不多了。

◇辨别颜色的准确性进一步发展，能不断认识各种颜色的差别。

◇对复杂图形的觉察和辨认能力还是非常弱的，但喜欢注视图形复杂的区域。

适应能力

◇如果将玩具放在宝宝能触及的地方，宝宝会伸手完全靠近并抓住玩具；如果将玩具放在稍远的位置，有时宝宝会有试图够取的迹象。

◇如果大人将宝宝正在注视着的玩具拿起来，宝宝会顺着大人手的方向寻找玩具；玩具掉落后，会立即低头寻找。

◇大人拿着两个相同的玩具，一个放在宝宝的手中，另一个放在稍远的地方（在宝宝的视线范围内），宝宝的目光会追视另一个玩具；如果将两个玩具都放在宝宝手中，再拿一个相同的玩具放在稍远的地方（也在宝宝的视线范围内），宝宝就会注视第三个玩具；如果将两个玩具同时放在宝宝身边，宝宝看到后有时会设法接触和抓过两个玩具。

◇宝宝看到小物体或小玩具，会将它拿起来，再放到嘴里。

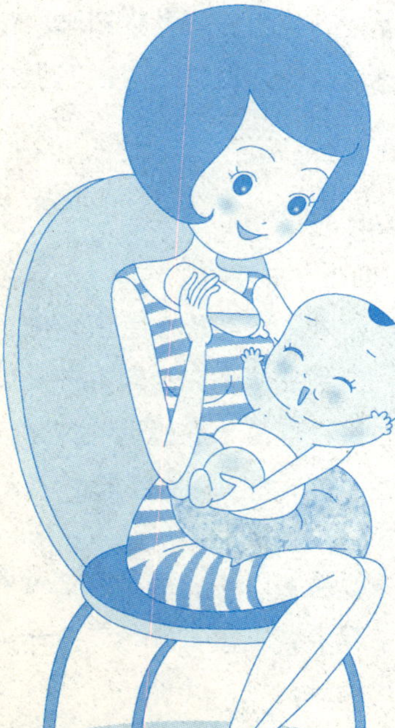

社交能力

◇当宝宝看到奶瓶、妈妈的乳房时，会表现出愉快的情绪；当他吃到奶时，会用他的小手拍奶瓶或妈妈的乳房。

◇当宝宝看到一个他渴望接触和触摸的东西而自己又无法办到时，他就会通过喊叫、哭闹等方式要求大人帮助他。

◇照镜子时，能分辨出镜中的母亲与自己，对镜中的影像微笑、“说话”，可能还会好玩地敲打镜子。

◇会用微笑、发声与人进行情感交流，会流露出期待之情，挥手或举手臂要大人抱；当被大人抱着时会用小 手抓紧大人；如果在他哭泣时大人对他说话，他会停止哭泣。

◇会模仿别人的表情，模仿时会皱起眉头，对着人脸微笑；能区分出陌生人和熟人。

睡眠

睡眠时间每日在16～17小时，白天睡3觉，每次睡2～2.5小时，夜间睡10个小时左右。

发育异常早知道

宝宝有斜颈要及早发现

斜颈也就是宝宝的头部歪向患侧，而脸部和下颌却转向健侧，脖子向前斜。如果不能及早发现，进行正确的矫正，患侧脸部逐渐会出现萎缩，脖子的软组织也变得紧张萎缩，最终导致宝宝的头部发育不对称，形成影响美观的“歪脖子”。通常，宝宝过了4个月后脖子逐渐发育得硬实起来，能较好支撑头部了。这时，如果发现宝宝的头总是向一侧歪斜，注意触摸一下脖子，观察是否在颈部患侧肌肉的中下部可摸到一个圆形或椭圆形的肿块。肿块一般大小为2～3厘米，较硬，摸之不痛，可以活动，皮肤表面不红不肿。

如果发现宝宝存在着斜颈，一定要及早治疗。除了医生治疗外，还可在家里辅助治疗，如把沙袋或枕头垫在宝宝的颈部患侧，使头部保持正位；或在宝宝躺卧时让光源来自患侧，促使宝宝的脸部转向光源方向。每天对肿块进行轻柔按摩，促使肿块尽快吸收。

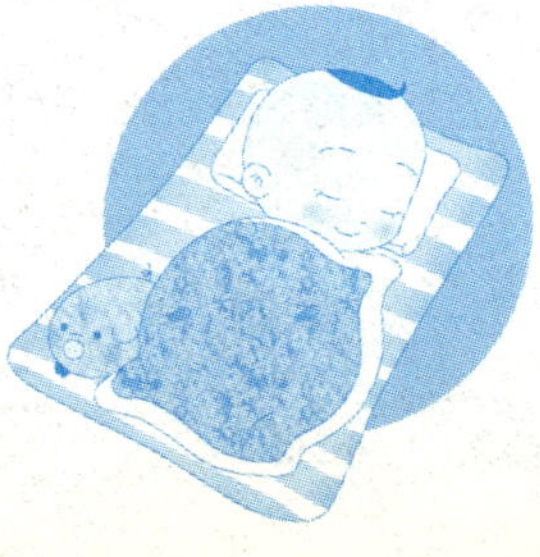

宝宝阴囊肿大

引起宝宝阴囊肿大的原因，主要是鞘膜积液和腹股沟斜疝。

腹股沟斜疝俗称疝气，是由于宝宝出生后腹膜鞘状突起未闭合，同时因啼哭、咳嗽和排便等用力使腹腔压力增高，将小肠挤入阴囊而形成。此症多见于男孩，但女孩也偶有发生。主要症状为男孩的阴囊一边大，一边小；增大时可见阴囊一侧长个“肿物”，站立时变大，平卧时缩小，触之较柔软，“肿物”缩小时还会发生“咕噜咕噜”的响声。若腹膜鞘状突起的开口很小，仅仅挤进一些腹腔内的液体，而小肠并没有被挤入阴囊，便称之为鞘膜积液。

腹股沟斜疝和鞘膜积液相鉴别的简易方法是：宝宝的阴囊两侧不对称，一边大一边小，小的那侧并没有什么异常，阴囊皮色一般是比较黑的，有皱褶。大的一侧往往比对侧皮色浅些，少皱褶，好像发亮，还有些透明，如果用纸卷成一个纸筒状，扣在肿大的阴囊上，在纸筒的对面用手电筒照射，阴囊像灯一样的亮，是透光的，这就是鞘膜积液。如果是腹股沟斜疝，就不会透光，不像灯一样亮，而是见到暗影。

婴儿鞘膜积液多于出生后就出现，一般不需要治疗，大多数能自然消失，即使很大，也不要抽液，那样会增加感染机会。是否需要手术治疗，要听取专科医生意见，一般要等到2岁以后决定。

腹股沟斜疝症状较轻的大约在9～12个月时，可自行吸收消退；症状稍重，体积较大者可以选择手术修补。但要注意防止绞窄疝（肠管卡在囊口不能返回，形成绞窄疝，宝宝痛苦难耐），一旦发生需立即进行手术。

母乳与辅食喂养

本月喂养要点

从4个半月起，在母乳喂养的基础上，可以给宝宝添加婴儿米粉、米糊等辅食。此时宝宝体内来自母体的铁已消耗尽了，母乳或牛奶中的铁又远远满足不了宝宝的需要，如果不及时补充，就会出现缺铁性贫血。因此，在这个月里应及时给宝宝添加蛋黄，也可以加铁强化纯米粉，或每天1汤匙米糊。浓鱼肝油滴剂应从每天2滴逐渐增至4滴，分2次喂食。菜汁、果汁应从3汤匙逐渐增至5汤匙，分2次喂食。此月内可以添加的食物有大米、马铃薯、红薯、白萝卜、豌豆、南瓜、蛋黄。

到这个月才开始加喂牛奶的话，宝宝很可能会因为不习惯吸吮奶嘴而不肯吃。如果宝宝无论如何都不肯吃，就应该增加其他代乳品，否则宝宝体重增长就会在平均水平以下，导致营养不良。

小贴士

在添加辅食时，即使宝宝喜欢某种食物，也不要喂过量。如果因吃多而出现大便变多变稀的情况，只要宝宝精神好、无异常的话，就不用担心，可以继续喂这种食物。

为宝宝挑选合适的餐具

为宝宝选购一套餐也不是一件简单的事情，要考虑材质是否安全，款式是否合适，还要考虑宝宝是否会喜欢。

1. 材质的选择。现在儿童餐具大多用塑料制成，塑料的餐具较轻，颜色多样，是最好的选择。木制餐具质地天然、柔和，但易滋生细菌、不好清洗；不锈钢餐具好清洗、化学元素少，但容易烫手、保温性差；玻璃和陶瓷易碎，而且质量重，不方便宝宝使用。

2. 注意餐具的功能。最好给宝宝选择有底盘带吸盘的碗，这样的碗能吸在桌面上不易移动，可以防止宝宝打翻；感温的碗和勺子，能够让父母掌握温度，不至于让孩子烫伤；耐高温的餐具，能够进行高温消毒，保证安全卫生。

餐具在使用后不应搁置太久，以免滋生细菌。清洁餐具时，可用一些温和的洗涤剂，洗净以后用清水冲洗掉洗涤剂，一定要保证餐具上没有残余洗涤剂。清洁完毕以后，可用热水冲一下，自然晾干就可以了。为宝宝餐具消毒时，可选择热水浸泡的方式或者放进消毒柜中进行消毒。

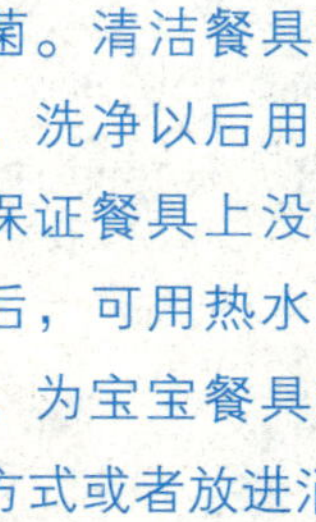

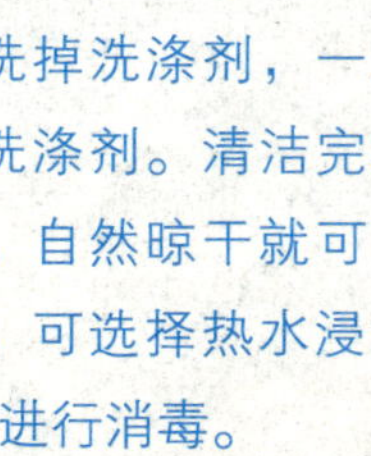

如何添加辅食

最开始喂辅食时（初期辅食阶段），仍然以奶水为主，辅食要和母乳或者奶粉交叉着喂。初次添加建议在上午，即使吃了有什么不适应的话，下午还能去看医生。头一个月里每日上午喂一次辅食，可以在稍微喂一些牛奶或母乳后，喂1/4小勺的辅食，接着喂牛奶或母乳。在喂辅食时，必须抱着宝宝，让其上身保持直立姿势。等到宝宝可以坐起时，就让他自己坐着吃。最好使用前端短又平的小勺，每次舀少许食物放在勺子上，送入宝宝舌头后面，让其了解食物在嘴里的感觉，并练习吞咽的动作。用小勺一小口一小口地喂，会比宝宝吸吮奶瓶所用的时间更长，也更容易使宝宝在吃的过程中培养使用勺子的习惯。如果宝宝在勺子面前转过头去，或紧闭嘴唇拒绝，则表示吃饱了。

小贴士

添加新食物后的最初几天，注意观察宝宝的大便。如果发现大便中原样排出新食物，此时不可加量。等到宝宝大便正常时，就可以增加食量了。当宝宝进食新食物时，大便颜色会改变。皮疹、腹泻、呕吐、气喘或鼻塞都可能是食物过敏的信号。此时应停止喂新食物，并与医生联系。妈妈要细心一点，记好婴儿添加的新食品时间和品种以及宝宝的任何反应。

添加辅食的原则

⊙从少量开始，逐渐加量。

⊙从稀到稠：婴儿接受辅食基本上是从流质到半流质，再到固体食品。最初的辅食要制作成糊状。

⊙食品的品种要习惯了一种再增加另一种：要在宝宝适应了一种食品，间隔至少3天后，再增加其他种类食物。有时宝宝吃吃吐吐，并不代表不接受该食物，若坚持下去，这种情况就可能消失。有时宝宝接受一种新食品可能要喂8～10次。

⊙试喂时要了解宝宝是否对新食物过敏，否则要立即停止喂食。宝宝对食物的变态（过敏）反应可能并非永久性，有些宝宝长大后，这些变态反应会消失。

⊙在婴儿健康时增加新食物：宝宝生病时，消化能力降低，此时添加新的食物易导致消化功能紊乱。在炎热的季节，宝宝易消化不良，一般不主张添加新食物。一旦在添加辅食的过程中出现消化不良，就应暂停添加此种辅食，待消化功能正常后再从少量喂起。

⊙在制作辅食的过程中，不要使用任何调味品。盐会加重宝宝肾脏的负担。

⊙制作出的辅食要等冷却到稍温时，才能给宝宝吃。

辅食添加的顺序

4～5个月：

蛋黄、米粉或代乳粉、菜泥、水果泥（用小勺刮苹果吃也行）。

6～8个月：

稠粥、烂面条、鱼泥、肝泥、瘦肉末、豆腐、饼干或馒头片、切成小块的水果、碎菜。

9～12个月：

鸡蛋、软饭、小饺子或小馄饨、碎肉、碎菜、豆制品、小块蔬菜。

给宝宝喂米糊

对宝宝来说，米糊是很好的食物，因为大米的谷蛋白含量最低，引起过敏的概率很低。最开始喂的时候，将水与米按5：1的比例熬成米糊，有点儿像汤水那样稀，比较适合才开始吃辅食的宝宝。在喂辅食最开始的2周内，先喂纯米糊；在接下来的时间里，以3～5天为一个周期，每个周期在米糊里添加新的食物，不能几种食物一起添加，既可以给宝宝换个口味，又可以了解宝宝对何种食物感兴趣和可能会引起变态（过敏）反应。在米糊中加入食物时，要先添加蔬菜，后添加水果，否则尝过水果甜味的宝宝就会不喜欢吃蔬菜。可以添加的蔬菜有南瓜、菠菜、白菜等。

喂养拓展：几种米糊的做法

纯米糊

粳米10克，水半杯。粳米洗净，在冷水中浸泡1个小时左右，磨成粉末状。将水倒入磨碎的米粉中，先用武火煮沸，再用文火煮熟。

牛奶（母乳）米糊

粳米10克，水1/3杯，牛奶或母乳1/4杯。粳米洗净，冷水中浸泡1小时后，放入锅内。加入适量的水，武火煮沸。改用文火慢慢熬，如果米糊越煮越稠的话，可以补充少许母乳或牛奶，快煮成时，将余下的母乳或牛奶一起倒入锅中，搅拌再煮1分钟即可。

南瓜米糊

粳米10克，新鲜南瓜5克，水半杯。粳米洗净，在冷水中浸泡约1小时后，去水放入锅内。南瓜洗净，去瓤，切成极小块。在切好的南瓜中加入适量的水，搅拌成糊状，再将粳米倒入南瓜糊中，用武火煮。煮沸后，改文火继续煮，不时用饭勺搅拌。

婴儿米粉

一般来说，从4个月开始就要给宝宝添加辅食了，这时期最好的辅食是婴儿米粉。米粉容易消化并且不容易引起食物过敏。目前市场上销售的婴儿米粉都按宝宝的月龄来分类，包装盒上都会标明适合宝宝的阶段。4个月的宝宝属于第一阶段。此时他们食用的婴儿米粉的成分主要是纯米粉加入各种维生素和矿物质，既能给宝宝提供充足的能量，又能保证各种营养的均衡供给。

小贴士

喂婴儿米粉，要逐量添加，从每天10克开始，让宝宝慢慢适应米粉的口味。如果宝宝拒绝吃婴儿米粉，可以试着在米粉中加入一些蔬菜汁或者鲜榨果汁，换换品牌，多换口味，直到宝宝喜欢为止。苹果汁是最佳的米粉搭档，而果汁中的维生素C能增加铁的吸收。

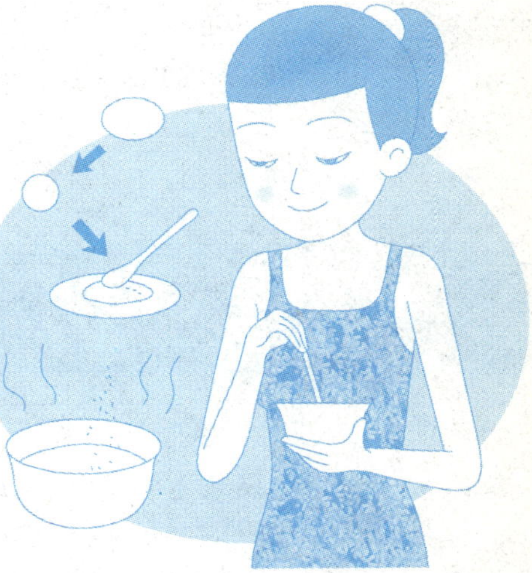

如何喂蛋黄

蛋黄含铁较丰富，又能被婴儿消化吸收，是最适合的营养食品之一。给宝宝添加蛋黄，并不单单是指鸡蛋黄，也可以添加鹌鹑蛋、鸭蛋的蛋黄。以鸡蛋为例，先将鸡蛋煮熟，分离蛋白蛋黄。取1/4个蛋黄用开水或米汤调成糊状，用小勺喂。也可以将鸡蛋煮熟后，取出蛋黄，用小勺碾碎，取1/4个直接加入煮沸的牛奶中，反复搅拌至混合均匀，稍凉后喂宝宝吃。若宝宝食后无腹泻等不适，再逐渐增加蛋黄的量，半岁后便可食用整个蛋黄了。

小贴士

宝宝此时尚不宜吃蛋清。因为宝宝的消化系统还没有发育完善，肠壁的通透性比较高，蛋白的分子小，可以通过肠壁直接进入血液中，使宝宝对异性蛋白分子产生变态（过敏）反应，易引起湿疹、荨麻疹等皮肤病。宝宝10个月大时就可以吃整个鸡蛋了。

健康护理

如何发现宝宝长牙

一般在出生6个月以后，宝宝的下牙床会开始长出2颗乳牙。在此之前，是萌牙期。快出牙时，因牙齿突破牙龈时伴有少许炎症发生，牙龈会发痒。当发现宝宝经常流口水，还把手指或者整只手或者手里拿着的东西都放入嘴中吸吮时，就要怀疑宝宝是不是要出牙了。也可以让宝宝张开嘴，看看是否出牙。如果宝宝开始出牙，父母可以在牙龈上摸到一个硬硬的小突起。有的宝宝在出牙期，脾气还会变得暴躁，不易安抚，甚至食欲不佳。这时候父母要多呵护宝宝，可以用干净的手帮助按摩牙龈，缓和宝宝情绪。

如何打造宝宝优美的体形

⊙不要过早地让宝宝学爬、坐、走，不要让宝宝头部过度后倾，背部过度弯曲。因为新生儿的脊柱完全是直的，几个月后便形成3个曲度：3～4个月抬头时出现颈部脊柱的前凸，6～9个月后会坐时胸部的脊柱出现后凹，12～18个月开始学走路时腰部的脊柱出现前凹。如不注意，很有可能造成畸形，如头后倾、背部过度弯曲，走路呈挺胸状等不雅的姿势。

⊙不要让宝宝的摇篮长期处于一个固定不变的位置。由于光线、音响总是来自一个方向，宝宝的眼睛一直注视这个方向，容易形成斜视。

⊙不要给宝宝垫过多的尿布，否则会使宝宝两侧大腿外旋，长大后走路就有可能呈鸭步态。

⊙给宝宝包襁褓时不要捆扎得太紧，以免造成腿部变形。

⊙如果宝宝患维生素D缺乏症，在治愈之前，应避免过度的活动，以免形成或加重“O”形腿或“X”形腿。

宝宝打嗝怎么办

打嗝是由于位于肺部和腹部之间的横膈膜受到肝或胃等脏器刺激所产生的异常运动造成。宝宝支配横膈膜的神经十分敏感，容易受到刺激，所以就经常打嗝。止嗝方法：

⊙将宝宝抱起，轻轻拍他的后背，喂点温水。

⊙将宝宝抱起，用一只手的食指尖在宝宝的嘴边或耳边轻轻地挠痒，一般到宝宝发出哭声，打嗝自然会被止住。

⊙抱起宝宝，刺激他的足底使其啼哭，终止膈肌的突然收缩。

宝宝认生怎么办

认生是宝宝成长过程中的一种正常现象。对已经认生的宝宝，既不要回避与陌生人的接触，也不要强制他们与陌生人交往，而要为他们创造一个慢慢适应陌生环境和陌生人的机会。

⊙经常带宝宝到亲朋好友家串门，或邀请他们来自己家做客。

⊙让宝宝喜欢的玩具和食物与陌生人同时出现，减缓他的恐惧心理。

⊙为宝宝寻找不认生的孩子做伙伴，用榜样的力量激励宝宝。

如何做好出牙期的口腔护理

宝宝的乳牙在4～10个月时开始萌出。多数宝宝出牙无特殊反应，但也有少数会出现低热、暂时性流涎、烦躁、睡眠不安等症状。宝宝牙齿生长得好坏不仅关系到面部的美观，更直接影响他的生长发育。因此，做好宝宝出牙前后的家庭护理极为关键。

⊙保持口腔清洁

宝宝的牙齿快萌出时要特别注意其口腔的清洁。方法很简单，即在喂奶或食用其他辅食后喝几口白开水，用以冲洗口腔内残留的食物残渣。切忌让宝宝含着盛有奶液或其他液体的奶瓶入睡。

⊙出牙期不良反应的应对措施

发热：有些宝宝在牙齿刚萌出时，会出现不同程度的发热。只要体温不超过38℃，且精神好、食欲旺盛，就无须特殊处理，多给宝宝喝些开水就行了。如果体温超过38.5℃，并伴有烦躁哭闹、拒奶等现象，则应及时就诊，请医生检查是否合并有其他感染。

腹泻：有些宝宝出牙时会有腹泻现象。当宝宝大便次数增多但水分不多时，应暂时停止给宝宝添加其他辅食，以粥、细烂面条等易消化的食物为主，并注意餐具的消毒；若排便的次数每天多于10次且水分较多时，应及时就医。

烦躁：当出牙前的宝宝出现啼哭、烦躁不安等症状时，只要给以磨牙饼让宝宝咬并转移其注意力，他通常会安静下来。

预防暑热症

夏季天气炎热，气温高，3岁以下的宝宝在6～8月份容易发生暑热症，多发于女孩。由于宝宝身体功能发育不全，神经系统发育不成熟，发汗功能不健全，体温调节能力较差，不能很好地保持产热和散热之间的动态平衡。症状主要是发热、口渴、多尿、少汗，宝宝精神状态好，且不咳嗽、不腹泻，体温一般会高达38℃～39.5℃，从半夜一直持续到次日上午，下午就退至正常温度，病程持续时间长。换到凉爽的地方，或气温降低时，高热下降，一切正常。高热持续3～4天的话，可以验尿，如果尿非常混浊，可能是膀胱炎。

暑热症无特效药，重在加强护理和饮食调养。

⊙父母要细心照顾，避免宝宝中暑或受风热感冒。

⊙及时补充水分，给宝宝喂凉开水或者果汁，喝的奶可以凉到10℃左右再给宝宝喝。

⊙把宝宝换到稍凉快的地方，用温水擦洗身体。

⊙能吃辅食的宝宝食物要清淡，适宜米粥、藕粉以及西瓜、青菜、黄瓜等蔬菜瓜果。

⊙长期发热的宝宝要补充鸡蛋、鱼肉、瘦肉等蛋白质含量丰富的食物，不要吃辛辣刺激、不易消化的食物。

要给宝宝进行空气浴与阳光浴

充分利用自然界的空气、阳光和水对宝宝进行体格锻炼，这不仅对促进宝宝新陈代谢、体格发育大有好处，同时可增加宝宝对外界环境的适应能力。4～6个月的宝宝，只要天气好，每天都应抱到户外去活动，进行空气浴、日光浴、水浴等锻炼，可每日1～2次，每次1小时左右。在户外活动时，穿着不宜过多。有的家长担心宝宝受冷，每次外出时都给宝宝穿上大衣，戴上帽子、口罩、围巾等，全身裹得严严实实，身体无法接触空气、阳光，这样做就达不到锻炼的目的，宝宝会变得弱不禁风，反而容易受凉生病。天气冷，适当给宝宝多穿一点衣服是必要的，最好给宝宝穿一件稍长一些的棉背心，这样既避免受冷，又便于宝宝手脚活动。

预防接种

百白破三联疫苗

满4个月时，接种第2针。

小儿麻痹糖丸

满4个月时，第3次服用。

智力与潜能开发

大动作能力训练

俯卧抬头

先将宝宝放置成俯卧位，父母手持色彩鲜艳带响的玩具给他看，这时宝宝的胸部能离开床面，上部身体重心落在手上。再将玩具慢慢向上移动，逗引宝宝抬头，并使其距离逐渐增大。经多次训练后，可使宝宝的头竖得更稳，离开床面的角度越大，维持的时间越长。

转头

将宝宝竖直抱起，父母用玩具在其前方逗引，使宝宝的头能竖起来，观察四周；在竖直的基础上，还可移动逗引玩具，使其头部随物转动。

拉坐

紧握宝宝双手，将宝宝缓缓拉坐起来，使其头部能抬起，逐步减少头向前倾的程度，使头和躯干保持在一直线上。

翻身

当宝宝处于仰卧或俯卧位时，并已翻身向侧边时，父母可用玩具逗引或语言鼓励，使宝宝情绪愉快，如果再从侧边帮助一下，可使宝宝从仰卧转向俯卧，再从俯卧转回仰卧。往返练习翻身一次后，要注意休息片刻。

靠坐

将宝宝放在扶手椅上，让其紧靠着椅背坐着，父母可稍微帮助其支撑，以保持腰、背成一条直线。随着不断练习，可按实际情况逐步减少支撑。如果宝宝适应，每天可练习2～3次，每次5～10分钟。

扶站

父母扶住宝宝的两侧腋下，让他的脚接触床面，保持直立姿势，要逐步增加宝宝的腿部持重力量，鼓励宝宝双腿活动，促进其身体保持平衡。每天上、下午各练习1～2次。

精细动作能力训练

抓握练习1

父母拿着玩具在宝宝面前摇晃，引起宝宝注意并伸手去抓，继续培养宝宝手的碰、抓物体的能力。如果宝宝主动抓不到玩具，父母可将玩具直接放在他的手中，使宝宝熟悉抓握动作，然后放开，继续教他抓握。

抓握练习2

先将宝宝抱成坐位，再把一些色彩鲜艳的小物品放在他面前。开始训练时，可将物品放在宝宝一伸手就能抓到的地方，随着训练的深入，慢慢将物品移至远一点的地方，让他伸手抓握。当宝宝手中抓住一件物品的时候，父母可递给他第二件东西，观察宝宝是否会把手中的物品传到另一只手。

语言能力训练

模仿发音

妈妈与宝宝相视，用愉快的表情发出“爸——爸”“妈——妈”“啊——啊”“呜——呜”等重复章节，吸引宝宝注视口形。要注意每发一个重复音节应停顿一下，给宝宝学习的机会。也可抱宝宝到镜子前，让他注视大人和自己的口形，练习模仿发音。

说告别语

家里来了客人，或爸爸妈妈出门，可以借此机会教宝宝学说告别语。大人抱着他，挥动他的手，口中说：“再见。”等宝宝会说话时，他会主动摇手并说“再见”。

学儿歌

播放一些节奏感强的儿歌，也可由家长一句一句地说给宝宝听。家长要吐字清晰，声音洪亮，也可以借助一些玩具或道具。

适应能力训练

玩具哪去了

将带响的玩具从宝宝眼前落地，发出声音，看看他是否用眼睛追随，伸头转身寻找。如果能随声追寻，可继续用不发声的绒毛玩具落地，看看能否追寻，如果追寻就将玩具捡来给他，以示鼓励。

听声寻物

父母先用色彩鲜艳带响的玩具逗引宝宝，一会儿给他看，一会儿藏起来或捏响玩具，使宝宝听后寻找，如此反复练习。

听音乐

让宝宝反复听某一乐曲，增强宝宝的音乐记忆力。选择一个节奏鲜明的音乐，抱着宝宝一起听，并随着音乐打拍子。

社交能力训练

按摩

将宝宝放在床上，边唱儿歌边给他按摩。如果想同时锻炼宝宝的其他能力，父母可有意选择带数字的儿歌，以及节奏感非常明显的儿歌等。当唱到数字时，每唱一个数就轻摸一下宝宝的鼻子或轻拍一下他，而唱节奏感明显的儿歌时，则可按节拍来拍打宝宝。这样可增进亲子间的感情，培养宝宝的人际关系能力。

举高高

爸爸把宝宝抱好，然后高高地举起来，放下去。在这个过程中可以穿插一些温和的语言，宝宝一般会很高兴。连做几天后，爸爸一抱起宝宝，他就会做出准备被举高的动作，不仅建立了愉快的情绪，也增进了父子亲情。

护养 第6月 5~6个月宝宝的护养

护养要点

◎宝宝免疫力降低，带宝宝外出时避免去人太多的地方。

◎添加肉泥、鱼泥等辅食。

◎与宝宝进行交流，对其咿咿呀呀声做出回应。

◎让宝宝照镜子，认识镜子中的自己，发展自我意识。

◎教宝宝认五官。

◎培养宝宝的味觉和嗅觉。

生长发育监测卡（宝宝满6个月）

生长发育

男

体重________千克（参考范围6.6~10.3千克）

身长________厘米（参考范围64.0~73.2厘米）

头围________厘米（参考范围41.5~46.7厘米）

女

体重________千克（参考范围6.2~9.5千克）

身长________厘米（参考范围62.4~71.6厘米）

头围________厘米（参考范围40.4~45.6厘米）

智能发育

类别	测试内容	测试方法	合格标准	出现时间
大动作	独坐	让宝宝坐在床上玩耍。	能独坐30秒钟。	第__月 第___天
	扶站	扶宝宝双臂让他站立。	能站立片刻。	第__月 第___天
精细动作	积木换手	递一块积木给宝宝，拿住后再向其拿积木的手再递一块积木。	将第一块积木传递给另一只手后再去拿第二块。	第__月 第___天
语言能力	听声看物或指物	说出宝宝熟悉的物品，观察其反应。	会用眼注视或用手指。	第__月 第___天
适应能力	抓去蒙在脸上的手绢	宝宝仰卧，将一块干净的手绢蒙在其脸上。	能用手抓去脸上的手绢。	第__月 第___天
社交能力	对镜中人的反应	抱着宝宝到大镜子前。	对镜中人微笑、拍打、亲吻等。	第__月 第___天
	区别严厉与亲切	观察宝宝对严厉或亲切的语言的反应。	对亲切的语言表现出愉快，对严厉的语言表现出不安或哭闹。	第__月 第___天

综合评价：____

____

____

生长发育监测

生长发育状况

体重

这个月的宝宝，体重可以增长0.45～0.75千克。

身长

这个月的宝宝，身长可增长2.0厘米左右。运动对身长的增长有很大的促进作用。户外活动不但能促进宝宝的智能发育，还能让宝宝沐浴阳光，促进钙质的吸收，使骨骼强壮，长骨增长。

头围

这个月的宝宝，头围可增长1.0厘米。

大动作

◇宝宝平躺时能熟练地从仰卧位翻滚到俯卧位。

◇趴着时，双腿能抬高伸展，并可以向各个方向翻转；可以双手双膝支起身体，四肢伸展以使身体向前跃或向后退；能肚子贴地蠕行，支撑着向前或向后爬；当从俯卧位翻身时，能侧身弯曲至半坐的姿势。

◇拉着手腕坐起时，能保持平衡，腰、背挺直，能抬头，能自由活动；坐在椅子上时，能抓晃动的物品；如果身体倾倒，宝宝能自己再坐直；可以短暂独坐，但必须身体前倾用双手支撑来维持坐姿。

精细动作

◇宝宝所有的手指都能做出抓的动作。

◇将小玩具放在宝宝身边，宝宝能用一只手臂伸向玩具，并大把地把玩具抓在掌心。

◇吃奶时，双手能握住奶瓶。

◇宝宝手中拿着玩具时，可以转动手腕，将物品拿在手中转。

◇能将玩具从一只手传递到另一只手中，然后再用空着的手去取物。

语言能力

◇开始将元音与较多的辅音（通常有f、s、sh、z、k、m等）合念了，而且声音大小、高低、快慢也有了变化。

◇咿呀学语、发出兴奋声音时，宝宝的动作也多了，而且大多对女人的声音有反应。

◇宝宝可通过发声表达高兴或不高兴，会抱怨地咆哮、快乐地笑、兴奋地尖叫或大笑，对不同的声调做出不同的反应。

◇向宝宝说出熟悉的物品，宝宝会用眼注视或用手指。

感觉发育

◇宝宝的视野扩大了，视觉灵敏度已接近成人水平。

◇宝宝能比较精确地辨别各种味道，对食物的好恶表现得很清楚。

◇宝宝能静静地听他喜欢的音乐，对叫他的名字有答应的反应，喜欢带声音的玩具。

适应能力

◇让宝宝平躺，当他看到自己的小床上挂着的摇铃时，他会伸出双手试图够取、抓握摇铃；拉着手腕让宝宝坐起，将拨浪鼓放在他的面前，他仍会够取并抓握拨浪鼓。

◇能觉察到双手与手中之物的关系，当大人把宝宝手中的玩具拿过来放在他能看见的床上的位置时，他会自己滚过去追着玩具，并把玩具拿在手里。

◇在宝宝的面前摆放3块积木，当他拿到第1块后，开始伸手想拿第2块，并注视着第3块。

◇宝宝对看到的东西能很快、很坚决地伸手去拿，手很稳定，通常宝宝的眼睛会注视着伸手去拿的东西，但也可能闭起眼睛直接稳定地拿起东西。

◇将宝宝的衣服盖在他的脸上，他会自己用手将衣服拿开。

社交能力

◇照镜子时，会对镜子中的影像微笑、亲吻或拍打等。

◇当两手轮流握物时，能觉察到自己身体的不同部分，并知道自身与外界的不同。

◇不喜欢陌生人。

◇能分辨出成年人与儿童，会用伸手、发音等方式主动与人交往，会对陌生的宝宝微笑，还会伸手去触摸其他的宝宝。

◇当大人给宝宝洗脸时，如果他不愿意，会将大人的手推开。

◇宝宝能区别“好话坏话”，对亲切的语言表现出愉快，对严厉的语言则表现出不安和哭闹。

睡眠：每昼夜可睡15～16小时，夜间睡10个小时，白天睡2～3觉，每次睡2～2.5小时。白天活动持续时间延长到2～2.5小时。

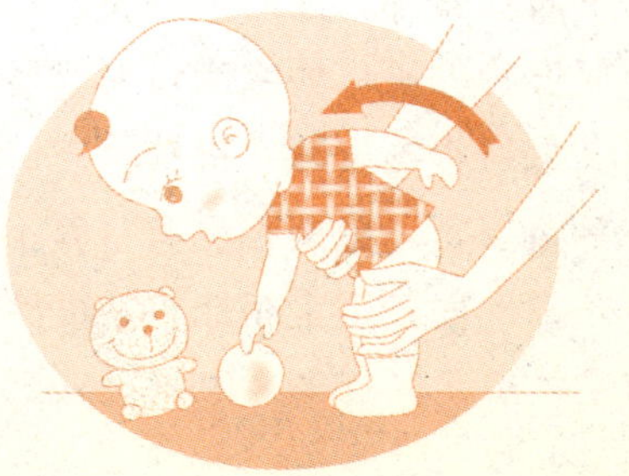

发育异常早知道

观察宝宝有无胆道闭锁

在宝宝发生的黄疸中，胆道闭锁是最严重的一种黄疸，它是由于先天性发育异常造成的胆道不通，从此引发的梗阻性黄疸。其特点是，黄疸随着宝宝的月龄增加而越来越重。如果是完全性梗阻，在出生4～5个月时达到高峰，严重损害肝脏。

对这种先天性疾病尚没有明确的预防手段，所以，宝宝出生后如果黄疸进行性加重，大便变成灰白色或白色，就要高度警惕，及早去看医生。一旦确定诊断，在治疗上唯一可以选择的就是进行外科手术。妈妈应适时把握手术时机，不要延误。

宝宝营养不良吗

营养不良是指因为热量或蛋白质缺乏而引起的一种慢性营养缺乏病，常见于1周岁以下的宝宝。除了早产、多胎等先天因素外，绝大部分宝宝是由于后天喂养不合理、没有及时添加辅食、缺乏科学喂养而导致。体重不增加甚至减轻，皮下脂肪减少是营养不良的早期症状。皮下脂肪层削减的顺序依次是腹部、胸、背、腰、上肢、下肢、臀部，最后是额头、颈、面颊部。轻度营养不良的宝宝没有明显消瘦情况，父母可根据食欲、精神状态、体重不增加等情况，考虑是否患有营养不良。与营养正常的同龄宝宝相比，轻度营养不良的宝宝体重要轻15%～25%，腹部皮褶厚度在0.4～0.8厘米之间，身高正常；中度轻25%～40%，腹部皮下脂肪厚度在0.4厘米以下，身高略低于正常值；重度轻40%以上，腹部皮下脂肪消失，身高明显低于正常值。由于体液免疫和细胞免疫功能低下，容易出现细菌性感染，同时伴有维生素A、维生素B、维生素C、维生素D及钙、铁、锌等微量元素的缺乏和相关的临床症状。

治疗营养不良的宝宝，要在平衡合理的饮食结构的基础上，适当保证热量和营养素的充分供应。选择容易消化且营养价值高的食物，尽量增加热量和蛋白质。缺乏热量的，进行高热量喂养；缺乏蛋白质的，在合理的范围内逐渐增加蛋白质摄入量。蛋白质可选择肉类、豆类、粮食等混合食物，脂肪摄入主要来源于乳类、植物油等。食物的品种增加要遵循由少到多、由简到繁、循序渐进的原则。对于消化能力正常，由于喂养不合理造成的营养不良患儿，可以通过调整喂养方法和饮食结构来治疗。由腹泻、结核病、先天性肥厚型幽门狭窄等疾病造成的，要及早治疗。

预防营养不良，要提倡母乳喂养。若采取混合喂养或人工喂养的，应以乳类为主，不应单独以淀粉类食物、炼乳或麦乳精喂养。要随着宝宝年龄的增长，逐步添加各种辅食，包括各种维生素和矿物质，合理安排宝宝的作息时间，保证充足的睡眠，适当安排户外活动和身体锻炼，纠正不良的卫生习惯。保持室内的清洁卫生，经常开窗使空气流通，注意室温和保暖。

宝出牙晚是缺钙吗

宝宝出牙时间的早晚，主要是由遗传因素所决定的。通常宝宝在出生6～7个月便开始长牙，出牙早的宝宝在4个月便开始长牙，出牙晚的宝宝要到10个月左右才萌出。个别宝宝要到1岁以后才长出第一颗乳牙，这种情况与婴幼儿时期骨骼生长的快慢有关。

据专家介绍，出牙晚说明宝宝骨骼生长较缓慢，出牙早说明宝宝骨骼生长较快，当然这是相对而言的。只要不是由于缺钙或疾病所致的出牙晚，一般来说是不会影响今后骨骼的生长发育的。宝宝的长高主要是靠长骨（四肢骨）的生长，长骨的生长主要是在骨干两端的干骺端和骨骺间的软骨组织中进行的。专家认为，有些父母一见宝宝该出牙时没长牙以为是缺钙，就给宝宝吃鱼肝油和钙片，这是不可取的。给宝宝补钙与否，主要是要根据宝宝的身体实际情况来决定，宝宝出牙晚不一定就缺钙，要结合检查及其所表现的症状进行综合分析来决定。宝宝缺钙常表现为囟门闭合迟缓、头发稀少、出汗多、爱哭闹等，此时在医生指导下适当补充一些钙制剂和鱼肝油滴剂，并注意辅食合理，这对宝宝的健康是有益的。

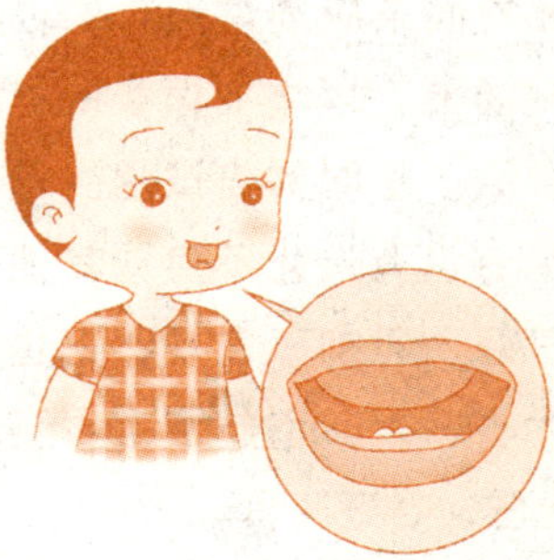

母乳与辅食喂养

本月喂养要点

应该尽量将母乳喂养坚持到宝宝6个月大。可以逐渐延长喂奶间隔，缩短喂奶时间。不管宝宝多么能吃，一天的奶量也要控制在1000毫升以内，否则会变成肥胖儿。宝宝10天内体重增加150～200克为正常；超过200克，要加以控制；超过300克，就可能成为肥胖儿。父母可以在喂奶前喂些水或菜汤。

可以准备一些粗颗粒的食物。因为此时的宝宝已经准备长牙，有的宝宝已经长出了一两个乳牙，可以通过咀嚼食物来训练宝宝的咀嚼能力。同时，宝宝已进入断奶的初期，每天给宝宝吃一些蛋黄泥、肉泥、猪肝泥等食物，可补充铁和动物蛋白，也可给宝宝吃烂粥等补充热量。由于宝宝消化道内淀粉酶的数量明显增加，需要及时添加淀粉类食物如烂面条、米糊等。喂些米粥和菜泥，可以补充维生素和无机盐，同时使宝宝的咀嚼能力得到初步的锻炼。鱼肉泥富含磷脂、蛋白质，肉质细嫩易于消化，但制作时一定要去鳞去刺。在满6个月前，不要给宝宝吃含有麸质的东西，如大麦、小麦、燕麦等。如果现在宝宝对吃辅食很感兴趣，可以酌情减少一次奶量。

小贴士

在宝宝吃辅食噎着时，一定要拍击宝宝后背，一直拍到把卡住的东西吐出来为止。

怎样给宝宝面条

喂宝宝的面条应是烂而短的，面条可用肉汤或鸡汤煮，以增加面条的鲜味，引起宝宝的食欲。喂时需先试喂少量，观察一天看宝宝有没有消化不良或其他情况。如果情况良好，可加多食量，但也不能一下子喂得太多，以免引起宝宝胃肠功能失调，出现腹胀，导致厌食。

可参照下面的标准来掌握给宝宝喂面食的一日用餐量：

4～5个月：
1/3碗（150毫升的小碗）烂面，加2匙菜汤。

6～7个月：
1/2碗烂面，加3匙菜、肉汤。

8～10个月：
中、晚各2/3碗面，菜、肉、鱼泥各2匙。

11～12个月：
中、晚各1/2碗面，肉、鱼、菜泥各3匙。

厌奶怎么办

这个时期的宝宝，脑部发育逐渐成熟，好奇心增加，吃奶时会受到外界干扰而分心。厌奶可以被看为是宝宝对外界发出的一种信息，告诉亲人，吃腻奶粉了。在宝宝表现出厌奶时，大人千万不要强迫。强迫喂食不仅无效，而且可能使宝宝更加讨厌喝奶。如果担心宝宝营养摄入不够的话，可以加强辅食的变化，让宝宝通过吃辅食来补充营养。

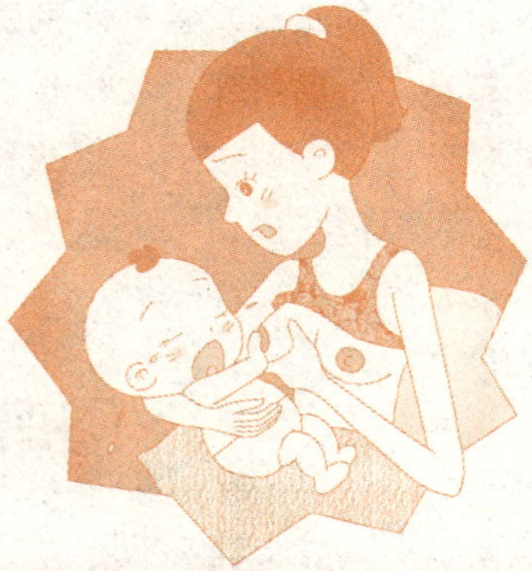

准备辅食时应注意什么

⊙一定要挖除水果的果核，以防噎着宝宝，一定要把水果、蔬菜彻底捣碎后再喂。

⊙一定要选用最新鲜的蔬菜，而不要购买起皱打蔫、颜色陈旧的蔬菜。做辅食时，不要把蔬菜长时间泡在水里或是准备好的菜不用，以防破坏里面的维生素。轻柔地清洗水果和蔬菜，做好一切准备后再切，不要先切后洗，以保存所含维生素C。要尽快把食物做好。

⊙制作辅食的材料相同，但是在烹调方式和外观形式上要时常变换花样。

⊙使用铸铁锅做饭，可以达到给宝宝补铁的目的。不要用铜锅烹饪绿叶类蔬菜，铜会破坏维生素C。

⊙用少量的水来煮青菜，这其实类似于蒸。蒸出来的青菜比煮的味道更好，而且更有助于保存里面的维生素，也能给宝宝补充一定量的膳食纤维。如果皮较硬，可以除去皮以防噎着宝宝。

⊙不要把食物长时间放在室温下冷却，应马上把食物放在冰箱里，以减少细菌的生长。在制作辅食前，除了将食物和用具清洗干净外，也要保持双手的清洁。

喂养拓展：泥状辅食的做法

菜泥

选择新鲜的嫩叶蔬菜如菠菜、白菜，或南瓜、马铃薯等，洗净切小段或小块。加水煮熟后，捞出置于碗中，用汤匙刮下嫩叶或压成泥状即可。

果泥

水果要挑选新鲜且果肉多、纤维少、带果皮或者受农药污染与病原感染机会较少的，如橘子、苹果、香蕉等。洗净去皮后，用汤匙挖出果肉并压成泥状即可。如苹果泥的做法是，将半个苹果洗净、去皮、切块，用研磨板磨成泥状，盛在碗中。

喂辅食的注意事项

⊙喂宝宝吃东西前，一定要亲自试试食物的温度。

⊙试着跟宝宝交流，鼓励他吞咽食物，不要要求宝宝在多少时间内吃完，让他按照自己的节奏吃。充足的喂食时间是使宝宝愉快进餐的有利因素。为了练习吞咽和咀嚼，宝宝会弄得很脏，家长不要责备宝宝。

⊙耐心一点，有时候添加一种食物，宝宝要尝试很多次才能接受。试着每天在同一时间喂，这样宝宝会渐渐养成习惯。

⊙让宝宝有一个属于自己、适合自己的小饭勺，这样他会尝试自己吃东西。

⊙当宝宝可以撑住自己的脑袋并且坐直时，妈妈可以给他选择一个适合的婴儿椅，注意不要让椅子靠近墙壁，否则宝宝的脑袋可能会撞到墙上。让宝宝和家人一起吃饭，不要在无人照看的情况下，让宝宝独自吃东西。

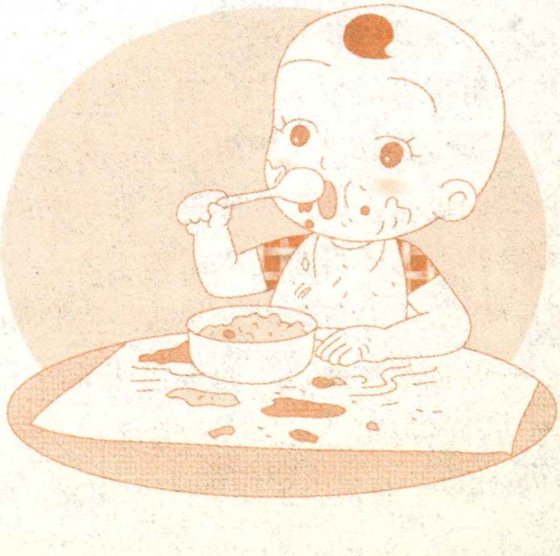

抓住培养味觉和嗅觉的良机

宝宝到了4～6个月时，是舌头上对味道有感觉作用的味蕾发育和功能完善的最快的时期。这时，宝宝对食物味道的任何变化都特别敏感，表现出非常敏锐的反应，并会在大脑中留下“记忆”。因此，这一时期的宝宝很容易适应各种新食物，妈妈要注意抓住这个培养味觉和嗅觉的良机。一般到出生后6个月末时，各种口味或气体的食物都应给宝宝添加或尝试过了。

喂养拓展：学做高铁食品

蛋黄米粥

将煮熟的鸡蛋剥去蛋壳，除去蛋白，取其蛋黄放入碗内，研碎后加入米粥锅内，再煮3～5分钟，即可食用。

肝泥蛋羹

猪肝洗净后，切成片，放入开水中焯一下，捞出后去筋，去包皮后剁成泥，放入小碗中备用。将鸡蛋磕入肝泥碗中，加入少量水调匀，放一点细盐。蒸锅上汽时，随即蒸制。蒸熟后加几滴香油，即可食用。

健康护理

怎样护理宝宝的眼睛

眼睛是心灵的窗户，平时要特别注意清洁宝宝的眼部。宝宝要有自己专用的脸盆和毛巾。清洁眼部时，用干净的毛巾或纱巾的一角蘸湿水，由内向外轻轻擦拭眼部；擦另一只眼睛时要用毛巾的另一角。在确认有视力的情况下，宝宝眼睛的护理主要是防止异物进入眼内。若异物在眼内停留时间过长，会嵌在眼球上形成病灶，继发感染。防止异物侵入眼内，大人在护理时一定要小心仔细。如果眼中有异物进入，一般会被自然流出的眼泪冲洗出来。若无法自然流出，可以用少量干净的凉开水冲洗眼睛，绝对不要用手揉擦眼睛。

为了避免灰尘进入眼内，不要在宝宝还躺在床上时清理床铺和卧具；打扫卫生时，不要让宝宝留在正在打扫的房间内。家里有人患红眼病或沙眼时，要避免传染给宝宝。给宝宝的玩具要选择端部圆滑的，房间里家具的边角最好安上护套。带宝宝外出遇到刮风时，要用手或纱巾遮住宝宝面部，避免沙尘进入眼睛。

小贴士

发现宝宝哭闹、不睁开眼睛，要首先考虑是否眼内有异物或患眼病，并及时去医院诊治。

警惕肠套叠

肠套叠是指一部分肠管被套入邻近肠管内而导致肠子重叠的疾病，不及时治疗的话，肠管会坏死，造成发热、腹膜炎等。此病是小儿多发病症，多发于5～11个月的肥胖健壮的宝宝，男孩发病的概率为女孩的2～3倍。症状表现为：阵发性哭闹、阵发性腹痛、呕吐、果酱般血便，有的宝宝在右上腹部或中部可以摸到香肠状肿块。发病时，肠子的蠕动会引起剧烈的疼痛，宝宝因此而大哭，面色苍白，双腿屈向腹部；腹痛一旦缓解，立即停止哭泣。疼痛间隔5～30分钟发作一次，在腹痛发作20～30分钟后即可发生呕吐。发病后8～12小时，由于肠管缺血坏死，可出现果酱般血便。

在早期，并没有明显的发病症状，也不易被家长发觉。如果察觉宝宝间断性哭闹后脸色苍白、嗜睡、精神不振的话，要怀疑是否患有肠套叠，就要马上送医院进行检查。

如果在发病初期就去医院治疗，肠子受到的损伤较小，也易治愈。可以通过X光透视或者超声波来诊断，一旦确认患有肠套叠，可以用钡餐或者X射线透视监护下的水压灌肠来解脱被套入的肠子。若发病时间超过24小时，且上述方法均告失败，情况较严重伴有高热、休克的，必须立即进行手术。治疗后，病情可能会复发，所以对患过肠套叠的宝宝要密切关注。

长牙期宝宝的呵护

⊙长牙时宝宝可能出现低热、流口水、牙床痒痛、磨牙、咬手指、哭闹等现象，可以使用磨牙口胶或者磨牙棒，让宝宝放在口中咀嚼，以锻炼宝宝的颌骨和牙床，使牙齿萌出后排列整齐。

⊙磨牙口胶最好选择无色或者浅色的产品，使用的材料应安全、卫生。

⊙磨牙棒要注意硬度适中，手指形的棒状设计有助于锻炼宝宝抓握能力的培养。

⊙补充钙质，可以吃一些较硬的食物，如苹果、梨、面包干、饼干等，既可以锻炼牙齿又可增加营养。

⊙引导宝宝不要咬手指、吮唇、舔舌、张口呼吸、偏侧咀嚼等，以免造成牙齿错位或牙颌畸形。

⊙每半年进行一次口腔检查。

乳牙萌出的时间和顺序表

出牙顺序	牙齿名称	萌出总数	萌出时间
1	下中切牙	2	4～10个月
2	上中切牙	2	4～10个月
3	上侧切牙	2	4～14个月
4	下侧切牙	2	6～14个月
5	第一乳磨牙	4	10～17个月
6	尖牙	4	16～24个月
7	第二乳磨牙	4	20～30个月

宝宝爱吮手指怎么办

6个月以前的宝宝，吸吮手指是发育过程中的正常表现，科学研究证实，大约50%的宝宝会吸吮手指。这个时期吸吮手指与“吮指癖”是两码事。6个月以前的宝宝，差不多都有吸吮手指的欲望，6个月以后就逐渐减弱了。人工喂养儿吸吮手指的时间跨度，可能会更短些。但如果不能满足宝宝的吸吮欲望，怕宝宝养成“吮指癖”，强制性地把手从嘴里拿出来，这样不但不会制止宝宝吮指，还可能会挫伤宝宝的自尊心。

看到宝宝吸吮手指，应该用更积极的态度来对待，比如抱起宝宝亲亲小手，把玩具送到宝宝手中，喂宝宝一些果汁、水等。不要试图管住宝宝吸吮手指，而是要尽量避免宝宝吸吮手指，以免发展成吸吮手指癖。

小贴士

除了吸吮手指外，这个月的宝宝会把拿到手里的任何东西放到嘴里啃，这也是宝宝特有的表现。所以给宝宝的东西要卫生、安全，能啃下来的玩具（如软塑料玩具）、能放到嘴里的东西（如小球、糖块、纽扣等）不要给宝宝玩，以免出现气管异物。

鼻出血时怎么办

⊙弄清楚是哪侧鼻出血，用消毒棉球蘸1%的麻黄素或0.5%的肾上腺素塞进出血侧鼻腔。再用手捏紧两侧鼻翼，让宝宝用口呼吸，数分钟即可止血。

⊙用冷毛巾或毛巾内包冰块放在宝宝前额部，双脚浸入热水中，都有利于止血。

用上述方法处理仍不止血，应立即去医院进一步检查是否有全身性疾病。如每次出血量不多，但经常发生鼻出血，也应在出血时或出血后立即去医院检查。出血后数小时或数日内，鼻黏膜尚未愈合，要避免剧烈运动和挖鼻。

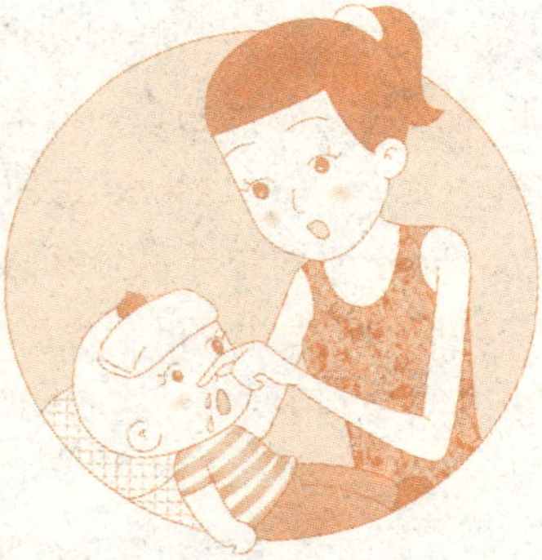

宝宝可以看电视吗

出生5～6个月以后，宝宝的视觉已经发育得比较成熟了，具备了一定的感知力和专注力，开始对电视或录像发生兴趣。尤其是千变万化的广告，完全能够吸引宝宝的注意力。电视里彩色的图像、丰富的声音，还能让不少宝宝停止哭闹呢。于是，不少父母就把电视当做哄宝宝的法宝。有的父母怕看电视会影响宝宝的视力，也有的父母认为看电视能增长宝宝见识、开阔视野。我们知道，电视发出的辐射对近距离观看的人群是有危害的，而且不断闪烁的电视光点会造成屈光异常、斜视，若宝宝长时间看电视，可引起斜视、近视等多种视力问题。同时，电视机发出的电磁波还会影响宝宝的大脑智力活动。和阅读相比，看电视并不利于宝宝的想象力发展。有的宝宝出生才1～2个月就经常看电视，结果习惯了电视里机械的声音，反而对妈妈的呼唤等人声充耳不闻，容易导致自闭倾向。

其实如果看电视的方法正确，对宝宝智力的发展是有一定好处的。适度地让宝宝看一些动画片，可以给宝宝恰当的听觉、视觉刺激，距离选择在2米以外，时间最好是白天，因为有自然光的陪衬。

小贴士

在给宝宝看电视的同时，妈妈还可以在旁边讲解。1岁以下的宝宝对环境的选择较为被动，1～2岁的宝宝则比较容易接受引导，对家长的反抗也不强烈。父母要以身作则，对看电视的时间、内容要有所限制。注意，宝宝连续看电视的时间应限制在2～5分钟。

擦浴——增强体质，预防感冒

擦浴是用最温和的水进行锻炼，适合于体弱儿及6个月以上的宝宝。在擦浴之前最好有2～4周干擦的准备阶段，可从5个月开始用柔软的干毛巾轻轻摩擦全身，到发红为止，注意手法要轻，以防擦伤皮肤。6～12个月宝宝擦浴时室温需保持在18℃～20℃，水温从34℃～35℃开始，以后逐渐降低水温至26℃左右。先把毛巾浸入温水，拧半干，然后在宝宝的四肢做向心性擦浴，擦完后再用干毛巾擦至皮肤微红，这样做可使皮肤和黏膜得到锻炼，增强体质，预防感冒。

护理拓展：宝宝健身操

经常帮助6个月宝宝做可以强化宝宝肌肉的健身操，为宝宝爬行做准备：

⊙两腿轮流屈伸运动：宝宝仰卧，两腿伸直，母亲用两手轻轻握住宝宝脚腕，推左腿屈伸至腹部，然后还原，再推右腿屈伸至腹部，然后下放还原。连续做2遍。

⊙下肢放松运动：宝宝仰卧，两腿伸直，母亲用两手轻轻握住宝宝脚腕，轻抬腿成45°，然后还原。连续做2遍。

⊙单臂起坐运动：宝宝仰卧，两腿伸直，母亲左手扶宝宝左腿，右手拇指让宝宝握住，轻轻拉起宝宝。重复2遍。

预防接种

百白破三联疫苗，满5个月时注射第3针，即最后1针，此疫苗接种全部完成。

智力与潜能开发

大动作能力训练

翻身练习

先将宝宝以仰卧位放在床上，父母用玩具在其一侧（伸手够不着的地方）引逗。这时宝宝会伸手去够玩具，便可由仰卧位慢慢变成侧卧位，全身再使劲就转成了俯卧位。再将宝宝放在俯卧位，用相同的方法，将其引逗翻成仰卧位。多次这样的练习可促进肌肉、关节的活动能力，提高左右脑的协调能力。

学坐

用枕头等物品垫着宝宝背部使他靠坐起来，把玩具放在够得着的地方，让宝宝双手玩，注意宝宝是否疲倦，如果头向前垂就应马上让宝宝躺下休息。如果经常练习，有的宝宝在6个半月时就能独自坐好。这项活动可以锻炼宝宝头颈腰背肌肉。

跳一跳

父母坐在椅子上，双手扶着宝宝腋下，让他站在大腿上，将宝宝提起、放下数次，嘴里同时说："跳一跳，长得高。"以此锻炼宝宝小腿的支撑力。

学爬行

先将宝宝俯卧位放在床上，父母将手放在他的脚底，帮助他向前爬行。经过一段时间的训练后，父母可用手或者毛巾将宝宝腹部提起，使其身体重量落在手和膝盖上，练习爬行。父母也可在宝宝前方用玩具不断引逗，鼓励他向前爬行。

精细动作能力训练

抓握强化练习

让宝宝趴在床上，以手臂支撑全身。父母将几件玩具分别放在宝宝身前不同的地方，引逗宝宝自发变换体位，向左右侧转或向前抓握玩具。同时训练宝宝学会用拇指和其余四指对立的抓握动作，使其能长久地用手拿住玩具。

积木倒手

先给宝宝一块积木，当其拿住后立即递给第二块，此时父母可示范让宝宝将手中的东西从一只手传到另一只手。等宝宝有将积木换手的意识之后，父母可连续递给第三块、第四块，这时宝宝会扔掉一个玩具再拿另一个玩具。

玩撕纸

让宝宝在床上坐稳，把各种各样的纸放在宝宝的面前。在宝宝的注视下，妈妈把纸揉成团，做甩纸动作，使纸"嚓嚓、哗哗"地响。同时说："宝宝看，宝宝听，撕撕纸。"妈妈抓着宝宝的手，一边辅助宝宝撕纸一边说："宝宝也来撕一撕。"让宝宝任意玩纸、撕纸、将纸揉成团。这样可训练宝宝手部的动作能力，以提高宝宝的手眼协调能力。

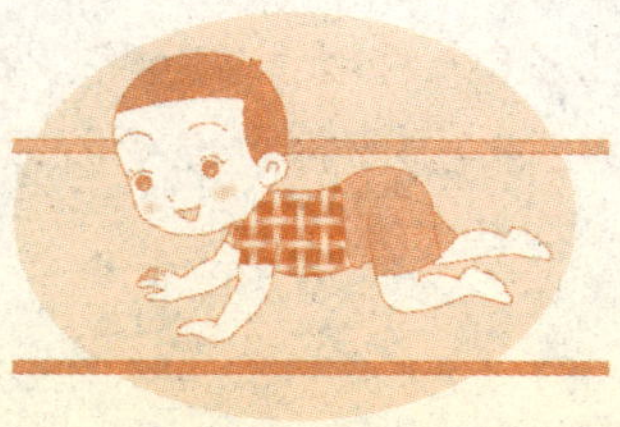

语言能力训练

看“灯”

大人抱着宝宝，用手指着电灯，并触碰开关让灯一亮一暗，同时对宝宝说“灯”，让宝宝从注视大人的嘴唇转向注视变化的灯。可以每天练习几次，直到大人一说“灯”，宝宝就会用眼睛看灯。需要注意的是，电灯不要太亮，也不能离宝宝太近。

听儿歌、音乐

定时放一些儿童歌曲，提供一个优美、温柔和宁静的音乐环境，提高其对音乐歌曲的语言理解能力。同时结合生活和活动，朗读一些简短的儿歌。如看到室内桌上摆的金鱼缸时，就可边看边配上儿歌，如“小金鱼，真美丽，游来游去在水里！”看到小汽车就说：“小汽车，嘀嘀嘀，跑过来，跑过去。”

模仿发音

妈妈与宝宝面对面，用愉快的口气与表情发出“爸爸”“妈妈”“呜呜”等重重音节，逗引宝宝注视妈妈的口形，每发一个重复音节应停顿一下给宝宝模仿的机会。接着手里拿个球，问他“球在哪儿”时，把球递到宝宝手里，让他亲自摸一摸，玩一玩，告诉他“这是球”，边说边触摸、注视、指认，每日数次。

适应能力训练

捉迷藏

妈妈把宝宝扶坐在腿上，爸爸用大手绢盖住脸，然后突然探出头来，叫宝宝的名字，逗他发笑，反复几次，宝宝就会注意爸爸探出头的方向。再将手绢放在宝宝脸上，看他会不会把手绢抓下来。

观察环境

在室内布置一些适合宝宝月龄的、色彩鲜明的画，或在桌前放稍大一点的花、塑料彩球等，父母引逗宝宝，让其注意观察四周的环境，此时注意宝宝的反应。

找声音

把宝宝放在地毯或床上，将一个定时器或闹钟上好铃，等铃声响起来，妈妈就问宝宝：“哪儿响了？”宝宝会做出寻找的相应动作。妈妈可把闹钟拿出来，对他说：“这是闹钟。”

社交能力训练

克服认生

6个月的宝宝对陌生人开始躲避、害怕，甚至哭闹，同时对陌生的环境和陌生的事，也有畏惧的表现。此时父母要采取逐步过渡的方法，扩大宝宝的认识面。比如，当最初见到生人时，他会感到害怕，但见到“半生”的人就要好一些，这样可以多安排有过来往的街坊、亲戚，甚至爷爷、奶奶、外公外婆和他多接触一些，这样就可以慢慢熟悉起来。风和日丽的时节可以外出多看看，可以逐步扩大对环境和事物的适应性，慢慢解决认生的弱点。

伸手求抱

利用各种形式引起宝宝求抱的愿望，如抱他上街、找妈妈、拿玩具等。抱宝宝前，须向宝宝伸出双臂，说：“抱抱好不好？”鼓励宝宝将双臂伸向你，让他练习做求抱的动作，做对了，再将宝宝抱起。

护养 第7月 6～7个月宝宝的护养

护养要点

◎帮助宝宝学习爬行。
◎注意宝宝口腔卫生，提供些磨牙食物。
◎辅食品种增多，不要让宝宝偏食。
◎护理宝宝的乳牙。
◎注意玩具的清洗与消毒。
◎不要把细小或危险的物品放在宝宝能拿到的地方。
◎培养宝宝的味觉和嗅觉。

生长发育监测卡（宝宝满7个月）

生长发育

男

体重______千克（参考范围6.9～10.7千克）

身长______厘米（参考范围65.5～74.7厘米）

头围______厘米（参考范围42.4～47.6厘米）

女

体重______千克（参考范围6.4～10.1千克）

身长______厘米（参考范围63.6～73.2厘米）

头围______厘米（参考范围42.2～46.3厘米）

智能发育

类别	测试内容	测试方法	合格标准	出现时间
大动作	独坐	将宝宝放在平板床上，给其玩具玩。	能独坐玩耍10分钟以上。	第__月 第___天
	扶站	扶宝宝双手腕，使其站立。	能站10秒钟以上。	第__月 第___天
精细动作	拇指与其他手指配合	将一块积木放在宝宝的手能抓到的地方。	能用拇指和其他手指配合抓起积木。	第__月 第___天
	拨弄小物件	宝宝坐位，将小物件如爆米花等放在桌面上，逗引其取。	会抓到手里并拨弄。	第__月 第___天
语言能力	发出“爸爸”“妈妈”的声音	宝宝愉快时，观察他是否发出过这些声音。	能发出这些音，但没有明确的指向。	第__月 第___天
适应能力	找当面藏起的玩具	当着宝宝的面将一玩具藏在枕头下面。	能迅速找到玩具。	第__月 第___天
社交能力	见父母及熟人要求抱	观察宝宝见到父母及其他熟人时的反应。	会主动要求抱。	第__月 第___天

综合评价：____

____

____

生长发育监测

生长发育状况

体重

这个月宝宝体重平均增长0.45~0.75千克。这也是平均值。体重与身长相比，有更大的波动性，受喂养因素影响比较大。

身长

这个月宝宝身长平均增长2.0厘米。但这只是平均值，实际可能会有较大的差异。宝宝有时这个月没怎么长，下个月却长得很快。父母要动态观察宝宝的生长情况。

头围

这个月宝宝头围平均增长1.0厘米。

大动作

◇平躺时，宝宝能自动把头抬起来，并拉着脚放进嘴里。

◇趴着时，已能用双手双膝撑起身体前后摇动，还能手和膝挨床面做爬行动作；用手和膝盖向前爬时，腹部会挨着床面，拖着自己匍匐前行，还可扭着屁股拖着自己一点点向前移动；能一手或双手握物的同时向前蠕行。

◇平躺时，能用抬高、放落臀部来移动身体，或侧坐在弯曲的腿上用左手右脚、右手左脚的方式前进。

◇可以侧身用双臂支撑着坐起来或以爬行的姿势将两腿前伸而独立坐起。

◇能稳定地独坐数分钟或更久。

◇被拉着站起来时，扶着宝宝的手腕，宝宝能站立片刻。

◇被扶着腋窝时，能负担身体重量站立，并上下跳跃，腿伸出行走，双眼注视脚部。

精细动作

◇能自由地弯曲手指做出抓的动作，还能用拇指和其他手指一起对捏、拨弄小物件。

◇宝宝抓握到玩具后，玩具并没有握到手心里，而是偏向大拇指的手掌位置。

语言能力

◇宝宝对自己玩弄出来的咯咯声很感兴趣，同时对大人在和他接触时所发出的一些简单声音会有反应。

◇宝宝嘴里含着唾液时发出的声音与平常的声音是不一样的，但他总是兴致勃勃地耍弄口水声音。

◇能无意识地发出“爸爸”“妈妈”等双唇音，但他并不明白话语的意思。

◇宝宝会制造出不同的声音，也能模仿咳嗽声、咂舌声等。

◇宝宝在与陌生人和熟悉的人交流时发音明显不同。

听觉发育

◇听的能力已经接近成人，能区别简单的音调。

感觉发育

◇对周围的环境产生了很大的兴趣，能注意到周围更多的人和物，而且会随着不同的事物而做出不同的表情，会对自己感兴趣的事物和颜色鲜艳的玩具特别关注。

视觉发育

◇具备了一定的观察能力和倾听能力，这是观察力的最初形态。

◇会被周围一些新鲜的和鲜艳明亮的活动物体所吸引。

◇拿到东西后会翻来覆去地看，表现出积极的“探索”倾向，这是观察的萌芽。

适应能力

◇当宝宝看见吸引他的东西出现在眼前时，不再两手同时伸出够取，而是伸出一只手去够。

◇当宝宝拿到东西后，他会翻来覆去地看看、摸摸、摇摇，表现出积极的感知倾向。

◇将能发声的小手鼓放到宝宝手里，宝宝会主动摇动手里的手鼓。

◇让宝宝拿着一块积木，再将另一块积木放在他身边，他会拿起第二块积木，并同时拿在手中几秒钟：如果宝宝手中已经拿了两块积木，再在他身边放一块积木，他会拿着两块积木，并试图去碰第三块积木。

◇宝宝能用手里拿着的硬物自上而下地敲击硬平面。

◇当着宝宝的面把玩具藏起来，宝宝能找到。

社交能力

◇常常模仿父母对他发出的双音节词。

◇开始观察大人的行为，当大人站在他面前、伸开双手招呼他时，他会微笑，并伸手要求抱。

◇很多宝宝能自动发出“爸爸”“妈妈”等音节，开始时他并不知道是什么意思，但见到父母听到叫“爸爸”“妈妈”就会很高兴，宝宝会渐渐从无意识地发音发展到有意识地叫爸爸、妈妈。

睡眠

一昼夜需要睡15～16小时，一般白天睡3觉，每次睡1.5～2小时，夜间睡10个小时左右。

发育异常早知道

宝宝贫血吗

小儿贫血大多数是由缺铁而引起的缺铁性贫血。铁是造血的主要原料之一，人体内的铁主要来源于食物，缺铁性贫血是营养性贫血，是6个月至2周岁的宝宝最常见的疾病。宝宝体内储存的铁只能满足4个月内生长发育的需要，而此后的宝宝生长发育快，体内储铁不足，但对铁的需求量大大增加，因此容易发生缺铁性贫血。轻度贫血的症状体征不明显，发病缓慢，易被家长忽视。等到有明显症状时，已经发展到中度贫血，主要表现为上唇、口腔黏膜和指甲苍白、食欲减退，烦躁不安，注意力不集中等。有的宝宝还会表现出异食癖，如喜食泥土、纸张等物。化验可以检查出血液中红细胞形态小、血红蛋白降低、血清铁蛋白降低。目前国内规定6个月至6岁的宝宝若血红蛋白低于110克/升，则为贫血。可以用铁剂治疗，临床上常用的有硫酸亚铁、2.5%硫酸亚铁合剂等。

小贴士

补铁不能过量，用量过大，会刺激胃黏膜，引起腹泻等症状。注射铁剂不良反应较多，应该在医生的指导下应用。

注意宝宝的视力问题

宝宝的视力可能有问题的征兆包括：瞳孔无法聚焦、瞳孔显白、眼睛不停眨动、宝宝似乎没注意到你、宝宝会将头倾成不寻常的角度来看东西、一只眼睛游离、眼睛不正常移动、似乎看不到周围发生的事。

小贴士

如果你注意到任何这些征兆的话，就应该联络儿科医生。小儿科的医生会进行测试，从而判断宝宝是否需要进行治疗。

母乳与辅食喂养

本月喂养要点

这一阶段是宝宝学习咀嚼和喂食的敏感期，妈妈要尽可能提供多种口味的食物让宝宝尝试，并可以把不同种食物自由搭配，满足宝宝的口味需要。主食还是母乳和代乳食品，奶量不变。但此时的宝宝已经出牙，可以喂1～2片饼干，菜汁、果汁可以增至每天6汤匙，分2次喂食。熟蛋黄增至每天1个，可过渡到蒸蛋羹，每天半个。粥稍煮稠些，每天先喂3小勺，分2次喂食，逐步增至5～6小勺；也可添加燕麦粉、混合米粉、配方米粉等。在稀粥或米粉中加上1小勺蔬菜泥，如胡萝卜泥或南瓜泥。如果宝宝吃得好可以少喂奶一次。从这时起到12个月，浓缩鱼肝油每天保持6滴左右，分2次喂食。

此时期宝宝可以吃的食物有：花椰菜、绿叶蔬菜、马铃薯、番茄、茄子、西瓜、苹果、草莓、肝泥、鱼肉泥、肉末、鸡肉粥、烂面条、嫩豆腐、面包片等。

小贴士

这个月的宝宝，营养的主要来源还是母乳或牛乳，辅食只是补充部分营养素的不足，培养宝宝吃乳类以外的食品，为过渡到以饭菜为主要食品做好准备。

喂养拓展：几种辅食的做法

炸馒头片

将馒头切成0.5厘米厚的片，放入烧热的油锅，待两面均炸成金黄色时夹出。注意火候，不要烧焦了。放凉后给宝宝拿着吃。

猪肝蔬菜粥

胡萝卜、猪肝分别用水煮熟后切成末，同放入锅内，加入适量肉汤，文火煮沸10分钟，关火。加入少许食盐和熟植物油后，即可食用。

鸡肉粥

鸡胸脯肉2小块，切末，放入锅内，加入肉汤后煮熟，调入少量盐即可食用。

牛奶香蕉粥

香蕉小半根，去皮后，用小勺碾成泥状，放入锅内，与2小勺牛奶搅拌均匀，用文火煮沸。沸后再煮约5分钟，边煮边搅拌。关火后加入少量白糖即可。

1周岁内的禁忌食品

⊙容易过敏的食品：蛋白、龙虾、螃蟹、贝类等海鲜。

⊙刺激性味道的食物：辣椒、咖啡、可乐、红茶、姜。

⊙口味重的食物：巧克力、奶油蛋糕、甜布丁、肥肉、糖果、腌菜、烧烤食品。

⊙不易消化的食物：糯米饭、元宵、乌贼、章鱼、韭菜、柿子、玉米、竹笋、油炸类等。

⊙含人工添加剂的食物：饮料、泡面、鱼片、火腿肠。

⊙容易误入气管的食物：花生、瓜子、炒豆、果冻等。

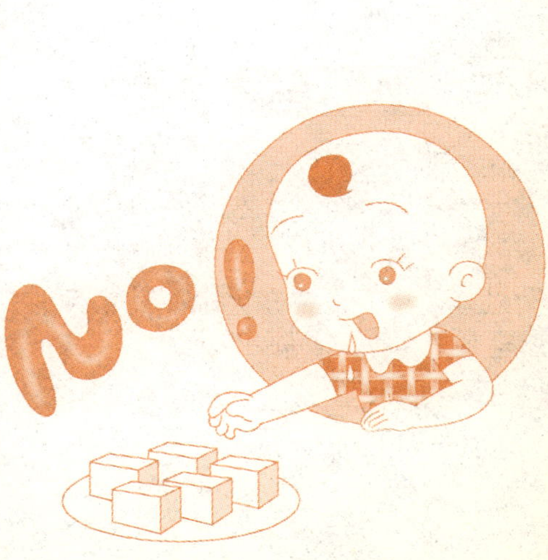

出牙期应加强营养供给

在宝宝出牙时期，除全面加强营养外，还应特别注意添加维生素D及钙、磷等微量元素。否则如果宝宝出现营养不足，可能会导致出牙推迟或牙质差。补充维生素D最有效的方法是多抱宝宝去户外晒太阳，因为皮肤中的7-脱氢胆固醇经太阳中的紫外线照射，可转变为维生素D_3。

宝宝除了从母乳和牛奶中获取钙元素外，还可以服用钙剂或富含钙质的食物来满足生长发育的需要。一般每天补充100～200毫克钙元素，就能满足宝宝的需要。豆类、鱼肉、虾等食物都富含钙质。鸡蛋的含钙量也较高。为宝宝选择钙剂时，关于品种和用量一定要咨询医生的意见。因为各种钙剂的化学成分不一，剂量从几十毫克到数百毫克不等，标注方法也不很统一，非专业人士不易识别。

小贴士

注意少给宝宝吃甜食和黏的食物，因为甜食和黏食停留在口腔里时间长，还容易黏在牙上，对牙齿不利。

给宝宝添加磨牙食品

宝宝6～7个月大时，便开始进入长牙期。这时要给宝宝添加一些磨牙食物，如磨牙饼干，以锻炼宝宝的咀嚼肌，促进牙齿与颌骨的发育，并能帮助宝宝减少流口水的状况，解决牙龈的出牙发痒问题。也可以买磨牙食品，如专门为宝宝设计的磨牙饼干，或者妈妈亲自切一些手指粗细的胡萝卜条或西芹条，作为宝宝的磨牙食品。以促进牙齿萌出，锻炼宝宝的咀嚼能力，强壮脸部肌肉，同时还能增加营养。

自制手持食品

宝宝长到7～8个月时，往往喜欢自己用手拿着食物吃，但是自己又不能将食物准确地吃进去。这时候如果给宝宝一种手持食物，就能满足宝宝自己拿在手里吃的欲望。这样既能保证宝宝进食，又能培养宝宝的手眼协调能力，既提高了宝宝的饮食兴趣，也提高了宝宝的动作技巧。因此，可以说手持食物就是宝宝生长到这一特殊时期的最佳食品。

蔬菜类

制作手持食物较好的蔬菜是胡萝卜、芦笋、南瓜、黄瓜、芹菜和红薯等。

水果类

一些水果可生吃，如香蕉、橘子、苹果、梨、西瓜等，有的却需要加工制作。

蛋白质类

其中许多含蛋白质的肉类都太硬，不适合婴儿吃，因此要选择质感柔软的含蛋白质食物来制作。

小贴士

由于这时的宝宝没有或只有很少的牙齿，因此手持食物要有一定的软度，并且易消化，能用牙龈磨碎和吞咽；不要给宝宝吃较硬的食物，如花生米、黄豆等，最危险的食品是硬、圆、滑的食物，容易引起噎食；宝宝吃东西时，要有人看护，不要让宝宝走动，边吃边走容易呛食。

培养宝宝定点吃饭

7个月的宝宝大多数可以独坐了，有的也能靠着坐。因此，让宝宝坐在有物体支撑的地方来喂饭，是一件容易的事。要让宝宝每次靠坐的地方都一致，养成习惯，让宝宝明白坐在这个地方就是为了吃饭。一般可以选择在婴儿车上或婴儿专用的桌椅上。这时的宝宝对吃饭的兴趣很浓，一到吃饭时间，好像饿得要命，饥不择食，不会在乎坐在什么地方，会很乐意地接受家长的安排，好好坐着吃，这样坐在一处吃饭的习惯很容易就能培养起来。如果到1岁时再培养这种习惯就晚了，因为那时宝宝的兴趣日益广泛，不会把大部分兴趣集中在进食上，会对爬上爬下、玩扔东西更感兴趣，而且因为主见生成，不会听父母摆布，老老实实地坐着吃饭。因此，宝宝7个月的时候是培养定点吃饭的良好时机。

宝宝不吃新食物怎么办

妈妈们都遇到过这样的情况，当你将精心准备的新食物喂给宝宝吃的时候，他却将食物吐了出来。这时候你不要感到惊讶，所有的宝宝或多或少都会这么做，主要是食物的新奇感导致宝宝将食物吐出，而不是因为它不好吃或不合宝宝的胃口。如果宝宝将食物吐出来好几次的话，就过一段时间再让宝宝吃，他可能是需要时间来适应新食物。可将少量的新食物和他已吃过的食物混合在一起，例如，将青豆加在红薯里让他习惯。如果他以往是吃3汤匙的红薯，那么就在碗里放2汤匙的红薯加上1汤匙的青豆。这样，宝宝便会逐渐习惯新味道。另外，也可在宝宝的饮食中增加绿色蔬菜，要慢慢增加，一次给一种，每2周更换一次。

喂养拓展：秋季腹泻时的饮食

米汤

粳米50克，加水适量煮粥。每日3次，每次30毫升。

山药粥

山药15克，磨成粉状，与粳米50克加适量开水煮粥，每日3次，每次30毫升。

藕粉粥

藕粉30克，粳米50克，加水适量煮粥。

健康护理

怎样提高宝宝的抵抗力

6个月以前的宝宝很少得急性传染病，这是因为宝宝体内还存在母体的一些抗感染的免疫球蛋白。6个月以后，这些抗感染物质减少或消失，因此宝宝免疫力降低，容易感染上感冒等疾病。因此，要积极采取措施增强宝宝的体质，提高抵抗疾病的能力。主要做好以下几点：

⊙按期进行预防接种，这是预防宝宝传染病的有效措施。

⊙保证宝宝营养，各种营养素如蛋白质、铁、维生素D等都是宝宝生长发育所必需的，而蛋白质更是合成各种抗病物质（如抗体）的原料，原料不足则抗病物质的合成就减少，宝宝对感染性疾病的抵抗力就差。

⊙进行体格锻炼是增强体质的重要方法，比如可进行主动操和被动操以及其他形式的全身运动。

⊙保证充足的睡眠也是增强体质的重要方面。

⊙多到户外活动，多晒太阳、多呼吸新鲜空气；户外活动回来时，要把宝宝的手脚都擦干净。

⊙在疾病如流感流行的时期，不要去人多的地方，避免接触病人。

⊙经常打扫室内卫生，开窗透气，使室内空气流通。

⊙讲究卫生，用具和用品要清洁干净，经常消毒，喂食物前要洗手。

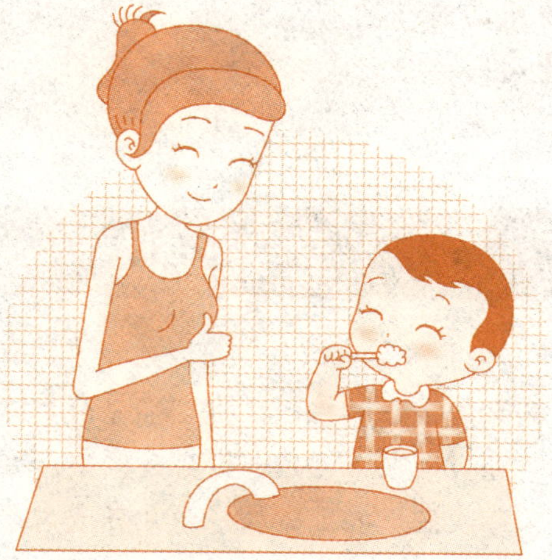

怎样护理好宝宝的乳牙

在乳牙开始长出时，最好经常清洁口腔，尤其在宝宝吃完奶后一定要擦拭干净，以免母乳或奶粉中的糖分残留在舌头或乳牙上。口腔干净，蛀牙的发生率就会大大降低。清洁口腔的方法是：每次喂食完后，将蘸湿了的纱布缠绕在手指上，按摩似的把嘴里的每个角落都擦拭干净。顺便给牙龈做个按摩，促进血液循环，使牙龈更结实。父母用手指按摩一下宝宝红肿的牙龈，会让宝宝感到舒适。

要选择正确的喂养方式，不要躺着喂奶，也不要让宝宝含着奶头或奶嘴入睡。平时注意膳食营养，补充蛋白质、钙和各种微量元素，以满足牙齿正常发育的需要。在喂奶后，加喂一点温开水，也能起到清洁口腔的作用。市场上有套在手指上的小牙刷出售，父母可以用此来清洁宝宝的口腔。

长牙时，牙龈会发痒，大部分宝宝因此将手伸进嘴里按揉，给口腔带来不少细菌。此时，可以把软软的胶皮牙齿保护器给宝宝，即使使劲摩擦，牙龈也不会受伤。还可以拿一根手指饼干或切成条状稍硬的水果（如苹果）、蔬菜（如胡萝卜）棒给宝宝，既可以按摩牙龈，又可以让宝宝锻炼一下咀嚼肌，时不时地咬上两口解馋。

小贴士

护理好乳牙，是为结实的恒牙打基础。不要因为乳牙是将脱落的牙齿，而忽视它的存在。乳牙不健康，恒牙也不可能健康。四环素或其他抗生素类药物会导致宝宝的牙齿变黄及牙釉质发育不良，要慎服。

如何训练宝宝爬行

宝宝7～8个月时，每天都应该做爬行锻炼。爬行对宝宝来说，并不是轻而易举的事情，有些不爱活动的宝宝，更要努力训练。

启发、引逗：

训练爬行时，先让宝宝趴下，把头仰起，用手把身体撑起来，父母把宝宝的腿轻轻弄弯放在他的肚子下，在宝宝的面前放上不倒翁、唱歌的娃娃、电动汽车等，以提高宝宝的兴趣，启发、引逗他爬行。此时，父母可以用手在他的臀部轻轻捅一下，或用手掌抵住他的小脚掌，宝宝常常会向前扑，于是就慢慢地爬行了。

借助毛巾：

宝宝俯卧时把头仰起，上肢的力量不能把身体撑起，胸、腰部位不能抬高，腹部不能离床时，父母可以用条毛巾放在宝宝的胸腹部，然后提起毛巾，使宝宝胸、腹部离开床面，全身重量落在手和膝上，反复练习后，宝宝小腿的肌肉就会结实起来，也就渐渐地学会爬行了。

小贴士

爬行可以增强胸、腹、腰、背、四肢肌肉力量，且锻炼协调性，增加活动量，有利于宝宝生长。同时，爬行能增强小脑平衡，促进脑发育，这对宝宝日后学习语言和阅读有良好影响。在宝宝对爬不感兴趣时，要尽早让宝宝练习爬的动作，不少宝宝主要是不会爬才对爬不感兴趣的。

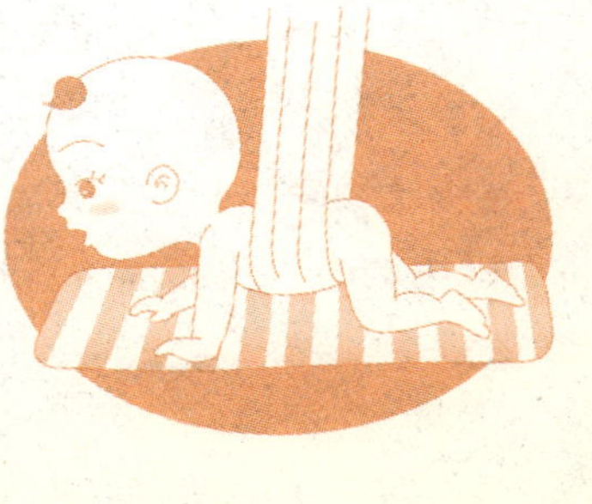

为宝宝创建一个安全的居家环境

⊙把插座盖起来。宝宝在好奇心的驱使下会把手指戳入插孔中。

⊙将桌巾收起来。宝宝很可能会拉扯桌巾，桌子上的物品掉下来时容易砸到宝宝。

⊙比较重的物品放在隐蔽处。

⊙家用电器的电线放在高处，这样宝宝才不会把它拉下来。

⊙将火柴和打火机放在宝宝拿不到的地方。

⊙利器放在宝宝够不到的地方，如刀子、玻璃、牙签等危险品。

⊙小件物品放在安全地方，如硬币、贝壳、螺丝钉等。

⊙检查地板和墙脚有无松动的钉子和碎片，防止宝宝受伤。

⊙首饰及化妆品放入梳妆台的抽屉里。如耳环、项链、口红等。

⊙将宝宝可能跌出去的窗户封好。

⊙办公用品放在书房的抽屉里。

⊙把针、线等缝纫用品摆在宝宝手拿不到的地方。

⊙确定剃刀和刀片已放在安全的地方，千万不能让宝宝碰到。

⊙门口设置障碍物，以免宝宝爬出门口。

⊙桌子要装上桌角防护装置。

⊙将浴室内的电气用品插头拔掉，如吹风机和电动牙刷。

宝宝得急疹怎么办

幼儿急疹又称为玫瑰疹，民间俗称烧疹，是2岁内宝宝易发疾病，多发于6～15个月的宝宝。急疹是病毒感染而引起，传染途径为飞沫。由于6个月时宝宝免疫力降低，又接触了患有急疹的患儿而感染，潜伏期为5～15天。表现为突然发热，高热至39℃～41℃，没有咳嗽、流鼻涕等状况，颈部和枕骨侧出现淋巴结肿大。在高热时，吃退热药、打退热针都不见好转。宝宝精神尚好，没有食欲不振等情况发生。高热持续3～4天后退去，退热同时或1～2天后，颈部和胸背部先出现小的玫瑰红色的斑丘疹，再是全身。2～3天后消退，不留瘢痕，不脱皮。得过一次急疹的，能产生持久免疫力，以后不会再被感染。

急疹不会引起并发症，也没有预防的药物。发现患有急疹时，让宝宝躺着休息，房间内注意保持空气畅通。及时擦去身上的汗水，防止生痱子。经常喂温开水、菜汤、果汁给宝宝喝，补充水分，防止高热脱水。可以用温水擦身散热，避免出现热性痉挛。可以适当使用镇静退热剂。

宝宝得热性痉挛怎么办

在发热时，有些宝宝由于体温升高过快而引起热性痉挛，暂时丧失意识，全身出现几秒钟僵硬后，眼睛翻白，手脚不能控制地抽搐。这是由于发热至38℃以上而引起的，一般在10分钟内能恢复平静，且在痉挛平息后能安稳入睡。发现宝宝出现热性痉挛时，应该把他放平，脸转向侧面，松开衣服，尽快清除身边妨碍宝宝活动的物体。不要抱住宝宝的手脚，也不要在痉挛时喂水或喂药。

怎样应对秋季腹泻

秋季腹泻是由轮状病毒感染引起的腹泻，多发生于秋冬季节。宝宝的小手喜欢到处乱摸，未经清洁又放入嘴中吮吸，这样就容易感染病毒，发生秋季腹泻。轮状病毒在-20℃仍可存活，但高温消毒即可杀灭。宝宝感染了轮状病毒，潜伏期一般在48小时以内。起病急，常同时伴有轻微发热等上呼吸道感染的症状，在腹泻发生前常常先呕吐。患病宝宝的大便量增多，次数多至10次，水样或蛋汤样，无腥臭味，一般持续3～8天。由于大便次数多且量多，容易使宝宝发生脱水和电解质紊乱等症状。平时准备一点调节电解质平衡的口服补液盐，宝宝一旦开始吐泻，就开始喂。一般在4小时内，每千克体重喂以50倍毫升量（即为喂量），如宝宝7千克，喂350毫升。发现宝宝腹泻严重，同时眼窝和囟门凹陷、尿少，说明已经发生脱水，要及时送往医院治疗。抗生素对秋季腹泻无甚效果（合并细菌性感染除外），且乱用抗生素会造成肠道菌群紊乱，导致更严重的腹泻。

宝宝患有秋季腹泻时，不主张禁食。在坚持母乳喂养的同时，喂以较清淡的辅食，不要喂较难消化的蛋黄、肉类等食品。喂母乳的话，减少喂奶次数，延长喂奶间隔。喂牛奶的话，前几天适当减少奶粉量。能吃辅食的宝宝应少吃多餐，每3～4个小时喂1次，食物选择易消化的流食。注意卫生与清洁，对奶瓶、餐具、玩具等宝宝常用物品进行清洗消毒。勤换洗宝宝的衣物、卧具，在每次大便后，要细心清洁宝宝的臀部。在喂奶或抱宝宝前，父母要先洗净双手，避免交叉感染。科学喂养、不要给宝宝吃生冷或不洁净的食物。多给宝宝喂水、淡盐水等，防止脱水。带宝宝多活动多晒太阳，增强抵抗力。

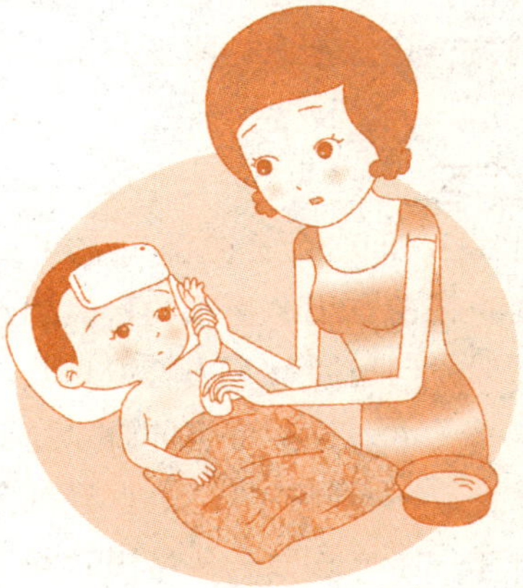

预防接种

乙型肝炎疫苗

满6个月时第3次接种，至此，乙肝疫苗接种完成。

流脑疫苗

流脑疫苗即流行性脑脊髓膜炎疫苗，满6个月时初次接种，共2针。接种第一针后，在流行地区间隔3个月后注射第二针。此后，到3岁时还需接种一次加强针。最好在每年的11～12月份接种流脑疫苗，使宝宝体内在高峰期保持较高浓度的抗体。

智力与潜能开发

大动作能力训练

坐稳强化训练

宝宝已经能坐稳，并能用双手拿玩具而不必再用手支撑身体后，妈妈可从宝宝的左右给宝宝送去一个玩具，以使宝宝接过玩具后仍能坐稳。从宝宝的后方同宝宝说话，让宝宝把身体转到一侧，训练宝宝在这种体位下能坐稳的能力。把玩具推到宝宝前方，让宝宝前倾来拿玩具，然后再坐稳。

爬行练习

将宝宝俯卧位放在铺有毯子的地板上，家长在前方用他喜欢的玩具引逗，鼓励宝宝努力向前爬行，去够取玩具。必要时，家长可用手轻推宝宝的脚掌协助。还可将玩具放在不同的位置上，锻炼宝宝头颈的力量，使宝宝的头从自由转动逐渐发展到能保持平衡。

翻滚练习

先让宝宝仰卧，家长用色彩鲜艳带响的玩具在他的一侧摇响，引逗宝宝去取。可以将玩具放在不同的位置，促使宝宝从俯卧转到仰卧，再从仰卧转到俯卧，甚至为够到远处的玩具而连续翻滚。

精细动作能力训练

对击玩具

让宝宝手中拿一个带柄的塑料玩具，对击另一只手中拿的积木，敲击出声后，父母应鼓掌奖励。选择各种质地的玩具，让宝宝对击出各种声音，促进手、眼、耳、脑感知觉能力的发展。

塞小洞

在纸箱上挖个小洞，准备丝巾、手帕、小积木、弹珠等小东西，大人做示范，引导宝宝将这些东西一一塞进小洞里。可促进手的灵活性，以及手眼协调能力。大人一定要注意看护，以免宝宝吞食这些小东西。

玩具换手

先给宝宝两个玩具，让他一手一个地摇或是撞击敲打出声。再将两个玩具放在宝宝身边，刺激宝宝两手交换玩具，并拾取玩具。这样能促进手的灵活性，并进一步提高抓握能力。

语言能力训练

拍手点头

父母与宝宝面对面坐着，先握住他的两只小手，边对拍边说“拍拍手”，然后不握宝宝的手，边拍手边有节奏地说“拍拍手”，教他模仿。“点点头”也这样进行。

念儿歌、绕口令

选取一些新的节奏感强的儿歌、绕口令说给宝宝听。大人吐字要清晰，表情要丰富。可在宝宝高兴时或临睡前进行。

大声朗读

大人选择一本配有彩色图片的儿童书，大声地讲述书中的故事，虽然宝宝不懂里面的内容，但是单纯地大声朗读，也可促进语言发展，让宝宝头脑日渐发达。朗读的声音，可以刺激头脑，使得脑部细胞的活动更加活跃。形成习惯后，宝宝长大后也会变成一个爱读书的人。大人在读时，应速度放慢，读清每一个字，如果宝宝能咿咿呀呀地跟着念，大人就应配合宝宝的节奏来读。

懂得“不”

妈妈指着热水杯对宝宝严肃地说：“烫，不要动！”如果宝宝伸手想摸，要示意他停止动作，或轻轻拍打他的手。对宝宝不该拿或不该碰的东西要明确地说“不”，使其懂得“不”的意义。此外，还要懂得大人摇头、摆手也表示“不”。

适应能力训练

找球

让宝宝坐好（或有大人在身后扶着），向他出示一个漂亮的球，然后当着他的面，把球藏起来，问他：“球在哪儿？”观察宝宝的反应。如果他没有看清，可再藏一次，速度慢些；如果他的眼睛转向藏球处，大人可以带他到藏球的地方，将球找出来，并大声夸奖宝宝，也可将球作为奖品送给宝宝玩。

认玩具找玩具

用一个大纸箱或塑料桶将宝宝熟悉的几件玩具放在里面，再摆在宝宝面前，大人先说出玩具的名称，再把它拿起来给宝宝看看，摸摸，然后放进一只小盆里。放完后，再边说边把玩具一件件从小盆里拿出来。重复多次后，可以从中拿出几件玩具，放在宝宝可以抓到的地方，对他说出一件玩具的名称，看他是否看或抓住玩具。一般来说，幼儿对此很有兴趣，同时要保证宝宝不受其他因素的干扰。此项活动可帮助宝宝理解语言，认识物品，培养记忆力和解决问题的能力。

寻找玩具

让宝宝看着把玩具小狗放在桌上，用手绢盖上，大人问：“小狗狗呢？”宝宝可能懂得被手绢盖着，而用手去扯开。如不懂，大人可帮他把手靠近手绢，让他拉开见到小狗。要多次训练，使宝宝逐渐学会，一问便扯开手绢。以后当着宝宝的面用碗把小玩具扣上，再问，看宝宝是否知道是在碗下面而揭开，并反复训练。

社交能力训练

挥手“再见”

经常教宝宝将右手举起，并不断挥动，让宝宝学习“再见”的动作。爸爸上班要离开家时，要鼓励宝宝一起挥手，说“再见”。每天反复练习，经过一段时间，宝宝见人离开后便会挥手表示再见。

伸手要抱

当宝宝见到爸爸妈妈或其他亲人伸手要求抱时，大人应该对宝宝表示亲热和欢迎。有些宝宝怕爸爸，只愿意躲在妈妈怀中，而不愿意主动找爸爸抱，这时爸爸可以提出做一些游戏，如“坐飞机”“转大圈”“举高高”等亲子游戏以吸引宝宝让爸爸抱。

与同伴交往

继续让宝宝多与同伴交往，帮助他克服怕生和焦虑的情绪，引导他正确表达感情。与同伴玩，是宝宝学习语言、提高交际能力，培养良好素质的重要途径。

护养 第8月

7～8个月宝宝的护养

护养要点

◎教宝宝用杯子喝水。
◎练习坐便盆。
◎进行户外运动，让宝宝观察世界。
◎减少哺乳次数，做好断奶准备。
◎鼓励宝宝发音，并提高宝宝对语言的理解能力。
◎出门开始怯生，培养宝宝与人交往的能力。

生长发育监测卡（宝宝满8个月）

生长发育

男

体重______千克（参考范围7.1～11.0千克）

身长______厘米（参考范围66.5～76.5厘米）

头围______厘米（参考范围42.5～47.7厘米）

女

体重______千克（参考范围6.7～10.4千克）

身长______厘米（参考范围65.4～74.6厘米）

头围______厘米（参考范围42.7～46.7厘米）

智能发育

类别	测试内容	测试方法	合格标准	出现时间
大动作	爬行	宝宝俯卧，大人在前面用玩具逗引其爬行。	会以手、腹为支点向前爬行。	第__月 第___天
	坐起、躺下	宝宝仰卧，逗引其坐起再躺下。	能从仰卧到坐，并能自己躺下。	第__月 第___天
精细动作	拇指、食指对捏	宝宝坐在桌旁，将大米花放在桌上，逗引其捏取。	能用拇指和食指对捏起大米花。	第__月 第___天
	两块积木对敲	让宝宝一手拿一块积木，大人示范将两块积木对敲。	能模仿去做。	第__月 第___天
语言能力	懂得语意并模仿动作或声音	和宝宝做游戏时，鼓励其模仿大人的动作或声音如点头、“谢谢”或咳嗽等声音。	会模仿动作或声音。	第__月 第___天
适应能力	指认五官	鼓励宝宝用手指出五官，如眼、耳、口、鼻。	能指对1个以上。	第__月 第___天
社交能力	懂表情	大人面对宝宝表现出高兴、悲伤、生气等，观察其表现。	知道2～3种表情。	第__月 第___天

综合评价：______________________________

____

生长发育监测

生长发育状况

体重

这个月宝宝体重有望增加0.22～0.37千克。宝宝体重增长速度逐渐缓慢，而且不是每天均匀增长的，而是呈现跳跃性，存在“补长”现象。

身长

这个月宝宝身长有望增长1.0～1.5厘米。宝宝身长每月增长速度并不是均衡的，跳跃性更大，“补长”更显著。

头围

本月宝宝头围增长进一步放缓，平均数值在0.6～0.7厘米之间。头围增长规律和身长、体重的增长规律是一样的，月龄越小，增长越快；月龄越大，增长越慢。

大动作

◇宝宝可以自己坐起来，虽然头仍不时向前倾，但他几乎总能用手臂支撑。

◇当宝宝躺在一个平面上时，他会不停地运动，还会抓住自己的脚或身边的任何东西塞进口中。但他很快就不满足于仰卧位，现在他可以随意翻身，一不留神就能翻过来了。

◇当宝宝趴着时，他会弓起后背，以使自己可以向四周观看。

◇在室内，宝宝开始向他想要去的地方爬；也能一只手拿着玩具爬；还能以坐姿靠臀部上下移动前进。

◇能自己扶着物体或靠在物体上站立，但站立后必须在别人的帮助下才能坐下来。

◇拉着宝宝的手臂让他站起来时，宝宝的一只脚会在另一只脚的前面。

◇能自如地伸手拿玩具，也开始学捡玩具。

精细动作

◇能用大拇指、食指与中指握住积木，大拇指与食指可配合拿物，能拾起地上的小东西及线。

◇手拿着摇铃至少可摇3分钟。

◇当宝宝够取玩具时，手指会极力伸张地伸向玩具，且会集中全部注意力。

◇在宝宝面前摆放一堆积木，他会双手各拿一块积木在手中握1分钟以上，还会将手中的两块积木相互击打。

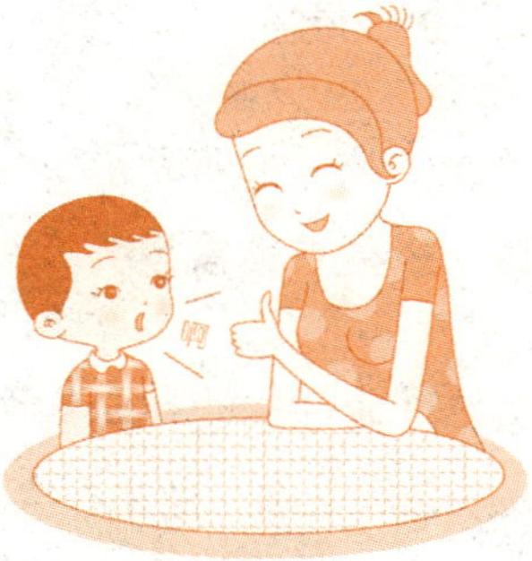

语言能力

◇与人玩或独处时会自然地发出各种声音。

◇咿呀学语时会模仿大人的语调，会大叫，感到满意时会发声。

◇懂得语意，并模仿别人的动作或声音，如点头、“拍拍手”“再见”“谢谢”或咳嗽、弄舌等声音。

◇当宝宝听到“不”等带有否定意义的声音时，能暂时停下手里的动作，但很快可能又继续做他停下来的动作。

◇当宝宝听到附近熟悉的声音时，会做出反应，如听到叫自己的名字、电话铃声等就会转头或转身。

◇会用身体语言与人交流，如见到亲人时伸手要求抱、不同意时摇头、如果有人把他的玩具拿走还会哭闹。

适应能力

◇大人问宝宝眼（或是耳、口、鼻等）在哪里，宝宝能正确指出1种以上。

◇大人将摇铃拿在手里摇晃，然后放到宝宝身边，宝宝会拿起摇铃，模仿大人主动摇铃。

◇拿着洋娃娃逗引宝宝，宝宝会追逐大人手中的洋娃娃。

◇将小球放在广口瓶中，然后拿给宝宝，宝宝能将广口瓶中的小球倒出来，当看到被他倒出来的小球时，他会伸手够取。

社交能力

◇见到新鲜的事情会惊奇和兴奋，从镜子里看见自己，会到镜子后边去寻找；有时还会对着镜子亲吻自己的笑脸。

◇会模仿大人的行为，如大人给他一个飞吻，要求他也给一个，他会遵照大人的要求表演一次飞吻；当大人与宝宝玩拍手游戏时，他会积极配合并试图模仿。

◇能听懂、理解大人的话和面部表情，并逐渐学会辨识别人的情绪，如被表扬时会高兴地微笑、被训斥时会显得很委屈、看到妈妈高兴时就微笑、听到爸爸责备时就大哭等。

◇开始有怯生感、怕与父母分开。

睡眠

◇和6个月时差不多，每天仍需睡15～16个小时，白天睡2～3觉。

发育异常早知道

先天性青光眼——早发现，早治疗

先天性青光眼是由于眼球内的排泪系统出问题引起的，是一种严重危害宝宝视力的疾病。房水是维持眼睛形状的重要物质，没有房水，人不可能看见东西。有些宝宝眼睛的房角结构发育异常，房水不能排出，而房水长时间积存无法排出，会使眼球形状发生改变。先天性青光眼的早期症状为流眼泪、眼睛胀痛、畏光、角膜增大等。眼球大而无神是最明显的特点。正常宝宝的眼球直径为11毫米，而患青光眼的宝宝的眼球直径则可达14毫米。在3岁以前没有得到及时治疗的话，患儿的眼球会变得越来越大，越来越混浊，视力也会越来越差。

先天性青光眼目前并没有什么有效的预防方法。最好是及早发现及早治疗，发病时间越短治疗效果越好。1岁内的患儿，治愈率达80%~85%。

宝宝的睡眠与健康

你的宝宝会在白天睡觉，夜晚醒来吗？有时生物学上的问题也可能会扰乱宝宝的睡眠。以下所列是最常见的一些不适情形。

气喘：各种呼吸疾病会让肺部的小气管发炎，造成咳嗽和气喘。通常在宝宝3岁以前会被诊断出来。如果宝宝醒来咳嗽，特别是在清晨时段里，可能就是气喘的问题。白天当宝宝兴奋时或到处活动时均咳嗽，也可能表示宝宝有气喘问题。用减轻睡眠干扰的药物进行治疗是处理气喘问题的一个方法。

返流：当食管和胃之间的肌肉活瓣无法适当运作时，胃部的东西会返流到食管。这种情形在宝宝躺着时较常发生，通常到了宝宝1岁时就会消失。药物治疗可缓解不适，有时却需要靠外科手术来矫正问题。

睡眠性呼吸暂停：睡眠时肿胀的扁桃体或腺样增殖体阻塞了上气道，导致大声打鼾，医生可能会建议以外科手术移除扁桃体或腺样增殖体。

母乳与辅食喂养

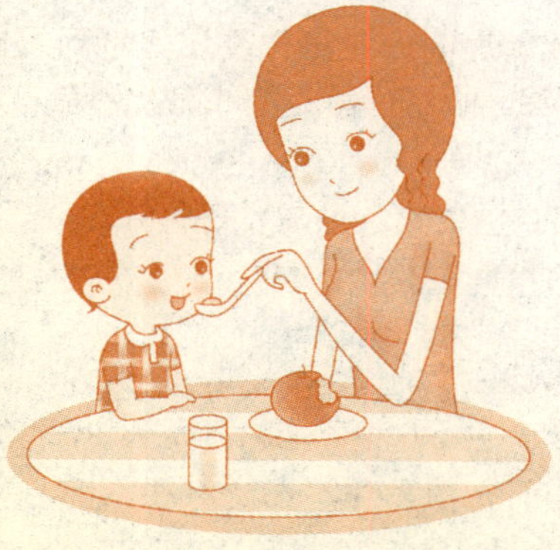

本月喂养要点

母乳分泌量减少，乳汁质量也不如以前，做好断奶的准备。现在进入中期辅食阶段，每天给宝宝添加3次辅食，母乳喂养减少到3~4次，一天的哺乳量为600~800毫升。可以让宝宝的吃饭时间与父母的一致，以培养其正确的饮食习惯。此时宝宝需要大量的钙，人工喂养的宝宝可以通过喝500～600毫升牛奶来满足。可以把奶粉或其他饮料盛在杯子里，让宝宝逐渐与杯子亲近，学会自己用杯子喝水。宝宝的消化酶已经可以充分消化蛋白质了，所需蛋白质含量为每千克体重每天需要2.3克，可以给宝宝多喂一点富含蛋白质的奶制品、豆制品、鱼肉等辅食。如果宝宝体重增加过多，可以减少含糖食品，增加菜泥等辅食。每天的食物要多样化，包括粮食类、肉蛋类、豆制品类、蔬菜水果类等，这样才能保证一天的均衡营养。

小贴士

在吃饭的时候宝宝很可能自己拿手来抓，或是抢过妈妈手中的勺子自己拿，这是他想自己进食的第一步，妈妈不要因为弄得桌上一片狼藉而阻止。最好准备两把小勺，一把勺子让宝宝拿着自己尝试舀食物，另一把则由妈妈拿着，装上食物等待时机喂宝宝。

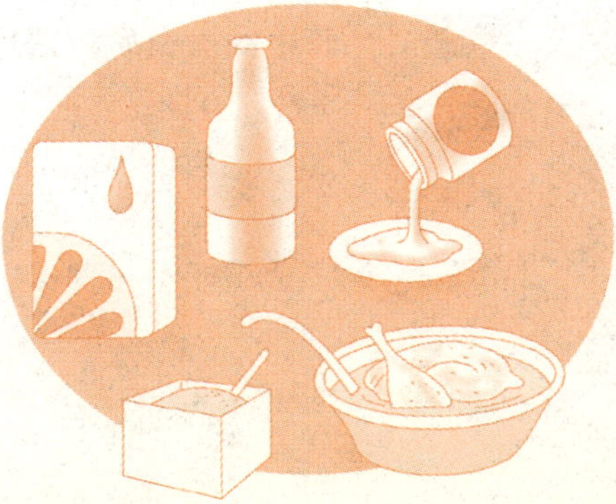

中期辅食要注意些什么

⊙食物的形态可从汤汁或糊状渐渐转变为泥状或固体。

⊙五谷根茎类的食物种类，可以增加稀饭、面条、吐司、馒头等。

⊙纤维较粗的蔬果和太油腻、辛辣刺激的食物，不适合给宝宝吃。蔬菜可以除去粗老的茎叶后剁碎掺入米糊、面条或者做成菜泥。

⊙可加少许食盐，以大人能尝出略微咸味为佳。

小贴士

宝宝的辅食调料不能用得太多，否则味道过重，会使宝宝口味重，味觉变得迟钝，以后不愿意吃清淡的食物。8～10个月以后的宝宝将盐量控制在每天1克以下，1周岁后再逐渐增多。夏季宝宝出汗多或腹泻、呕吐时，食盐量可略微增加。在宝宝2周岁前，不要大量使用酱油、食盐等调味品。

喂养拓展：学做几种宝宝辅食

鱼肉松粥

粳米25克，鱼肉松15克，菠菜10克，盐适量，清水250毫升。粳米熬成粥，菠菜用开水烫一下，切成碎末，与肉松、盐一起放入粥内用文火熬几分钟即成。

豆腐羹

嫩豆腐50克、鸡蛋1个，放在一起打成糊状，再放少许精盐，加5克水搅拌均匀，蒸10分钟，加点香油即可。

豆腐鸡蛋羹

过滤蛋黄1/2个、过滤豆腐2小匙、肉汤1大匙。将过滤蛋黄研碎；把豆腐煮后控去水分后过滤，然后把蛋黄和豆腐一起放入锅内，加入肉汤，边煮边搅拌混合。

猪肝汤

研碎的猪肝1小匙、马铃薯泥1大匙、肉汤少许、菠菜叶少许。泡掉猪肝中的血后放开水中煮熟并研碎；将土豆煮软研成泥状并与猪肝一起放入锅内加肉汤用文火煮，煮至适当浓度后表面撒些菠菜叶即停火。

海带汤

准备1条干海带，先用清水泡开、洗净，再切成3厘米见方的片状。放入锅内，加入6杯凉水，武火煮30分钟左右。煮沸后撇去表面的浮沫，换文火再煮10分钟左右。倒出汤水即可食用。

番茄鱼肉泥

鱼肉1大匙、切碎的番茄丁2小匙、汤少许。把鱼放热水中煮沸后除去刺和皮，然后和汤一起放入锅内煮。片刻后加入切碎的番茄丁，再用文火煮至糊状。

肝泥粥

猪肝20克、粳米20克、水一杯半。将猪肝洗净、去膜筋、剁碎成泥状。粳米加水煮开后，改文火加盖焖煮至烂。拌入肝泥，再煮开即可。

给宝宝吃水果应注意什么

⊙吃水果不适宜在餐前吃，因为宝宝的胃容量还比较小，在餐前食用会占据胃的空间，影响吃正餐的量。

⊙不可过量吃水果，因为过量食用水果，会引起体内果糖太多，使宝宝的身体缺乏铜元素，影响骨骼的发育造成身材矮小，同时还会使宝宝有饱胀感，降低食欲。而且还会引起一些疾病，如过食荔枝易导致低血糖症，过食西瓜易导致脾胃较弱、腹泻。

⊙应根据宝宝体质选择相宜水果，如舌苔厚、便秘、体质偏热的宝宝，最好给吃能败火的寒凉性水果，如梨、西瓜、香蕉、猕猴桃、杧果等。而易致上火的荔枝、柑橘则应少吃。便秘的宝宝则适宜吃生苹果泥，而消化不良的宝宝应给吃熟苹果泥。

⊙给宝宝吃柑橘的前后1小时内不宜喝牛奶，以免柑橘中的果酸与牛奶中的蛋白质相遇后凝固，影响营养素的吸收。

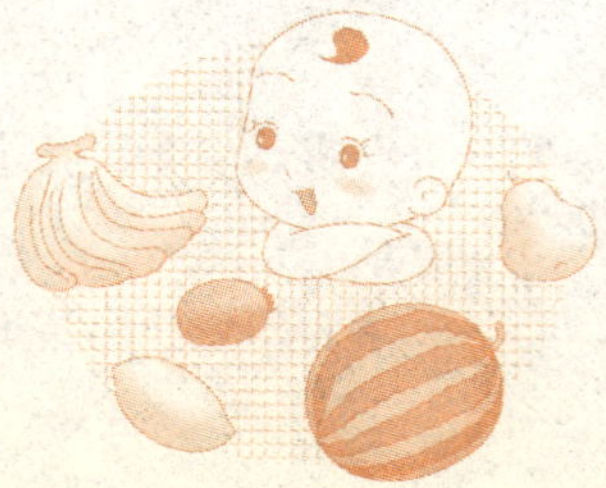

宝宝食欲减退怎么办

刚开始添加辅食时，宝宝可能吃得很好，但7～9个月时食欲会突然减退，甚至连母乳或配方奶也不想吃。这种情况的原因有：现在宝宝体重增加的速度比前半年慢，食物需要量相对少一些；陆续出牙引起不适；对食物越来越挑剔；宝宝自己开始有主见，所以要拒绝。对这种情况，只要排除了疾病和偏食因素，就应该尊重宝宝的意见。食欲减退与厌食不同，可能是暂时的现象，不足为奇。妈妈过于紧张或强迫宝宝吃，会激化矛盾，使食欲减退现象持续更长时间。

宝宝厌食的常见原因及对策

⊙患病

宝宝健康状况不佳，如感冒、腹泻、贫血、缺锌、急慢性感染性疾病等，往往会影响宝宝的食欲，这种情况，妈妈就需要请教医生进行综合调理。

⊙饮食单调

有些宝宝会因为妈妈添加的食物色、香、味不好而食欲不振。所以，妈妈在制作宝宝辅食时需要多花点儿心思，让宝宝的食物多样化，即使相同的食物也尽量多做些花样出来。

⊙爱吃零食

一些宝宝每天在正餐前吃大量的高热量零食，特别是饭前吃巧克力、糖、饼干、点心等，虽然量不大，但宝宝血液中的血糖含量过高，没有饥饿感，所以到了吃正餐的时候就根本没有胃口，过后又以点心充饥，造成恶性循环。所以，给宝宝吃零食不能太多，尤其注意不能让宝宝养成饭前吃零食的习惯。

⊙寝食不规律

有的宝宝晚上睡得很晚，早晨八九点不起床，耽误了早饭，所以午餐吃得过多，这种不规律的饮食习惯会使宝宝胃肠极度收缩后又扩张，造成宝宝胃肠功能紊乱。妈妈就应着手调整宝宝的睡眠时间。

⊙喂养方法不当

厌食还与妈妈对宝宝进食的态度有关。有的妈妈认为，宝宝吃得多对身体有好处，就想方设法让宝宝多吃，甚至端着碗逼着吃。久而久之，宝宝会对吃饭形成一种恶性条件刺激，见饭就想逃避。

⊙宝宝情绪紧张

家庭不和睦、爸妈责骂等，使宝宝长期情绪紧张，也会影响宝宝的食欲。

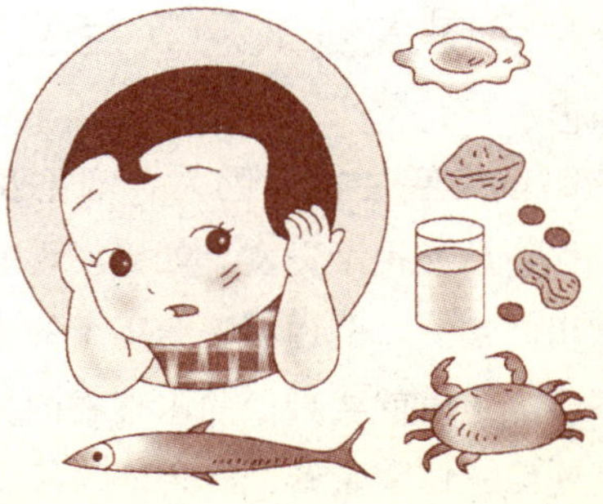

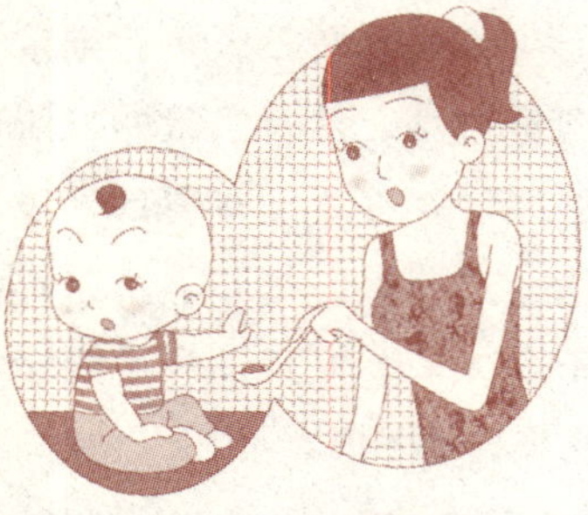

宝宝7个月了还不愿吃辅食怎么办

通常宝宝不吃辅食都是有原因的，只要找出原因，再采取相应的办法，问题就可以解决。一般宝宝不吃辅食不外以下几个原因：

⊙不知道怎么“吃”

宝宝已经习惯了吸吮式的吃奶动作，如果要求他突然用小勺进食，并改成用咀嚼、吞咽的方式去吃食物的时候，宝宝可能就会因为不知道怎么把食物吞下去而变得不耐烦，进而用舌头把食物顶出去，并拒绝吃东西。这就要求妈妈耐心地多试几次，给宝宝一个适应的时间，宝宝就会开始接受小勺喂过来的食物。

⊙大人给得太多太急，宝宝来不及吞咽

这时候宝宝往往会因为吞咽不及出现烦躁心理，从而拒绝进食。如果发现食物从嘴角溢出的情况，就说明喂给宝宝的食物已经太多了。这时就要减少勺内食物的分量，并放慢速度，让宝宝有个吞咽的时间。

⊙食物不合口味

这就要求妈妈在宝宝的食物上多下点工夫，一方面研究一下宝宝的口味爱好，另一方面要根据宝宝的月龄特点，多加创新，做出种类丰富、形式多样的食物给宝宝吃。

⊙进餐的氛围不好

这就要求妈妈喂宝宝时，不要因为宝宝拒绝吃就板起脸大声责备宝宝，更不能强喂。这时可以和宝宝说说话，逗一逗宝宝，让宝宝的情绪变得好起来，宝宝高兴了，对新食物的接受程度就会变得更容易些。

怎样教宝宝用杯子

到了6个月后，作为断奶的一个办法，可以教宝宝用杯子喝奶了。用杯子喝奶的最好时机是在午饭或午后进餐时间，这时宝宝特别喜欢吃到固体食物。先给宝宝喂辅食，然后用杯子装上白开水、果汁等液体给宝宝喝。市场上有很多种宝宝专用的杯子。开始时最好使用有喷水口的杯子，水可以从里面流出来，宝宝拿在手上可以半喝半吮。一开始是妈妈替宝宝拿杯子，先给宝宝几滴奶尝尝，如果宝宝想自己拿，妈妈便可以放开手。随着宝宝手部活动能力的增强和动手能力的提高，可以给宝宝使用双手柄杯子或者带有倾斜口的杯子。带有倾斜口的杯子不需要把杯子过分倾斜，就可以把水倒出来。有些发育得快的宝宝甚至可以直接开始使用不带盖的广口杯。

健康护理

如何应对宝宝夜间哭闹

要消除宝宝的夜间哭闹，首先要弄清楚睡前哭闹的原因，再采取相应措施。

有的宝宝因为害怕与妈妈分开而哭闹，大人应在睡前给宝宝一个亲吻或拥抱，让宝宝产生安全感。慢慢地随着自主意识的产生，睡觉时间确定，宝宝同时也产生了一切由自己做主的欲望，想引起大家的关注，所以会故意在睡觉前哭闹。受到父母夜间活动习惯的影响，如父母经常有吃宵夜等，会给宝宝的睡眠时间带来阻碍。

宝宝哭闹时，可以抚摸宝宝喜欢的部位，或轻轻拍打后背。改变一下宝宝的睡觉场所，检查是否太冷或太热，照明是否太亮，衣服是否不舒服等。在做到有规律的进食时间的同时，还应该尽量做到有规律的游戏、散步。午睡时间太长的话，宝宝晚上会经常醒来，因此白天应让宝宝玩得痛快。睡前给宝宝洗个澡，但是不要超过晚上8点，沐浴越晚，宝宝的入睡时间就越推迟。

练习坐便盆

宝宝的大小便要到出生后18～30个月时才能成为有意识的行为，在此之前，都是无意识的条件反射。可以让宝宝先养成坐便盆的习惯，再慢慢开始分清大小便。此时宝宝的大便有一定的规律，妈妈可以根据宝宝的大便习惯，训练定时坐便盆大便。便盆应该放在固定的位置，一旦发现宝宝有要大便的迹象，及时带他到便盆上。开始每次2～3分钟，逐步增加到5～10分钟。如果宝宝不大便的话，可过一会再坐，不要让宝宝长时间地坐在便盆上。便盆要放在光亮处，告诉宝宝这是大便时才坐的，不能为训练宝宝对便盆的熟悉感而将便盆代替椅子。

小贴士

不要让宝宝坐在便盆上玩或吃东西，尽量不要在吃饭的时候大便。冬天要注意便盆不宜太凉，以免刺激宝宝的臀部，抑制大小便。便盆要注意清洗，用过一次清洗一次，可以用开水烫洗。

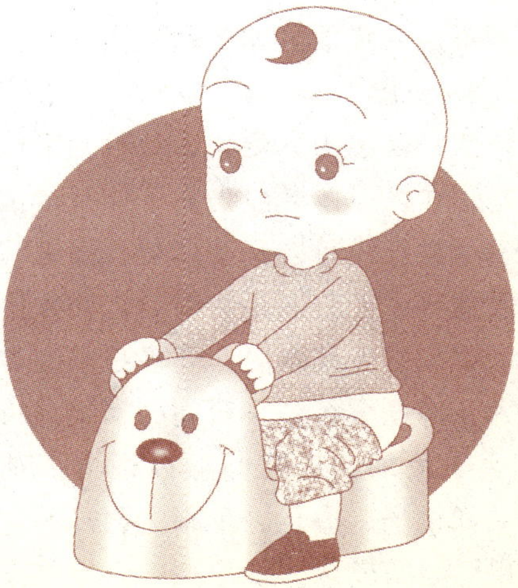

小贴士

婴儿围栏存在安全隐患

很多家长在宝宝会爬或会坐阶段，喜欢用婴儿围栏给宝宝“建立一个相对安全的活动空间”，其实，婴儿围栏同样可能给宝宝带来伤害。有些宝宝喜欢咬啃婴儿围栏，导致细菌进入口中。如果围栏是木质的，条木之间的距离过大，宝宝的头很可能卡在两木条之间，等等。

因此，即使使用了婴儿围栏，也不要将宝宝单独留在房间里。在选购围栏过程中，家长要根据宝宝的发育特征选择最适合宝宝使用的围栏。而且要做到经常给围栏消毒，防止围栏上的细菌给宝宝带来伤害。

宝宝便秘怎么办

这个时期发生便秘的原因不同于新生儿时期，是由于吃的食物纤维素量太少或运动量不足的缘故。即使是喂容易消化的食物，由于量不多，形成大便的渣滓就少，从而经常会出现便秘。此时宝宝已经开始吃辅食，可以通过食物来调节宝宝的便秘。膳食纤维可以帮助消化，促进消化液的大量分泌，刺激肠管蠕动，使大便通畅。因此，在喂辅食时，要多喂煮熟的土豆或蔬菜等膳食纤维含量高的食物。特别不喜欢吃蔬菜的宝宝，可以适当多喂一点水果如桃子、香蕉、苹果、西瓜等。另外，果汁也有软化大便的功效。平时多带宝宝活动，不要用治疗大人便秘的方法或药物来治疗宝宝。有时候宝宝的大便中会带血，这可能是排便困难导致肛门出血，也可以是食物或药物所致。

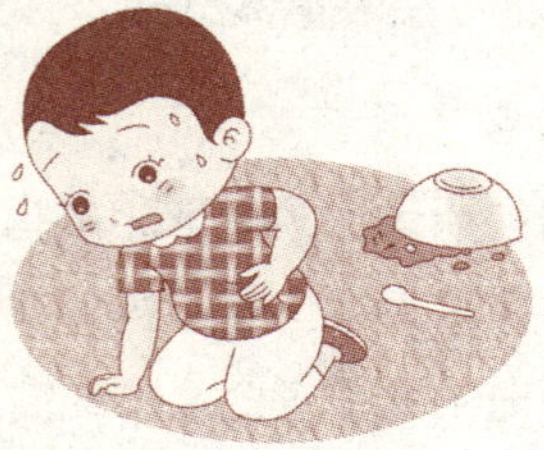

宝宝长了地图舌怎么办

地图舌是由于舌黏膜上皮脱落导致，中医称之为“花剥苔”。舌面上的舌苔厚薄不均，红白相间，类似地图，可能与疲劳、消化不良、缺乏维生素B_2有关。病程可延续数年，要靠宝宝自身的调节。宝宝长了地图舌，并不会影响精神和食欲。平时注意口腔卫生，用开水清洁或漱口。多吃一些水果和蔬菜，少吃煎炸、油腻的食物。适当补充维生素B_2，必要时补锌。

宝宝被蚊虫叮咬了怎么办

蜜蜂

被蜜蜂蛰到，皮肤上会出现红色肿块，剧烈疼痛，且肿块的中心位置有突出的黑刺。应快速地用大拇指的指甲或是质地较硬的卡片轻刮皮肤，把刺去掉，然后用肥皂水或清水清洗受伤的地方，用凉毛巾或冰袋敷在肿起的皮肤上，减轻疼痛。注意：千万不要用手指或镊子去夹，否则会把更多的毒液挤入皮肤。

蚊子

用肥皂水或清水清洗被叮咬部位，擦干后涂一些薄荷膏或用凉毛巾冷敷，可以减轻痛痒感并消肿。

毛毛虫

被毛毛虫叮咬后皮肤上会出现很多粒状红色小包组成的小肿块，又疼又痒。用肥皂水或清水清洗被咬的地方，然后抹一些清凉油。另外，要阻止宝宝搔抓叮咬处，以防止继发感染。如发现宝宝有高热、呕吐，甚至惊厥等症状时，应及时就诊。

宝宝被小动物抓伤、咬伤了怎么办

被小动物抓伤或咬伤后，要立即处理伤口，防止感染。

①在伤口上方扎止血带，防止或减少病毒或细菌随血液流入全身。

②用洁净的水或肥皂水对伤口进行流水清洗。彻底清洁伤口。注意，不要包扎伤口。

③送往医院进行诊治。如果宝宝被狗抓伤或咬伤，24小时内应注射狂犬病疫苗和破伤风抗毒素。

怎样护理“上感”宝宝

“上感”即小儿上呼吸道感染，多发生于冬秋两季及季节交替时。“上感”发病率在0～3岁的宝宝中高达79%，表现为鼻塞、流涕、发热、喉咙痛等症状。

⊙“上感”有90%是由病毒引起的，应该以清热解毒、止咳化痰的中药为主，如果合并了细菌感染，比如细菌性肺炎，可在医生指导下服用抗生素。

⊙给宝宝服用退热药，一般每隔4小时喂一次为好，喂药间隔时间不能太短。低热或中度发热可以不服退热药，待体温38.5℃以上再服。服药后4小时可以采取物理降温的方法退热，比如冷毛巾敷宝宝颈部两侧、大腿根部、双腋窝部，或采用温水擦身。

⊙家长要让患病宝宝多喝水、多休息，促进毒素的排出，饮食以流食、半流食为好，如果宝宝使用奶瓶容易呛咳，可以改用勺喂，每次量少一些，但富有营养的菜汁和蔬菜水不要减少。

⊙宝宝休息的环境应该安静、舒适，保持室内通风、空气清新。冬季房间内不能太热太干燥，一定要定时开窗通风，上下午各一次，每次15分钟左右。

⊙宝宝得了“上感”，鼻腔、气管分泌物很多，家长可以用棉签蘸凉开水，慢慢湿润鼻痂后轻轻掏出，让宝宝保持侧卧以免引起呼吸困难。

小贴士

在护理"上感"宝宝的过程中，多注意观察宝宝的精神、面色、呼吸次数、体温的变化，如果曾经有高热惊厥史，宝宝体温高于38℃时就要服退热药，以免在高热时引起抽风。

护理拓展：按摩操——提高宝宝免疫力。

准备：按摩前妈妈先向手上涂一些按摩油，且将手搓热。

方法：用食指或中指指腹在宝宝鼻梁两侧来回按摩，轻揉片刻后，稍微加些力，直到小鼻梁泛红、发热为止。然后改按鼻翼两侧，同样用中指或食指指腹反复按压。

怎样处理宝宝的耳屎

耳屎是耳朵制造的，用来保护从耳膜通往耳朵外面耳道用的。每个人都会有耳屎，包括宝宝。耳屎太多可能会造成阻塞，其症状有耳屎本身或耳朵痛、揉或拉扯耳朵。

通常耳屎会自行脱落。当它移到耳朵外面时，就将它清干净。如果你注意到宝宝有耳屎阻塞症状或有发热或耳朵痛的现象时，就联络医生。最好别用棉花棒清洁耳道，因为将任何东西放入宝宝耳朵内都是危险且不必要的，这么做可能让情况变得更糟。

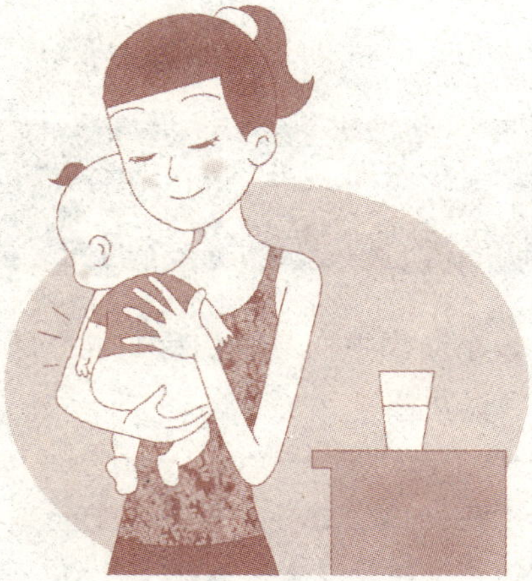

智力与潜能开发

大动作能力训练

宝宝健身操：适宜于7～12个月。

第1节　腰部运动

准备：宝宝仰卧，大人右手轻轻托住宝宝腰部，左手按住宝宝双足踝部。

步骤：慢慢托起腰部，使宝宝腹部向上挺起成桥形→慢慢恢复原状。

叮咛：托起腰部时，宝宝头部不要离开床面，但要注意安全。

第2节　直立运动

准备：宝宝俯卧，大人在宝宝背后两手轻轻握住宝宝的手腕。

步骤：扶宝宝慢慢跪直，稍停→扶宝宝缓缓站立→再扶宝宝跪直→恢复原状。

叮咛：宝宝跪直后努力让他自己用力站立。

第3节　双臂起坐运动

准备：宝宝仰卧，大人用手轻握宝宝的手部，宝宝握牢大人拇指，手放在宝宝体侧。

步骤：拉直两臂与床面垂直→缓缓拉宝宝坐起→慢慢放宝宝躺下→恢复原状。

叮咛：要有固定的前奏，拉坐前大人应大声喊口令"预备——起"，以便宝宝做好腕部和身体的准备，以防拉伤宝宝。开始拉宝宝坐起时应让宝宝自己用力，大人不可用力太大。

第4节　跳跃运动

准备：宝宝与大人对面站立，大人双手扶在宝宝腋下。

步骤：扶着宝宝离开床面→恢复原状。

叮咛：扶宝宝跳跃时大声说"跳、跳"，动作要和谐自然，争取让宝宝的脚前掌接触床面。

第5节　扶单臂起坐运动

准备：宝宝仰卧在床，大人右手握住宝宝左手腕，宝宝握住大人拇指，再用左手按住宝宝双膝。

步骤：拉宝宝坐起→恢复原状→左右手轮流做。

第6节　提腿运动

准备：宝宝俯卧，用两肘支撑身体，大人双手握牢宝宝的两个小腿。

步骤：提起宝宝双腿约30°→恢复原状。

叮咛：提起宝宝双腿时动作要轻缓，要让宝宝学会两手用力支起头部。

第7节　起立运动

准备：宝宝俯卧，大人在后，两手握牢宝宝两臂肘部。

步骤：扶宝宝缓缓站起→缓缓恢复原状。

叮咛：扶宝宝站起要逐步让他自己用力。

第8节　弯腰运动

准备：宝宝与大人同一方向直立，大人左手扶住宝宝双膝，右手扶住宝宝腹部，并在宝宝前方放一可爱玩具。

步骤：让宝宝尽力弯腰前倾，捡起玩具→直立恢复原状。

叮咛：让宝宝学习自己用力前倾、直立，如果宝宝前倾后不能直立，大人可将左手移至宝宝胸部，帮他直立起来。

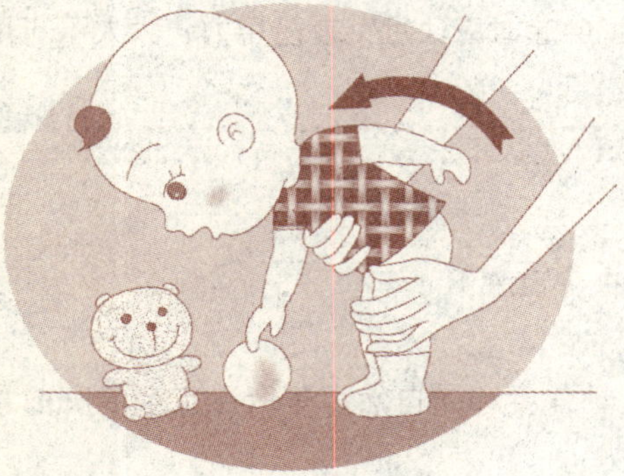

精细动作能力训练

用手指拨玩具

大人握着宝宝的食指，引导他去拨弄玩具，如小算盘、小转盘等，使玩具转动或发出响声，激发宝宝的兴趣。

对敲或摇动玩具

给宝宝两块积木或两种性质相同的小型玩具，示范并鼓励宝宝用手对敲玩具，或用一只手中的玩具去击打另一只手中的玩具。也可给宝宝一只拨浪鼓或铃鼓，鼓励宝宝主动摇动，使之发出悦耳的声音。

捏小丸

让宝宝坐在大人腿上，他的两肘放在桌面上，在桌上的盘子里放一个有盖的透明杯子，里面装有彩色糖丸，先摇动杯子发出柔和的响声并看到糖丸在杯中跳动引起宝宝玩的兴趣，再打开盖子让他发现糖丸，把糖丸倒在盘子里，告诉他“这是糖”，边说边示范，慢慢地把一粒糖丸从盘里拣起放进杯子里，放进几粒后，让他用拇指和食指捏起小丸，再放进杯子里。开始你可以手把手教他，稍熟练后让他自己玩，糖丸都放进杯里后再加盖摇一摇，发出有趣的声音作为鼓励。这一活动可以训练宝宝手眼协调能力，也训练拇指、食指配合捏物的灵活性。大人在一旁一定要仔细看护，以防宝宝吞食糖丸发生危险。

语言能力训练

看图“说话”

给宝宝选择一些图片易懂、句子简短的图书，在每天宝宝高兴的时候或睡觉前读给他听，讲之前可让宝宝自己先看书，让他随意翻阅。在给宝宝读讲的时候，要多用描述性的语言。讲过的故事，过两天可以重复。

叫名字碰头

大人扶着宝宝的腋下，与宝宝面对面，用额头轻轻碰一下宝宝的额头，并亲切地呼唤宝宝的名字，说："碰碰头。"重复数次后，当大人将头向前倾时，或说"碰碰头"时，宝宝会主动把头向前伸，并露出愉快的笑容。这个游戏可以培养宝宝愉快的情绪，促进语言与动作的联系。

适应能力训练

指五官

与宝宝对坐，或抱起宝宝，问："眼睛呢？"让宝宝指大人的眼睛或自己的眼睛，宝宝指对了，就亲他一下，夸奖说："指对了，宝宝真聪明！"如果指错了，大人可做示范。如此训练，直到宝宝能准确指出五官。

灌篮高手

家长先把纸盒上下挖空，之后用胶带固定在墙面上，高度应该与宝宝坐下时鼻子的高度平齐。抱着宝宝坐在纸盒前面，家长示范把小玩具分别丢进各个纸盒中，玩具落下时，可加上好玩的音效，如"哇！"，以达到夸张的效果。轮到宝宝玩了。玩具掉落后，家长可协助宝宝捡回来再丢。此游戏可培养宝宝的动手能力以及宝宝的视觉搜寻能力，同时刺激宝宝的听觉能力。

社交能力训练

与别的宝宝交往

在户外活动时，可抱着宝宝和别的母亲抱着的宝宝相互接触，看一看或摸一摸别的宝宝，或在别人面前表演一下宝宝的新技能，或观看别的宝宝的本领。也可让宝宝和其他同龄宝宝在铺有席子的地上互相追随爬着玩，或抓、推小皮球玩，或和大一些的幼儿一起玩。这样的活动，可以提高宝宝适应外界环境、友好与他人交往的能力。

让宝宝懂得给予

摇摇宝宝的小手，扭扭宝宝的腰，让宝宝先热身，然后再准备一个充气小球。把球传给宝宝，让他接住，并且对宝宝说："小宝宝，快快来，接住妈妈的小球球。"宝宝接住球之后，妈妈伸手向宝宝要球，并同时说："乖宝宝，递球球，给妈妈。"如果有其他家人在，妈妈可请更多的人与宝宝一起来玩这个游戏。与自己的家人玩熟练以后，妈妈可让宝宝到公园、游乐园等小朋友多的地方跟更多的宝宝一起玩，以增强宝宝与他人交往的能力。

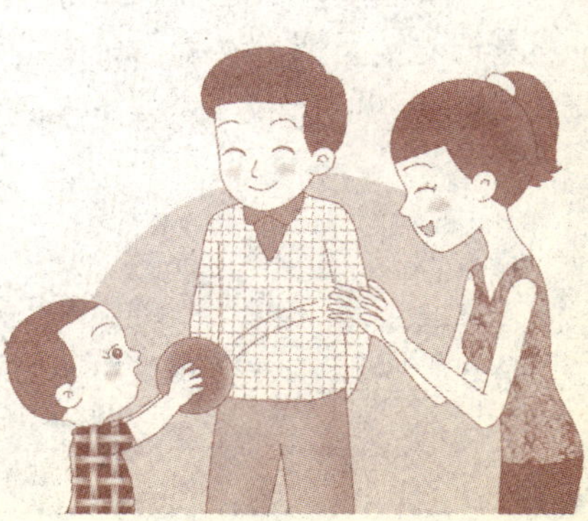

护养 第9月 8~9个月宝宝的护养

护养要点

◎让宝宝充分爬行，促进感觉统合协调发展。

◎多给宝宝吃有益大脑发育的食品。

◎用实物、图片或动作引导宝宝说话。

◎保护乳牙。

◎经常与宝宝交流，对其言语和动作给予表扬和鼓励。

◎清理房间，防止宝宝发生意外事故。

生长发育监测卡（宝宝满9个月）

生长发育

男

体重______千克（参考范围7.3~11.4千克）

身长______厘米（参考范围67.9~77.5厘米）

头围______厘米（参考范围43.0~48.0厘米）

女

体重______千克（参考范围6.8~10.7千克）

身长______厘米（参考范围66.5~76.1厘米）

头围______厘米（参考范围42.1~46.9厘米）

智能发育

类别	测试内容	测试方法	合格标准	出现时间
大动作	扶栏站起	将宝宝放在小床里，逗引其扶栏杆站起来。	能自己扶栏站起，并可直立30秒钟。	第__月 第___天
	学走路	扶住宝宝的双手鼓励其迈步。	能迈2～3步。	第__月 第___天
精细动作	搭积木	大人先示范将两块积木叠起来，让宝宝模仿。	能将两块积木叠起来。	第__月 第___天
语言能力	挥手“再见”	大人说“再见”时挥手，让宝宝模仿。	会用挥手表示“再见”。	第__月 第___天
	拍手“欢迎”	大人说“欢迎”时拍手，让宝宝模仿。	会用拍手表示“欢迎”。	第__月 第___天
适应能力	听名称指物	让宝宝听名称指出相应物品或自己身体的部位。	能听名称指出。	第__月 第___天
社交能力	得到夸赞会重复做	宝宝模仿大人动作时，大人及时用言语、表情加以夸奖。	听到赞赏会重复刚做的动作。	第__月 第___天

综合评价：____

____

____

生长发育监测

生长发育状况

体重

这个月宝宝生长发育规律和上个月差不多，体重每月平均增长0.22～0.37千克。

身长

这个月宝宝身长每月平均增长1.0～1.5厘米。

头围

这个月宝宝头围每月平均增长0.6～0.7厘米。

大动作

◇可以一只手拿着东西爬，爬行时开始懂得转方向，有些宝宝可能会爬楼梯。

◇能双手握着玩具独自坐稳，不摔倒，坐椅子也坐得很好，可以坐着转向90°，而且能独自从坐姿稳稳当当地趴下。

◇能扶着栏杆从小床里站立起来；站起来后会自己蹲下，少数宝宝可能还会扶着墙或家具侧走。

◇拉着宝宝的双手，宝宝能迈几步。

精细动作

◇能自己拿着奶瓶喝奶，奶瓶掉了会自己捡起来。

◇会用食指指东西和方向。

◇会用食指挖洞或抠东西。

◇会在胸前拍手或拿着两样东西相互击打。

◇能将积木放入盒子里，还能再从盒子里取出积木。

◇开始玩积木，能将两块积木叠起来。

语言能力

◇开始有明显的高低音调出现，会用声音加强情绪的激动。

◇能模仿大人咳嗽，用舌头发出“嗒嗒”声或发出“嘶嘶”声。

◇当大人在宝宝面前边说“欢迎”、“再见”边用手势表示时，宝宝也会跟着模仿，并逐渐会用手势来表示“欢迎”和“再见”。

◇会注意听别人讲话或唱歌，并对自己名字以外的一两个字有反应，如“不行”等。

◇能听懂简单的指示，如去拿玩具。

◇能发简单的音，但发音不一定准确。如：边哭闹边发“不”的同时摆手表示不同意；想让大人帮他拿某个东西时，会指着东西看着大人的脸发“啊啊”的音。

适应能力

◇当宝宝从盒子中取出积木后，会拿积木拍打盒子。

◇对别人的游戏感兴趣。

◇会用手指去拿小东西，会用双手去拿大东西。

◇当大人用布将积木盖住一大半，只露出积木的边缘时，宝宝能找出被布盖住的积木。

◇如果宝宝发现小洞，他会将手指伸入小洞。

◇会一手拿一样东西，也会将手上的东西丢掉，再用手去拿另一样东西。

◇把拨浪鼓放在宝宝身边，宝宝会握住鼓柄将拨浪鼓拿起并摇响。

◇对做得好的事或游戏，会希望得到奖赏；对重复的事会感到厌烦。

◇问宝宝熟悉的物品或身体部位时能用手指出。

社交能力

◇看见妈妈拿奶瓶时，会等着妈妈来喂自己。

◇能分辨出镜子中的妈妈和自己。

◇会在家人面前表演，受到表扬和鼓励时会重复表演。

◇喜欢玩捉迷藏、拍手等游戏，并会模仿大人的动作；当与大人玩捉迷藏时，会主动参与游戏。

◇对其他宝宝比较敏感，看到别的宝宝哭，自己也会跟着哭。

睡眠

每天需要睡14～16个小时，白天可以只睡2觉，每次2小时左右，夜间睡10个小时左右。

发育异常早知道

婴儿肥胖

如果体重超出同年龄同身高标准体重的20%，则称为肥胖症。婴儿肥胖症是指因营养过度引起的单纯性肥胖，有肥胖症家庭史的宝宝要特别注意。母乳喂养的宝宝大多不会太胖，而牛奶喂养的宝宝大约70%是胖的。小胖墩宝宝全身都肉乎乎的，是因为摄入的热量多于消耗量，以脂肪的形式储存在体内。在婴儿期尤其是从胎儿期第30周到出生后1岁末，是脂肪细胞增殖活跃期，在此期间营养过度可使过多的脂肪细胞留在体内，引起肥胖。胖宝宝动作缓慢，不爱活动，会因为体重而影响学会站起和走路的时间。

防止宝宝肥胖的方法有：在出生后4个月内坚持母乳喂养，5个月前不宜喂固体食物。经常给宝宝做运动或者带宝宝出去活动，多活动腿部，逗引宝宝多爬，经常让他翻身，消耗多余的热量，减少脂肪的堆积。做游戏的时候不包尿布，让宝宝更有轻松感，更喜欢游戏和锻炼。少吃或不吃高热量的食物如肥肉、马铃薯、红薯等，常吃瘦肉、鱼肉、豆腐、蔬菜、水果。实施婴儿监测，发现体重增长过快的趋势就要及时采取措施。

宝宝的包皮过长

新生宝宝的包皮普遍过长，若包皮口很小，不能将包皮向后翻开，就叫做包茎。包茎是一种先天性异常，这种异常因包皮外口狭小，排尿总是不通畅，排尿时费力，憋红脸，甚至啼哭，尿流较细，尤其当有包皮发炎和水肿时排尿更困难，尿流呈断续状。又由于包皮分泌物积流在包皮内形成很多包皮垢，容易发炎。如果将包皮勉强往上翻，狭小的包皮外口可卡住龟头后面的冠状沟处，不能再翻下来，这时就形成了包茎嵌顿，可造成局部坏死。

小贴士

如果包皮反复发炎，就应当尽早手术，切除多余的包皮。

母乳与辅食喂养

本月喂养要点

随着宝宝的发育，宝宝能够接受各种捣碎的食物，学会并喜欢咀嚼食物，渐渐开始从吃奶过渡到喜欢吃3顿辅食，同时再喝一些水、稀释的果汁或牛奶。给宝宝食物的量需要几周的时间来慢慢增加，一直加到可以从固体食物中得到生长所需要的热量，替代从奶中获取热量。随着吃固体食物次数的增加，宝宝对奶的需求量逐渐减少。母乳喂养的次数要减少到2～3次，要早晨、中午和临睡前各喂一次。人工喂养的宝宝，牛奶量要保持在500～600毫升之间。此时，可以把整个水果洗净、削皮、去核、切条，给宝宝拿在手上吃。渴了，可以给宝宝喝白开水或稀释的果汁，不要喝奶。宝宝天性喜欢吃甜的东西，不要给宝宝购买含糖或热量较高的饮料，这样可以控制宝宝养成吃糖果的习惯。

小贴士

宝宝喉头的吸入反射还没有发育完善，瓜子、绿豆等小粒的食物很容易卡在喉咙里，堵住支气管，引起呼吸困难。因此，不要喂小颗粒的食物。

喂养拓展：学做几种辅食

牛奶豆腐

豆腐1大匙，牛奶1大匙，肉汤1大匙。把豆腐放沸水中煮熟、过滤，再入锅。倒入牛奶和肉汤，混合均匀后用文火煮，煮熟后可以撒上一些青菜末。

白萝卜鱼肉泥

鱼肉1大匙，白萝卜丝2大匙，海带汤少许。鱼洗净、去鳞，入热水中煮一下。除去骨刺和皮后，碾碎，与白萝卜丝同放入锅内，加入海带汤一起煮至糊状。

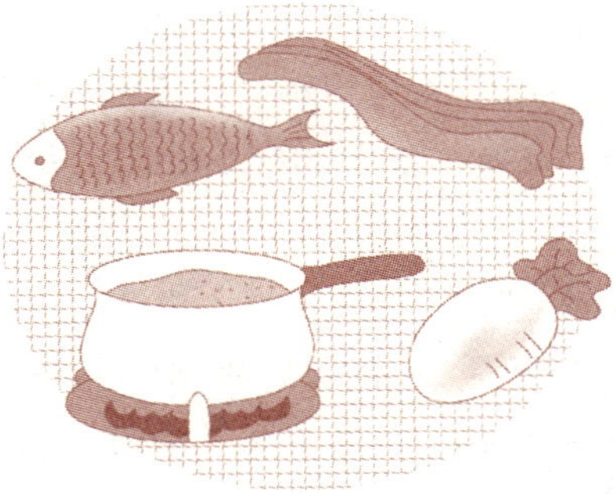

怎样逐步断奶

随着宝宝一天天的长大，母乳已不能满足宝宝所需的营养成分，母乳分泌量在6个月后减少，质量也降低。专家指出，宝宝断奶以出生后8～12个月为佳，最迟不能超过18个月。如果宝宝能够适应各种辅食，且吃得很好，妈妈可以逐步减少喂奶次数，为断奶做准备。从添加辅食开始，宝宝要开始逐渐适应奶水以外的食物，慢慢习惯用牙齿来咀嚼。在添加辅食的过程中，妈妈可以教宝宝学会使用奶瓶、杯子、小勺等用具。断奶一般是妈妈先停止夜间哺乳，以后再慢慢减去白天上午和下午的哺乳，次数逐渐减少直到完全断奶，是一个自然过渡的过程。吃奶次数的减少，也会降低对妈妈乳头的刺激，减少催乳素的分泌，最终减少乳汁分泌。

宝宝偏食怎么办

宝宝过了8个月，对于食物的好恶也逐渐地明显起来了。如果宝宝开始偏食，妈妈可以这样做：

⊙变换形式做辅食

如果宝宝不喜欢吃蔬菜，给他喂菠菜、卷心菜或胡萝卜时他就会用舌头向外顶。妈妈可以变换一下形式，比如把蔬菜切碎放入汤中，或做成菜肉蛋卷让宝宝吃，或者挤出菜汁，用菜汁和面，给宝宝做面食，这样宝宝就会在不知不觉中吃进蔬菜。

⊙如果宝宝实在不喜欢吃某种食物也不能过于勉强

对于宝宝的饮食偏嗜，在一定程度上的努力纠正是必要的，但如果做了多次尝试仍不见成效，妈妈就不能过于勉强。假如宝宝不喜欢吃菠菜、卷心菜、胡萝卜，妈妈可想法从其他的食物中得到补充。对无论如何也不吃蔬菜的宝宝，可以用水果来补充。另外，宝宝对食物的喜好并不是绝对的，有许多宝宝暂时不喜欢吃的食物，过一段时间后又开始吃了。

喂养拓展：宝宝餐具的选择

在某种程度上，餐具也是宝宝的玩具之一。好的餐具，能引起宝宝的吃饭兴趣，促进食欲。餐具必须要耐煮、耐消毒。在选购时，要注意看清楚餐具材质，边缘不要太锐利，花纹或图案要清晰。内壁与食物接触的地方最好不要有图案和色彩，因为颜色中铅的含量比较高，容易引起宝宝铅中毒。宝宝用餐具大多都是无色透明，为了吸引宝宝的注意力，部分产品加了一些可爱的卡通形象，颜色大多单一且色泽很浅。一般来说，知名品牌都是经过国家检测部门检测，所用的颜料对宝宝没有不良影响。

就材质来说，塑料的餐具虽然花色繁多，挺吸引宝宝，但是不耐高温消毒，有一股异味，且不易清洗。有的塑料餐具多次清洗消毒后边缘还会起毛刺。玻璃碗或陶瓷碗较重，不方便宝宝使用，也容易打碎。耐高温的聚胺塑料制品手感好、耐高温、不烫手，是比较好的，但注意不要放在微波炉、烤箱中加热使用。给宝宝选购餐具最好选择那些专用的儿童餐具，因为这些餐具会根据宝宝的生理特点加以设计，比较适合宝宝使用，十分人性化。比如带吸盘的碗，可以将碗牢牢地吸在餐桌上，不会被宝宝打翻；前端钝而平的小勺，方便宝宝自己用勺舀食物。

断奶期如何喂养宝宝

7～10个月是宝宝以吃奶为主过渡到以吃饭为主的阶段，因而这个时期又被称为断奶期。断奶时，宝宝的食物构成就要发生变化，要注意科学哺养。

⊙选择、烹调食物要用心

选择食物要得当，食物应变换花样，巧妙搭配。烹调食物要尽量做到色、香、味俱全，适应宝宝的消化能力，并能引起宝宝的食欲。

⊙饮食要定时定量、少量多次

刚断母乳的宝宝，每天要保证5餐，早、中、晚餐的时间可与大人一致，但在两餐之间应加牛奶、点心、水果。

⊙喂食要有耐心

断奶不是一瞬间的事情，从开始断奶到完全断奶，一定要给宝宝一个适应过程。有的宝宝在断奶过程中可能很不适应，因而喂辅食时要有耐心，让宝宝慢慢咀嚼。

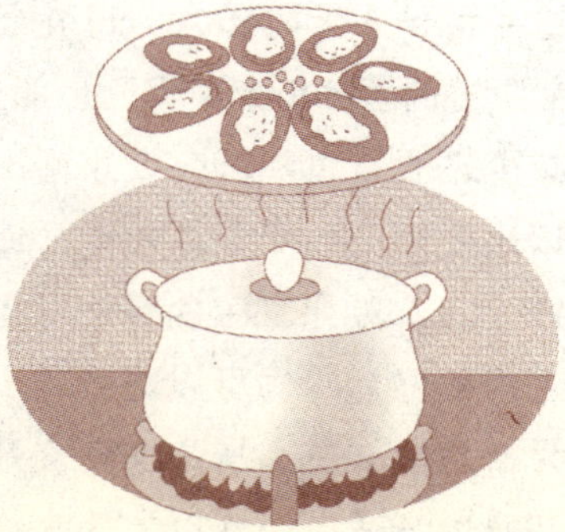

怎样让宝宝接受比较粗糙的颗粒状食物

⊙把握好时机及时进行训练

宝宝学习咀嚼和吞咽有两个关键期，即4～6个月的敏感期和7～9个月的训练期。在这段时间里，要及时添加一些咀嚼和吞咽的食物，尽早对宝宝展开训练。比如，把软硬程度不同的食物分开盛放，单独给宝宝喂食，而不是为了图方便，把菜、肉等食物都拌到粥里混着喂宝宝。

⊙要坚持

有些宝宝的喉咙比较敏感，当吃到比较粗糙的食物时会呕吐；有的宝宝在吃了比较粗糙的食物时大便会变成稀糊状，甚至还有没消化的食物。只要宝宝还能吃得下，并且没有其他异常，就说明宝宝没有什么大问题。这时需要采取的策略就是坚持，不要因为担心宝宝消化不了而停止添加。只要度过这个适应阶段，宝宝的喉咙就会变得不那么敏感，大便也会变得正常起来。

多给宝宝吃有益大脑发育的食品

⊙蔬菜、水果、干果

蔬菜、水果、干果富含多种维生素，对促进大脑的发育、大脑功能的开发等均有一定的作用。目前儿童普遍缺乏维生素，应适当给宝宝补充，这样不但能很好地帮助宝宝的大脑发育，还能获得全面均衡的营养，并能增进宝宝的食欲。

⊙大豆及其制品

大豆及其制品富含优质的植物蛋白。大豆油还含有多种不饱和脂肪酸及磷脂，对大脑发育有益。

⊙蛋黄

蛋黄中的卵磷脂经肠道消化酶作用释放出来的胆碱能直接进入脑部，与醋酸（即乙酸）结合生成乙酰胆碱。乙酰胆碱是神经传递介质，有利于智力发育，并能改善记忆力。

⊙鱼肉

鱼肉中富含多种蛋白质，还含有不饱和脂肪酸以及钙、铁、维生素B_{12}等脑细胞发育必需的营养物质。

⊙动物的脑、心、肝

动物的脑、心、肝等含有丰富的蛋白质和脂类，对宝宝的脑发育很有益处。

宝宝食物过敏怎么办

食物过敏是对某样食物的变态（过敏）反应。引起食物过敏的原因较多，其中包括牛乳、小麦、蛋、花生、海鲜、一些水果、番茄以及某些豆类。它可发生于任何年龄，但通常是在宝宝开始吃固体食物后才会发生。有时，宝宝会对以牛乳制造的宝宝奶粉过敏，而必须食用其他种类的奶粉。宝宝出现食物过敏的症状包括恶心、呕吐、腹胀、瘙痒、便秘、皮疹、哭闹或者焦躁、疲倦、进食困难。

健康护理

宝宝学走路的最佳时机

一般来说，宝宝在10～20个月大时学走路都是正常的。在学习走路之前，脚部肌肉的力量是比较重要的。爬行能极好地训练手脚协调能力，增强腿部力量。通常情况下，宝宝都是能熟练爬行后才开始学走路的。那究竟什么时候学走路好呢？当宝宝想自己迈出第一步时，是在支撑物的帮助下进行的，一定要扶住墙面、家具等支撑物。当宝宝能离开支撑物，自己尝试着移动几步，并且能保持平衡地独自蹲下、站起时，也就可以学走路了。

为宝宝创建一个安全的学步环境

⊙阳台

宝宝一旦学会行走，“到处乱走”是必然的情形，那时父母就要特别留意宝宝走到阳台上。没有围栏或栏杆高在85厘米以下、栏杆间隔过大超过10厘米以上、阳台上摆小凳子使宝宝误爬，这些都会导致危险。

⊙家具

家具的摆设应尽量避免妨碍宝宝学习行走，父母宜将所有具有危险性的物品放置高处或移走，并且留意所有家具中尖锐的角，以防宝宝去碰撞。

⊙门窗

宝宝容易在开关门中被夹伤，父母可使用门防夹软垫来避免危险；至于窗户方面，一定不能让宝宝走到窗边玩窗帘绳，以防发生被绳子缠绕而造成窒息的危险。

护理拓展：
使用学步车时应注意什么

⊙最好等宝宝7个月大以后，能够支撑颈部并平衡坐立时再使用。

⊙学步车的高度须适合宝宝的身高，不宜过高或过低，以齐婴儿乳线水平为恰当，太低易翻车，婴儿也容易爬出。

⊙每次使用的时间不宜过长，以不超过20分钟为原则。

⊙放学步车的房间应有门槛挡住，不能放热水瓶、玻璃器具；台角、椅角要用海绵包住，以防各种意外事故的发生。

⊙学步车要放在宽敞的客厅或卧室。

⊙使用学步车应在大人视线范围内。

⊙每天检查螺丝钉是否松动，车轮是否滑动自如。

如何帮助宝宝学走路

当你的宝宝已经学会扶着栏杆站立，并表现出往前移动的愿望时，这表示从现在开始，宝宝要开始学步了，但从扶走到独自走还有一个相当长的过程。在这个过程中，了解宝宝学步期的关键问题，无疑会对宝宝的学步起到辅助作用。下表列出了宝宝学走路的发展过程，并提出了相应的辅助方法，可供父母参考。

宝宝学走路的5个发展阶段及辅助方法

学步阶段	学步特点	辅助方法
第一阶段（7～11个月）	当宝宝扶站已经很稳了，甚至还能单独站一会儿了，这时就可以开始练习走路了。	父母可利用学步车，让宝宝忘记走路的恐惧感，帮宝宝学习行走。
第二阶段（11～12个月）	蹲是此阶段重要的发展过程，父母应注重宝宝站-蹲-站连贯动作的训练，这样可以增进宝宝腿部的肌力，并可以训练身体的协调度。	训练宝宝学习蹲-站，方法为父母将玩具丢在地上，让宝宝自己捡起来。
第三阶段（12～13个月）	这时宝宝扶着东西能够行走，接下来必须让宝宝学习放开手也能走两三步，此阶段需要加强宝宝平衡的训练。	父母可以各自站在两头，让宝宝慢慢从爸爸的这一头走到妈妈的那一头。
第四阶段（13～14个月）	此时除了训练腿部的肌力及身体与眼睛的协调度之外，也要着重训练宝宝对不同地面的适应能力。	让宝宝练习爬楼梯，如家中没有楼梯可利用家中的小椅子，让宝宝一下一上地练习。
第五阶段（14～15个月）	宝宝已经能行走良好，对四周事物的探索逐渐增强，父母应该在此时满足他的好奇心，使其智能得到迅速发展。	可利用木板放成一边高、一边低的斜坡，但倾斜度不要太大，让宝宝从高处走向低处，或由低处走向高处，此时父母须在一旁牵扶，以防止宝宝跌下来。

宝宝被烧伤了怎么办

造成宝宝烧伤的直接原因可能是接触到火、电、开水或化学物质，直接是由于意外或照顾宝宝的人疏忽而造成的。烧伤的症状可分为3种程度：一级烧伤涉及皮肤表层，皮肤可能变红变白；二级烧伤涉及较深的皮肤层，皮肤可能出现水泡；三级烧伤涉及所有的皮肤层，皮肤可能变白。

如果宝宝出现二级或三级烧伤时，应立刻送到就近的医疗机构去。如果宝宝出现轻微烧伤（一级），可迅速除去覆盖在烧伤皮肤上的任何衣物，不断在皮肤上浇冷水，如可能的话，将烧伤部位在冷水中泡15～25分钟，但别使用冰或奶油，这样会使伤害更严重。

宝宝吞食异物怎么办

宝宝喜欢把东西放进嘴里吮吸，因此经常会发生吞下异物的事故。有时候吃体积稍大的块状食物，卡在喉咙里，不能吞咽下去，也会导致呼吸困难。发现宝宝吞下异物时，可以挤压宝宝的两颊，让宝宝张开嘴。能看见异物，就试着小心用手去掉；看不见，让宝宝低下头自己吐出来。一只手抱着宝宝，将宝宝的背朝上、脸朝下60°，另一只手在宝宝两肩胛骨间用力叩击，直到异物排出。或紧握宝宝的双踝，让他头朝下倒转过来，在两肩胛骨间拍打。如果还不能去除堵塞物，或在取出堵塞物后宝宝仍未能开始正常的呼吸，要立即请求急救。

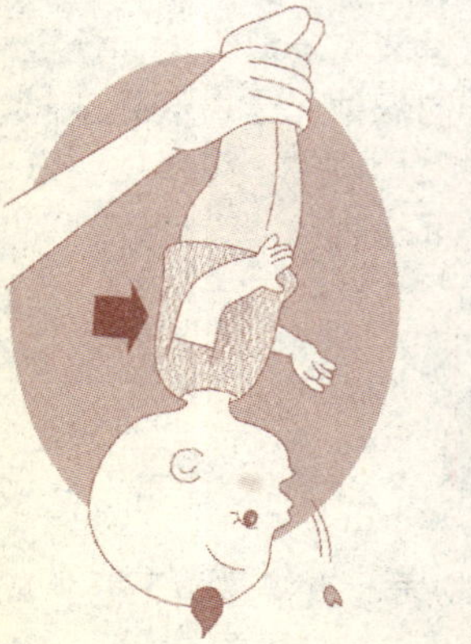

吞服杀虫剂或针、图钉等尖锐物品时，要马上送往医院，不要催吐，以免损伤胃黏膜。吞服洗涤剂后，喂1杯牛奶或水，降低毒性，再让宝宝低下头，催吐。重复几次，让宝宝多呕吐几次。吞服的是药品的话，可用糖浆催吐，不能用牛奶。误服碘酒，可喂服米汤，以淀粉类流食阻止人体对碘的吸收。误服止痒药水、癣药水之类，喂服茶水，茶叶中的鞣酸具有沉淀和解毒的作用。

小贴士

知道吃下毒物的剂量以及时间，要告诉医生，最好能提供毒物的样品；宝宝如有呕吐，留一点呕吐的标本给医生，让其化验。不能识别宝宝误食的物品，千万不要贸然催吐，要立即送往医院。

宝宝出麻疹怎么办

麻疹是一种由麻疹病毒引起的急性传染病，具有高度传染性，以冬春季节多发。患者是唯一的传染源，主要通过呼吸道飞沫传播，也可通过患者的日用品、衣物等间接传播。6个月以下的宝宝因为体内还留有母体的免疫力，即使染病，症状也较为轻微。潜伏期为10～12天，接触过麻疹患者的宝宝都可能发病。发病初期发热、眼结膜充血、咽部变红、流鼻涕、流泪等，颊黏膜上可见黏膜充血粗糙，有直径0.5～1.0毫米的灰白色小点，可融合成较大白斑。发热3～5天后先在耳后、颈部出现玫瑰色略突出的皮疹，继而是面部、躯干。伴全身症状加重，体温依然升高，咳嗽加剧，宝宝精神不佳，食欲不振。与幼儿急疹“热退出疹”不同，麻疹即使出疹，也仍然在发热。出疹后3～15天，皮疹按出疹顺序逐渐消退，退去的皮疹处有糠麸样皮屑和色素沉着，同时体温下降，全身症状好转。

在宝宝满8个月后可以接种麻疹疫苗。让宝宝卧床休息，室内保持适当的温度和湿度，光线要柔和。经常喂宝宝喝水，喂少量的易消化食物。擦洗皮肤和口腔，保持清洁。衣物和卧具需在阳光下曝晒和消毒。如果宝宝眼睛痛的话，可以用脱脂棉蘸上冷水轻轻擦拭。

预防接种

麻疹疫苗：宝宝满8个月时接种；7周岁时还需加强注射1次。

小贴士

患病的宝宝不能接种；在接种前患过麻疹的，体内已产生抗麻疹病毒的抗体，终身免疫，不需要接种；注射过丙种球蛋白的，至少间隔6周以上才能接种；不能和乙肝疫苗同时接种。

智力与潜能开发

大动作能力训练

花样爬行

此时的宝宝爬行技能大增，已由原来的手膝爬行过渡到熟练的手足爬行，动作也由原来的不熟练、不协调变得熟练、协调起来。这时家长可以在宝宝前面用他喜欢的玩具引逗，使宝宝一会儿向前爬，一会儿向后爬，一会儿向左爬，一会儿向右爬，一会儿快速爬，一会儿又转着弯爬，爬行的花样越来越多，宝宝也越来越高兴。

扶栏站起、坐下

先让宝宝在婴儿床中扶着床栏杆慢慢坐起，然后再训练他能够扶着床栏杆逐渐地站起，以此锻炼宝宝的身体平衡和站立的能力。在宝宝熟练后还可以训练他站起来，再主动坐下去，而后再站起来和坐下去，反复进行。

扶栏迈步

将宝宝放在婴儿床内，大人手持色彩鲜艳带响的玩具，在宝宝前方逗引，促使其扶着栏杆向前迈步。

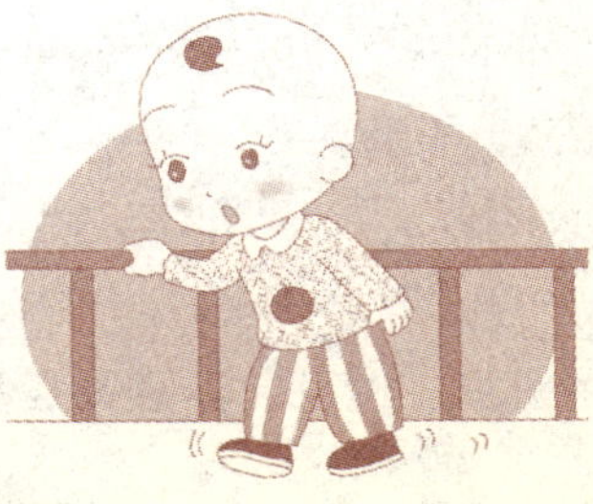

和爸爸一起学走：如果宝宝依靠大人扶双手能够站立，就可以让宝宝背靠着宝宝两腿的前面，两脚踩在爸爸的两只脚面上，爸爸两手扶着宝宝的腋下，喊着“一、二、一”的口令，迈着适合宝宝的小步子带动宝宝向前走。每天2次，每次1～2分钟，逐渐增加时间，可使宝宝自然而然地学会迈步。

精细动作能力训练

食指套环

妈妈竖起左手食指，用右手把塑料的小环套在自己的食指上。然后让宝宝也把左手食指竖起，妈妈把小环套在宝宝的食指上，一面套一面给宝宝一个小环，让他练习自己套手指。等宝宝学会把小环套在自己的食指上后，再让他练习把小环套在妈妈的食指上。

画图形

大人跟宝宝面对面坐着，一边说“圆形”“三角形”“四方形”，一边用手画出相应的形状。比如，妈妈伸长手臂，画一个大大的圆，让宝宝跟着妈妈一起做。待右手做熟练后，可换成左手。一开始宝宝做的不是很到位，不必强求，只要他有用手左右画弧即可，所画的图形不“封口”也没关系。3种图形可先学一样，待学好了，再进行下一个，以免3个图形混在一起练习，宝宝分不清。

抓豆豆

妈妈将蚕豆、豌豆、赤豆等放在垫子上，让宝宝随意摆弄。对宝宝的各种摆弄，妈妈都要给予鼓励，并边示范边引导宝宝抓钳小物体，如：“妈妈抓小豆豆了！”以吸引宝宝完成抓钳动作。当宝宝尝试着用大拇指、示指、中指去抓钳时，妈妈要及时给予肯定，并引导他抓起各种小豆豆放入自己的篓内。

语言能力训练

模仿动物叫

妈妈准备好小狗、小猫、小鸡、小鸭、小牛、小羊等动物面具，然后将面具一一戴上，并模仿相应动物的叫声，如戴上小猫的面具，就大声叫“喵、喵、喵”，这样宝宝会感到很新奇，并能通过动物面具以及妈妈的模仿，学习动物的叫声。

听儿歌认五官

大人在和宝宝说话或说儿歌时，就爱抚地摸摸他，这样既加深了大人与宝宝的感情，又利于宝宝的语言发展，例如给宝宝念这样的儿歌时，大人可以用手抚摸宝宝的相应部位：小脸蛋（摸摸宝宝的脸蛋儿）、小下巴（摸摸宝宝的下巴），食物从这里进来啦（摸摸宝宝的嘴巴）！小眼睛（摸摸宝宝的眼睛），小鼻子（摸摸宝宝的鼻子），我要亲你的小脚丫（亲亲宝宝的小脚）！

说与做相结合

大人在教宝宝说话时，要有意识地把动作和相应的词联系起来，如说“再见”，一边说一边让宝宝摆手，大人也边说“再见”边向他摆手，使宝宝把摆手的动作和再见联系起来，逐渐懂得这个词的意思。还可以教他拍手“欢迎”，点头“谢谢”等。

适应能力训练

拉绳子取玩具

让宝宝坐在桌旁的小椅子上，桌面上放一件他喜爱的玩具，但他伸手却取不到。当他带着焦急和疑惑看着大人时，大人就把一根绳子系在玩具上，看他是否知道拉绳子取玩具。大人可做示范，让宝宝模仿。这种游戏可重复进行，不断变换游戏的地点、绳子的色彩、玩具的种类。宝宝成功获取玩具时，大人应及时用语言、动作和表情表现出欢快的情绪。

放盒子

给宝宝大小各一个空盒子，教他将小盒子放进大盒子里，而不是把大盒子往小盒子里放。也可教他将积木放入盒子里，或者将小玻璃球放入碗内。这一游戏可以训练宝宝的观察力，加深宝宝对大与小的认识和理解。

拉抽屉取玩具

大人选取一件宝宝喜欢的玩具，当着宝宝的面放进抽屉里，不要把抽屉关紧，让玩具露出一点，然后教他开抽屉拿玩具。示范几次后，可以让宝宝自己来试一试。这一活动可以训练宝宝思考问题的能力。

社交能力训练

学会分享

在桌上放3个宝宝认识的玩具，爸爸妈妈各坐在桌子的一边。爸爸妈妈轮流发出命令让宝宝把桌子上的玩具交给大人。大人手边也放上2～3个玩具，因为有时宝宝舍不得把手里的东西给别人，大人拿出一个同他交换，他就会愿意把玩具给别人。如果能拿到正确的玩具正确地交给要交的人，宝宝就觉得自己学会做事了，“很能干”，同时愿意把玩具交给别人，不必自己“独霸”。

模仿大人动作

在宝宝注视大人动作的基础上，可以设计出一套包括拍手、摇头、身体扭动、挥手、踏脚等动作，并配上儿歌。开始时，家长可一样一样地做示范，边做动作，边配儿歌，边教宝宝学。宝宝看熟和理解后，便会很快模仿和掌握这些动作。当宝宝学会和做对一种动作时，家长都要及时给予赞许和表扬。

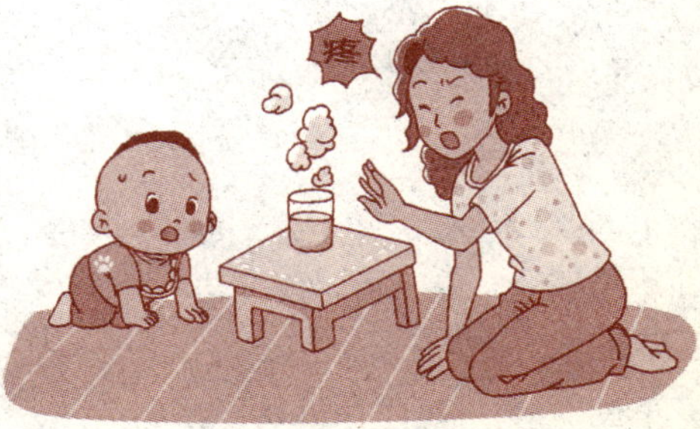

护养 第10月 9～10个月宝宝的护养

护养要点

◎10～12个月是宝宝模仿能力最强的时期，应充分利用时间，鼓励宝宝多说话，进行语言教育。

◎不要强迫宝宝吃不喜欢的食物，逐渐将辅食变为主食。

◎为宝宝选择一双合适的鞋子，辅助宝宝学习走路。

◎多与宝宝一起玩运用手指的游戏。

◎加强照看，防止意外事故发生。

生长发育监测卡（宝宝满10个月）

生长发育

男

体重________千克（参考范围7.5～11.5千克）

身长________厘米（参考范围68.9～78.9厘米）

头围________厘米（参考范围43.2～48.4厘米）

女

体重________千克（参考范围7.0～10.9千克）

身长________厘米（参考范围67.7～77.3厘米）

头围________厘米（参考范围42.4～47.2厘米）

智能发育

类别	测试内容	测试方法	合格标准	出现时间
大动作	独站	扶宝宝站立后松开手。	能独站2～3秒钟。	第__月 第___天
	扶物迈步	让宝宝扶着椅子或小推车，逗引其迈步。	能迈2～3步。	第__月 第___天
精细动作	示指、拇指的配合	将一小物件，如爆米花放在宝宝面前，逗引其捏取。	能熟练地用拇指食指捏起。	第__月 第___天
语言能力	会叫“爸爸”	观察宝宝叫“爸爸”是否特指自己的爸爸。	叫“爸爸”即指爸爸。	第__月 第___天
	会叫“妈妈”	观察宝宝叫“妈妈”是否特指自己的妈妈。	叫“妈妈”即指妈妈。	第__月 第___天
适应能力	配合穿衣	给宝宝穿衣服时，宝宝是否会配合，如穿上衣伸胳膊、穿裤伸腿。	能配合穿衣。	第__月 第___天
社交能力	听从指令	吩咐宝宝做事，如“把小皮球拿来”、“坐下”等。	能懂指令，并做相应的事。	第__月 第___天

综合评价：____

生长发育监测

生长发育状况

体重

体重增长速度与上个月没有大的差别，1个月平均增长0.22～0.37千克。

身长

身长增长速度与上个月相同，1个月平均增长1.0～1.5厘米。

头围

这个月宝宝的头围增长速度还是和上个月一样，1个月平均增长0.6～0.7厘米。

大动作

◇宝宝爬行时四肢已经能伸直。

◇可以用手掌支撑地面独立站起来，能独站片刻。

◇可扶着椅子或小推车迈步。

◇能自如地爬上椅子，再从椅子上爬下来。

◇宝宝扶物站立时，能用一手扶物，再弯下身子用另一只手去捡起地上的玩具。

◇能笨拙地将手中的物品放开。

◇当宝宝独站或扶站时，能有意识地从站立到坐下，再从坐姿到俯卧。

精细动作

◇能用拇指、食指熟练地捏住小物件。

◇可用一只手拿两件小东西，有些宝宝可能还会分工使用双手，一手持物，一手玩弄。

◇将悬吊玩具用线悬挂好之后，宝宝能用手推使玩具摇摆。

◇宝宝能用拇指和食指的侧面把小东西捏起来。

◇会用手指出身体的部位，如：头、手、脚等。

语言能力

◇能有意识地叫“爸爸”“妈妈”，还可能会说一两个字，但发音不一定清楚。

◇能将语言与适当的动作配合在一起，如“不”和摇头、“再见”与挥手等。

◇会一直不停地重复某一个字，不管问什么都用这个字来回答。

适应能力

◇宝宝能将容器中的小物品抓出，如果物品从容器中掉出来，宝宝的视线会跟随物品移动。

◇如果看到大人将物品藏起来，会去寻找被藏起来的物品，但即使宝宝看到物品被藏在很多地方，也只会在同一个地方寻找。

◇模仿的动作更多了，开始觉察自己也是一个“物体”。

◇开始表现出偏好使用身体的一侧及一只手。

◇看见桌面上的小东西，会用一只手的食指去拨弄。

◇不喜欢做平日已经熟悉的活动，愿意做没有做过的事情，如拉掉帽子时就会觉得有趣。

◇宝宝会自己用勺子舀食物往嘴里送，并会伸手帮忙扶着杯子喝水，大人给他穿衣服时也会伸手帮忙。

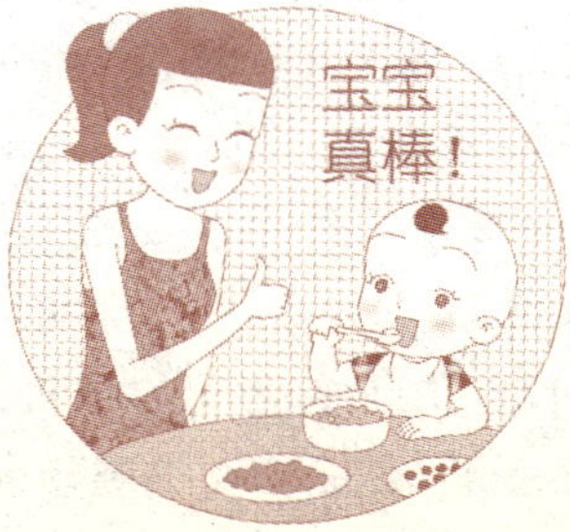

社交能力

◇对其他的宝宝较敏感，如果看到父母抱其他宝宝就会哭。

◇宝宝开始表现出个性特征的某些倾向性。如：有的宝宝不让别人动他的东西，别人一动他就哭；有的宝宝看见别人的东西自己也想要；有的宝宝会很“大方”地把自己的东西送给别人或与别人一起分享；也有的宝宝会伸手把玩具给人，但不松手。

◇会做模仿游戏，如：拍手欢迎、挥手再见、拍洋娃娃睡觉等。

◇会察言观色了，尤其对父母和看护人的表情，有比较准确的把握。

◇能按照别人的一些指令做事，如“把积木给妈妈”。

睡眠

和上个月差不多，每天需睡14～16小时，白天睡两次。

发育异常早知道

晒太阳会抽风

晒太阳会抽风，这多是冬季出生的宝宝初春晒多了太阳的表现。太阳光照射可促进体内维生素D 的产生，而维生素D能促进肠道对钙的吸收。冬季由于天气寒冷，太阳直射不多，宝宝能进行日光浴的机会并不多。如果没有及时补充鱼肝油的话，宝宝体内维生素D的含量就会不足，钙就不能够被充分地吸收与利用，但是血液中的钙浓度还是维持在正常水平。等到出太阳的日子多了，由于过于频繁的或长时间的接触阳光，体内维生素D的含量就会迅速增加，血液中的钙被运送到骨骼中，加速骨骼的钙化，钙就会沉淀在骨骼的表面。肠道吸收钙相对不足，会使血液中的钙浓度下降，若下降到一定水平就会发生痉挛。因此，平时要注意添加鱼肝油，适当地晒太阳，但不可过猛。

宝宝睡觉爱出汗

多汗可以分为生理性多汗和病理性多汗。生理性多汗可以找到明显的原因；病理性多汗比较复杂，一般是多种疾病共同作用出现的症状。如在晚上睡后多汗，深睡以后逐渐减少，并伴有枕秃和方额头、肋骨串珠等现象，多是缺钙引起的，建议到医院请医生检查。如果睡觉出汗严重并容易感冒，可能是体质虚弱，建议找医生调理。此外，在饮食上还要注意：给宝宝吃清淡的食物，少吃煎炸及酸性食物，如肉类、面包、零食等；多吃新鲜水果、蔬菜，保持大便通畅。

母乳与辅食喂养

本月喂养要点

宝宝已经长出了几颗乳牙，咀嚼比较熟练，食量也逐渐增大，此时母乳或奶粉已经无法满足宝宝所需要的全部营养。如果宝宝对咀嚼食物产生兴趣，并且一次的辅食量可以达到2/3碗的话，就可以进入食物喂养改变阶段了。从这个月起，母乳或奶粉则成为辅助性食品。

宝宝的膳食要合理搭配，注意营养结构。最好每餐都有肉类、蔬菜、水果，主食是稠粥、挂面等，品种不要单一。可以把宝宝放在有靠背有护栏带桌子的椅子上，与大人一起吃饭，营造一种吃饭的氛围，培养好的饮食习惯。吃饭时，给宝宝夹一点他适宜吃的菜，或者对某种食物表示出赞赏的态度，都能让宝宝喜欢上吃饭。每天喂3次主食，要让宝宝自己用勺子吃饭，即使此时宝宝还因不熟练而将食物撒得到处都是。除了早晚喂奶，其他时间最好不要喂，每日奶量为600～800毫升。因为宝宝哭闹而增加母乳喂养次数容易使宝宝形成依赖心理，不利于主食的添加。晚上睡觉前要把宝宝喂得饱饱的，不然凌晨宝宝会饿醒。如果宝宝主食吃得很少，一直吵着要吃母乳，为了宝宝的营养着想一定要逐渐少喂母乳，想方设法制作多种多样的主食让宝宝吃。宝宝吃多吃少均可，按他的需求来，不要盲目认为吃得多就是身体健康，只要宝宝精神好，每日摄入的总量无明显变化，体重继续增加即可。当宝宝对添加的食物做出古怪表情时，妈妈一定要耐心，可能接触了10余次宝宝才能接受。

点心可以作为主食之间的零食让宝宝拿着吃，量不要太多，也不要选择油腻的、甜甜的食品如巧克力。除了硬硬的酥脆饼干和糖果外，一般的薄饼、面包片宝宝都可以吃了。吃完点心后要记得喝水，以清洁口腔。临睡前绝对不要给宝宝吃点心，否则会导致龋病、肠胃障碍等。

宝宝主食要多样化

给宝宝添加主食时，要增加食物品种，注意营养的均衡。食物过于单一，会使宝宝缺少相应的营养成分，给生长发育带来不良影响。每餐2种以上的食物，既营养丰富，又色彩诱人。每餐至少要在下面4类食品中选一种。

⊙淀粉

米粥、面条、红薯、燕麦片粥、面包粥等。

⊙蛋白质

鸡蛋、鹌鹑蛋、鸡肉、鱼肉、豆腐、豆类等。

⊙蔬菜水果

白菜、胡萝卜、黄瓜、番茄、洋葱、橘子、桃、梨等。

⊙油脂类

宝宝用乳酪、植物油、黄油等。

如何为宝宝留住食物中的营养

宝宝胃容量小，进食量少，但所需要的营养素相对地比成人要多，因此，讲究烹调方法，最大限度地保存食物中的营养素，减少不必要的损失是很重要的。妈妈可从下列几点予以注意：

◆蔬菜要新鲜，先洗后切，水果要吃时再削皮，以防水溶性维生素溶解在水中，以及维生素在空气中氧化。

◆和捞米饭相比，用容器蒸或焖米饭维生素B_1和维生素B_2的保存率高。

◆蔬菜最好用旺火急炒或慢火煮，这样维生素C的损失少。

◆合理使用调料，如醋，可起到保护蔬菜中B族维生素和维生素C的作用。

◆在做鱼和炖排骨时，加入适量醋，可促使骨骼中的钙质在汤中溶解，有利于人体吸收。

◆少吃油炸食物，因为高温对维生素有破坏作用。

◆用白菜做馅蒸包子或饺子时，将白菜中压出来的水，加些白水煮开，放入少许盐及香油喝下，可防止维生素及矿物质白白丢掉。

宝宝的情绪与饮食调理

当宝宝情绪不佳、发生异常变化时，应考虑到可能是体内某些营养素缺乏。

⊙宝宝郁郁寡欢、反应迟钝、表情麻木提示体内缺乏蛋白质与铁质，应多给宝宝吃一点水产品、肉类、奶制品、畜禽血、蛋黄等高铁、高蛋白质的食品。

⊙宝宝情绪多变，爱发脾气则与吃甜食过多有关，除了减少甜食外，多摄入富含维生素B 族的食物也是必要的。

⊙宝宝忧心忡忡、惊恐不安、失眠健忘，表明体内维生素B 族不足，此时补充一些豆类、动物肝脏、核桃仁、土豆等含维生素B 族丰富的食品大有益处。

⊙宝宝固执、胆小怕事，多与维生素

A、维生素B族、维生素C及钙质摄取不足有关，所以应多吃一些动物肝脏、鱼、虾、奶类、蔬果等。

宝宝吃粥的时候干呕是怎么回事

这是由于宝宝以前一直吃比较容易吞咽的流质、半流质食物，吞咽能力比较低，对固体食物不适应引起的，不建议把粥再煮烂一些，因为这种现象本来就是宝宝缺乏锻炼引起的，如果把粥煮得更烂，宝宝的吞咽能力得不到锻炼，将总是不能接受固体食物。如果觉得宝宝难受，可以一次少给宝宝一点食物，等宝宝完全咽下去了再喂下一口。这时还要注意训练宝宝的咀嚼动作。在吃饭的时候，妈妈可以先给宝宝做示范，让宝宝照着模仿。给宝宝添加的食物硬度上也要有所提高，具体硬度可以以“肉丸子”为准。

宝宝发热时不宜吃鸡蛋

当宝宝发热时，父母为了给虚弱的宝宝补充营养，使他尽快康复，就会让他吃一些营养丰富的饭菜，饮食中可能会增加鸡蛋数量。其实，这样做不仅不利于身体的恢复，反而有损身体健康。这是因为：食物在体内氧化分解时，除了食物本身放出热量外，食物还刺激人体产生一些额外的热量，这种作用在医学上叫做食物的特殊动力作用。人体所需的3种生热营养素的特殊动力作用是不同的，如脂肪可增加基础代谢的3%～4%，糖类（碳水化合物）可增加5%～6%，蛋白质则高达15%～30%。所以，当发热时食用大量富含蛋白质的鸡蛋，不但不能降低体温，反而使体内热量增加，促使宝宝的体温升高更多，因此不利于患儿早日康复。正确的护理方法是鼓励宝宝多饮温开水，多吃水果、蔬菜及含蛋白质低的食物，最好不要吃鸡蛋。

健康护理

怎样帮助宝宝学走路

⊙把家具摆好，能够保障宝宝从一侧走出，从另一侧绕回来。开始时，家具间的距离不要超过宝宝的臂长，以便宝宝可以扶着一个家具的同时，轻松地移到下一个家具。如果间距太大，则宝宝找不到支撑，不能够通过这样的间隙。

⊙让宝宝扶着墙或沙发、床等家具慢慢移动，父母在宝宝身后，扶住胳膊，带领宝宝向前迈步。熟练以后，再慢慢过渡到握住一只胳膊让宝宝自己走。

小贴士

在宝宝蹒跚着歪歪扭扭走过来时，父母可以在前方不远处鼓励宝宝，喊口令，大声加油；宝宝走到时，要表扬宝宝，或给个赞许的拥抱。想拉起摔倒的宝宝，一定要拉宝宝的两只手，否则可能会造成宝宝肩脱位。

护理拓展：宝宝鞋子的选购

当宝宝开始学爬、扶站、练习行走时，脚对身体的支撑作用日益明显。为了使宝宝的小脚正常发育，使足部关节受压均匀，保护足弓，父母有必要为宝宝选择一双合适的鞋。

⊙根据宝宝的脚形选择大小、肥瘦及足背高低等均适合的鞋子。

⊙选择时注意鞋面质量，以柔软、透气性好的鞋面为佳。

⊙鞋底不宜太软，鞋的前1/3可弯曲，后2/3稍硬不易弯折；鞋跟比足弓部应略高，以适应自然的姿势；鞋底要宽大，并分左右。

⊙由于宝宝骨骼较软，发育尚未成熟，因此选择那些鞋帮稍高，后部紧贴脚，使踝部不左右摆动的鞋子为宜。

⊙要考虑到宝宝的脚发育较快，购买时选择尺寸稍大的鞋，但也不能过大。及时更换新鞋，也是很重要的。

纠正不良习惯，保护牙齿

在宝宝成长发育的过程中，一些不良的口腔习惯会直接影响到牙齿的排列和上下颌骨的发育，严重的甚至会影响面部美观。

⊙固定用一侧咀嚼食物，容易造成单侧咀嚼肌肥大，而不经常用的一侧则局部肌肉萎缩，从而导致面部两侧发育不对称。

⊙长期含着奶嘴睡觉，会使上颌骨受压，下颌骨前突。

⊙经常偏向固定一侧睡觉，容易使颌面受到固定的压力，造成不同程度的颌骨及牙齿畸形，两侧面颊不对称。

⊙频繁舔牙齿，会使正在生长的牙齿受到阻力，导致上下前牙不能互相接触。

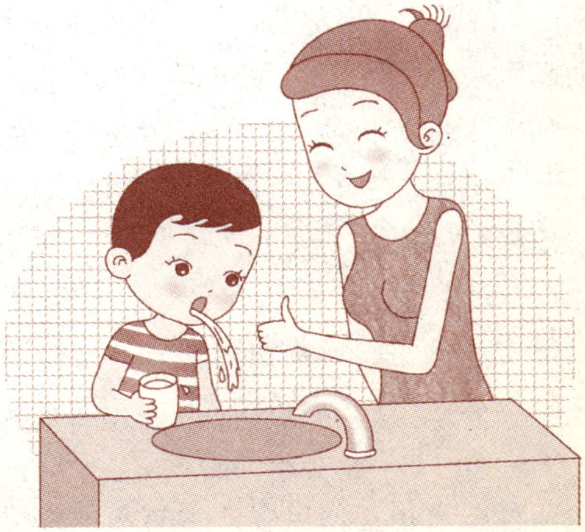

宝宝被撞伤怎么办

⊙头部轻微的碰伤或擦伤无关紧要，可以在家里进行止血和消毒。

⊙被撞击的部位肿胀，形成大包，说明皮肤下面的毛细血管破裂，帮宝宝揉揉，用冰块冷敷就可以了。也可以不做处理，过几天就会自然消退。

⊙在碰撞处有渗血擦伤时，用75%乙醇（酒精）棉球擦拭伤口周围，伤口处不要涂，不用包扎。

⊙鼻子被撞出血的话，不要平躺，头的位置高于心脏便于止血，在出血的鼻孔里塞上脱脂棉。

⊙如果是骨折或者撞击后失去意识的话，就要送去医院了，医生会给宝宝拍X光片检查。

⊙若撞击后宝宝失去意识，不要摇晃宝宝的身体。

护理拓展：家庭小药箱

内服药：退热药，如小儿退热贴、阿司匹林、泰诺林、托恩等；感冒药，如小儿感冒冲剂、小儿清咽冲剂等；助消化药，如酵母片、小儿化食丸、婴儿健脾颗粒等。

外用药：红汞（红药水）——常用于皮肤擦伤、切割伤和伤口的创面消毒。不能用于大面积的伤口，以免发生汞中毒；也不能与碘酒同时用，否则，两种药水相互作用会产生有毒的碘化汞，不但不能消毒杀菌，反会损伤正常皮肤，使伤口溃烂。

甲紫（龙胆紫）——常用0.5%～2%浓度。有杀菌作用，用于皮肤、黏膜创伤感染时及溃疡发生时，也可用于小面积烧伤的创面。

碘酒——常用1%～2%浓度。用于刚起的皮肤未破的疖肿及毒虫咬伤等。因为碘酒的刺激性很大，当伤口皮肤已经破损时，就不能再用了（对碘过敏的人也不能用碘酒）。如用碘酒消毒伤口周围的皮肤，应在稍干之后即刻用75%乙醇（酒精）擦掉。

乙醇（酒精）——作为消毒剂使用时，常用浓度是75%；20%～30%浓度乙醇擦浴可使高热病人降温。绝不能将75%乙醇直接用于破损的皮肤，因为它对组织有一定的刺激性。

创可贴——用于外伤，伤口出血时消毒止血。

医疗器械：体温计（用于腋下或肛门）、剪刀、镊子等。

小药箱的注意事项：注意所保存的药品的出厂日期和失效期；各种药物应该都有标签，写清药名、含量及用法；要定期检查药品，看看有无短缺，及时更新；若发现药片变色、药液混浊或沉淀、中药丸发霉或虫蛀等，应丢弃不用；药品必须保存在宝宝手拿不到的地方。

宝宝玩玩具要当心

这个月的宝宝，已经可以自己拿着玩具玩了，而且常将手中的玩具放进嘴里，这个时候，妈妈们必须提高警惕，任何细小的玩具都可能有让宝宝发生窒息的危险。由玩具造成窒息的常见因素如下：

⊙给宝宝玩气球时，宝宝很可能将气球弄破。此时，如果大人不注意，宝宝很可能因将气球碎屑吸入呼吸道中造成危害。

⊙玩具与宝宝的月龄不相符，也是造成窒息的一个原因。

⊙绳状玩具不能玩，如果宝宝不小心或有意将绳子缠在脖子上玩时，因无法取下反而越系越紧，造成窒息。

⊙塑料袋是宝宝禁玩的物品，宝宝很可能将塑料袋套在头上，会造成窒息。

⊙过于细小的玩具也可能发生危险，因为如果不小心把小东西吸进气管里，就危险了。

小贴士

这个阶段的宝宝，乳牙已经长出来了，喜欢咬一些固体食物来磨牙，并且形成咬物或咬人的习惯。有时，妈妈正与宝宝高兴地玩耍，宝宝不论高兴还是生气，都有可能在妈妈的胳膊、肩膀或腿上咬上一口，越让他松口，他越是咬住不放，咬得妈妈特别痛。如果你家的宝宝也有这种情况出现时，千万不能粗暴地推开宝宝，更不能大声斥责，可经常给宝宝一些固体食物吃，以用来磨牙和锻炼咀嚼能力。随着月龄的增长，宝宝咬人的习惯逐渐被手的动作取代，情绪也会逐渐趋向稳定。

宝宝触电后怎么办

⊙迅速使宝宝脱离电源，用干木棍将电线拨开，或用干木棍将宝宝拨开。

⊙电流小，接触时间短的，脱离电源后宝宝只感到心慌、头晕、四肢发麻，要让他休息1～2个小时，要有人在旁边守护，观察他的呼吸、心跳，一般不至于发生生命危险。如果皮肤有灼伤，敷消炎膏来预防感染。

注意： 不要让患儿立即走动，否则可能引起死亡。

⊙时间长、电流较大、损害严重的，宝宝面色苍白或发绀，昏迷不醒，甚至心脏、呼吸停止，要立即拨打急救电话，并分秒必争地进行现场抢救，做口对口呼吸和心脏按压。

预防接种

流脑疫苗

满9个月时第2次接种。

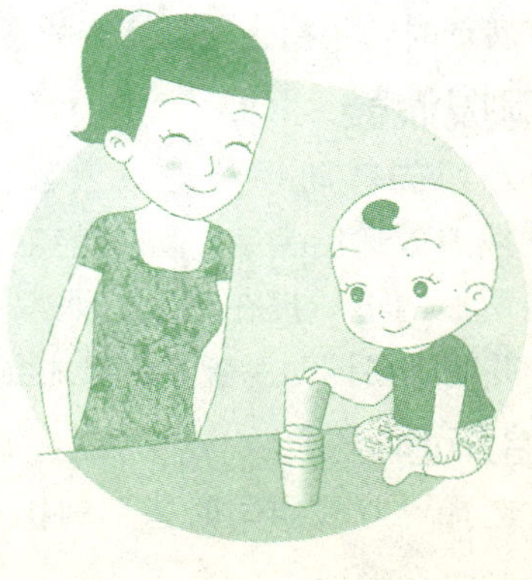

智力与潜能开发

大动作能力训练

独站

大人先用双手扶在宝宝腋下，帮助宝宝站稳后慢慢松手，让宝宝逐渐适应无支撑的独自站立，或让宝宝从靠着墙或扶栏站立逐渐过渡至无扶栏独自站立。

学迈步

大人可扶着宝宝腋下走；也可用长的毛巾从宝宝的前胸穿过两侧腋下，在后面轻拽着让他向前迈步；待他能站稳后，可让他在大人之间跨出1～2步，逐渐增大迈步的距离。

扶物行走

先让宝宝扶着椅子或推车站立，然后大人将椅子或推车慢慢向前推，让宝宝跟着移动的椅子或推车迈步向前走。

精细动作能力训练

碗里转球

给宝宝准备一个彩色乒乓球和一个碗，让宝宝在碗里转乒乓球。宝宝在抓球、转球时，手指会得到充分的锻炼。

打响拨浪鼓

妈妈先转动手腕把拨浪鼓打响，然后把拨浪鼓递给宝宝。如果宝宝不能让拨浪鼓两边的小球打在鼓上，妈妈可再次示范，并明确要摇动手腕拨浪鼓才会响。

捡拾东西

选择一些需要同时运用拇指和食指才能捡拾的小物体（如皮筋、发夹、毛线或卡片），散放在清洁的地板上。把小盒子递给宝宝，让他替妈妈把地上的东西收拾好，然后放在盒内。捡拾又细又软的对象能有效训练宝宝的精细动作能力。

语言能力训练

模仿发音

扩大练习模仿发音的范围，可包括人物、物品名称、人的五官及简单的动词等，使宝宝在主动会叫“爸爸”“妈妈”之外，还能说其他几个词，模仿大人说话的最后一个音。

读报纸

早上或上午时，让宝宝和妈妈一起看报纸（彩报最好），妈妈一边指着图片，一边像讲故事似的讲给宝宝听。

鼓励宝宝答话

叫宝宝的小名，让宝宝转头看谁在叫自己。当宝宝回过头来看自己时，妈妈帮助他回答：“哎”，并鼓励宝宝也说出“哎”。多叫几次宝宝的小名，以让他多次作答。这样以后，凡是有人叫他的名字，他都会出声作答。

逛超市

天气温暖的时候，可以将宝宝放入婴儿车，推着他去超市转转，将一些常见物品介绍给他，有的可以让他看一看，有的可以让他闻一闻，有的还可以让他用小手摸一摸，大人在一旁可以将物品的形状、颜色、用途等用简单易懂的语言表达出来。

适应能力训练

实物与图片对比

先取出宝宝已认识的实物如皮球或小鼓，再取出画有此物的图片，将实物与图片对比，让宝宝互相对照，加深理解，宝宝很快就能理解图片代表实物。待宝宝认识4～5张图片后，大人可将这些图片藏在其他图片里，让宝宝从一堆图片中找出他熟悉的那几张。只要宝宝找出来，就要大声地给予夸奖。

认照片

给宝宝准备一些亲人的照片，让宝宝在照片中寻找在场的亲人，找对了，家长要给予表扬。

当“音乐指挥”

播放一首节奏鲜明、有强弱变化的乐曲，让宝宝坐在大人腿上，大人在他身后握住他的前臂，说：“让我来指挥音乐。”接着和着音乐的节奏打拍子，并随着音乐的强弱，变化手臂动作幅度的大小，当乐曲停止时，指挥动作也随之停止。经过多次练习，宝宝会配合大人的动作节奏，最后宝宝一听到这一乐曲，听大人说“指挥”，他会自动地挥动手臂，有节奏地“打拍子”。

推不倒翁

给宝宝准备一个会发出响声或笑声的不倒翁玩具，让宝宝不断地用手推摇，以此让宝宝体会到：手的推力大一些，不倒翁摇的幅度就大一些，摇摆的时间也长一些；手的推力小一些，不倒翁摇的幅度就小一些，摇摆的时间也短一些。在提高宝宝的敏感度的同时，也让宝宝渐渐认识到，不倒翁是在自己的力量推动下才发生摇摆的，其自我意识会渐渐萌发。

社交能力训练

照顾“娃娃”

给宝宝一个玩具娃娃和一块手帕（一块布、丝巾也可），并告诉他：“娃娃困了，要睡觉了，我们一起哄他睡觉吧！”教他把手帕盖在娃娃身上当做被子，并在娃娃身上拍一拍，唱几句摇篮曲。过一段时间，可再给宝宝玩具碗和勺，对宝宝说：“娃娃睡醒了，该起床吃饭了，我们来喂他吧！”教宝宝把娃娃抱起来坐着，用勺来给娃娃“喂饭”。这样的游戏可潜移默化地培养宝宝的爱心，加深大人与宝宝之间的联系。

交朋友

妈妈拿出会说话的洋娃娃和宝宝打招呼，激发宝宝的兴趣。妈妈鼓励宝宝与洋娃娃打招呼：“你好！”并以洋娃娃的身份送给宝宝礼物，说：“这是送给你的。”教宝宝拿着礼物说“谢谢”。妈妈鼓励宝宝主动与别的宝宝打招呼，并互赠糖果、交换玩具，同时学习礼貌用语“谢谢”。在游戏结束时，引导宝宝说“再见”，并做出相应的手势。

护养 第11月 10～11个月宝宝的护养

护养要点

◎培养基本的生活习惯，防止摔伤。
◎给宝宝讲故事、念画册。
◎逐渐断奶。
◎训练宝宝的独立能力，让宝宝逐渐与生人接触，克服怕生现象。
◎多玩活动手指的游戏。
◎训练宝宝手足爬行。

生长发育监测卡（宝宝满11个月）

生长发育

男

体重______千克（参考范围7.7～11.9千克）

身长______厘米（参考范围70.1～80.5厘米）

头围______厘米（参考范围43.7～48.9厘米）

女

体重______千克（参考范围7.2～11.2千克）

身长______厘米（参考范围68.8～79.2厘米）

头围______厘米（参考范围42.6～47.8厘米）

智能发育

类别	测试内容	测试方法	合格标准	出现时间
大动作	独站	扶宝宝站稳后，给他一个玩具后松手。	能独站10秒钟以上。	第__月 第___天
精细动作	翻书	大人示范将硬皮书封面打开再合上，反复几次。	能模仿大人的动作。	第__月 第___天
	打开纸包	大人当着宝宝的面，用纸将积木包起来，鼓励宝宝打开。	能主动打开，取出积木。	第__月 第___天
语言能力	发单音，表示特定意义	观察宝宝是否有意识地发出一个单音，表示特定的意思如，“要”“拿”“走”等。	能发一个单音，表示特定的意思或动作。	第__月 第___天
适应能力	用棍取物	将玩具放在宝宝够不到的地方，在宝宝身边放一根小棍，看他是否知道用棍子够玩具。	知道用棍子够玩具即可，不一定要取到。	第__月 第___天
社交能力	迎合大人	放音乐或儿歌，鼓励宝宝随节奏做点头、拍手、踏脚、摇身等动作。	得到鼓励和赞赏后，宝宝会做得“有模有样”。	第__月 第___天

综合评价：____

____

生长发育监测

生长发育状况

体重

体重增长速度与上个月一样，1个月平均增长0.22～0.37千克。

身长

身长增长速度与上个月相同，1个月平均增长1.0～1.5厘米。

头围

这个月宝宝的头围增长速度还是和上个月一样，1个月平均增长0.6～0.7厘米。

大动作

◇宝宝可以用双手掌撑地、伸直四肢、躯干上升的方式站起来；可弯曲双腿，由蹲姿站立；也可独站，摇摆身体；还可靠着支撑物站立，身体前倾。

◇宝宝能独自站立几秒钟，站立时身体可以转90°。

◇如果大人拉着宝宝的双手，宝宝能走几步路。

◇宝宝站立时会一手扶家具蹲下去捡地上的玩具，大人拉着时会弯腰去捡地上的东西。

精细动作

◇把摇铃放在宝宝身边，宝宝会伸手去抓摇铃的把手，有些宝宝可能还会拿汤匙至嘴边。

◇会连续性地使用双手，如蹲下时，可以用一只手捡东西，一只手扶着支撑物。

◇用纸将积木包起来，宝宝能打开纸取出积木。

◇有些宝宝会自己脱袜子、解鞋带。

◇能有意识地将手里的小玩具放到容器中，但动作仍显得笨拙。

◇会翻书，但不一定是一次翻一页。

语言能力

◇长时间地咿呀学语，可能会说些惯用语，含混的一个长句中可能包含有意义的字眼。

◇除了“爸爸”“妈妈”外，还能说两三个字。

◇模仿大人说话时，模仿的语调缓急、脸部表情比模仿的语音要准确。

◇能说出有意义的单字，如走、拿、水等。

适应能力

◇照镜子时会伸手去摸镜子中的影像。

◇当玩具掉入床下自己够不到时，知道借助其他东西（如小木棍）来够取。

◇将小球放进玻璃制的广口瓶中，宝宝会用手指瓶中的小球，可能还想绕过玻璃瓶抓到小球。

◇开始探索容器与物体之间的关系，会摸索玩具上的小洞。

◇大人在宝宝面前将玩具放进盒子里，再把盒盖盖上，宝宝能主动地掀开盒盖，拿出玩具。

◇喜欢用手指拨弄小物品，如摇铃里的小铁片或小纸片等。

◇模仿动作增加，如模仿大人涂鸦、推着小汽车走、按铃等。

◇会辨认事物的特质，如“喵”表示猫、看到鸟会用手向上指等。

◇当大人翻开书让宝宝看图片时，他会有情趣地看一会儿。

社交能力

◇喜欢和爸爸妈妈依恋在一起玩游戏，看书画，听大人给他讲故事，喜欢玩藏东西的游戏，喜欢认真地摆弄他喜欢的玩具和欣赏家里的东西。

◇宝宝对母亲的依赖加深，开始企图以软或硬的方法使母亲改变心意。

◇宝宝可能会依母亲的要求达到目标，听从命令，可以控制自己的行为，但不是总听话。

◇在游戏中总是寻求赞赏，避免被责备，拒绝强迫性的教导。

◇做错事时会显露出罪恶感，可能逗父母，试探父母的容忍度。

◇喜欢模仿大人的动作及其他宝宝的动作与游戏，如拍娃娃睡觉、捉迷藏等。

◇放音乐或说儿歌时，妈妈引导宝宝随节奏做动作，宝宝得到赞赏后，以后每次听到音乐或儿歌就会“手舞足蹈”。

睡眠

每天可睡12～16个小时，白天睡2次，夜间睡10～12小时。

小贴士

睡眠是有个体差异的，有的宝宝需要睡眠时间比较长，有的宝宝需要的睡眠时间就短一些。只要宝宝睡醒之后，表现非常愉快，精神很足，就不必勉强他多睡。

发育异常早知道

宝宝用勺吃饭爱用左手需要纠正吗

有些父母见到宝宝吃饭时爱用左手拿勺，担心长大后是个左撇子，就想帮宝宝纠正，其实这是没有必要的。人是左撇子还是右撇子都是天生的，并不是左手使用得多了就成了左撇子。左右大脑分管不同的能力区域，左脑负责图形，右脑负责逻辑、语言。研究表明，全世界10%的人是左撇子。达·芬奇、毕加索等众多名人都是左撇子。现在很多人用左手也能写字玩电脑，并没有产生障碍。还有种说法，认为左撇子聪明。在重要的婴儿期，宝宝是用嘴和手来开始接触世界，开启探索的大门的。强迫或限制宝宝用右手，会束缚宝宝用手的能力，限制宝宝创造力的发展。不管宝宝喜欢用左手还是右手，都是很正常的，要顺其自然。

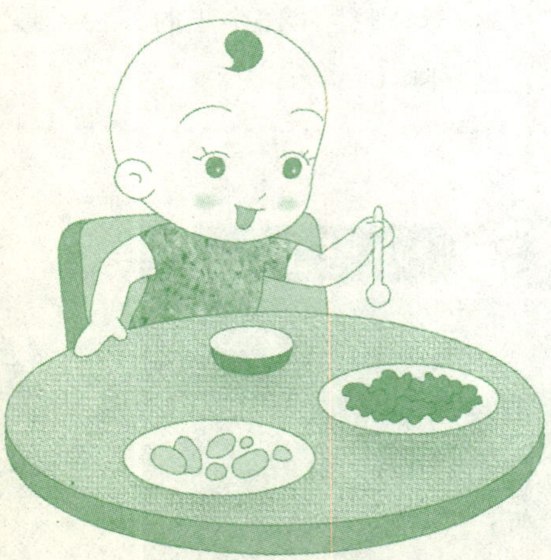

什么是乳牙晚萌

由于每个宝宝的个体差异不同，如婴儿的营养状况及妈妈的营养状况等，都会影响宝宝乳牙的萌出时间。一般的早晚差别在半年左右，即宝宝萌出第一颗乳牙最晚不应超过1岁。

乳牙的生长发育与母亲孕期的健康有关。在胚胎2个月时，宝宝的牙胚已经开始发育，只是还没有破床（牙龈）而出。因此，孕期的营养摄入决定了乳牙的生长发育状况。

宝宝出生后的营养和自身的健康状态，也直接影响着乳牙的生长、钙化和萌出。一般情况下，5～6个月时宝宝就开始长牙了。11个月时，多数宝宝都已萌出2～10颗小乳牙。

宝宝超过1岁仍未长出第1颗乳牙，才称为乳牙晚萌。但1岁以后才出牙的宝宝也是有的。现在，宝宝还不到1岁，妈妈应耐心等待，给宝宝更多长牙的机会：

多带宝宝到户外晒晒太阳，这样可以促进钙的吸收（不能隔着玻璃）。及时为宝宝添加辅食，如馒头、蔬菜、水果等，还可以买点磨牙饼、磨牙棒之类的给他“啃啃”，不要老是让宝宝吃软绵绵的东西。

当然，如果宝宝1岁后仍未长出乳牙，父母就应该带宝宝到医院做全面检查。并需拍牙床X光片，由专科医生进行诊治。

母乳与辅食喂养

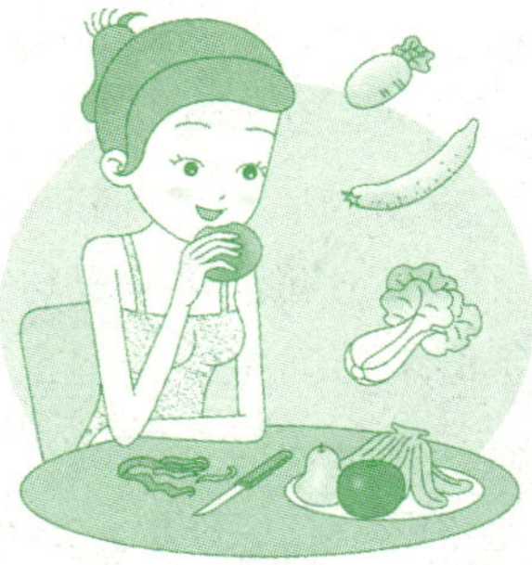

本月喂养要点

所谓断奶，并不是不让宝宝吃任何乳品，而是让乳品特别是母乳不再成为主食。作为补充钙质和其他营养成分的食品，还是要每天让宝宝饮用牛奶，且奶量不低于250毫升。食物制作上可以花样多一点，提供小饺子、小馄饨、小包子等类似成人的食品。当然，考虑到宝宝的发育特点，制作方式还是要精细一些，如饺子皮要薄、饺子馅要剁碎一些。断奶后，谷类食品成为宝宝的主食和主要热量来源，同时要合理搭配动物性食品和蔬菜、水果、豆制品等，还要注意补充水分。

小贴士

即使宝宝适应辅食的速度较慢，也不要强行减少哺乳量，增加辅食量。拔苗助长是行不通的，可以过完周岁后再来调节母乳和辅食的数量。

判断断奶的时机

如果宝宝饮食已成规律，食量和品种增多，营养供应能满足身体生长发育的需要，便可以考虑断奶。最容易断奶的时间是宝宝8～10个月大。夏季宝宝食欲差，且容易发生消化道疾病；冬季宝宝活动少，抵抗力较差，传染病和流行性疾病较多。所以断奶最好选择春秋两季，在宝宝身体健康时进行。平时喂奶时不要总是妈妈一个人忙碌，让爸爸等其他亲密的人也参与进来，这样在断奶时，宝宝比较容易适应。真正断奶需要的时间其实也就是三两天。一过去宝宝就会很适应以米饭等为主、牛奶等代乳品为辅的生活了。

小贴士

用药物或者辣椒水、黄连涂乳头的方法来强迫宝宝不喝母乳，会给宝宝造成精神刺激；妈妈为了给宝宝断奶而暂时母子分开，则宝宝精神上受到的打击更大。妈妈要避免这样做。

如何喂养断奶后的宝宝

⊙食物选择要得当

食物的营养应全面和充分，除了瘦肉、蛋、鱼、豆浆外，还有蔬菜和水果，断奶初期最好要保证每天饮用一定量的牛奶，食品经常变换花样，巧妙搭配。

⊙烹调要合适

要求食物色、香、味俱全，易于消化，以便满足宝宝的营养需求，适应宝宝的消化能力，并引起食欲。

⊙饮食要定时定量

刚断母乳的宝宝，每天要吃5餐，早、中、晚时间可与大人统一起来，但在两餐之间应加牛奶（或配方奶）、点心和水果。

⊙添加辅食一定要循序渐进

即由稀到干、由细到粗、由少到多。由少到多含有两层意思，其一品种由少到多，其二食物量由少到多。

如何让宝宝养成良好的进餐习惯

在培养宝宝良好的进餐习惯时，要注意以下事项。

⊙避免宝宝挑食、偏食，饭、菜、鱼、肉、水果都要吃，鼓励他多咀嚼。每餐干稀搭配。饭前不吃零食，不喝水，不吃巧克力等糖果，以免影响宝宝的食欲和消化能力。

⊙宝宝一天的进餐次数、进餐时间要有规律，按时进餐。每到该吃饭的时间，就应喂他吃，但不必强迫他吃。吃得好时就表扬他。长时间坚持下去，就能养成定时进餐的习惯。

⊙要注意培养宝宝对食物的兴趣和好感，引起他旺盛的食欲。这有助于消化腺分泌消化液，使食物得到良好的消化。因此，要求家长在烹调食物时要做到色香味俱全，软硬适宜，便于宝宝咀嚼和吞咽。

⊙锻炼宝宝自己使用餐具，为以后独立进餐做准备。如训练宝宝自己握奶瓶喝水、喝奶，自己用手拿着饼干吃；训练正确的握匙姿势和用匙盛饭的方法。

⊙培养清洁卫生的习惯，饭前要洗手、洗脸，围上围嘴，桌面应保持干净。每天在固定的地点喂饭，给宝宝一个良好的进餐环境。在吃饭时，大人不要和他逗笑，不要让他哭闹，不要分散他的注意力，更不能让他边吃边玩。

为宝宝补充营养要注意什么

⊙豆制品

虽然含有丰富的蛋白质，但是所补充的主要是粗质蛋白，宝宝对粗质蛋白的吸收利用能力差，吃多了，会加重肾脏负担，最好一天不超过50克豆制品。

⊙断奶但不断奶制品

快1岁了，结束以乳类为主食的时期，开始逐渐向正常饮食过渡，但这并不等于断奶。即使不吃母乳了，每天也应该喝牛奶或奶粉。如果每天能保证500毫升牛奶，对宝宝的健康是非常有益的。

⊙高蛋白不可替代谷物

宝宝需要热量维持运动。粮食能够直接提供宝宝所必需的热量，而用蛋肉奶提供热量，需要一个转换过程。在转换过程中，会产生一些不需要的物质，不但增加体内代谢负担，还可能产生一些对身体有害的废物。

⊙不偏食

不偏废任何一种食物，什么都吃，是最好的。蛋白质重要就只吃含蛋白质的食物是错误的做法。这个月龄的宝宝如果只是靠奶类供应蛋白质，会影响铁及其他一些矿物质的吸收利用，动物蛋白和油脂食物是吸收铁及其他一些矿物质及维生素（脂溶性维生素，如维生素A）的载体，如果只喝奶，就会导致贫血及一些矿物质和维生素吸收利用障碍。

⊙额外补充维生素

宝宝快1岁了，户外活动多了，也开始正常饮食了，仍应该额外补充鱼肝油，只是量有所减少。 不爱吃蔬菜和水果的宝宝维生素可能会缺乏，粮食、奶和蛋肉中也含有维生素，但是由于烹饪关系，维生素C被大量破坏。生吃的水果可以补充维生素C，如果宝宝不爱吃水果，要补充维生素C片。

小贴士

勿过多食用冷饮

冷饮是小儿喜欢的食品，一定要限制摄入量。过多摄入冷饮会引起小儿胃肠道疾病，也会伤害牙齿。冷饮一般要比胃内温度低20℃～30℃。胃黏膜受到过冷刺激后，黏膜血管强烈收缩，胃内分泌紊乱。胃酸、胃酶分泌锐减，使胃的消化、杀菌、免疫能力大幅度下降。儿童胃黏膜非常娇嫩，很易造成“冷食性胃炎”，出现腹胀、恶心、呕吐、消化不良等症。若冷饮不合格，还可能造成细菌性胃肠疾病。过多食用冷食还可能影响小儿牙齿发育，尤其是在换牙期。

健康护理

培养基本的生活习惯

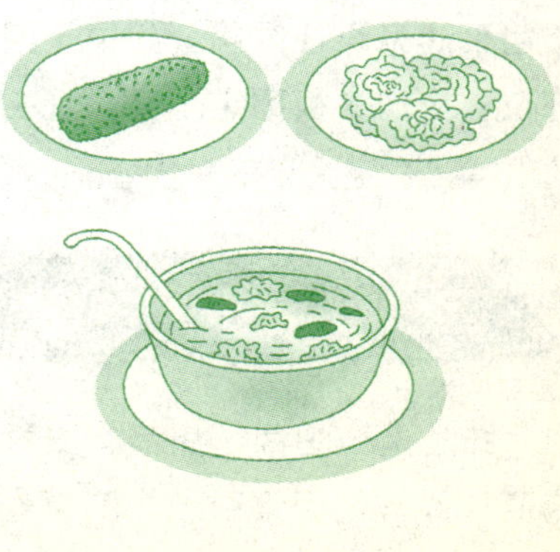

生活有规律的宝宝会更健康更快乐，父母也能节省很多时间与精力。根据宝宝的生理规律，基本固定好吃、睡的时间和次数，宝宝的生活就开始有规律了。11个月大的宝宝，辅食已成为主食，每天在固定的时间喂3次主食，早起和晚睡时各喂一次母乳。两次辅食之间可以吃点小点心，临睡前喂饱奶。白天睡觉上下午各一次，每次约2个小时；晚上睡觉约10个小时。户外活动时间尽可能保证在2个小时左右。每个宝宝的生长情况不一样，要根据自己家的具体情况来实施。

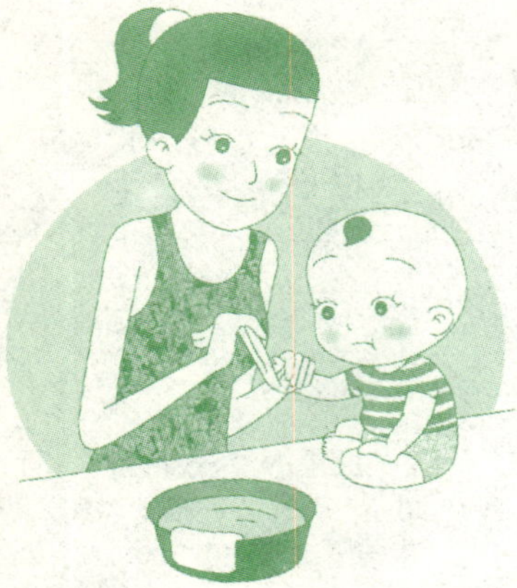

宝宝摔伤了怎么办

宝宝会爬以后，经常出现跌倒或从高处摔下的事故。轻微的摔伤无碍大事，出现一些小伤口，可用干净的纱布止血；伤口较大的话，最好是去医院清洗包扎。如果是骨折或头部被撞后失去意识，就必须引起重视，送往医院诊治。发生意外后，先要检查头部是否被撞到，再检查宝宝身体有无外伤，或是有无嗜睡、哭闹不止等异常情况发生。摔伤部位肿胀发热，或两侧手臂和腿长短不一，可能就是骨折了。如果发生骨折，在移动宝宝时要千万小心，先用厚纸板将伤处固定，再用毛毯或布包裹起来送往医院。如果不明确骨折的部位，应用夹板固定全身，没夹板可用硬的纸盒垫在宝宝身下来代替。

肺炎的护理

肺炎是由细菌、病毒、支原体等不同病原体或其他因素引起的肺部炎症，大部分宝宝的肺炎是由感冒、流行性感冒、麻疹等合并症引发的。宝宝患上呼吸道感染2～3天后出现持续性咳嗽、呼吸困难、喘憋、发热、食欲不振、鼻翼翕动，这都是肺炎的症状。一般来说，病毒性肺炎只要去医院治疗就很容易好转。轻度小儿肺炎用抗生素治疗7～10天即可基本痊愈。用药一定要根据医生的处方，而且要坚持到底。如果病情稍有好转就停止用药，再次严重时再喂药的话，就有可能产生耐药性。

在宝宝出现感冒等呼吸道感染后，要定时测量体温，严格记录进食、喂水及排大小便情况，以便医生详细了解宝宝的状态。房间经常通风，室温最好保持在20℃左右，相对湿度为60%。让宝宝有充分的休息时间，休息时以侧卧为佳，这样肺底部的血液循环不会受到影响，有利于康复。喂食尽量喂米汤、菜汤、果汁等流质食物。在宝宝腹泻量大的时候，果汁、菜汤等就不太适宜了，需要喂米汤等更易消化吸收的食物。

小贴士

世界卫生组织提供了一个简单的诊断肺炎的标准：在宝宝相对安静的状态下数每分钟呼吸的次数，2个月以下宝宝呼吸：60次/分以上，2～12个月宝宝呼吸：50次/分以上，1～5岁宝宝呼吸：40次/分以上，就说明有可能患肺炎，要立即送往医院。

细支气管炎的护理

细支气管炎是肺部的细小气管——细支气管感染，多发于初冬，由病毒感染引起，通过飞沫感染，常见于1周岁以下的宝宝。症状表现为畏寒、发热，很快开始咳嗽，呼吸急促，呼吸声嘶哑，喘不上气。病情严重的，可能肋骨之间及以下部位被吸入下陷，皮肤因缺氧而变青紫。出现上述症状时，应让医生进行诊断与治疗。

如果病情较轻，让宝宝多喝水，用温水洗浴，适当降温。房间里打开加湿器，加大湿度，或者抱着宝宝进入水汽弥漫的浴室，每次10分钟，可以缓解宝宝气管充血，减轻呼吸困难。随时注意宝宝的情况，给予细心的照料，并给他安慰。

关注宝宝下身的清洗

一般宝宝大便后，家长都会给他清洗屁股，这是正常的，但是对于小男孩，很多家长做得还很不够。在儿童期，阴茎的包皮都包着龟头，其内温度高、湿度大，易于细菌繁殖，引起炎症，而且还容易产生一些白色物质，这些物质叫包皮垢。包皮包盖龟头的地方为“藏污纳垢”之处，是主要的清洗部位。所以，家长要经常将孩子的包皮轻轻翻开，暴露出龟头，用洁净温水清洗。清洗时，动作要轻，忌用含药性成分的液体和皂类，以免引起刺激和过敏。清洗后，要轻轻擦干，将包皮轻轻翻转回去。

也有部分男孩包皮口过紧或生来就很狭小，千万不能强行翻转，否则会引起外伤或引起嵌顿性包茎。对这样的孩子，除经常注意保持局部清洁、干燥外，应在4～6岁到正规医院泌尿科进行包茎手术。

给女宝宝清洗下身时，应该注意不要肛门和尿道处混合着洗，应该是先洗尿道口和阴道口处，后洗肛门处，一定要避免从后向前洗。擦屁股也一样，更要从前向后擦。

带宝宝旅行要注意什么

带宝宝旅行，首先要解决好“吃”的问题，奶粉、奶瓶是必需装备。大罐的奶粉可以分装成许多小罐，外出时洗奶瓶不方便，可以选择免洗奶瓶。给宝宝多带几套换洗的衣物。不论什么季节，都得多带一件御寒的衣物或是小毯子，以免温差变化而感冒着凉。尿布是一定要记得带的，布尿布不方便换洗，在外的日子里用纸尿布就省心得多。准备5条纱巾或是几包没有添加香料的湿纸巾，以便经常擦拭宝宝的小脸蛋和身体。带上宝宝平时用的枕头和被褥，消除他对环境的陌生感。随身携带一些常备药品，如防晒霜、驱虫水、感冒药、晕车药，以防万一。

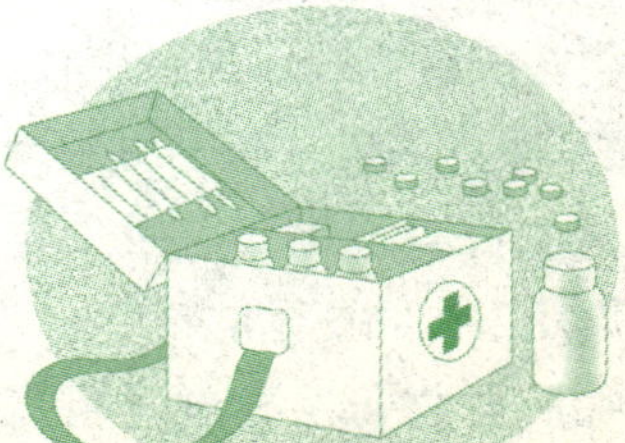

宝宝中暑了怎么办

轻度中暑会有发热、面红或苍白发冷、呕吐、血压下降等症状。要让宝宝到阴凉通风处躺下，除喝淡盐水外，还可以用人丹、十滴水、风油精。如有发热症状，可以用湿毛巾敷头部，来进行物理降温；如果血压下降，要立即送往医院。

重度中暑的症状不完全一样，可分为以下3种：皮肤发白，出冷汗，呼吸浅快，神志不清，腹部绞痛；头痛、呕吐、抽风、昏迷；高热、头痛、皮肤发红、说胡话、昏迷。不论是哪种情况，重度中暑时，要迅速送医院抢救。

鼻腔异物的处理

鼻腔异物会造成一侧鼻腔堵塞，通气不畅，由于异物的刺激，鼻黏膜充血水肿，鼻涕增多，起初为黏液，逐渐会因继发感染而变为脓性鼻涕。异物长时间刺激，还能使黏膜糜烂、长出肉芽，以致鼻涕带血或鼻出血，还可有干酪样物并闻到臭味，有时还可能出现头痛等症状。

一旦发现一侧鼻堵现象发生或不明原因的鼻出血、流脓鼻涕，应想到鼻腔有异物，发现鼻子有臭味的更应该及早检查。鼻腔异物一旦被发现，不要惊慌失措，应及时到专科医院就诊，医生可用1%可卡因和1%麻黄碱喷入鼻腔，待鼻黏膜麻醉后再用特殊的器械将其取出，已发生化脓感染的要积极治疗，以防蔓延。

发现鼻腔异物，不要自己用钳子夹取异物，以免将异物推得更深或伤及鼻腔内其他组织，尤其是当小儿哭闹时，还易将异物吸入气管内，可危及生命。鼻腔异物是完全可以预防的疾病，平时注意将小物件收起，不要在无人看管时让宝宝玩小件物品，还应教育宝宝不要往鼻子里乱塞异物，一旦塞了要及早告诉家长，以便及早取出。平时留意宝宝鼻腔有无堵塞、流鼻涕、有无臭味等现象，若有应及时到医院治疗。

护理拓展：婴儿体操（适用于10～12个月宝宝）

上踢运动

将宝宝放下平躺，并将宝宝的双脚举起来。大人的手对准宝宝的双脚，让宝宝的双脚回踢大人的手。

提起运动

大人握住宝宝的手，并让宝宝握住大人的手。大人轻轻将宝宝手臂向上提起，注意不要让宝宝的脚离地。

仰起运动

将宝宝平放在地上或床上，轻轻按他的脚。让宝宝慢慢仰起，直到完全坐立。

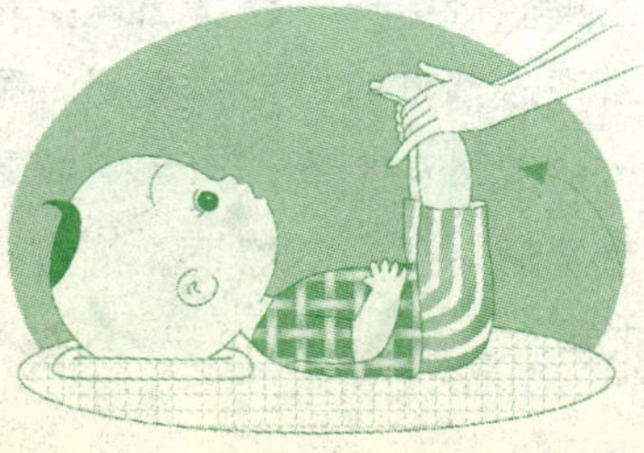

智力与潜能开发

大动作能力训练

爬越障碍

这个月龄的宝宝具有熟练的爬行技能和极强的攀高欲望，家长可在屋里的空地上设置一些简单的障碍，让宝宝进行爬行穿越。通过这种“爬大山”“越障碍”的训练，让宝宝获得自我探索、自寻其乐、增强才干的动力。不仅训练了宝宝身体的协调能力，还促进了大脑发育。

踢小球

让宝宝靠墙或沙发站立，把小球放在宝宝脚前3～5厘米的地上或悬挂在一抬脚就能踢到的地方，逗引他踢小球，熟练后逐渐抬高或拉长距离。这一游戏可训练宝宝独站、抬腿和眼脚协调，促进腿部发育。

蹲蹲站站

大人盘腿坐在床上，让宝宝在面前站立，大人的腿轻轻压着宝宝的脚面，然后拉着宝宝的手，让他慢慢蹲下，再让宝宝挺身站起来。练习一会儿就可让宝宝休息。蹲是站立的开始阶段，站是由蹲起步的，蹲能锻炼腿部肌肉，站稳必须在蹲稳的基础上，所以练习蹲很有必要。

精细动作能力训练

找布娃娃

妈妈当着宝宝的面，用纸把一个布娃娃包起来，然后交给宝宝说：“娃娃哪儿去了？宝宝把娃娃找出来！”宝宝会翻弄纸包，把纸撕破，最终看见娃娃出现了，宝宝会非常开心。然后妈妈再用另一张纸把娃娃包好，然后慢慢打开纸包，把娃娃拿出来。多次重复这一动作，给宝宝看，让宝宝学会不撕破纸，就能取出娃娃。

翻书看书

让宝宝坐在大人怀里，给他找一本合适的图书。大人先打开书中宝宝认识的一种小动物图片，来激发他的兴趣，再当着他的面合上书，说：“小狗藏起来了，我们把小狗找出来吧！”大人示范一页一页翻书，一旦翻到小狗的图片，大人要立刻表现出高兴的样子，说：“找到了！找到小狗了！”然后再合上书，让宝宝模仿大人的动作，打开书，寻找小狗。这时的小宝宝一般只能打开、合上，渐渐地会一次翻几页。家长不必强求宝宝一页一页去翻，只要他懂得往下翻即可，重要的是增强细小动作的能力，培养宝宝的阅读兴趣。

语言能力训练

学儿歌模仿发音

大人选一首经常给宝宝读的儿歌（简单、节奏欢快，每句最后一个字都押韵），如“小娃娃，甜嘴巴，喊爸爸，喊妈妈，喊得奶奶笑掉牙……”念给宝宝听时，要让宝宝与大人面对面，看准发音的口形，可以故意加重每句最后一个字的语气，并将前面的字拖长音，念成“小娃——娃”，来强调最后那个押韵的字。大人接着说："宝宝，说'娃'！"然后再念一遍"小娃——"故意不说出下一个"娃"字，等着宝宝说出来。如此多次练习后，宝宝能逐渐跟着大人把最后一个押韵的字都说出来。

认识灯

大人带着宝宝认识家里各式各样的灯。这些灯的形状、大小、颜色以及所在的位置都不一样，如日光灯、台灯、吸顶灯、吊灯、壁灯等。大人在指给宝宝看时，都要说："这是灯。"同时让宝宝听清发音、看清口形。为了加深印象，还可将灯打开再关上，让宝宝了解灯具有可以带来光亮的共同点。也可让宝宝学发"灯"的音，有的宝宝可能一时还发不好这个音，只要他有模仿的样子即可。

主动发音

宝宝能有意识地叫"爸爸""妈妈"后，还要引导他有意识地发出单个字音，来表示一个特定动作或意思，如"走""坐""拿""要"等。从而能表达自己的愿望，与成人进行简单的语言对话，叫他能答应，说出来给予表扬。切不可宝宝一举手，你就把索要物品递给他，这样他就会停顿在动作语言期而不开口说话，造成语言发展滞后。

适应能力训练

辨别大小

将宝宝喜欢的大的和小的饼干各一块放在桌上，告诉宝宝，"这是大的"，"这是小的"。用口令让他拿大的和小的，拿对了就让他吃，拿错了就不让他吃，宝宝很快就能学会分辨大小了，再用玩具和日常用品让宝宝复习，以巩固大和小的概念。玩大小积木是很好的游戏，如玩"小的在上，大的在下"和"大的在前，小的在后"等。

用棍子取玩具

在和宝宝玩滚小皮球的游戏时，大人可以故意将皮球滚到宝宝能看到但用手够不着的地方，然后递给他一支细长的棍子，看他会不会用棍子够玩具。大人可以做示范，这样宝宝会模仿。这个游戏可以帮助宝宝初步了解"工具"的概念和作用。大人对宝宝的行为要给予非常明显的赞赏，即使宝宝不能准确把玩具拿到，也不要责怪，只要他能用棍子碰到玩具就是成功。

社交能力训练

学习身体语言

日常生活中，父母要经常用身体语言与宝宝对话，并且告诉宝宝自己所用的动作的含义，如招手、点头、碰碰头等都是同人打招呼的；展开双臂表示"飞翔"；双手的示指相互点点再分开代表"点点飞"；拍肚子表示"吃饱了"；用手指划面颊表示"没羞"；用手在鼻前扇扇表示"臭"等。学会做多种身体语言后，宝宝会越来越懂得别人的意思。因为每当宝宝做出一种动作时，对方的父母或宝宝就会很高兴地同宝宝一起玩，并且会让宝宝听到不同的赞美声："真逗""真好玩""太可爱了"等。这样宝宝就会更加乐于同人交往，而他因此听到的更多词汇则能促进其将来语言能力的发展。

护养 第12月 11～12个月宝宝的护养

护养要点

◎引导宝宝的个性往良好方向发展，不要过分迁就宝宝。
◎教宝宝学说话，预防口吃。
◎培养良好的饮食习惯。
◎不要故意学宝宝错误的发音和语言。
◎教宝宝涂涂抹抹，认颜色。
◎鼓励宝宝模仿大人做事情。

生长发育监测卡（宝宝满12个月）

生长发育

男

体重______千克（参考范围8.0～12.2千克）

身长______厘米（参考范围71.9～82.7厘米）

头围______厘米（参考范围43.9～49.1厘米）

女

体重______千克（参考范围7.4～11.6千克）

身长______厘米（参考范围70.3～81.5厘米）

头围______厘米（参考范围43.0～48.0厘米）

智能发育

类别	测试内容	测试方法	合格标准	出现时间
大动作	独立走	让宝宝一个人站着，鼓励他在父母之间走。	能独自走2～3步。	第__月 第___天
精细动作	涂鸦	大人示范用彩笔在纸上画线或点点。	能用手握彩笔在纸上画线或点点。	第__月 第___天
	搭积木	大人示范将2～3块方积木搭叠在一起。	能将2～3块积木搭叠在一起。	第__月 第___天
语言能力	说2～3个单字（除爸爸、妈妈外）	观察宝宝有意识地说话的情形。	能有意识地说出“不要”“bye-bye”等。	第__月 第___天
	模仿动物叫	向宝宝出示不同动物的卡片，鼓励他模仿动物叫。	会模仿3种。	第__月 第___天
适应能力	竖起食指表示自己“1”岁了	大人问宝宝“几岁了”，要求宝宝竖起食指来回答。	会竖起食指表示自己1岁了。	第__月 第___天
社交能力	帮大人干活	大人做家务时，让宝宝帮忙取东西。	能按要求取物，并希望得到夸奖。	第__月 第___天

综合评价：____

____

____

生长发育监测

生长发育状况

体重

体重增长速度与上个月一样，1个月平均增长0.22～0.37千克。

身长

身长增长速度与上个月相同，1个月平均增长1.0～1.5厘米。

头围

这个月宝宝的头围增长速度还是和上个月一样，1个月平均增长0.6～0.7厘米。一般情况下，全年头围可增长13厘米。满1岁时，如果男婴头围小于43.6厘米，女婴头围小于42.6厘米，被认为头围过小。

大动作

◇在没有任何依靠时能够站立，并能在短时间内保持平衡。

◇大人牵着宝宝的一只手，宝宝就能移动双腿向前走。

◇有的宝宝已经会走，但还是比较喜欢爬，有时会一边走一边做别的动作。

◇会在澡盆里做出游泳的动作。

精细动作

◇宝宝的拇指与其他四指已经能很好地配合，能把容器上的盖子拿下来。

◇一般会用一只手拿着物品，用另一只手操弄物品。

◇已经能学着大人的样子拿着笔在纸上涂鸦。

◇会用拇指与食指或中指的指端捏小物件，并用食指指东西。

◇会学着大人的样子推东西。

◇有些宝宝可能会自己脱衣服。

语言能力

◇可以控制音调，会发出接近父母使用语言的声音。

◇宝宝喜欢嘟嘟叽叽地说话，听上去像是在交谈。

◇能把语言和表情结合起来，对于他不想要的东西，他会一边摇头一边说“不”。

◇除了“爸爸”“妈妈”外，还会说2～3个单字，如“不要”“bye-bye”等；还能模仿动物的声音。

◇会主动地称呼“爸爸”“妈妈”。

◇知道具体的事物是什么，在哪里。如当妈妈问他“洋娃娃在哪里？”时，他会用眼睛看或用手指，来表明他认识这些事物。

适应能力

◇会把东西放入容器中再取出来，如把小东西放进杯子里并取出来。

◇如果大人将玩具藏起来，宝宝会主动找被藏起来的玩具，而且会不只找一个地方，如盒子里、枕头底下等都会翻找。

◇能较刻意且正式地模仿，模仿不在面前的人的动作。

◇新买回来的玩具，宝宝能自己打开玩具的包装。

◇即使眼睛不看，也能正确地拿东西。

◇当有人问他几岁时，他会用眼注视着你，并竖起食指表示1岁了。

◇看到别人示范后，会搭2～3块积木。

社交能力

◇有时会将玩具扔在地上，然后希望大人帮他捡起来，但大人捡起来给他后，他还会再扔，并在反复扔玩具的过程中体会乐趣。

◇对陌生的人和地方感到害怕，和母亲分开会有强烈的反应。

◇会表现出对人和物品的喜爱。

◇宝宝反抗的情绪逐渐增强，有时会拒绝吃东西，还会在母亲喂食或睡午觉时哭闹不休。

◇喜欢模仿大人做一些家务事，如果家长让他帮忙拿一些东西，他会很高兴地尽力拿，同时也希望得到大人的夸奖。

睡眠

每天需睡12～16小时，白天要睡2次，每次1.5～2小时。

有规律地安排宝宝睡和醒的时间，这是保证良好睡眠的基本方法。所以，必须让宝宝按时睡觉，按时起床。睡前不要让宝宝吃得过饱，不要玩得太兴奋；睡觉时不要蒙头睡，也不要抱着摇晃着入睡，要让宝宝养成良好的自然入睡的习惯。

发育异常早知道

当心奶瓶龋

所谓奶瓶龋，就是宝宝的牙齿浸泡在奶瓶的奶水中，在细菌的作用下，牛奶或奶粉中的糖分侵蚀牙齿，使牙齿脱钙成为龋齿。特点是发展特别快，并伴有剧烈疼痛，多见于人工喂养的宝宝。宝宝含着奶瓶睡着后，唾液的分泌减少，吞咽唾液的次数也减少，使得牛奶或奶粉长时间积存在嘴里。奶水经嘴里的微生物分解后，形成酸，牙齿浸泡在酸里，逐渐被侵蚀而酥化。一般来说，上牙中的4颗门牙最容易得奶瓶龋，其他乳牙也可能出现这样的症状。

预防奶瓶龋，要控制宝宝使用奶瓶的时间，戒除含奶瓶睡觉的习惯。每次喂奶后，再喂几口白开水，清洁口腔。睡觉前不要给宝宝喝大量的果汁或牛奶。3岁前由父母用蘸水的纱布给宝宝擦拭口腔，3岁后训练宝宝自己刷牙。2岁开始，可以带宝宝定期检查牙齿，有了牙病早期治疗。

宝宝快1周岁了，还不会说一句话，是智力有问题吗

过了1周岁，大部分宝宝都能说上一两句简单的话。如果在听力正常的情况下，宝宝只是没开口说话，但是表现出什么事情都懂，对周围的事物和人很感兴趣，喜欢模仿大人说话，这样就不用担心了，他很快就会开口说话的。生活习惯、妈妈的育儿方法等外在因素的影响，都会造成宝宝语言发育的极大差异。首先在日常生活中要与宝宝进行充分的语言交流，创造让他开口说话的机会。其次要创造丰富的语言环境，促使宝宝早日开口说话。观察外在环境能够给予宝宝大量的语言刺激。看图片讲故事是一种很有效的方法。如果发现宝宝对周围的人或事物反应迟钝，发育或成长存在问题的话，应该咨询儿科医生。否则，容易造成宝宝弱听或弱智。

母乳与辅食喂养

本月喂养要点

一日三餐为主，早晚牛奶为辅，食物依然需要制作得细、软、清淡一点。每个宝宝的身体状况和喂养情况不同，所以断奶的时间也不同。一些宝宝还没有断奶，父母也不要过于着急，可以再延长一段喂奶的时间，最晚不要超过18个月。保证蛋白质和水果的搭配，蔬菜和水果搭配，注意营养均衡。如果正处于春天或秋凉季节，可以考虑断奶。

小贴士

此时期的宝宝极具探索欲，对周围的事物充满了好奇，并开始对食物的色彩和形状感兴趣。因此，应使食物外表看起来美观、有趣，以便吸引宝宝。

均衡摄入“三大营养素”

蛋白质、脂肪、糖类（碳水化合物）为人体提供了最主要的能量，因此被称为“三大营养素”。蛋白质是构成人体组织、器官的主要物质，是酶、抗体和某些激素的主要成分；脂肪参与了人体内所有细胞的界面膜的构成，可以提高免疫功能；碳水化合物是人体热能的主要来源，最容易被人体吸收。宝宝正处于生长发育的高峰期，不仅需要获得足够的营养素，还需要科学地调配三者之间的比例。碳水化合物应占总能量来源的50%～60%，主要的食物来源是米、面、精制谷类等。脂肪应占30%～35%，来源于肉类、蛋、植物油等。蛋白质占12%～15%，主要来自瘦肉、鱼、虾、蛋、奶制品、豆制品等。

喂养拓展：学做几种主食

燕麦片糊

燕麦片50克，牛奶250克，白糖少量。将燕麦片和牛奶放入锅内，搅拌均匀，文火烧至微开，不断搅拌，待食物变稠即可出锅。加入白糖，搅拌均匀，待温可食。

酿黄瓜

6～7厘米长黄瓜两段，肉末2小匙，淀粉、盐少许。把黄瓜中间的瓤挖出、切碎与肉末混合，放入少许盐调匀成馅，填入两段黄瓜中，放在容器内上锅蒸15～20分钟即可。

蛋饺

鸡蛋1个，鸡肉末1大匙，青菜末1大匙，盐、植物油少量。在平底锅内放少许植物油，油热后，把鸡肉末和青菜末放入锅内炒，并放入少许盐，炒熟后倒出。将鸡蛋液搅拌均匀，平底锅内放少许油，摊成圆片状。半熟时，将炒好的鸡肉末和青菜末倒在鸡蛋的一侧，将另一侧折向对侧重合，即成蛋饺。

蛋包饭卷

米饭1小碗，胡萝卜末、葱头末、碎番茄各2小匙，鸡蛋半个，植物油、盐少许。鸡蛋打散、搅匀后放平底锅内摊成薄片，拿出备用。将胡萝卜末、葱头末用少许油炒熟，放入米饭和番茄，加少许盐炒匀。将混合好的米饭平摊在蛋皮上，卷成长条状，然后切成一段段的小卷。

虾仁菠菜卷

取菠菜50克择洗干净后放入开水锅里焯一下捞出，挤出水分，切成碎末；把洗净的虾仁（2～3个）去虾线后切碎，与菠菜末放在一起，加少许酱油、香油后混合拌匀；用紫菜将菠菜虾仁馅卷成卷，并切成小段，上火蒸15分钟即可出锅食用。

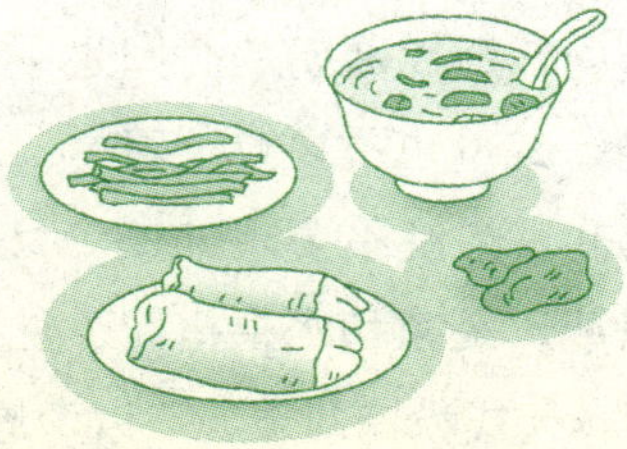

宝宝吃饭不专心怎么办

⊙不要强迫宝宝吃饭

家长们或许都有这样的体验：当宝宝吃得差不多的时候，就会开始乱爬或四处玩耍，而当他真饿的时候，就不会这样。因此，不管什么时候，只要宝宝不好好吃饭了，就说明宝宝已不饿了。这时父母应把宝宝的饭碗端走，不必硬让他吃或跟他发脾气。

⊙不让宝宝饭前吃零食

若宝宝在两顿饭之间有些饿，最好不要让他吃东西。如果宝宝因饥饿而哭闹时，可少给一点，并将下顿饭的时间稍稍提前一些，这样宝宝在吃饭时就会因饥饿而有食欲了。久而久之，宝宝就会养成专心吃饭的好习惯，妈妈喂饭也就不会很辛苦了。

⊙不要责备宝宝吃得到处都是

宝宝1岁左右，大多可以上桌吃饭了，他们看着桌子上的盘盘碗碗非常好奇，常把手伸到菜里划来划去，或把一点儿饭菜抓在手里捏来捏去，并且试图往自己的嘴里塞，或者把撒在桌上的汤、菜乱扒拉。这并不是他不好好吃饭的表现，他只是在试验食物的感觉。与此同时，他可能把嘴张得大大的，等着妈妈去喂。这并不是宝宝在“胡闹”，他是在探索，在进行“小实验”，要试一试自己的能力，大人千万不要阻止宝宝的这种“放肆”行为，更不能严厉指责。否则，宝宝会把吃饭当成一种责任，不再对自己吃饭产生兴趣，这就影响了宝宝自理潜能的开发。不过，如果他想把盘子整个儿掀翻，可以暂时把盘子拿开，或者结束喂饭。

小贴士

在满周岁之前，宝宝最好不要喝酸奶。这主要是因为，宝宝的胃肠道系统还没有发育完善，胃黏膜屏障并不健全，体内代谢乳酸的酶系统也不成熟，这时给宝宝喝酸奶会“腐蚀”宝宝娇嫩的胃肠黏膜，影响宝宝对其他食物的消化吸收。摄入过多的乳酸也会影响宝宝体内的酸碱代谢平衡，对宝宝的健康不利。因此，1岁以内的宝宝，最好不要喝酸奶。

怎样训练宝宝自己端着杯子喝水

宝宝自己用杯子喝水，可以锻炼其手部小肌肉的运动能力，并发展其手眼协调能力。1岁左右的宝宝可以训练他用杯子喝水，训练时需要注意给宝宝准备一个不易摔碎的塑料杯或搪瓷杯。刚开始时，在杯子里放少量的水，让宝宝两手端着杯子，父母可以帮助他往嘴里送，要注意让宝宝一口一口地慢慢喝，喝完再添，千万不能一次给宝宝杯里放过多的水，避免呛着宝宝。

当宝宝拿杯子较稳时，大人可逐渐放手让宝宝端着杯子自己喝水。这时也要注意杯子中的水量要由少到多。宝宝自己用杯子喝水时，要用赞许的语言给予鼓励，比如：“宝宝会自己端杯子喝水了，真棒！”这样能增强宝宝的自信心。

适当给宝宝吃些硬食

宝宝到了12个月大，一般都长出5～6颗乳牙。这时，就不能像刚添加辅食那样，只吃比较碎烂的食物，而应在饮食中加一些稍硬的早点或午点。不仅能更好地促进宝宝的咀嚼肌肉发育，提高咀嚼功能，还可以促进涎腺（唾液腺）分泌，有助于消化食物，并促进大脑、颌面部及乳牙发育。同时，也可避免颌骨大小和牙齿大小不协调，造成牙齿排列不齐。硬食可以在两餐之间添加，如苹果片、馒头片、饼干等。注意让宝宝慢慢地咀嚼，并逐渐增加食物的硬度。

小贴士

甜食含有大量糖分，护理不当很容易诱发龋齿，因此少吃甜食有利于宝宝的牙齿发育。少吃甜食并不是不让宝宝吃一点含糖分的食物，而是要少吃并规则地吃，吃完后马上吃粗纤维的食物或用温开水漱口，以减少甜食中的糖分在口腔里停留的时间，避免形成龋齿。

宝宝厌食怎么办

这个阶段的宝宝已经可以吃越来越多的辅食，但有时候宝宝对本来爱吃的食物突然表示厌倦，吐出来或是在喂食时摇头躲避，用手推开，这都是厌食的明显表现。

宝宝厌食和食欲不振大多是疾病所导致的，应及时前往医院检查。很多全身性感染性疾病、营养缺乏病、消化道疾病，会使消化液分泌减少、消化功能下降，从而导致食欲减退，甚至拒食。口腔炎、舌炎、咽炎等，因进食时会引发局部疼痛，也会发生拒食。

对拒食辅食还能喝奶的宝宝，可先多喝些奶；若宝宝连奶都不愿喝，就应尽量多喂些糖水或白开水；若厌食是由口腔局部发炎、溃疡引起的，则应采取清洁、消炎和止痛措施，尽快消除炎症。

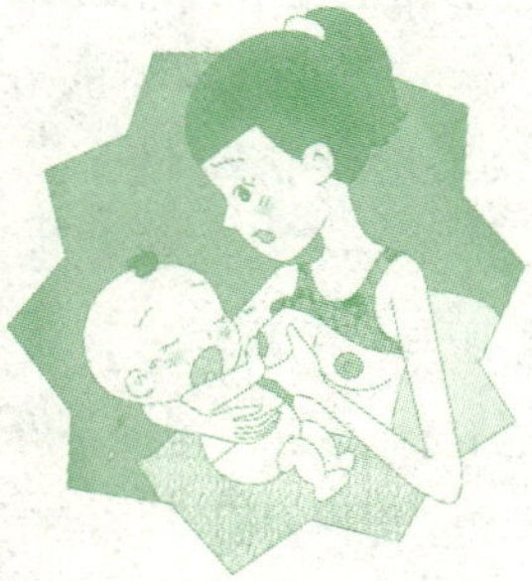

健康护理

怎样应对宝宝的“无理取闹”

1岁左右的宝宝常会撒娇，经常提出一些不可能做到的要求，如果大人不满足他，他就大声哭闹，耍赖。而现在的宝宝又都是父母的心头肉，一哭一闹就很容易让父母心疼，从而让步迁就。这个时期是宝宝开始形成自己个性的时期，家长迁就宝宝的话，会导致宝宝以为哭闹耍赖可以达到自己的要求，以后一直用这种方法，越迁就，越任性。

在宝宝耍赖时，要以理性的充满爱意的态度来哄劝，也可以采取转移宝宝注意力的方法来软处理，比如说带宝宝出去活动一下，塞给他一件平时最喜欢的玩具等。必要时对宝宝坚定而严肃地说“不”，并讲清道理，拒绝他不合理的要求，不要在拒绝时态度蛮横或者不耐烦。平时对宝宝的行为要有针对性的表扬或批评。此时的宝宝都能听懂大人常说的赞扬的话，也喜欢受到表扬。表扬能使宝宝体验到成功与快乐，能不断激活宝宝探索的兴趣与动机。受到大人赞扬的行为或语言，宝宝会记住，并一再重复，期许得到更多的赞扬。要引导宝宝的个性向良好、健康的方向发展，对宝宝的小小进步要及时给予鼓励和表扬，对于宝宝不合理的行为要明确表示禁止。

小贴士

宝宝周岁左右，细微的触觉已变得发达，不仅能自由地活动手指，还可以灵活地运用指端，所以喜欢用蜡笔或彩色笔涂鸦，这种活动手指的运动可以刺激大脑皮质，因此应当给宝宝提供足够的涂鸦空间。可以在一侧墙壁贴上整张白纸，并悬挂彩色笔，让他去涂。

宝宝溺水怎么办

发生溺水时，首先要尽快把宝宝口中或呼吸道中的水排出，耳中的水可以将宝宝的头侧向一边排出，然后清除口中一切的残留物。一旦发现宝宝窒息或有窒息的迹象，马上实施人工呼吸急救。情况危急的时候，先让宝宝恢复呼吸，采取应急措施，再立即送去医院急救。

如果刚把宝宝从水里捞出来他就放声大哭的话，妈妈就不用太担心了。替换湿衣服后，把宝宝抱在怀里，使其镇静下来。宝宝感到冷的话，要裹上毛毯。随着时间推移，宝宝出现呼吸急促、嗜睡等症状的话，必须马上去医院。

如果宝宝心脏跳动，呼吸照旧却全身瘫软的话，要首先确保气管畅通，然后脱去湿的衣服，用毛毯等把宝宝包裹起来送往医院。

如果宝宝失去意识，心脏跳动却停止呼吸的话，必须立即实施人工呼吸，意外发生后4分钟内实施最为有效。深吸一口气，用口将宝宝的口鼻一起封住吹第一口气。等第一口气排出后，再吹第二口气，每口气1～1.5秒，每分钟吹气20次，观察胸部是否隆起。如果胸部隆起，可以将嘴从宝宝的面部移开，使他胸部平伏。做2次快速而缓和的呼吸，然后检查心搏。

小贴士

不仅仅是在游泳池和大海里，即使是浴盆里宝宝也会有溺水的可能。所以，平时一定要照看好自己的宝宝，事先学会人工呼吸或心脏按摩术也很有必要。

宝宝扭伤与劳损怎么办

多数人会将“扭伤”与“劳损”两个名词交替使用，但在医学上，它们指的并不是同样的情形。扭伤是韧带（将关节连在一起的组织）遭到拉伤或拉裂。劳损则是肌肉拉伤，但这种情形并不常见于宝宝。不过，6个月大以后活动力强的宝宝以及学走的宝宝则有可能发生这种情形。常表现为：疼痛、淤血、肿胀、敏感易痛等。

假如宝宝出现扭伤或劳损的话，前24小时可在受伤部位冷敷。敷压时，要在宝宝的皮肤与热敷物或冷敷物间放一条毛巾，必要时，固定受伤部位予以保护。

如果居家处理后肿胀情形恶化，就需要联络医生。假如其他症状恶化，如淤血、敏感或疼痛的话，宝宝可能有骨折的情况发生，这时便要联络儿科医生。医生会给予止痛药，情况较严重的话，可能需要使用石膏模或夹板。

避免宝宝学走路时发生脱臼

宝宝学习走路时，大人们经常会担心宝宝摔跤，都喜欢拉着宝宝的胳膊行走。但在宝宝蹒跚学步摔倒的情况下，大人如果硬拉宝宝的胳膊，很容易给宝宝造成肘关节脱臼。

因为3岁以下的宝宝上肢桡骨头上端还未发育完全，关节臼又很浅，稍加用力便很容易使桡骨头上端从关节臼中脱出，造成桡骨头半脱位，即人们常说的胳膊脱臼。这时，宝宝会突然啼哭不停，胳膊不让人碰，并突然不能动弹。不过，从外表上看肘关节并没有什么异常。需要注意的是，领着宝宝走路或宝宝要摔倒时，拉拽动作一定要轻柔，切不能猛然拉起。一旦发生脱位，不要用手按摩或是以热毛巾热敷，这样非但无效，反而可能会加重桡骨头脱位，应马上把宝宝送往骨科医生处进行诊治。

小贴士

脱臼关节进行复位后，为了防止再次发生脱位，让宝宝坚持2～3天戴颈腕吊带，尽量不要再牵拉他们的胳膊。宝宝摔倒时大人应该抱着宝宝的腰扶起，以防再次造成肘关节脱臼。

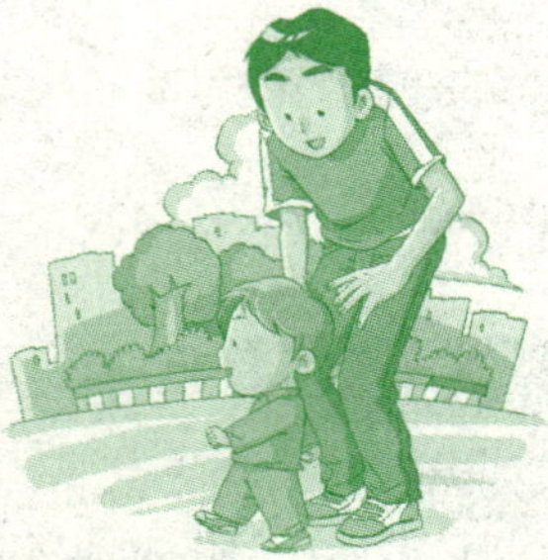

带宝宝自驾车去旅行应注意什么

⊙车内温度要适中。如果因为天气炎热，大人按照自己的标准打开空调以降低车内温度，很容易使宝宝感冒，车外与车内的温差最好在5℃以下。长时间开空调，会使车内空气过于干燥，可以事先准备好湿毛巾，也可以每半个小时打开车窗换气。

⊙停车休息时，大人下车欣赏风景，却留小宝宝一个人在车上，这是很不安全的。发动机开着，空气却不流通，宝宝有窒息的危险。要注意绝对不能留宝宝一个人在车上！

⊙吃完东西半小时以后再坐车，晕车的概率会大大小于刚刚吃完东西就坐车。当宝宝因为晕车而呕吐时，要把车停下，在阴凉处喂些大麦茶、白开水，并轻轻按摩宝宝腹部。晕车特别严重时，可以适当地喂一些药。

⊙定期查看宝宝是否过热或过冷，车窗不要开得过大。

⊙宝宝在车内最喜欢触摸的地方就是车门开关，在出发前，一定要检查车门是否关好，车门安全装置是否已经锁闭。

小贴士

当宝宝在汽车内时，婴儿专用汽车座椅将为宝宝提供很好的保护。另外，可在前窗中间安装一块反光镜，在开车过程中，不用扭头就能够时刻关注到坐在后排的宝宝。

护理拓展：汽车座椅的选购

仔细阅读使用说明，根据宝宝的年龄、身高、体重选择产品，确保选购的汽车座椅适合汽车，适合宝宝使用。与宝宝年龄、身材不符的座椅，根本起不到保护作用。还不会坐的宝宝适合使用躺椅式的安全座椅。婴儿汽车安全座椅是否与汽车的座位相配套是个非常重要的问题，在选购时应开车前往，并将座椅安装在汽车座位上看看是否合适。座椅的高度以宝宝能看到窗外风景，又不会顶到车顶为宜。合格的汽车座椅具有检验合格章，且本身也有安全带。最好选择安全带肩高可调整，还带有自动束紧装置的。座椅的材质不要用有烤漆或管件烤漆的那种，可能会有金属含量超标；也不要用有铁管或铝合金管的，因为夏天容易吸热发烫。

婴儿汽车座椅最好安放在后排座位上，用安全带系牢。座椅的型号（包括安全带、安全锁及座椅的角度等）完全符合宝宝的体形，才能确保发生意外时，最有效地保证宝宝的安全。同时，给宝宝提供更舒适的乘车环境。

预防接种

乙脑疫苗：

满12个月时接种。

智力与潜能开发

大动作能力训练

蹦跳

让宝宝双手扶床沿或沙发站稳，大人可以喊着口令做双脚轻轻跳的示范动作，宝宝借助双手的支撑力量，模仿着用两脚踮动，大人要鼓励并喊着口令。这对控制身体的平衡能力和培养勇敢、坚强的品格很重要。

跳舞

让宝宝坐在床上，给他播放一支他喜欢听的节奏明快的乐曲，大人用手扶着他的两只胳膊左右摇动，逐渐让他自己随着音乐左右摆动。再将宝宝扶着站起来，待他站稳后，大人松开手。如果宝宝只能独自站立几秒钟，在他向一边倒时，大人可轻轻碰一下他，让他站直，这样，宝宝会左右摇摆而不倒。这一游戏既培养了宝宝的平衡感、节奏感，又锻炼了宝宝的身体。

独自行走

在宝宝能走两三步后，大人可让宝宝独自站稳，给他一个小玩具让他抓在手里，来增加安全感，大人先后退几步，手里拿一个新玩具来逗引宝宝，鼓励宝宝大胆向前走。宝宝快走到大人跟前时，大人再后退一两步，等到宝宝走不稳时才把他抱起来。

精细动作能力训练

“钓鱼”

给宝宝准备一根软硬适中的铁丝，折弯一头作为鱼钩，让宝宝去钩有洞、有把的小东西。每钩到一个东西，大人都要说“宝宝成功了”“钓到一条大鱼”之类的话，来鼓励宝宝。这个游戏可促进手的精细动作能力及手眼协调能力。

学画画

大人和宝宝一起坐在小桌子前，大人用彩笔在纸上慢慢地画出一些线段，或画一个可爱的娃娃脸，或画一个有趣的小动物，然后把彩笔递给宝宝，教他用手握笔，并把住他的手在纸上画画。再放开他的手，让宝宝自己任意在纸上涂涂画画，画线也可，点出几个点也可，总之，不管宝宝涂成什么，大人都要给予鼓励。

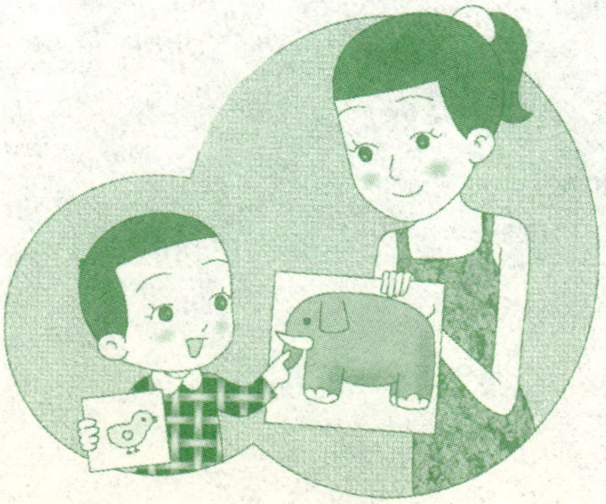

翻书

选取一本专供婴儿阅读的大开本彩图、薄而耐用的书，大人边讲边帮他自己翻着看，最后让他自己独立看书。家长在一旁观察宝宝是否顺着看，从头开始，每次翻一页还是几页。宝宝开始时可能不分倒顺和次序，大人要通过认识简单图形逐渐加以纠正。随着空间知觉的发展，宝宝自然会调整过来。

语言能力训练

声音模仿

从动物卡片上找出小狗、小猫、小羊、小鸡、小鸭等动作的图片，给宝宝即兴讲一个“动物唱歌比赛”的故事。大人在讲的过程中，可以模仿这些动物的叫声，如“汪汪汪”“喵喵喵”“咩咩咩”“叽叽叽”“嘎嘎嘎”。每学一种动物叫，就出示相应的图片给宝宝看。也可学动物叫时，做出小动物常有的动作。反复多次后，可以这样问宝宝：“小鸡怎么叫？”让宝宝一一模仿这些动作的叫声或动作。

听指令取物

大人将玩具（如小鸡）放在离宝宝1～2步远的地方，要求他：“请把小鸡拿给我。”等他拿来后，再说：“把小鸡放到盒子里。”让宝宝打开盒子，把小鸡放进去。这样可以让宝宝多听一些指令，以促进他的语言能力。

听指令做动作

妈妈和宝宝相对而坐，妈妈边做动作边念儿歌，让宝宝也做同样的动作。儿歌词为：“请你跟我这样做，我就跟你这样做，小手指一指，眼睛在哪里？眼睛在这里（用手指眼睛）。”“请你跟我这样做，我就跟你这样做，小手摸一摸，鼻子在哪里？鼻子在这里（用手摸鼻子）。”依次认识五官。“请你跟我这样做，我就跟你这样做，小手指一指，小手在哪里？小手在这里（用手摇两下）。”通过这样的游戏可以提高宝宝的语言理解能力，并锻炼宝宝的语言节奏感。

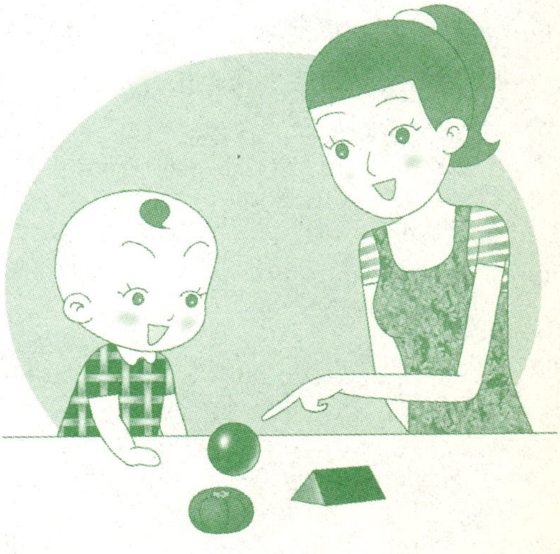

适应能力训练

竖食指表示“1”

大人给宝宝拿点心、苹果、糖块等食物时，应该一次只给他一块，并竖起食指告诉他：“这是1。”要求宝宝模仿大人竖起食指表示“1”块后，再把食物给他，并给予表扬。以后给他食物时，都可让宝宝先竖起食指，表示要1块，才将1块食物递给他。也可向宝宝问道：“你几岁啦？”并教他竖起食指表示自己1岁。

学认红色

先认红色，如皮球，告诉他这是红的，下次再说“红色”，他会毫不犹豫地指皮球。再告诉他西红柿也是红色的，宝宝会睁大眼睛表示怀疑，这时可以再取两三个红色玩具放在一起，肯定地说“红色”。学会第一种颜色常需要三四个月，千万别同时介绍两种颜色，否则更容易混淆。

社交能力训练

培养最初的友谊

研究表明，在10个月之前，宝宝之间见面互不理睬，只有极其短暂的接触，比如伸出手去抓抓对方，或者瞟对方一眼，不过在1岁左右，会出现简单的交往。比如他们会和同伴交换玩具，会拉推同伴，等等。父母要支持并促进这种交往，让宝宝多与其他小朋友玩耍，这有利于提高宝宝今后的交际能力。

帮大人做事

妈妈坐在宝宝旁边，奶奶坐在宝宝对面，奶奶假装在择菜，妈妈则可装作看书。奶奶叫宝宝递一个小筐过来，然后妈妈请宝宝把另一本小书递过来。妈妈假装看到了非常有意思的一段，所以请宝宝递书给奶奶看。而奶奶需要放大镜才能看得见，因此又请宝宝爬到抽屉旁找放大镜给奶奶。如果宝宝能够准确无误地完成“指令”，大人们一定要及时表扬和赞美他，以使他更具积极性。

5

附录　最有价值的参考知识

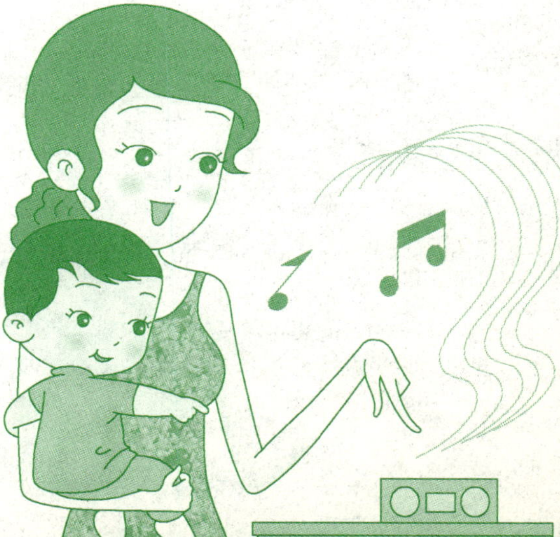

附录一：孕期必做的常规检查项目

检查项目	检查时间	检查内容
第1次孕检	怀孕第6～10周	确认妊娠：了解过去病史 身体检查：体重、身高、血压等 实验室检查：血常规、筛查地中海型贫血、血型、Rh血型、梅毒、尿常规、肝功、肾功等检查(上述内容称为例行检查) 超声波检查：确认怀孕周数及是否有宫外孕等情况
第2次孕检	怀孕12周	例行检查；相关卫生教育
第3次孕检	怀孕16周	例行检查； 基本测量：子宫底高度测量、测量腹围 实验室检查：在17～21周进行产前筛查
第4次孕检	怀孕20周	例行检查；基本测量 超声波检查：了解子宫内胎宝宝的发育情形
第5次孕检	怀孕24周	例行检查；基本测量 实验室检查：一般在24～28周进行孕期糖尿病筛查
第6次孕检	怀孕28周	例行检查；基本测量 观察：是否有手脚水肿现象
第7次孕检	怀孕30周	例行检查；基本测量；观察水肿； 实验室检查：梅毒病毒、风疹、乙肝检测 超声检查：筛查胎宝宝表面畸形，心脏发育情况、各脏器发育情况
第8次孕检	怀孕32周	例行检查；基本测量；观察水肿
第9次孕检	怀孕34周	例行检查；基本测量；观察水肿
第10次孕检	怀孕36周	例行检查；基本测量；观察水肿
第11次孕检	怀孕37周	例行检查；基本测量 实验室检查：复查血尿常规、肝肾功等项目 超声波检查：估测胎宝宝大小及观察发育情况，羊水、胎盘情况 观察水肿
第12次孕检	怀孕38周	例行检查：基本测量；观察水肿
第13次孕检	怀孕39周	例行检查：基本测量；观察水肿
第14次孕检	怀孕40周	例行检查：基本测量；观察水肿； 安排分娩相关事宜

附录二：孕期必须做的一些特项检查

检查项目	意义	检查时机	适合对象
脊髓性肌肉萎缩症（SMA）基因检测	目前此病尚未有治愈的方法，因此，提早筛查，可避免出现遗憾	随时都可做，最好的时机为怀孕第10～14周或第1次产检时	有脊髓性肌肉萎缩症家庭史者
绒毛膜穿刺采样检查	可早期发现胎宝宝染色体异常	怀孕第9～12周	有特殊疾病家族史者
颈部透明带筛查先天愚型（唐氏症）	可早期筛查唐氏症的可能性，不过，筛查值并非百分之百准确	怀孕第12～14周	怀孕早期的女性
母血先天愚型（唐氏症）筛查	通过此项筛查可早期发现先天愚型（唐氏症），并及早处理	怀孕第15～20周	怀孕女性都应检查
羊膜腔穿刺检查	这项检查很重要，可以检查出多种遗传性病症。检查方法是：在腹部超声波的导引下，利用特殊长针，经准妈妈之腹部进入羊膜腔，抽取少量的羊水，进行检测	怀孕第16～21周	30岁以上的高龄产妇；前次怀孕有过染色体异常胎宝宝者。母血先天愚型（唐氏症）筛查结果显示为高危人群者
高层次超声波检查	使用更精良的超声波仪器作更仔细、更完整的胎宝宝状况检测，并针对该产妇的相关遗传疾病、某些器官或部位加以仔细检查及测量	怀孕第18～24周	有需求的准妈妈可向医院预约

检查项目	意义	检查时机	适合对象
妊娠糖尿病筛查	多数医院都会建议准妈妈筛查	怀孕第24～28周	产妇最好都能进行此筛查，糖尿病家族史者更需进行此项检查。
胎宝宝生理评估	利用超声波检查，包含羊水量、胎宝宝呼吸运动、胎动、胎宝宝肌肉张力、非压力试验等5项检查项目，每个项目正常时给予2分，如果最后结果低于6分，就可能有异常，需进一步检查。	怀孕第29周	产检时发现胎宝宝生长迟滞的产妇； 怀疑有胎宝宝窘迫的情况时。
乙型链球菌筛查	此细菌可能造成早产、羊膜腔炎、产后感染、胎宝宝及新生儿感染等，如发现细菌即可进行治疗。方法是采集阴道及肛门口检体，进行细菌培养，目前有些医院已采用光学惯性分析器（OIA）光学免疫法，可快速检验。	怀孕第36周	建议产妇最好都能进行此项筛检
胎动测量（NST）	可进一步观察胎宝宝是否发生异常。评估胎宝宝在胎动时的胎心搏率之加速情形，借以了解胎盘功能是否正常，其判读指标为：①胎心搏率加速；②胎心搏率基准线之变化；③胎动显示情形；④子宫收缩情形。	怀孕28周以上	发现胎宝宝心跳不正常者； 超过40周尚未有生产迹象者。
体质(基因)检测	新生儿一出生就接受保健基因筛查，可以让父母更早了解孩子的体质，让孩子避免过敏(如异位性皮肤炎)等问题的病痛困扰。可在新生儿出生时采集2～3毫升的脐带血，通过保健基因筛查来了解体质。	出生时一般新生儿	有家族过敏体质之新生儿

附录三：怎样看孕期B超检查单

怀孕期间，孕妇将做2~3次的超声波检查，令人头疼的是，报告单上的各种数字都看不明白，不知道说明了什么。看了以下的表格，就可以轻松读懂超声检查报告单了。

需要指出的是，B超检查对胎儿的发育会有一定的影响。因此，准妈妈应避免不必要的B超检查。

胎囊	胎囊只在怀孕早期见到。它的大小，在孕1.5个月时直径约2厘米、2.5个月时约5厘米为正常。胎囊位置在子宫的宫底、前壁、后壁、上部、中部都属正常；形态圆形、椭圆形、清晰为正常；如胎囊为不规则形、模糊，且位置在下部，孕妇同时有腹痛或阴道流血时，可能要流产。
胎头	轮廓完整为正常，缺损、变形为异常，脑中线无移位和无脑积水为正常。BPD代表胎头双顶径，怀孕到足月时应达到9.3厘米或以上。按一般规律，在孕5个月以后，基本与怀孕月份相符，也就是说，妊娠28周（7个月）时BPD约为7.0厘米，孕32周（8个月）时约为8.0厘米，以此类推。孕8个月以后，平均每周增长约为0.2厘米为正常。
胎心	有、强为正常，无、弱为异常。胎心频率正常为每分钟120~160次。
胎动	有、强为正常，无、弱可能胎儿在睡眠中，也可能为异常情况，要结合其他项目综合分析。
胎盘	位置是说明胎盘在子宫壁的位置；胎盘的正常厚度应在2.5~5厘米；钙化一项报告单上分为Ⅲ级，Ⅰ级为胎盘成熟的早期阶段，回声均匀，在怀孕30~32周可见到此种变化；Ⅱ级表示胎盘接近成熟；Ⅲ级提示胎盘已经成熟。越接近足月，胎盘越成熟，回声越不均匀。
股骨长度	是胎儿大腿骨的长度，它的正常值与相应的怀孕月份的BPD值差2~3厘米，比如BPD为9.3厘米，股骨长度应为7.3厘米；BPD为8.9厘米，股骨长度应为6.9厘米等。
羊水	羊水深度在3~7厘米为正常，超过7厘米为羊水增多，少于3厘米为羊水减少。
脊椎	胎儿脊柱连续为正常，缺损为异常，可能脊柱有畸形。
脐带	正常情况下，脐带应漂浮在羊水中，如在胎儿颈部见到脐带影像，可能为脐带绕颈。

附录四：孕产期六大必备用品清单

准妈妈居家必备用品

准备孕妇装3~4件，要选用轻便、漂亮、实惠的，做一个最漂亮的孕妇。

准备孕产妇专用护肤护发系列。要选择全天然植物配方，不含任何化学物质的。

准备防护隔离霜1瓶，可以起到防辐射衣服的防护功能，解除紫外线及电脑等的刺激辐射，不过要在孕中期以前使用。

准备好女性私处清洁用品。因为孕期抵抗力下降，会产生一些以前没有的妇科疾病，做好清洁工作可以起预防和缓解作用。

准备好妊娠纹按摩修复霜，预防和缓解妊娠纹。

准备好乳房按摩霜，在每次洗澡完毕后用于按摩乳房促进循环及乳腺的通畅和乳汁的分泌，为以后产奶做准备。

准备护腰枕1个，应对后期夜里睡觉不舒服的情形。

准备权威孕育类图书2~3本，充分了解孕产期的知识，并且为以后养育宝宝提前做好知识储备。

准备胎教音乐若干。准妈妈们在选择胎教用品时一定要细心，确保腹中的宝宝听到的声音是最有益的。胎教音乐在频率、节奏、力度和频响范围等方面应尽可能与宫内胎音合拍。频率过高、节奏过强、力度过大对宝宝的生长发育是有害的。

准备可爱温情的童话故事书几本，闲暇时给肚子里的宝宝讲述好听的故事，宝宝可是很爱听的哦。

准妈妈住院待产必备用品

准备2件棉质前开扣的长袖休闲衫，方便给宝宝喂奶。准备长筒的宽松棉袜2双，可以对新妈妈的踝关节起到保暖作用。准备软底拖鞋1双，还要准备好新妈妈出院时用的帽子、手套、衣服等。

准备产褥垫1包，产妇免洗内裤1打，产妇垫巾2包，成人纸尿裤1包及产妇专用产后腹带。

准备一些巧克力，在分娩时吃可以随时补充体力。

准备哺乳胸罩 3 个，可洗乳垫 3 副，一次性吸乳垫 1 盒，吸乳器 1 套。准备小方毛巾5~6块，喂奶喂水时做围嘴使用。

准备好必备的洗漱用品：洗面奶，香皂，软毛牙刷，牙膏，木梳，漱口水，脸盆，肥皂，洗衣粉，浴巾，毛巾，干湿纸巾。

准备好进食用品：饭盒、杯子、吸管、产后用的红糖、产后奶粉等。

准备尿布1打。尿布可以用家中的旧床单、旧内衣自制。宝宝的尿布要吸水性强，质料柔软，合宝宝屁股弧形，两旁的胶带不宜过紧，可以有尿湿反应等。

准备宝宝纸尿布1包。纸尿布可以垫在屁屁和尿布之间，可以兜住大便，只把水分渗到尿布上，不回渗，这样宝宝拉了大便后直接把垫巾丢掉，尿布就好洗多了。宝宝长得比较快，小号的纸尿布不要买得太多。

准备柔湿巾1包，方便在宝宝大小便后清理屁屁用，具有清洁、滋润、保护皮肤的功效，简单方便。

为使被褥尽量少被尿湿，可准备几个小棉垫。棉垫可用布和棉花制作，也可以用腈纶棉絮做，以便刷洗。用浴巾折叠也可以。不要用塑料布做，因为它不透气。

还要准备好医疗保险卡、信用卡、住院押金、手机、照相机、摄像机、胶卷、电池等。总之有备无患，不至于要用的时候手忙脚乱，什么也没有。

新生宝宝必备衣物

怀孕8个月以后，就可以开始为你即将诞生的宝宝准备用品及衣物。宝宝皮肤娇嫩，毛细血管丰富，对冷热的调节功能差，抵抗力弱；所以，其衣服以冬天保暖、夏天散热、穿着舒适、不影响生理功能(皮肤出汗、手脚的运动等)为原则。最好用纯棉布、薄棉布、薄绒布自制，也可以选用其他宝宝穿过的衣服。衣服要质地柔软、装饰物少、色彩浅淡、洗涤方便。衣服要洁净，存放时不要放樟脑丸。

挑选宝宝衣物的三大原则：配合季节及经济状况选择合适物品；以保障宝宝安全、舒适、健康为原则；衣服选择以柔软舒适、易脱穿、易洗耐穿，夏天能吸汗、冬天能保暖为原则。

宝宝衣服的胸围和袖口要宽松，以便穿脱。不要用扣子，可以系带子，因为扣子会擦伤宝宝娇嫩的皮肤。衣服的接缝要少，接缝处及衣下摆毛边朝外，以免衣缝太厚磨伤孩子的皮肤。宝宝颈短，不适合穿带领子的衣服，所以，上衣的式样以斜襟为宜。宝宝不宜穿毛衣，天冷时可穿无领斜襟棉袄。前身要盖过肚脐，后身可以稍微短一些，以防尿湿。也可以穿后开口的小棉袄，不必穿裤子。夏装可为睡裙式单衣，高温天气可用布胸肚兜。所以，还要准备几个布胸肚兜。

另外，还要有篷式拉链袋和宝宝帽，以备外出时用。

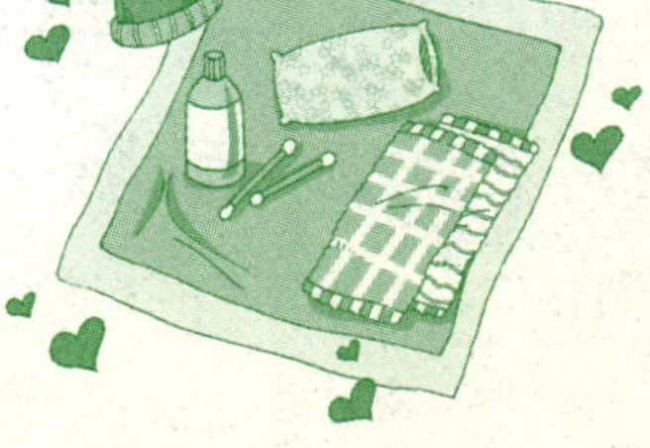

新生宝宝必备家居用品

要在怀孕32周之前安排好宝宝的居家用品，以防宝宝提前报到，来不及准备。

准备床单2件，防湿尿垫2条，床垫2件。宝宝的被褥不可与成人共用。被子要易于拆洗。褥子不要太松软，否则会使宝宝身体下陷，导致脊柱弯曲，不利于睡眠。如果家中有人有过敏症史，那么，在选择褥垫、被子时要格外注意其质地、性质，以防引起各种过敏症。

准备宝宝枕头1个。新生宝宝无须用枕头，前3个月只需准备一块毛巾，垫在头下，经常换洗。在3个月以后可以开始使用定型枕头。宝宝的枕头约36厘米宽。可用荞麦皮做芯，不宜装得太高，否则会使头颈弯曲，影响宝宝的呼吸和吞咽。

准备宝宝床1张。宝宝床的床板木条的间距不得大于0.5厘米。床板木条必须完好，不得有缺损或裂缝。床的栏杆高度最好可以调整，以根据孩子的年龄增长而变化其高度，确保宝宝的安全。栏杆之间的距离不可过大，也不可过小。

宝宝床可以紧挨着墙或放在离墙50厘米左右的地方，以避免孩子跌落后夹在墙和床之间而发生窒息。床下地上可铺上毯子等软垫，以防孩子跌落时碰伤头部和身体。可将棉被搭在宝宝床四周的栏杆上，这既可防止栏杆夹住孩子的小手小脚，又可防止孩子的头撞到栏杆上或用嘴咬栏杆，出现危险。

不要把布绒玩具、充气玩具放在宝宝床里。这些东西可能会挤压宝宝面部，使宝宝窒息。大一些的孩子可能会借助这些东西爬到床外。

宝宝的卧室要整洁、向阳、空气清新，经常通风和换气，但要防止过堂风。门窗宜加上纱门、纱窗和窗帘，以避免蚊蝇侵扰和阳光的直射。最好室温保持在20℃左右，湿度保持在50%左右。宝宝床不要放在阳光直晒的地方，也不要放在储物架下，以免发生意外。

最好不要让宝宝睡在客厅里，以防传染病的侵袭。宝宝所在的房间要消灭老鼠，也要防止猫入宝宝室。它们都可能伤害到宝宝。

最后，准备小毛毯1条，蚊帐1顶，宝宝的便器1个，宝宝用的手推车1辆，妈妈袋1个，颜色鲜艳的抓握玩具3～5个及音乐铃2～3个。

新生宝宝必备清洁用品清单

准备3个小塑料盆，洗脸、洗屁股、洗澡盆各1个。澡盆不要太小太浅，不要有花花绿绿漆上去的图样。可以准备一个婴儿浴床或浴网（适用于6个月以前的宝宝），放在澡盆里，洗澡时可以将宝宝放在上面，一只手托头，一只手洗，比较方便。

准备大小纱布各1块，大纱布用来洗宝宝身子，小纱布用来给宝宝洗脸，还可以在宝宝喝奶、喝水后擦嘴。再准备3条毛巾，分别用来擦脸、身子和屁股。

准备水温计1个，放在洗澡水中随时测量水温变化，宝宝的洗澡水温度要控制在37℃~40℃。

准备宝宝用的指甲刀1把。宝宝出生后指甲就有一定的长度了，很多宝宝喜欢用手抓自己的脸，损伤皮肤。原则上不要给小婴儿戴手套，所以需要买一把安全指甲刀，给宝宝专用的，防止剪得过深。

此外，还要准备宝宝沐浴乳1瓶，宝宝湿纸巾2～3罐，宝宝润肤乳1瓶，宝宝洗发精1瓶，宝宝香皂1块，宝宝爽身粉1罐。宝宝洗头发也可以不用洗发水，直接用含沐浴液的洗澡水洗。

新生宝宝必备哺乳用品

母乳喂养，准备1~2个奶瓶就可以了，用以喝水、喝果汁。人工喂养，要准备5~6个奶瓶。喂水和喂奶的奶瓶最好分开使用。

奶瓶以200毫升的耐热玻璃奶瓶为宜。这样的奶瓶脏了就能看出来，用热水消毒也不变形。要瓶壁厚薄一致，外壁光滑，刻度清晰、准确。以宽口为好，便于清洗。塑胶奶瓶不透明，脏了不易看出来。奶瓶也不宜过大，盛奶太多，孩子一次吃不了倒了浪费，留下又不卫生。

准备和奶瓶配套的奶嘴3~4个，奶嘴有软有硬，要根据宝宝月龄不同，决定奶嘴开孔的大小。奶嘴扎孔时要先用酒精擦洗缝衣针，然后在奶嘴上扎1~2个孔。孔洞不可过大，以防呛奶。可将奶瓶倾斜45°，以检查孔口的大小是否合适。倾斜时，内容物一滴接一滴地流出为合适。大一点宝宝的奶嘴口可稍大一点，小一点宝宝的奶嘴口可稍小一点。每次吃奶前，奶瓶、奶嘴均要消毒，即把洗净的奶瓶、奶嘴放入锅内煮，奶瓶煮沸10分钟，奶嘴煮沸3分钟。然后把煮锅水倒去，奶瓶、奶嘴留在锅内盖好待用。

准备奶瓶消毒锅1个，奶瓶夹1个，吸奶器1个，奶粉数罐，奶粉携带盒1个，食匙1个，奶瓶刷1个，保温桶1个，大口玻璃瓶1个，电热杯和奶锅各1个。奶瓶刷弹性要好，一定要专用。保温桶用于盛热奶，供孩子晚上喝。大口玻璃瓶用于存放消毒后的奶嘴，可用罐头瓶，但要有瓶盖。电热杯为夜间热奶用。奶锅要用带柄的。

图书在版编目（CIP）数据
怀上最棒的一胎/夏颖丽编著.—北京：中国妇女出版社，2011. 12
ISBN 978-7-5127-0284-4

Ⅰ. ① 怀… Ⅱ. ① 夏… Ⅲ.① 妊娠期－妇幼保健－基本知识 ② 婴幼儿－哺育－基本知识 Ⅳ. ① R715.3 ②TS976.31

中国版本图书馆CIP数据核字(2011)第232521号

怀上最棒的一胎

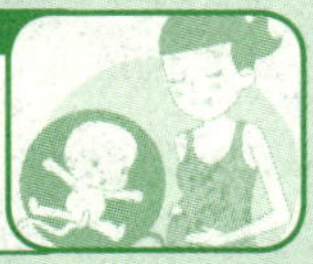

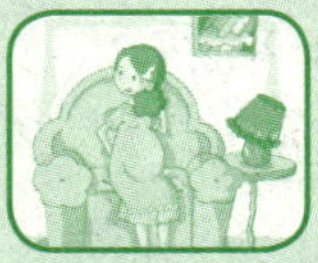

作　　者：夏颖丽　编著
责任编辑：乔彩芬
责任印制：王卫东
出　　版：中国妇女出版社出版发行
地　　址：北京东城区史家胡同甲24号　邮政编码：100010
电　　话：（010）65133160（发行部）　65133161（邮购）
网　　址：www.womenbooks.com.cn
经　　销：各地新华书店
印　　刷：北京联兴华印刷厂
开　　本：170 × 230　　1/16
印　　张：32.5
字　　数：592千字
版　　次：2012年1月第1版
印　　次：2012年1月第1次
书　　号：ISBN 978-7-5127-0284-4
定　　价：35. 00元